U0248802

普通高等教育"十一五"国家级规划教材

机能实验学

第 3 版

主　编　金春华
副主编　陆　丽　王丹妹　杨　蓓　李　欣　薛　翔
编　委　（按姓氏笔画排序）

丁　冉（南方医科大学）	万　英（西南医科大学）
王　刚（深圳大学医学部）	王丹妹（海南医学院）
王红梅（南昌大学医学部）	王晓梅（深圳大学医学部）
王曜晖（遵义医科大学）	仇欣霞（南方医科大学）
尹永强（天津医科大学）	田映红（南方医科大学）
白　静（内蒙古医科大学）	刘　杰（深圳大学医学部）
刘　奔（天津医科大学）	刘爱东（遵义医科大学）
闫福曼（广州中医药大学）	李　欣（天津医科大学）
杨　蓓（南昌大学医学部）	张　犁（南方医科大学）
张秀萍（南方医科大学）	陆　丽（广州医科大学）
陈　博（广东医科大学）	陈　煜（南方医科大学）
苑　博（天津医科大学）	金春华（南方医科大学）
周　翔（南方医科大学）	项　静（南方医科大学）
郝　雷（内蒙古医科大学）	洪天国（南方医科大学）
袁　进（南方医科大学）	贾凤琴（天津医科大学）
夏　旭（南方医科大学）	徐小元（南方医科大学）
郭晓华（南方医科大学）	盘强文（西南医科大学）
董为人（南方医科大学）	傅　娟（华南理工大学医学院）
曾　嵘（南方医科大学）	窦　岩（天津医科大学）
薛　翔（南方医科大学）	

科　学　出　版　社

北　京

内 容 简 介

  机能实验学是基础医学中与生理学、病理生理学和药理学相关的整合性实验课程，本教材主要内容除了系统地介绍了与上述三个学科相关的动物实验知识、检测方法以及动物模型复制、插管技术、标本制备等常用操作技术等"三基"内容外，其他所有实验项目都是突出强调对学生科研创新素质培养的设计性、探索性实验内容，这是本教材与众不同、最突出的特点。所有实验项目都模拟科研训练过程（提出问题、建立假说、进行科学设计与实验验证），特别注重学生科研思维的训练与培养，且大多数实验项目都是跨学科、多实验知识点训练的整合性实验。因此，本教材对于医学生学习掌握良好的医学机能学实验知识技能、切实培养其良好的科研素质和创新精神会有明显的指导和帮助。教材涉及的文字资料及实验视频、微课等相关内容可参阅南方医科大学实验管理中心网站及"南医实验教学"微信公众号。

  本教材可作为基础医学、临床医学、中医药学、护理学等医学相关专业学生的医学基础性实验教材以及相关专业研究生开展医学动物实验和青年教师开展相关实验教学的参考资料。

图书在版编目（CIP）数据

机能实验学/金春华主编 . —3 版 . —北京：科学出版社，2023.4
普通高等教育"十一五"国家级规划教材
ISBN 978-7-03-074476-0

Ⅰ.①机… Ⅱ.①金… Ⅲ.①实验医学–高等学校–教材 Ⅳ.① R-33

中国版本图书馆 CIP 数据核字（2022）第 252389 号

责任编辑：胡治国/责任校对：宁辉彩
责任印制：赵 博/封面设计：陈 敬

科 学 出 版 社 出版

北京东黄城根北街 16 号
邮政编码：100717
http://www.sciencep.com

保定市中画美凯印刷有限公司印刷
科学出版社发行 各地新华书店经销

*

2006 年 3 月第 一 版 开本：787×1092 1/16
2023 年 4 月第 三 版 印张：25
2025 年 1 月第三十八次印刷 字数：739 000

定价：98.00 元
（如有印装质量问题，我社负责调换）

前　言

南方医科大学自 1998 年成立实验教学中心，是国内较早开展实验教学改革和实验课程整合的院校之一。2000 年出版了国内由南方医科大学主编并命名的《机能实验学》教材。20 多年来，我们两次对该教材进行了修订再版。各版教材都强调了对实验"三基"知识的要求，在精简保留一些经典实验内容的基础上，增加了大量的跨学科实验知识点整合的综合性实验项目，以增强对学生综合实验能力的训练。

由于国家越来越重视对大学生创新素质的培养，因此本次对《机能实验学》教材的修订，我们本着与国家教育要求相一致的观点，在教材编写内容中，拟重点突出对学生科研思维和科研方法的训练，希望在实验教学过程中，让学生在医学文献检索、专业外语阅读、科学实验设计、实验操作技能、数据（结果）分析处理以及医学专业论文写作等方面都能得到一定的强化训练。通过本实验教材学习，使学生初步养成科学的思维观念、学会科学的实验方法、培养医学生良好的创新素质，是本次教材编写的最终目的和愿望。

目前国内出版的机能学实验类相关教材很多，虽各具特色，但形式和内容上大同小异。本《机能实验学》教材的修订再版要想推陈出新、别具一格难度非常大，在教学项目内容上要想有很大的改变也是不符合教学规律的。因此，本教材对医学机能学实验项目要求掌握的知识点不做大的变动，只是在形式结构编排上做较大改变，重点是要突出每个实验项目的科学性、设计性。具体体现在每个实验项目都是类似于科研小题目的设计性实验，介绍了实验问题提出的背景，特别突出强调了做科学实验都应该且必须建立的科学假说以及论证假说的实验设计思路与方法。此外，每个实验的背景材料为专业英文，以同步训练学生的专业英语阅读能力。

本教材由国内多所医科院校资深教师共同编写，感谢他们两年来的心血付出。教材中实验项目的深度和综合性都有所增加，特别是更加重视在实验项目中对学生科研思维的系统规范训练，这也是我们在机能实验教学改革中所做的一点新的探索，希望能抛砖引玉得到国内广大同行的批评指正和宝贵的建议，使国内的机能实验教学更加科学合理，使我国医学生的实验能力和科学素质不断提高。

金春华

2021 年 12 月 26 日于广州

目　录

第一部分　机能学实验基本知识技术与科研方法

第二部分　机能学人体实验

第三部分　机能学动物实验

第一部分 机能学实验基本知识技术与科研方法

第一章 绪 论

第一节 机能实验学概述

一、机能实验学的概念

机能实验学是一门主要研究机体功能变化规律的实验性科学，主要涉及生理学、病理生理学和药理学这三门课程的实验相关内容，通过实验方式来探讨和观察动物在正常状态、疾病病理过程中和药物干预时机体的功能代谢变化及其发生规律的实验性课程。

生理学研究的是生物机体各器官系统的正常功能及其变化规律，病理生理学则研究疾病或病理状态下生物机体的功能与代谢变化的规律，而药理学主要阐明药物的作用机制，即研究药物对正常及病理情况下机体功能代谢的影响与疗效。这三门学科从正常-病理状态-药物影响三个不同角度比较全面系统地观察和探讨了机体功能的变化规律。在研究方法上三者有很大的相似性，都是以观察器官功能变化的动物实验研究为主。因此，目前国内大多数医科院校在实验教学改革中，都是将生理学、病理生理学和药理学三门学科的实验内容进行有机整合而形成一门独立的"机能实验学"课程，但有的医科院校的"机能实验学"课程中还融合了医学免疫学和生物化学等学科的实验内容，进一步在细胞分子水平上探讨机体功能和代谢的变化规律。

考虑到实验教学方法和形式的关联性、相似性和可操作性，目前机能实验学课程内容主要包括两个方面，一是主要在器官系统水平上观察和探讨机体功能和代谢的变化规律，包括正常生理功能变化、疾病过程中和药物作用对机体功能和代谢的影响。一般较少涉及组织、细胞和分子水平的实验内容，主要是由于这些实验知识在生物化学和分子生物学等学科的实验中会另行讲授。二是比较系统全面地学习和掌握以生理实验技术为基础的各种动物实验知识和操作技能，这是医学实验研究的基本方法和技术。在医学发展历史进程中，动物实验研究对于人类认识和防治疾病、改善健康起了极其重要的作用。

二、机能实验中常用的动物技术方法

无论是在机能实验教学中，还是在以后的科研工作中，常常要用到实验动物来做各种实验，通过动物实验来验证已学的医学理论，加深理解；并进一步研究和探讨未知的医学规律、解决临床面临的各种问题。动物实验方法在医学的各个领域虽有差别，但其基本方法都是相同的，如动物的选择、麻醉、脱毛、给药、取血和处死等，这些动物实验的基本操作方法，是医学研究工作者必须掌握的一项基本技能。

按实验时间长短动物实验可分为急性实验（几天内）、亚急性实验（1周以上）和慢性实验（几个月或更长时间）。急性动物实验是在较短时间内通过复制疾病和病理过程的动物模型，观察其机能和代谢变化，不需要无菌操作，适用于某些病程较短的病理过程观察和分析，教学中多采用此类实验。慢性动物实验则需在无菌操作情况下，给动物施加短期或长期致病因素，当损害基本稳定、动物比较接近自然活动状态时再进行实验研究观察，可获得较为系统的实验资料。此外，机能学动物实验还可分为整体实验和离体实验两种形式。

常用的机能学动物实验基本方法主要有以下几种。

1. 动物的一般操作技术 包括动物的捕捉与固定方法，实验动物的编号方法，实验动物的去毛方法，实验动物的给药方法，实验动物的麻醉方法，实验动物的取血和体液采集方法及实验动物的处死方法等。这是进行动物实验最基本的方法技术，实验者必须掌握。

2. 动物的手术方法 动物的手术方法与人体手术方法基本相同，其步骤包括动物的麻醉、手术区去毛，手术区消毒（教学实验常省略），手术区皮肤的切开，皮下组织的分离，止血方法，手术打结方法，以及手术缝合技术等。这是对活体动物进行整体急性实验（如活体解剖、分离暴露器官、组织或进行一些标本制备等措施）时常要用到的技术方法，也是局部解剖学和外科学中要涉及的技术，因此，这项技术也应该认真学习和掌握。

3. 各种插管技术 动物实验中常涉及取血、输血补液、体液收集及呼吸、血压和尿量测量等实验项目，要完成这些操作或测定，则常需要进行动脉、静脉、气管、输尿管、胆总管等的分离，并向这些管状结构内插入导管，以建立起液体进出通道。这些操作技术有较大的难度，并且需要操作人员有一定的操作技巧，不易掌握。因此在实验过程中，除了要熟悉插管部位的神经、血管等解剖层次结构，还需注意手术一定要轻巧，尽量钝性分离、少用刀剪等锋利器械，以减少出血和创伤。动脉插管还必须用线结扎牢固，否则导管易脱落而引起大出血。

4. 动物模型复制方法 这是病理生理学动物实验中最常用的方法，是采用人工的方法给动物施加一定的致病因素（如物理性的烧伤冻伤、药物毒物的化学性损伤、微生物及毒素的生物性损害等），造成动物的组织、器官或全身出现一定的损害，以复制出与人类疾病相似的动物疾病模型，用于研究各种疾病的发生、发展规律及防治方法。

5. 动物离体组织器官标本制备技术 在观察神经肌肉的生物电反应（动作电位、肌肉收缩）时，需要制备离体肌肉或神经组织标本；观察血液微循环变化时需要制备微循环标本；利用离体肠管标本可观察药物对肠管运动、吸收、通透性、血流情况等的影响；制作离体胆囊标本可用来筛选引起胆囊舒缩的药物。制备离体标本，能够使得实验条件便于控制，实验现象易于观察记录。这种利用动物的离体组织、器官置于一定的存活条件下（如温度、营养成分、氧气、水、pH 等）进行实验观察的方法，是进行动物机能分析研究的重要手段之一，与用单个培养细胞进行的实验相比，更能反映出器官的不同组织之间、组织的不同细胞之间的内在联系。因此可以作为整体研究很好的补充和借鉴。

6. 组织器官生化代谢分析 即应用生物化学、分子生物学及免疫学等技术方法来分析测定动物组织器官在不同生理和病理状态时的代谢情况，从而分析其功能状况。可以通过采集血液、淋巴液、脑脊液、尿液及组织细胞培养上清液等样本，测定其中的酶、蛋白质、代谢中间产物、细胞因子等分子的活性或含量变化，从分子水平来探讨机体的代谢功能变化。

7. 组织形态学观察法 采用肉眼观察和光镜、电镜和免疫荧光等技术手段，来观察、分析动物正常及各种疾病时的组织学改变。从细胞和组织形态学的角度来探讨和分析疾病的发生和防治机制。

上述方法中前 5 种在机能实验中常用到，后 2 种在有些整合性、探索设计性实验中也会涉及，故对此要有所了解。

三、动物实验的优点

医学研究越来越离不开实验动物。特别是医学科学从"经验医学"发展到"实验医学"阶段，动物实验就显得更加重要。虽然有大量的医学进展来自计算机模型和细胞培养技术，但动物实验研究仍然是医学进步最根本的手段。近年的诺贝尔生理学或医学奖至少有 7/10 与动物实验研究有关。这是由于动物实验研究有其独特的不可替代的优点。

1. 实验动物可替代人承受对人体有害或可能有害因素的实验研究 医学的宗旨是防病治病，增进健康。任何一种处理因素都不得有害于人的健康。因此临床上如果要使用任何一种新药物或新治疗方法，在未确定其是否真正有益无害之前，是不应该和不允许在临床应用的。任何新的药物在临床应用前必须先进行动物实验，除了要确定其疗效、剂量外，还必须测定其有无毒副作用及有无致畸形、致突变和致癌作用，这些实验是不能用人来冒险的。而要研究各种可能有害因素（如细菌、病毒、毒素或烧伤等）的致病作用时，动物实验不仅是必不可缺的，而且常常是唯一的方法。

2. 动物实验可以模拟人体的复杂性 这是细胞学、分子生物学实验技术和计算机虚拟仿真技术所不能代替的。细胞学、分子生物学实验虽然对我们在细胞分子水平深入了解机体内在规律有极大帮助，但它们完全不能模拟我们机体的复杂性，这就是必须进行动物实验的关键所在。而且有些生物医学研究，如器官移植、心脏旁路手术等救命外科手术等，也是其他实验手段无法模仿替代的。

3. 动物实验可以严格地控制临床上无法做到的实验条件 对临床患者的研究是很难对实验条件加以严格控制的，有时连设置对照组都会遇到很大困难，给实验的进行和对结果的分析带来很大影响。但是在动物实验中，受试对象和整个实验进程都处于实验者的完全控制下，无论是动物的整体或离体实验，都能比较容易地控制实验温度、光线、声音等，动物的性别、体重和健康状态甚至遗传和微生物等方面也可以严加限制，可以把很多人体上非常复杂的问题简单化，这是临床研究难于做到的。

4. 动物实验可以缩短研究周期 临床上很多疾病潜伏期或病程很长，研究周期也拖得很长，采用动物复制疾病模型可以大大缩短其潜伏期或病程。有些低发病率的疾病，如各种遗传病、癌症等基因突变相关性疾病，对这些病患群体的研究，很难观察到 3 代以上。而许多动物的生命周期很短，在实验室里能比较容易观察几代甚至几十代。在实验室里也比较容易诱发基因突变，从而观察到自然进化情况下需成千上万年才有概率出现的突变，有力地推动了人类疾病的病因学和发病机制的研究。

此外，动物实验可以较容易地获取较大数量的样本和资料；可以方便地进行药物的长期疗效观察；还可以进行一些临床上根本做不到的实验（如提取下丘脑及垂体的激素）等，因而广泛应用于医学、药学等生命科学研究的各个领域。

四、机能实验学的特点和学习目的

机能实验学综合了基础医学不同学科的知识，因此通过本课程的学习，除了可加深对各相应学科的专业理论知识的理解和验证外，还可进一步培养学生对不同学科知识的有机结合和灵活应用能力，形成对机体功能变化相关知识的立体网络结构。

机能实验学比较系统地介绍了与机体功能相关的各种实验基本知识、动物实验基本方法和基本操作技能等方面的"三基"训练内容，系统地介绍了实验动物特点与选择、实验仪器原理与操作、实验试剂种类与配制方法、动物基本操作技术等基本实验知识，能使同学们打牢坚实全面的动物实验基础，实验操作技能也能得到很好的训练。

在机能实验课程内容和知识点的设置上坚持立体交叉、逐步递进原则，即先安排一些知识点比较单一的生理、病理生理和药理学等学科经典性基础性实验内容，使学生对专科相关实验知识和方法有初步的认识，然后再向多学科知识交叉融合、实验技术涉及面较广的综合性实验递进。综合性实验中既有正常生理功能测定，又有异常病理生理变化观察；既有器官功能的分析，又有药物干预机制的探讨；既包括典型的机能学知识，又增加了部分形态与生化代谢方面的实验内容，使同学们对实验研究有一个比较全面和立体的概念。

为了培养学生的科研素质和创新思维能力，使其具有严格、严谨、科学的实验研究态度与逻辑思维能力，在机能实验中增加了由学生自行设计、独立实施的设计性、探索性实验内容，整个过程按照"科研方法介绍→学生文献检索→课题选择→实验设计→课题论证答辩→实验实施→数据分析→科研论文形式写作实验报告"的流程进行。通过设计性、探索性实验的学习，使同学们对医学科学研究有初步的了解、科研素质得到良好的训练。

因此，机能实验学课程的目的，是使同学们掌握较扎实的实验基本知识和动物实验基本技能，培养良好的医学实验综合素质和创新思维能力，以适应21世纪医学发展对医学高素质人才的要求。

五、机能实验课的基本要求

（一）实验前

1. 了解实验项目名称，预习实验教材和操作步骤。

2. 复习相关理论知识，熟悉相关解剖结构。

3. 检查实验器材和药品是否齐全。

4. 小组成员之间做好分工与配合。

（二）实验中

1. 操作规范认真；仔细观察实验现象；及时客观地做好实验记录。

2. 牢记实验注意事项，易出差错的步骤要小心谨慎。

3. 尊重动物福利，减少对实验动物的不必要的损伤。

4. 爱护实验器材，节约药品。

（三）实验后

1. 洗净实验器材并擦干内外水分，清点器材药品，放回原处，打扫实验室。

2. 认真整理分析实验结果，按时交实验报告（论文）。

（金春华）

第二节 虚拟仿真技术在机能学实验教学中的应用

1. 背景 21世纪，世界进入以人工智能、虚拟现实、大数据、云技术、物联网等信息技术为核心的第四次工业革命时代，信息技术与各领域、专业的深度融合乃大势所趋，教育也不例外。国家相关文件中明确指出将信息技术与高等教育进行深度融合，实现教育理念、方法和手段全方位的创新。随之在国家级实验教学示范中心基础上，启动国家级虚拟仿真实验教学中心建设，2014～2015年遴选出了许多国家级虚拟仿真实验教学中心，其中医学类虚拟仿真实验教学中心有37个。

为促进虚拟仿真实验在教学中的应用，在高校实验教学改革和实验教学项目信息化建设的基础上，教育部决定开展国家虚拟仿真实验教学项目建设工作，计划在2017～2020年认定涵盖60个专业类的1000个国家级虚拟仿真实验教学项目。2019年，教育部发布《关于一流本科课程建设的实施意见》（教高〔2019〕8号），将国家虚拟仿真实验教学项目纳入一流本科课程建设，计划到2021年建设1500门左右国家虚拟仿真实验教学一流课程。经过前期3年多的建设，截至2021年5月，已认定为"国家虚拟仿真实验教学一流课程"的项目有728门，覆盖了41个专业类，168个专业。2021年启动国家第二批虚拟仿真实验教学一流课程360门，2022年拟继续开展认定工作。

为进一步推进虚拟仿真实验教学项目的研发、应用和共享，教育部指导清华大学成立了虚拟仿真实验教学创新联盟（下称"联盟"），其中，首届"联盟"（医学领域）下属的"基础医学类专业工作委员会"设在上海交通大学医学院（郭晓奎教授为首任主任委员），组织国内专家编写了《基础医学类虚拟仿真实验教学项目建设指南》。项目资源在国家虚拟仿真实验教学课程共享平台（http://www.ilab-x.com/）上展示、评审及共享，同时委员会也发布了《虚拟仿真实验教学课程建设与共享应用规范（试用版·2020）》。高等学校国家级实验教学示范中心联席会基础医学组下属的高等学校护理学类实践教育联盟以及高等学校基础医学实验教学中心规范化建设和管理工作组亦在组织虚拟仿真实验教学项目的研发,每年通过竞赛征集优秀作品,并推广应用。

2. 虚拟仿真实验教学项目 虚拟仿真实验教学项目指用虚拟仿真技术开发出的实验教学项目,其选题要以教学大纲和教学目标为依据,必须是实体实验项目条件不具备或实际运行困难,涉及高危或极端环境、高成本、高消耗、不可逆操作、大型综合训练等物理或实体实验做不了、做不好的实验,最好是综合性或探索性实验,而且力度不宜过大,基础要求是不少于 2 个学时、10 个交互性实验操作步骤。比如"动脉血压检测"就完全没必要做成虚拟仿真项目。

虚拟仿真实验教学项目的设计必须遵循"两性一度"的基本要求,以及科学性、互动性、可评价性原则,凸显高阶性、创新性与挑战度,将数学或者逻辑模型转变成为可用计算机语言表示并实现控制和处理的仿真模型,考虑控制交互、过程和结果呈现等问题。在应用上遵循"能实不虚、以虚补实、虚实结合"的原则。旨在提高学生自主学习与探究的能力,培养学生发现问题和解决问题的能力。

完整的虚拟仿真实验教学项目应主要包含实验简介(如实验背景、实验目的等)、实验指南(详细展示实验的操作步骤)、实验对象(仿真对象如仪器设备和材料库)、实验操作、知识提示、实验提示、实验数据、实验考核、实验报告、实验评价、在线讨论等内容要素。

3. 医学机能学虚拟仿真实验教学项目 "医学机能学实验"是通过对生理学、病理生理学、药理学三门学科的实验内容进行优化、重组,从而形成的一门综合性实验课程,实验对象为动物和人体,对培养学生的实践能力和创新能力具有重要作用。然而,传统实验具有伦理、经费、设备、资源、师资、安全、时间、空间等因素的限制,而虚拟仿真实验具有不受时间、空间、伦理等条件限制且可无限重复使用、低成本且环保、高效等优点,达到随时、随地、随意的泛在化学习,与实体实验形成良性互补。医学机能学虚拟仿真实验教学项目从内容上大体分为基础性实验、综合性实验及拓展性实验等三类,亦可分为动物实验和模拟人实验。具体项目如下:

(1)基础性实验:包括人体基本功能指标的检测、实验动物的基本操作、病理生理动物造模、循环系统的功能检测与分析、呼吸系统的功能检测与分析、消化系统的功能检测与分析、神经系统的功能检测与分析、泌尿系统的功能检测与分析、生殖系统的功能检测与分析、血液系统的功能检测与分析、内分泌系统的功能检测与分析、药物干预对系统功能的影响、细胞电生理技术等。

(2)综合性实验:包括缺氧的机制、休克的机制、发热的机制、主要器官衰竭的机制、弥散性血管内凝血(DIC)的机制、水电解质与酸碱平衡紊乱、应激与疾病、超敏反应与疾病、免疫缺陷、肿瘤等。

(3)拓展性实验:重大疾病的机制、重大原创性研究进展模拟与进一步探究、以科学问题为引导的前沿医学课题、以临床问题为引导的精准医学实验等。

此外,以生理数据驱动的数字人为代表的虚拟仿真项目,利用人体临床数据建立的数学模型,通过人工智能进行数据分析和挖掘,建立生理驱动模拟人,被称为电子式标准化病人(electronic standardized patient,ESP)或虚拟标准化病人(virtual standardized patient,VSP),这必将成为未来研发的趋势。ESP/VSP 系统通过模拟人体在生理和病理生理、药理状态下,主要生理指标实时变化,并显示造成这些变化的机制和原理,以揭示人体运行的规律、常用药物的药效,以及疾病状态下的功能动态变化,让学生综合了解疾病的发生、发展和治疗机制。ESP/VSP 系统按照人体、系统、器官和细胞的体系构建,内容囊括了人体生理指标的数据关联关系和运算,疾病模型、药物作用,同时整合了形态学的教学内容。ESP/VSP 系统在同一个疾病模型内,可以模拟多种病变状态,如急危重症状态模拟,常见肾脏、肝脏、胃肠、内分泌和心血管疾病状态模拟等。

"基于 ESP 的失血性休克及其抢救"项目包括"实验操作视频""3D 动物虚拟实验""ESP 标准化虚拟病人案例实训"等模块,旨在探索失血性休克的基本原理,了解救治原则,在虚拟环境下以互动的方式提供实践体验,为后续学习临床课程打下基础。学习者登录 ESP 系统,选择不同程度的休克模式,或者自定义失血性休克模式。以"ESP 虚拟病人"为操作对象,模拟临床失血性休克患者的典型临床表现、神经体液调节、机体代偿、微循环改变和重要器官的血液灌流变化等场景；通过"语音问诊"对病情进行评估；观察并记录虚拟病人的"微循环灌流""呼吸动力学""休克指标曲线""血流动力学""神经体液调节""机体代偿"等改变，了解失血性休克的发生发展和机体的代偿调节机制；填写或查看"电子病历"明确诊断；选择"抢救措施"并辅以"药物治疗"；学习者可扫描 ESP 登录界面中的二维码，通过小程序完成实验结果的记录、实验报告、各模块考核、成绩查询和学习问题反馈等。项目最后还提供一些分析思考题供学习者讨论。

"虚实结合人体机能实验系统"（图 1-2-1），系统主要由人体生理信号采集系统、智能虚拟人、虚拟标准化病人等部分组成。通过实体信号采集、构建智能虚拟人、虚拟标准化病人模拟诊疗等步骤，完成甚至开发新的虚实结合人体机能学实验项目。

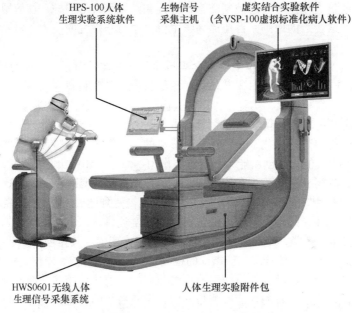

图 1-2-1　虚实结合人体机能实验系统基本组成

人体生理信号采集系统通过人工智能算法自动识别受试者的年龄、性别、身高、体重等基础信息。生理实验测得的血压、心率及呼吸等生理指标自动导入虚拟实验系统，配合后台数据库完成实验数据分析和虚拟人的构建。智能虚拟人由科学的数学模型作为内核，对虚拟人体的循环血量、血压、心肌收缩力、胸膜腔负压、呼吸道阻力等 150 余种参数，均可通过人工智能算法进行任意调节，从而引起各项机能指标的变化，模拟生理机制变化过程及疾病的发生发展及转归。受试者还可以与虚拟人通过传感器进行实时联动，模拟不同状态下（如运动、静卧等）的生理数据，实时推演人体内部的各大系统生理指标变化，以动画、波形、数值等形式生动展示。虚拟标准化病人将基于问题的学习（PBL）与临床案例相结合，通过数学模型中相关参数设定，生成标准化病人，展示人体在不同疾病状态下组织器官的病理生理变化。学生可对虚拟病人进行诊断与治疗，观察疾病状态下人体皮肤、表情和动作变化，掌握对病人的问诊、检查及治疗的手段与方法，帮助学生理解疾病发生、发展与转归，训练学生对疾病的诊断和治疗。

4. 虚拟仿真在医学机能学实验教学中的应用　虚拟仿真已广泛应用于国内医学机能学实验教学，尤其在新型冠状病毒感染疫情期间大放异彩，主要有以下几种形式：

（1）单纯虚拟仿真实验：因为伦理、时间、经费、条件等无法开展的实体实验，可用虚拟仿真实验了解或熟悉该类项目。虚拟仿真实验也可用于预习、复习。

（2）虚、实结合融合性实验。高等学校国家级实验教学示范中心联席会基础医学组下属的高等医药院校虚实结合实验教学系统研发工作组设计了一套虚实结合实验教学系统，融入了安全意识、规则意识、人文伦理等思政元素，从模拟"实战"进行设计，到"实战"操作完成实验，最后将结果上传系统，完成实验报告，契合创新型人才的培养。

总之，我们不仅可以联合企业共同研发虚拟仿真实验项目，将其应用于机能学实验教学中，还可利用虚拟仿真实验教学项目进行多种教学方式方法的改革，如线上线下混合式学习、翻转课堂等，亦可创建线上一流课程、混合式一流课程等。但我们也不要过分夸大虚拟仿真在实验教学中的作用，因为医学是实践学科，必须坚持实践第一原则。至于如何把握这个"度"，那就"仁者见仁、智者见智"了，需要用实践来回答。

（董为人）

第二章 实验设备与器材

第一节 Pclab-530C 生物医学信号采集与处理系统介绍

生物医学信号采集与处理系统由硬件与软件两部分组成。硬件部分主要完成对各种生物电信号（如神经电、心电、肌电）与非生物电信号（如血压、张力、呼吸）的采集，并对采集到的信号进行处理、放大，然后对该信号进行模/数（A/D）转换，使之进入计算机。软件部分主要用来对已经数字化了的生物信号进行显示、记录、存储、数据处理及打印输出，同时可对系统各部分进行控制，与操作者进行人机对话。

目前国内机能实验教学中应用较广泛的生物医学信号采集处理系统主要有 Powerlab、Pclab、等，现以 Pclab-530C 为例作简要介绍。

一、系统组成与基本工作原理

Pclab-530C 生物医学信号采集处理系统工作原理见图 2-1-1。

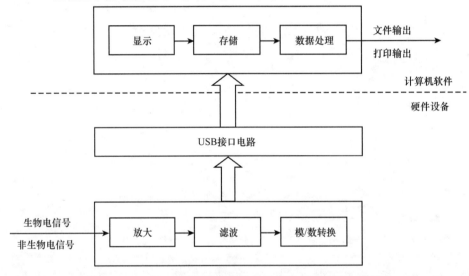

图 2-1-1　Pclab-530C 生物医学信号采集处理系统工作原理图

二、系统硬件介绍

Pclab-530C 硬件放大器分前、后两个面板，前面板接口用来连接外部设备，后面板接口主要用来连接线路。

Pclab-530C 前面板见图 2-1-2，其中包括①电源开关：打开或关闭硬件设备，注意在运行软件前打开电源开关，采样的过程当中不要关闭电源；②五个信号输入通道：分别是四个独立的放大器通道（CH1～CH4）和一个专用的心电通道（心电），其中心电通道与 CH3 通道可切换使用；③两个刺激输出插口，上方的是 0～5V 挡输出和 0～10V 挡输出，下方的是 0～100V 挡输出，选择不同挡刺激输出指示灯会随之变化。

Pclab-530C 后面板见图 2-1-3，包括与电脑连接的 USB 接口；与音箱的音频线连接的监听输出口（用以监听神经放电的声音）；用来接地的地线接口（以减少外界环境对有效信号的干扰）；以及一个电源接口（给硬件供电）。

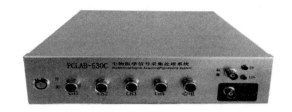

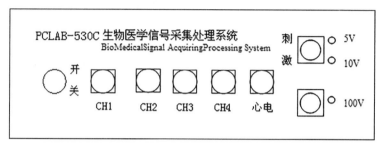

图 2-1-2　Pclab-530C 前面板

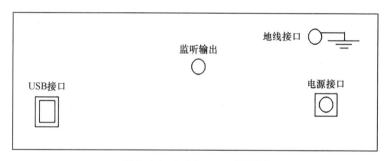

图 2-1-3　Pclab-530C 后面板

三、Pclab-530C 软件界面与菜单的使用说明

Pclab-530C 生物医学信号采集与处理系统软件界面包括标题栏、菜单栏、工具栏、状态栏及采样窗、处理窗、数据显示窗等多个相应的子窗口。启动后整个界面如图 2-1-4 所示，自上而下分别为：

1. 标题栏　用于提示实验名称及显示"最小化""还原""关闭"按钮。

2. 菜单栏　用于按功能不同而分类选择的各种操作。

3. 工具栏　显示常用操作的快捷按钮。

4. 数据显示窗　显示数据波形和控制面板、计算面板。

5. 状态栏　显示仪器状态、软件模式、采样时间以及进行波形数据搜索。

（一）菜单栏

1.【文件】菜单

新建实验向导：引导用户进行软件设置（图 2-1-5）。

打开实验模版：建立一个新的实验，将软硬件环境按新实验的要求进行配置并做好采样的准备。

保存实验模板：将当前软件采样条件的配置保存到实验模板中。

打开实验数据文件：打开以前保存下来的一个完整的实验或一段波形数据文件。用户选择打开的实验后，屏幕上将显示该实验的波形，工具栏上出现 回放速度：慢 ▭ 快 和 ▦ ，用来调节文件的回放速度和查看文件的参数。此外通过"设置"菜单下的"工作方式选择"可决定是按

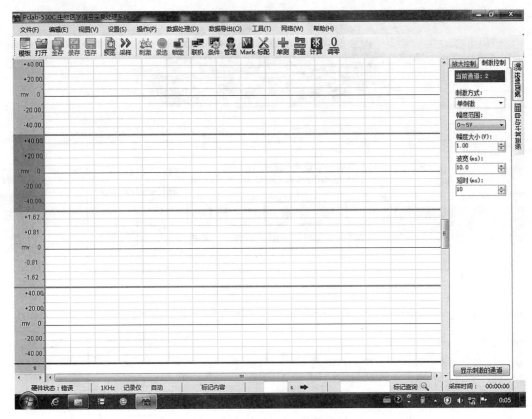

图 2-1-4　Pclab-530C 软件界面

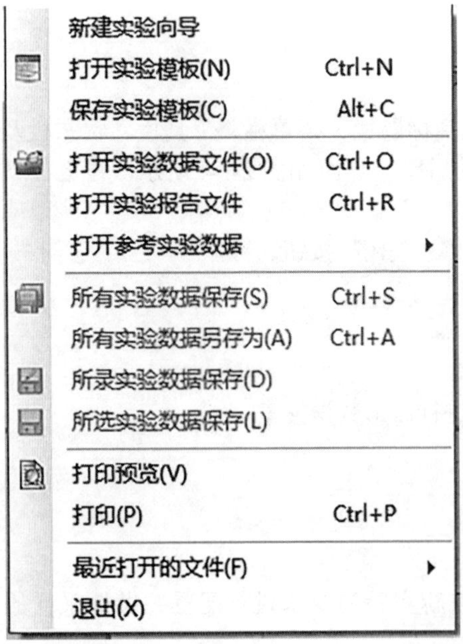

图 2-1-5　【文件】菜单下拉项目

当前配置继续采样还是回放打开的波形数据。

打开实验报告文件：打开已保存的实验报告文件。

所有实验数据保存：保存本次实验的所有波形数据到电脑。

所有实验数据另存为：保存本次实验的所有波形数据到用户指定的文件夹。

所录实验数据保存：将实验过程中录制下来的实验片段保存到用户指定的文件中。

所选实验数据保存：对选中的数据波形进行保存。

退出：退出本系统，如用户没有存盘则会提示，选择"是"，保存文件后退出；选择"否"，则不存盘直接退出，所有实验数据将全部丢失；选择"取消"则取消此次退出操作。

2.【编辑】菜单

复制：将用户选择的波形复制到系统剪切板，可以通过其他应用程序粘贴所选择的波形。波形选择方式：按住鼠标左键拖选一段波形，在 Windows 自带的"画图"或 Word 等程序，执行"粘贴"命令，即可将所选的波形以图片的形式进行粘贴。

清除：用来清除用户所选的一段波形。注意：清除后这段波形只有在下一次"清除"操作前，点击"撤销"才可恢复，所以提醒用户小心操作。清除的结果是此段波形后的波形向前接到此段波形的前面，从而将用户选择的波形剪掉，清除前后见图2-1-6。由于此项操作违背了实验的真实性，所以尽量不要使用该项功能。

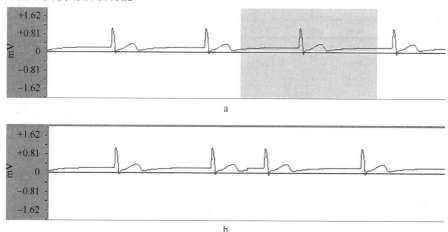

图 2-1-6　a. 波形清除前；b. 波形清除后

撤销：此项功能可以用来取消上一次的"清除"操作，恢复清除前的波形。

清屏：是指清除采样窗口内的所有波形，但同时右边的控制面板的参数不发生变化。

3.【视图】菜单　共有13项常用功能选择，见图2-1-7。

工具栏：显示或隐藏工具栏。

控制面板：显示或隐藏控制面板。

自动计算面板：显示或隐藏自动计算面板。

手动计算面板：手动计算可以更精确地计算结果。使用时，勾选一段包含几个完整周期的波形，然后打开手动计算面板，选择计算内容并手动输入周期数后，点击"计算"，就会在右边的列表显示计算结果。

动作电位（AP）传导速度计算：在确认电极距离后，在第一通道或第二通道中会显示出对应的神经AP传导速度。

单窗显示：用来使各个通道的波形能在一个窗口里显示，以便作比较。先在左边点击通道名选择通道，然后拉右边的滚动条上下调整。

刺激预览：将所要输出刺激的类型（方波、三角波、正弦波）、脉冲个数、波宽、幅度、间隔等参数通过平面坐标的形式显示出来，见图2-1-8。

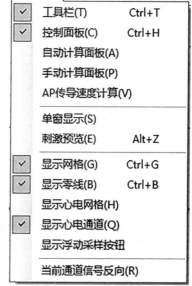

图 2-1-7　【视图】下拉菜单项目

显示网格：显示或隐藏采样窗中的背景网格。

显示零线：用来显示或隐藏零线。

显示心电网格：用于心电通道显示标准心电网格线，便于直接观察心电图结果。

显示心电通道：选中后第三通道显示心电数据。

当前通道信号反向：用来对当前通道采样到的信号进行反向操作，通常用于电极接反或用张力传感器进行的实验。

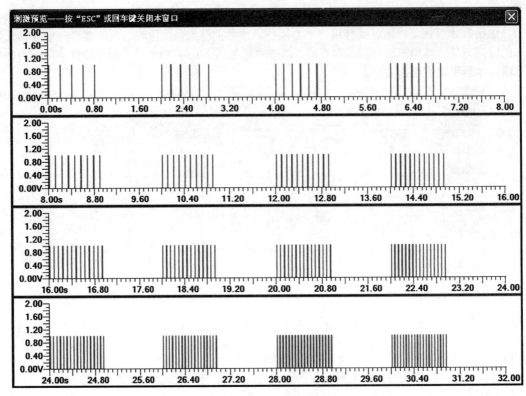

图 2-1-8　刺激预览波形图

4.【设置】菜单

工作方式选择：在数据采样和波形回放两种模式中切换（图 2-1-9）。

数据采样：选中此模式，可以对各种生物信号进行采样。

波形回放：对打开存储在电脑中的实验数据进行显示或处理。打开数据文件后，用户可以通过这个菜单选择是继续"数据采样"还是"波形回放"。默认是"波形回放"，工具栏上的"采样"按钮将会变成"回放"按钮，具有回放和停止回放波形的功能；如选择"数据采样"就会接着原来的数据继续采样。

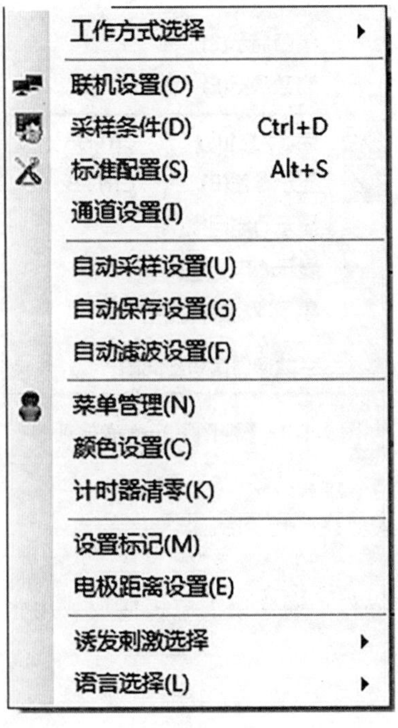

联机设置：如需多台 Pclab 联用，需先进行联机设置。

采样条件：设置采样的频率、显示方式和触发方式及通道个数等参数。其中显示方式可选记录仪方式或示波器方式，实验过程当中不可更改，否则可能引起实验数据的丢失。采用示波器方式时，就可以选择触发方式为"自动触发"或"刺激器触发"，当选择"刺激器触发"时，工具栏上的"刺激"按钮就相当于"采样"按钮来启动设备采样。采用记录仪方式时，则触发方式会变成灰色不能使用。

标准配置：将软硬件系统调整到出厂时的标准配置状态。

通道设置：设置软件界面中显示哪几个通道的数据。

自动采样设置：可设定时间自动开始采样和停止采样。

自动保存设置：设置软件自动保存数据及保存时间间隔。

自动滤波设置：用于设置各个通道的滤波方式。

菜单管理：此功能对实验管理人员开放，可以通过此功能

图 2-1-9　【设置】下拉菜单项目

来限制某些操作是否向学生开放。

颜色设置：可调整采样窗口各通道中的波形颜色、背景颜色、网格颜色、标记颜色。

计时器清零：在状态栏的采样时间区中记录了采样所用的总时间，如果需重新计时，可使用此命令来将计时器清零。

设置标记：可在实验前预先设定一些标记以供实验中使用，预设的标记将会显示在每个通道控制面板中的标记列表框中。需进行标记时，只需在标记列表框中选择相对应的标记然后右击鼠标即可。

电极距离设置：做"神经 AP 传导速度"等实验，需输入神经屏蔽盒的两个正极或两个负极之间的长度。

诱发刺激选择：该项专用于诱发电位实验，分叠加和平均两种情况。

5.【操作】菜单

采样：点击后系统开始采样，再次点击则停止采样（键盘空格键也可实现此功能）（图 2-1-10）。

刺激：是控制刺激器的开关命令。

刺激中断：可以中断刺激。

录选：采样过程中，用户有选择地保存，与录存一起配套使用。

线选：勾选后，按住鼠标左键可选择一段波形的数据选择方式。与工具栏上的"框选"波形选择方式对立，两者只能选一。

锁定：是将各个通道的走纸速度调成一致。

单点测量：执行后，当前通道会出现一条测量线，移动鼠标到被测点即可在测量线上读出该点的时间值和采样值，如图 2-1-11 所示。

区间测量：对当前通道数据进行两点（区域）测量，执行后用鼠标点击要测量区域的起始端，再点击末端，然后上下移动鼠标到合适位置，如图 2-1-12 所示。

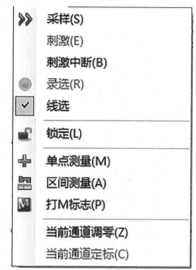

图 2-1-10　【操作】下拉菜单项目

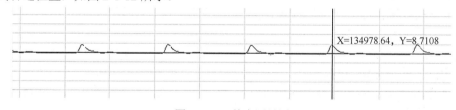

图 2-1-11　单点测量图

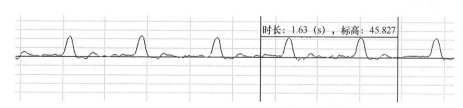

图 2-1-12　区间测量图

打 M 标志：选中后，在波形上需要打 M 标记的位置点击鼠标左键，会在此位置出现一个蓝色的三角标，此时，再点击"单点测量"，则会多出一个 ΔY 值，即为测量线上点与打 M 标记点的纵坐标差值。

当前通道调零：对当前通道进行软件的调零，软件会自动把信号数值调整到零线位置，此方式只是软件模拟调零，并没有真正控制到电位器，减小了偏离范围，方便用户使用。

当前通道定标：传感器（换能器）是将非生物电信号转变为电信号的一种装置，由于非生物电信号实际值与通过信号转换后的电信号的测量值不同，所以在实验之前要对传感器进行定标。

6.【数据处理】菜单

平滑滤波：对所选数据进行平滑滤波处理，分五点平滑、七点平滑、九点平滑、十一点平滑。

低通滤波：对所选数据进行事后低通滤波处理。高于所选数值（可选范围：1～2000Hz）的数据将被滤除，得到处理后的新波形。

高通滤波：对所选数据进行事后高通滤波处理。低于所选数值（可选范围：0.5～1000Hz）的数据将被滤除，得到处理后的新波形。

频率直方图：对所选数据或全部数据进行频率直方图的统计分析。

幅度直方图：对所选数据进行幅度直方图的统计分析。

序列直方图：对所选数据进行序列直方图的统计分析。

积分曲线：对所选数据或全部数据进行积分处理。

微分曲线：对所选数据或全部数据进行微分处理。

药理统计：分为线性回归方程、半数效应量、半衰期计算、药物拮抗参数计算。

围合面积计算：可以计算所选波形的包络面积。

注意：如通过上述操作得到的处理后数据不理想，可通过本菜单下的"撤销数据处理"功能来取消。

7.【数据导出】菜单

编辑实验报告：可将实验报告导出至 Word、Excel 等文档。

导出实验报告到 Word：设置好对话框的内容后，点击"确定"即可。

导出数据到文本文件：将所选波形数据导出成 ASCII 形式的文本文件与其他应用程序交换数据。其中，第一列是时间，第二列是数据。

导出数据到 Excel：将数据导出到 Excel，供进一步的数值处理或统计分析。在"选择导出通道"中选择要导出的通道，在"导出方式选择"中选择要导出的方式，在"导出内容选择"中选择是否含通道功能或时间标志。

导出帧平均值到 Excel：首先要将"通道功能"选成"诱发电位"，再输入要计算的帧数，中间要以逗号（英文状态下的逗号）隔开。

导出 PS 幅度平均值到 Excel：首先要将"通道功能"选成"诱发电位"，采样完毕后，在想要计算平均值的那几帧按住鼠标左键，选取一段数据后，点击鼠标右键，在弹出菜单上选择"保存 PS 值"。点击"导出 PS 幅度平均值到 EXCEL"，在弹出的对话框里填写，保存 PS 值的帧号，点击"输入"即可。

8.【工具】菜单

记事本、计算器、画图、播放器：打开 Windows 自带的相应程序。

MatLab：调用 MatLab 程序，可以与 MatLab 进行无缝连接。

摄像机：用调用摄像头对实验过程进行录像，目前支持 US2000、US6000、UI8000 三种型号。

设备使用信息：记录设备使用信息。

实验环境：显示、记录当前的实验环境。

肛温测量：显示、记录实验动物的肛温。

（二）工具栏

提供 Pclab 中最常用到的工具按钮，默认依次为新建实验向导、打开实验模板、打开实验数据文件、所有实验数据保存、所录实验数据保存、录选、所选实验数据保存、显示心电通道、采样、刺激、刺激中断、锁定、采样条件、标准配置、菜单管理、语言选择、Mark、标记、单点测量、区间测量、导出实验报告到 Word、打开自动计算面板、当前通道调零、框选（图 2-1-13）。可以通过工具栏最右边的"添加或移除按钮"，来选择哪些按钮显示在工具栏。

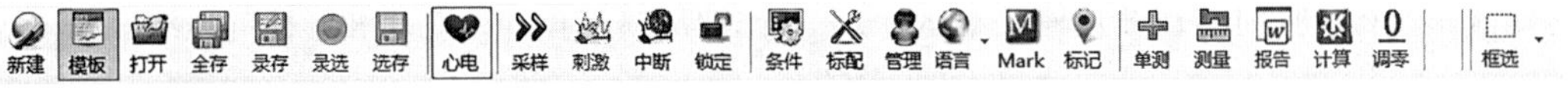

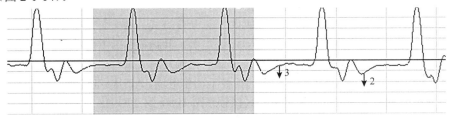

图 2-1-13　工具栏上的快捷按钮

（三）数据显示窗

1. 采样窗　四个采样窗分别对应放大器的四个物理通道，可实现采样时的波形显示、数据处理、标记、测量等功能，是 Pclab 软件最主要的显示区域。

每个采样窗分为四个部分：

（1）坐标区：显示纵坐标轴，其单位由控制面板中的通道功能决定。如需改变刻度间距，可以在此区域右击，在弹出的菜单中选择"增大刻度间距"或"减小刻度间距"。

（2）观察区：用来显示波形曲线、标记、刺激标记、选择区域、测量线等信息。

选择区域：在被选段落的开始处按下鼠标左键不放，拖动鼠标会有一个半透明的选择区出现，在终止位置松开鼠标左键即可完成选择；再次单击鼠标左键则可取消选择区域。

添加标记：右击鼠标某一通道采样窗，会弹出"添加标记"的菜单，用户可以添加新的标记。在已标记位置线附近右击鼠标，会弹出"编辑标记"和"删除标记"的菜单，以对标记进行修改和删除（图 2-1-14）。

图 2-1-14　波形选择与标记

调整窗口大小：双击某通道空白处，可以把此窗口放大到整个采样窗大小，其他几个采样窗被隐藏；也可拖动各采样窗口之间的分割条来调整各通道窗口的大小。

（3）滚动条：可对波形的位置进行上下调整以便于观察。

（4）时间轴：用于显示时间信息。也可通过它来同时选择几个通道的同一段数据，将鼠标移动到时间轴上，在被选段落的开始处按下鼠标左键不放，拖动鼠标出现半透明的选择区，在终止位置松开鼠标左键即可完成选择；在时间轴上再次单击鼠标左键则可取消选择区域。

2. 控制面板　位于整个界面的最右侧，分为放大控制和刺激控制。

放大控制：可针对当前通道进行不同的控制调节。

刺激控制：刺激器提供七种不同的刺激方式，分别为单刺激、串刺激、周期刺激、自动幅度、自动间隔、自动波宽、自动频率。点击此面板底部的"显示刺激通道"按钮，可以选择哪几个通道显示刺激标记。

3. 自动计算面板　位于整个界面的最右侧，分为选择计算和实时计算。

选择计算：选择一段波形后，在面板上会显示当前通道的所选波形各参数计算值。如想显示所有通道的计算参数，首先勾选每个通道需要显示的计算参数，然后单击鼠标右键，在弹出的菜单中点击"显示所有通道"或点击面板底部的"显示所有通道"按钮，即可显示选择的所有通道的参数。

实时计算：显示一个或几个通道的实时计算值。默认是显示 4 个通道的实时计算值，也可设置需要显示的通道。

4. 对比框 单击鼠标左键拖拽坐标区和观察区之间的分割线，就能打开对比框，方便进行波形的比较。▶ ▣ ⊷ ⊹ ：从左往右依次为开始对比波形运行（此时对比波形和采样波形同步）、停止对比波形运行（此时对比波形停止不运行）、对比波形横向拉伸、对比波形横向压缩。

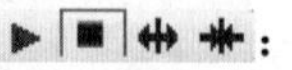

（四）状态栏

状态栏位于 Pclab 软件最下方，从左到右依次为硬件状态提示区、采样条件提示区、标记或帧数提示区、波形查询区、标记查询区、采样时间（图 2-1-15）。

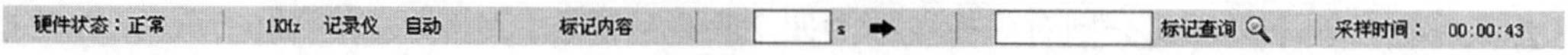

| 硬件状态：正常 | 1kHz 记录仪 自动 | 标记内容 | s ➡ | 标记查询 🔍 | 采样时间：00:00:43 |

图 2-1-15　状态栏

波形查询区：可直接输入需要跳转到的目标位置，查看相应的波形。

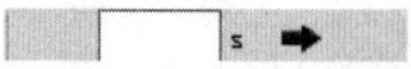

| s ➡ |：为记录仪状态，可跳至目标秒数处波形。

| 帧 ➡ |：为示波器状态，可跳至目标帧数处波形。

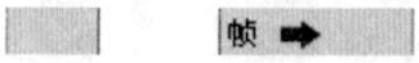

标记查询区：可直接输入标记名称，点击"标记查询"，波形就可以跳转到打此标记的地方。

四、机能实验中 Pclab 软件设置和操作流程

第一步：设置采样条件

对 Pclab 系统中采样仪器、显示方式、触发方式、采样频率、通道个数等参数进行设置，通过"设置"菜单中的"采样条件"项进行调整。

显示方式：有记录仪方式和示波器方式两种。记录仪方式：用来记录变化较慢、频率较低的生物信号。如电生理实验中的血压、呼吸、张力、心电等。其扫描线的方向是从右向左，连续滚动。它的采样频率从 20Hz 到 50kHz，有 11 挡可选，此时无触发方式选择。示波器方式：用来记录变化快、频率高的生物信号。如电生理实验中的神经干动作电位、AP 传导速度、心室肌动作电位等。其扫描方向是从左向右，一屏一屏地记录，采样频率从 1kHz 到 200kHz。

触发方式：有自动触发和刺激器触发，当使用记录仪方式显示时，此功能自动关闭（变成灰色）；若使用示波器方式，还可以进一步选择是自动触发还是刺激器触发，如果是刺激器触发，则启停由 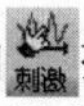 刺激 按钮来控制，采样键 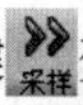 采样 变为灰色。

采样频率：通常是变化快的选择采样频率高一些（如减压神经放电实验可以选择 10kHz），变化慢的选择采样频率低一些（如血压、呼吸、张力等实验可以选择 1kHz）。

通道个数：用来确定实验中使用通道的个数，选择 1 个通道，则是第一通道；选择 2 个通道，则是第一和第二通道；以此类推。

第二步：选择通道功能

确定 Pclab 每个通道的采样类型（压力、张力、温度等），同时确定计算面板要计算的内容，在控制面板的通道功能列表框中选择。

第三步：调节通道参数

在确定通道功能后，需根据实验需要进一步设置每个通道的参数，主要是放大倍数、时间常数、低通滤波、50Hz 陷波、纵向放缩、时间单位等。

放大倍数：也称输入范围或增益，是对输入的生物信号进行放大。

时间常数：有两重功能，一是用来控制交直流（即控制电信号与非电信号），非电信号（如血压、呼吸、张力等）时它是处于"直流"状态；二是在做电信号实验时它是相当于高通滤波。

低通滤波：低于所选频率的波形可以通过，用于滤除高频的周期性干扰信号。

50Hz 陷波：滤除交流电源的干扰。

纵向放缩：对当前通道的波形进行纵向拉伸、压缩。其与"放大倍数"是有区别的，它是对

采样后的波形进行人为的放大、压缩，对生物信号本身没有真正的放大。

时间单位：对当前通道的波形进行横向拉伸、压缩，同时也对当前走纸通道速度进行调节。

第四步：数据定标

如上所述，传感器（换能器）是将动脉血压、静脉血压、心室内压、张力非生物电信号转变为电信号的一种装置，但由于非生物电信号实际值与通过信号转换后的电信号的测量值不同，所以在实验之前要求必须对传感器进行定标。

以普通压力传感器为例，介绍定标的操作步骤：压力传感器连接好各种管，并将传感器充满液体，排尽气泡后将压力传感器与仪器连接。打开"采样条件"对话框，确定采样频率、显示方式、通道功能和放大倍数等参数。开始采样，在压力传感器压力为零的前提下进行当前通道调零，调整采样的波形线与零线重合。给压力传感器一定压力[如100mmHg（1mmHg=0.133kPa）]采样，待波形上升平稳一小段时间后，停止采样。在上升的平稳处，拖动左键选中一段平稳的波形段（标示为半透明色），执行"设置"菜单下的"当前通道定标"菜单项，弹出"定标"对话框，在实际值文本框中输入实际测量值（如本例的100）确定，定标即告完成。

注意：可通过"文件"菜单下的"保存实验模板"项将此配置保存起来，下次同样的实验前无须对换能器再次定标。

第五步：采样

完成动物手术操作、换能器连接到位后，单击工具栏上的"采样"按钮即可开始采样，在采样的过程中可以实时调整输入范围、低通滤波、纵向放缩等各项指标以使波形达到最好的效果；需停止采样，再次单击此按钮即可。

第六步：刺激

实验过程中，如需进行电刺激，可点击界面右侧控制面板上的刺激控制属性页，选择适当的刺激模式，调整波宽、幅度、周期、延时、间隔、显示刺激的通道等参数；设置完成后，点击工具栏上的"刺激"按钮进行刺激。

第七步：实验结果的存盘及打印输出

数据保存及打印输出：见本节【文件】菜单部分所述。

（徐小元）

第二节　分光光度计操作技术

一、工作原理

分光光度计的工作原理是溶液中的物质在光的照射激发下，产生了对光的吸收效应，物质对光的吸收是具有选择性的，各种不同的物质都具有其各自的吸收光谱。因此当某单色光通过溶液时，其能量就会被吸收而减弱，光能量减弱的程度与物质的浓度和厚度有一定的比例关系，即朗伯-比尔（Lambert-Beer）定律。

二、分光光度计的使用方法

（一）721或722型分光光度计

721型分光光度计是一种在可见光区进行比色分析的精密仪器，其波长范围为360～800nm，但在410～710nm的灵敏度较好。而722型分光光度计能在近紫外和可见光区进行一般的比色分析，其波长范围为330～800nm。

使用方法如下：

1. 打开电源开关，使仪器预热20min。

2. 根据实验要求，转动波长选择钮，选用所需的波长。

3. 调 T 零　打开样品室盖，轻轻旋动"0 电位钮"，使表头指针读数在透光度为"0"处。

4. 调 100%T　将盛有空白溶液的比色杯光面对准光路放入样品架的第一格内，合上样品室盖，拉动样品架拉杆使其进入光路，转动光量调节器，使表头指针读数在透光度为"100"处。

5. 将盛有待测溶液的比色杯放入比色杯架的其他格内，合上样品室盖，拉动样品架拉杆使其进入光路，此时表头指针所示即为该待测溶液的吸光度（A）。读数后，打开样品室盖切断光路。重复上述测定操作 1 ~ 2 次，读取相应的吸光度，取其平均值。

6. 比色完毕后，关上电源开关，取出比色杯，将样品室盖关好，清洗比色杯并晾干。

（二）751 或 752 型分光光度计

这类分光光度计可在紫外区到可见光区（200 ~ 1000nm）测量吸收光谱。此类分光光度计结构复杂，操作时必须严格遵守操作规程，防止损坏仪器。

使用方法（以 752 型紫外 - 可见光分光光度计为例）：

1. 打开仪器开关，预热 30min。

2. 转动波长旋钮，观察波长显示窗，调整至需要的测量波长。

3. 根据测量波长，拨动光源切换杆，手动切换光源。200 ~ 339nm 使用氘灯，切换杆拨至紫外区；340 ~ 1000nm 使用卤钨灯，切换杆拨至可见光区。

4. 调 T 零　按 MODE 键选择透光率（T）模式，将黑体放入样品架，合上样品室盖，拉动样品架拉杆使其进入光路。按下 0%T 键，屏幕上显示"000.0"或"–000.0"时，调 T 零完成。

5. 调 100%T/Abs0　用空白液体荡洗比色杯 2 ~ 3 次，倒入空白溶液，溶液量约为比色杯高度的 3/4，用擦镜纸擦拭干净残液，将比色杯光面对准光路放入样品架。合上样品室盖，拉动样品架拉杆使其进入光路。按下 100%T/Abs0 键，屏幕上显示"BL"延时数秒便出现"100.0"（T 模式）或"000.0""–000.0"（A 模式）。调 100%T/0A 完成。

6. 测量吸光度　参照操作步骤 3、步骤 4。在吸光度（A）模式，参照步骤 5 调 100%T/Abs0。用待测溶液荡洗比色杯 2 ~ 3 次，倒入待测溶液，溶液量约为比色杯高度的 3/4，用擦镜纸擦拭干净残液，将比色杯光面对准光路放入样品架。合上样品室盖，拉动样品架拉杆使其进入光路，读取测量数据。

7. 测量透视比　参照操作步骤 3、步骤 4。在透光率（T）模式，参照步骤 5 调 100%T/Abs0。用待测溶液荡洗比色杯 2 ~ 3 次，倒入待测溶液，溶液量约为比色杯高度的 3/4，用擦镜纸擦拭干净残液，将比色杯光面对准光路放入样品架。合上样品室盖，拉动样品架拉杆使其进入光路，读取测量数据。

8. 浓度测量　参照操作步骤 3、步骤 4。在透光率（T）模式，参照步骤 5 调 100%T/Abs0。用标准浓度溶液荡洗比色杯 2 ~ 3 次，倒入标准溶液，溶液量约为比色杯高度的 3/4，用擦镜纸擦拭干净残液，将比色杯光面对准光路放入样品架。合上样品室盖，拉动样品架拉杆使其进入光路。按下 MODE 键切换至浓度（C）模式。按下"▲"或"▼"键，设置标准溶液浓度，并按下"确认"键。用待测溶液荡洗比色杯 2 ~ 3 次，倒入待测溶液，溶液量约为比色杯高度的 3/4，用擦镜纸擦拭干净残液，将比色杯光面对准光路放入样品架。合上样品室盖，拉动样品架拉杆使其进入光路，读取测量数据。

9. 斜率测量　参照操作步骤 3、步骤 4。在透光率（T）模式，参照步骤 5 调 100%T/Abs0。按下 MODE 键切换至斜率（F）模式。按下"▲"或"▼"键，设置样品斜率。用待测溶液荡洗比色杯 2 ~ 3 次，倒入待测溶液，溶液量约为比色杯高度的 3/4，用擦镜纸擦拭干净残液，将比色杯光面对准光路放入样品架。合上样品室盖，拉动样品架拉杆使其进入光路，按下"确认"键［此时仪器自动切换至浓度（C）模式］，读取测量数据。

10. 测量完毕后，关闭电源，清理样品室，盖好防尘罩。将比色杯清洗干净，倒置晾干。

三、注意事项

1. 调 100%T/Abs0 后，仪器应稳定 5min 再进行测量。

2. 使用 751 或 752 型分光光度计时，光源选择不正确或光源切换杆不到位，将直接影响仪器的稳定性。

3. 比色杯应配对使用，不得混用。置入样品架时，石英比色杯上端的"Q"标记（或箭头）、玻璃比色杯上端的"G"标记方向应一致。

4. 玻璃比色杯适用范围：320 ～ 1100nm，石英比色杯适用范围：200 ～ 1100nm。

（张秀萍）

第三节　普通光学显微镜的使用

普通光学显微镜由光学、照明和机械三个部分组成。光学部分最为关键，由目镜和物镜组成。照明部分包括聚光器（遮光器，内附有光阑，俗称光圈）和反光镜。机械部分由镜座、镜柱、镜臂、镜筒、载物台（镜台）、压片夹（标本夹）、物镜转换器和粗、细调节螺旋（准焦螺旋）组成（图 2-3-1）。

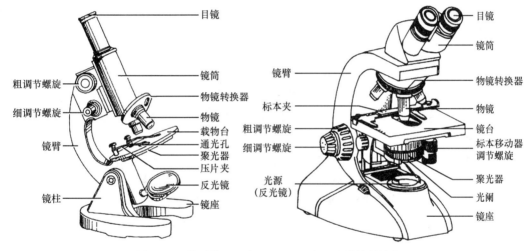

图 2-3-1　普通单目（左）、双目（右）显微镜的结构

显微镜的放大率等于物镜放大率与目镜放大率的乘积。放大率受物镜分辨率的限制。

将显微镜置于胸前，右手握镜臂，左手托镜座。摆放时镜筒朝前，镜臂朝后，置于观察者座位前的桌子上，距桌沿 5cm 左右，单目显微镜偏向身体左侧，便于左眼向目镜内观察。

1. 低倍镜观察　转动粗调节螺旋，上升镜筒，然后转动物镜转换器，使低倍物镜对准通光孔，转动反光镜，调整聚光器，使光线合适，然后放置标本片，下降物镜至看到标本，再转动细调节螺旋对准焦距进行观察。

除少数显微镜外，聚光器的位置通常都要放在最高位。如果视野中出现外界物体的图像，可以将聚光器稍微下降，图像就可以消失。聚光器下的光阑应调到适当的大小，以控制射入光线的量，增加明暗差。

2. 高倍镜观察　用低倍物镜找到要观察的物像，并移到视野的正中央，然后转动物镜转换器换高倍镜，稍微转动细调节螺旋至看清物像。

显微镜的设计一般是共焦点的。低倍镜对准焦点后，转换到高倍镜基本上也对准焦点，只要稍微转动细调节螺旋即可。有些简易的显微镜不是共焦点，或者是由于物镜的更换而达不到共焦点，就要采取将高倍物镜下移，再向上调准焦点的方法。另外，换用高倍镜后，视野内亮度变暗，因此一般选用较大的光圈并使用反光镜的凹面。

3. 油镜观察 使用时，一般是经低倍、高倍到油镜。当高倍物镜对准物像后，再加油镜观察。载玻片上加油以后，可从显微镜的侧面观察，将油镜下移到接触油滴，然后用细调节螺旋向上调准焦距。

油镜的工作距离很小，所以要防止载玻片和物镜上的透镜损坏。

注意事项：

（1）观察完后，移去观察的载玻片。

（2）用过油镜后，应先用擦镜纸将镜头上的油擦去，再用擦镜纸蘸着二甲苯擦拭 2～3 次，最后再用擦镜纸将二甲苯擦去。

（3）转动物镜转换器，调至低倍镜的位置。

（4）将镜身下降到最低位置，调节好载物台上标本移动器的位置，盖好防尘罩。

（5）显微镜是精密仪器，必须防尘防霉保养。

（曾　嵘）

第四节　常用离心机使用方法

离心就是利用离心机转子高速旋转产生的强大的离心力，加快液体中颗粒的沉降速度，把样品中不同沉降系数和浮力密度的物质分离开，在医学研究领域极为常用。

机能实验学中常用到的离心机主要有低速大容量离心机和高速台式离心机（图 2-4-1）。

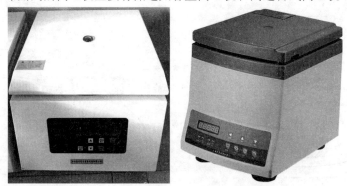

图 2-4-1　TDL-5A 型低速离心机（左）和 TGL-16C 型高速离心机（右）

上述两种离心机使用方法大致类似，现简要介绍如下：

一、操作流程

1）离心前检查：插好电源插头，打开电源开关，打开上盖，检查转子/旋转盘、试管筒及隔架是否安装正确、转动状态是否平稳。

2）样品放置：将质量相同的分离样品对称放入离心机套管内（高速离心机使用离心管离心时，目测液面一致即可；使用低速大容量离心机时，样品必须天平配平质量；未经平衡的所有其他不用的套管需全部取出）。

3）按时间按钮，设定离心时间；按转速按钮，设定所需的转速。

4）按下"离心"按钮，开始离心，离心过程中切勿开盖，以免发生危险。

5）离心完毕时，待离心机自动停止后方可打开机盖，取出离心管。

二、注意事项

1）开机前检查电源、旋转盘及试管筒。

2）严禁开盖离心（运转时也严禁打开上盖）。

3）严禁不平衡运转。离心过程中，若听到特殊响声或有振动，可能是离心管破碎或相对位置上的两管质量不平衡，应立即关机停用；若管已破碎应将玻璃碴全部倒出，然后换管重新平衡离心；若管未破裂也要重新平衡后再离心。

4）离心运行结束时，等待转子完全停止旋转后，才能打开盖子。禁止用手或其他物品迫使离心机停转。

（丁　舟）

第五节　小动物人工呼吸机的使用

动物呼吸机是辅助动物呼吸常用的实验设备，广泛用于基础医学、临床医学和动物医学等科学研究实验中的人工呼吸、呼吸管理、动物的急救、呼吸治疗等。同时，也可接入麻醉气体，麻醉的同时供氧，保证机体的氧合状态，减少麻醉风险。适用于小鼠、大鼠、豚鼠、家兔、猫、犬等潮气量需求 200ml 内的动物。现以 PCLAB-HX1 型号为例简介如下。

一、呼吸机结构

（一）前面板

设置：用于设置呼吸频率、吸呼比和潮气量三个参数。每按一次在三个参数之间循环选择，参数右侧的红色指示灯亮，表示该参数为当前选中的参数。

增：按此键使相应的设置参数增大。如需连续增大，可以持续按住该键。

减：按此键使相应的设置参数减小。如需连续减小，可以持续按住该键。

启动：使呼吸机开始工作。

停止：使呼吸机停止工作。

工作指示灯：呼吸机工作时，指示灯亮。"吸"灯亮表示呼吸机送气，动物吸气。"呼"灯亮表示动物呼气。

呼吸频率显示：显示当前工作呼吸频率。单位：次/分。

吸呼比显示：显示当前吸呼比。

潮气量显示：显示当前潮气量。单位：毫升。

气压显示：显示吸入气压，单位 kPa。当吸入气压超过 6kPa 时呼吸机自动放掉超过气压部分气体。

进：气体进呼吸机，接呼气管。

出：气体出呼吸机，接吸气管。

专用转接头：将专用转接头旋接上呼吸机前面的进口和出口，即可方便地连接气路小管道。

（二）后面板

吸入气口：呼吸机进气口，通大气即可。如果有需要，可接常压的气体。

出气口：呼吸机排气口，用于排出呼出气。

二、呼吸机的使用

1. 呼吸机的安置　呼吸机放置到平稳坚实的地面或实验台上。

2. 接通电源，打开呼吸机。

3. 设置好呼吸参数　按照动物种类、体重和实验要求，选择并设置好相应的潮气量、呼吸频率和吸呼比。

4. 麻醉动物，行气管插管术，连接气路　用连接管分别将"Y"形气管插管的两个分支与呼吸机的出气和进气口连接。"进"接呼气管，"出"接吸气管。确定气路连接良好，无漏气。

5. 根据动物呼吸情况，调节呼吸机有关参数，使动物呼吸状态良好、无缺氧等异常状态。

三、注意事项

1. 严禁覆盖呼吸机后面的吸入气口和出气口。

2. 严禁阻塞呼吸机前的出气口。

3. 勿让任何液体进入呼吸机内，否则会损坏呼吸机，导致危险。如果溅入液体，请立即断电。

4. 关闭电源后，要等待至少 10s 才能再次打开电源。

附：常用实验动物的呼吸参数

表 2-5-1 为常用的实验动物呼吸参数设置，仅供参考。吸呼比通常设置为 1∶1 或 1∶2。

表 2-5-1　常用实验动物呼吸参数设置

动物	体重（kg）	呼吸频率（次/分）	潮气量（ml）
猕猴	4.0 ～ 5.5	31 ～ 52	9.8 ～ 29.0
犬	12.0 ～ 18.0	15 ～ 30	251.0 ～ 432.0
家兔	2.0 ～ 3.0	38 ～ 60	19.3 ～ 24.6
豚鼠	0.27 ～ 0.94	69 ～ 104	1.0 ～ 3.9
大鼠	0.15 ～ 0.40	66 ～ 114	0.60 ～ 1.25
小鼠	0.02 ～ 0.04	84 ～ 230	0.09 ～ 0.23

（丁　舟）

第六节　血气与电解质分析仪简介

ABL80-FLEX 是一款便携式全自动血气与电解质分析仪，可检测全血中的 pH、血气、电解质、葡萄糖、乳酸、血细胞比容和血氧（图 2-6-1）。ABL80-FLEX 分析仪要求使用未稀释、抗凝处理的人体动脉、静脉和毛细血液血样。

分析仪可从血液标本中测得的参数见表 2-6-1。

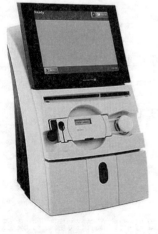

图 2-6-1　ABL80-FLEX 分析仪

表 2-6-1　分析仪可从血液标本中测得的参数

参数符号	描述	ABL80-FLEX	
		FLEX	BASIC
pH	酸碱度	√	√
$p\text{CO}_2$	二氧化碳分压	√	√
$p\text{O}_2$	氧分压	√	√
$c\text{Ca}^{2+}$	钙离子浓度	√	√
$c\text{K}^+$	钾离子浓度	√	√
$c\text{Na}^+$	钠离子浓度	√	√
$c\text{Cl}^-$	氯离子浓度	√	√
$c\text{Glu}$	葡萄糖浓度（D-葡萄糖）	√	
$c\text{Lac}$	乳酸浓度		√
Hct	血细胞比容	√	√

操作步骤：

1. 打开分析仪电源　按压分析仪后面电源开关至少 3s。可以听到一声嘀嗒声并看到分析仪画面的闪烁，说明电源开关被打开。松开电源开关键，分析仪系统开始加载操作系统和应用软件。这个过程需要大约 3min。如果有 USB 记忆棒插在分析仪后面的任一 USB 接口，分析仪不会完全启动。在打开分析仪前，请去除所有 USB 记忆棒。

2. 确定分析仪可进行样本分析　主菜单左上角显示有"准备"字样。指示灯显示为绿色或者黄色，需要的参数被激活。

3. 选择菜单＞分析，请按分析按钮，以红色血滴的符号表示，根据标本的采血器不同，抬起进样口到相应的角度；注射器或者毛细导管进样口。注射器 45°，毛细导管 90°（图 2-6-2）。

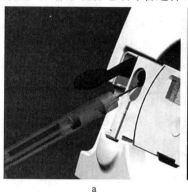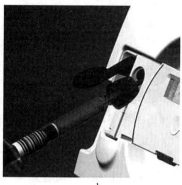

图 2-6-2　ABL80-FLEX 分析仪进样口及采样方式

a. 注射器；b. 毛细导管

4. 轻按触摸屏左下角的吸样按钮，分析仪就开始自动抽吸样本，触摸屏上会有文字信息提示关闭进样针，先用纱布擦拭一下进样针，再回复原位。

5. 分析仪可以自动分析标本，并打印出报告，在此期间，可以输入病人的信息、体温、吸氧浓度、血红蛋白浓度、大气压等参数。

6. 冲洗程序　选择菜单＞实用程序＞冲洗，按压冲洗，开始溶液 I 的冲洗，冲洗过程中，可来回弹拉测试卡传输泵管，以去除血液沉淀或气泡。如需要，可重复操作。

7. 关闭分析仪　在界面上选择主菜单（Menu），然后选择关机（Shutdown）。系统会出现一个对话框，来确认是否最终关机。按 Yes 继续关机程序；按 No 取消关机程序，回到分析仪软件主界面。注意：通过应用软件来关机是非常重要的。当软件正在运行时，直接关闭分析仪后面的电源开关，可引起软件瘫痪。

8. 休眠模式　休眠模式能减少试剂使用量并且最大化试剂包的使用时间。可以手动进入休眠模式或者按照设定计划进入休眠模式。系统会提示进入休眠模式后试剂可使用的最终日期，这取决于试剂包内还有多少试剂剩余。退出休眠模式可在主菜单按退出键。系统会提醒是否需要退出休眠状态。

9. 每周保养　抽取约 0.5ml 去蛋白液滴到废液收集口处，样本多时可适当增加到每周 2～3 次。

注意事项：

1. 抽血后，立即排出标本中的气泡很重要。一个相当于注射器内血样体积 0.5%～1% 的气泡，就可能引起 PaO_2 等血气分析结果显著误差。气泡的影响随保存时间和混合搅动而增强。

2. 取样后立即与肝素混匀，以免血样凝固。血凝块可堵塞分析仪，导致不必要的检测延误。取样后立即倒转取样器几次，然后在手掌间搓动，使样本与肝素彻底混匀。

3. 取血时避免血液样本溶血（或部分溶血），否则可使血中 K^+ 浓度过高。

（丁　舟）

第七节　动物行为学研究与实验室常用仪器简介

动物行为学是研究动物各种行为功能（function）、机制（mechanism）、发展（development）和进化（evolution）的一门学科。它以动物为实验对象，融合动物学、医学、药学、生物学、电子工程、计算机和信息等多学科的基础理论、技术和方法，在自然界或实验室内，以观察和实验方式对动物的行为信息进行采集、分析和处理，将其实验结果类比和推演到人，研究其行为生理和病理意义的新兴学科。相较于分子、细胞水平的研究，动物行为实验是在动物整体的生理和心理状态下，对实验因素综合、全面和实时的反应评价，是人类疾病机制研究、新药发现、安全和风险监测分析极其有效的实验手段。

早在远古时代，人们就开始注意观察周围的动物，随着开始家养动物，人类进一步了解动物的生活周期和行为。古希腊的亚里士多德（Aristotle）曾细致地观察、描述动物行为，在他的论著中，记录了 500 多种动物的生活史和行为，对后人关于动物及生命的认识产生了极大的影响。

进入 19 世纪，对动物行为的研究进一步深入，人们开始对不同物种行为进行理论探讨。1859年，英国人查尔斯·罗伯特·达尔文（Charles Robert Darwin）的《物种起源》的发表，对动物行为学的研究产生了深远的影响。英国人康伟·劳埃德·摩根（Conway Lloyd Morgan）的著作中首次出现了现代行为学中的许多术语，如动物行为（animal behavior）等。

20 世纪是动物行为学研究迅速发展、壮大的时期。尼古拉斯·廷伯根（Nikolaas Tinbergen）和康拉德·劳伦兹（Konrad Lorenz）在自然和半自然条件下对动物进行了长期的观察，发表了《鸟类环境世界中的伙伴》《对雁鸭类行为的比较研究》等论文，提出了显示、位移、仪式化等新概念。1943 年卡尔·冯·弗里希（Karl von Frisch）揭示了蜜蜂摆尾舞的秘密。上述三位科学家也以他们在动物行为学研究中的卓越成就获得 1973 年诺贝尔生理学或医学奖。

进入 21 世纪，动物行为学的研究获得了蓬勃的发展，与生命科学中的许多分支学科相互渗透，形成了许多新的研究领域，从不同的角度进一步完整、系统地阐述动物行为的原因、机制、发生或发育，通过对动物自身行为的研究，揭示人类生命的奥秘。

目前，动物行为学实验在医学研究领域主要包括以下几大类：学习记忆、药物成瘾、焦虑抑郁、耐力运动及协调能力、痛觉测试。现就相关研究方法和实验仪器作简要介绍。

一、学习记忆类

学习是神经系统接受外界环境变化获得新行为和经验的过程，记忆是指对学习获得的经验或行为的保持，包括获得、巩固、再现及再巩固四个环节。学习和记忆二者是互相联系的神经活动过程，学习过程中必然包含记忆，而记忆总是需要以学习为先决条件。学习记忆功能异常是绝大多数神经系统疾病的临床特征，如阿尔茨海默病、帕金森病、癫痫、精神分裂、脑瘫、脑卒中等。

常用研究方法有莫里斯水迷宫、放射臂迷宫、触屏认知系统等。

1. 莫里斯水迷宫（Morris water maze）　是英国心理学家莫里斯（Morris）于 20 世纪 80 年代初设计并应用于脑学习记忆机制研究的一种实验手段，在目前评价学习记忆实验中使用极为普遍（图 2-7-1）。其原理是虽然老鼠是天生的游泳健将，但是它们却厌恶处于水中的状态，同时游泳对于老鼠来说是十分消耗体力的活动，它们会本能地寻找水中的休息场所。寻找休息场所的行为涉及一个复杂的记忆过程，包括收集与空间定位有关的视觉信息，再对这些信息进行处理、整理、记忆、加固，然后再取出，目的是能成功地航行并且找到隐藏在水中的站台，最终从水中逃脱。

莫里斯水迷宫的组成：①恒温游泳池；②动物站台；③电脑及分析软件，提供了路程、时间、百分比、专项指标等几十种分析数据。

操作方法：主要包括定位航行（place navigation）和空间探索（spatial probe）两个部分。其中定位航行实验历时数天，每天将大鼠面向池壁分别从 4 个入水点放入水中若干次，记录其寻找到隐藏在水面下平台的时间（逃避潜伏期，escape latency）。空间探索实验是在定位航行实验后去除平台，然后任选一个入水点将大鼠放入水池中，记录其在一定时间内的游泳轨迹，考察大鼠对原平台的记忆。

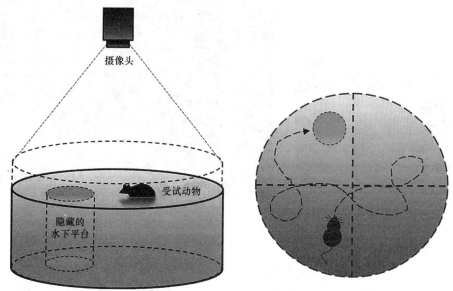

图 2-7-1 莫里斯水迷宫

2. 放射臂迷宫（radial arm maze） 也是常用的评价动物学习记忆能力的模型之一。基本原理：控制进食的动物受食物的驱使对迷宫各臂进行探究；经过一定时间的训练，动物可记住食物在迷宫中的空间位置。该方法可同时测定动物的工作记忆和参考记忆。所用动物包括大鼠、小鼠和鸽子。

实验多数采用八臂迷宫（图 2-7-2），也有采用十二臂或者二十四臂迷宫的。其上有一透明盖，两侧各有两个相对的光电管。迷宫中央为八角形区，上有一透明顶盖。中央区通往各臂的入口处有一活动门，用来对动物的出入臂进行控制。迷宫与计算机相连。也可用摄像跟踪系统取代光电管来记录动物在迷宫内的活动行为。放置迷宫的房间内有一些外部暗示（如图片、符号等）。动物在迷宫内可以看见这些暗示，并借此进行空间定位。

3. 触屏认知系统（touch screen systems） 是目前被广为接受的动物认知行为的评价方法。尤其是非人灵长类动物具有与人类相似的大脑结构，具备高级脑功能，可以被训练完成特定类型的测试任务，用

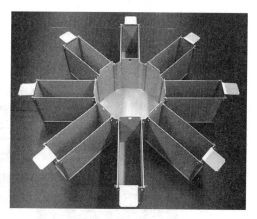

图 2-7-2 八臂迷宫

于评价认知能力、情绪反应。剑桥神经心理测试自动化组合（Cambridge neuropsychological test automated battery，CANTAB）是触屏认知系统的经典设备（图 2-7-3），该方法源于人的神经行为测试的计算机化形式。动物通过触摸屏，完成高通量的系列模块化测试，如强化认知、内外空间的设置变化与视觉辨别、对显示符号的短暂识别和不识别、空间记忆、选择序列反应时测试和成对结合学习等。

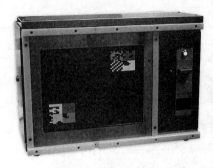

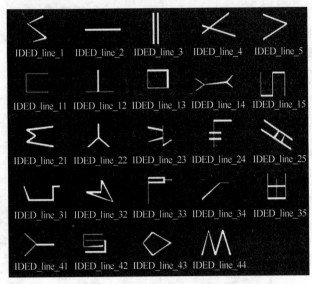

图 2-7-3 触屏认知系统

二、药物成瘾类

药物依赖性是由药物与机体相互作用造成的一种精神状态，有时也包括身体状态，表现出一种强迫性地要连续或定期用该药的行为和其他反应。药物依赖不仅给成瘾者自身造成严重的精神和躯体损害，而且对社会进步和人类文明构成了威胁，是急需解决的重大医学和社会问题。目前成瘾的动物模型和神经系统研究技术不仅能为研究成瘾机制提供实验手段，也能为成瘾的治疗与干预提供筛选平台。主要包括条件性位置偏爱仪、静脉插管自身给药系统及脑电刺激奖赏仪等。

1. 条件性位置偏爱（conditioned place preference，CPP）仪 是目前评价药物精神依赖性的经典实验模型，也是广泛应用于寻找抗觅药行为的有效工具。一般将实验动物（大鼠、小鼠）置于条件性位置偏爱仪的白色观察区，并给予精神依赖药物，然后观察实验动物在条件性位置偏爱仪的黑色区和白色区的活动情况，白色区、黑色区以及其中的灰色区之间有小门可供动物自由穿梭。动物每次处于给药区就会在药物奖赏性效应的作用下对黑色和白色区域产生位置上的偏好，其程度与药物的精神依赖性相关。

条件性位置偏爱仪一般包括：黑白箱，摄像机，摄像机镜头，数据线及摄像机电源线，摄像机支架，视频采集卡，数据分析系统（图 2-7-4）。

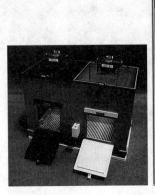
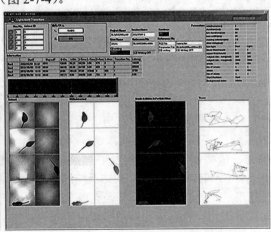

图 2-7-4 黑白箱及其数据分析系统

2. 静脉插管自身给药系统（self-administration） 静脉自身给药是药物成瘾研究中应用最广泛的方法之一。动物通过主动按板或鼻触行为，获得从静脉进入体内的药物，完成有效的静脉自身给药行为（图2-7-5）。它的原理是建立在操作行为的实验技术和基本原理之上，相比其他模型，自身给药行为模拟了人类的药物滥用行为，因此被广泛应用于药物强化行为、成瘾行为的研究。

静脉插管自身给药系统一般包括：专用操作实验笼、鼻触或固定压杆、输液平衡支架、食物槽数据分析系统（图2-7-6）。

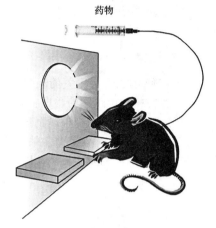

图 2-7-5 按板式自身给药

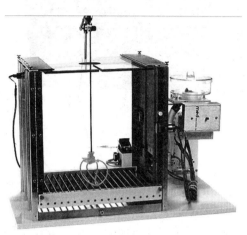

图 2-7-6 静脉插管自身给药系统

三、耐力运动及协调能力

耐力及运动类实验主要测试受试对象的心肺功能和体力、耐力，这些指标受遗传背景、训练、药物、疾病和心理等因素的影响，与健康状况密切相关。

在这类研究中，一般对实验对象进行疲劳、运动协调实验以及中枢神经抑制实验和骨骼肌松弛实验，以及其他使用运动检测药物作用的实验，如药物对运动能力的影响。常用的仪器包括动物跑步机、转棒疲劳仪、动物游泳实验装置等。

1. 动物跑步机（treadmill） 目前机能实验学中常用的动物跑步机是大、小鼠跑步机，分为两种（图2-7-7），一种是平台式跑步机（俗称动物跑台），一种是转轮式跑步机（又叫转轮式疲劳仪），前者是大、小鼠在履带上跑，后者是大、小鼠在转轮上跑。但是这两种类型的跑步机最终实现的目的是一样的，也就是让大鼠或者小鼠达到力竭状态。实验中可根据要求，调整跑步速度、时间、坡度等参数。

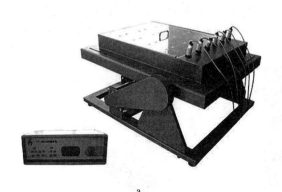

a

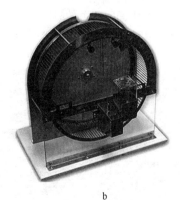

b

图 2-7-7 跑步机
a. 平台式；b. 转轮式

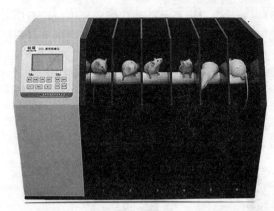

图 2-7-8 转棒疲劳仪

2. 转棒疲劳仪（rota-rod system） 一般用于研究药物对动作协调性和抗疲劳特性的影响，对相关药物筛选有重要价值。实验时将动物放置在滚筒上并避免滑落，转动滚筒后，如果动物滑落下来就会相应停止下面的传感平台进行结果记录，可以同时进行多只大鼠或小鼠实验（图 2-7-8）。实验中可根据要求，调整转棒转动方向、速度、时间等参数。

四、焦虑抑郁类

应激、焦虑和抑郁是密切相关的现象，大多数焦虑和抑郁患者都曾经历严重的心理应激事件。因此，应激事件被看作焦虑和抑郁的原因，能够导致情绪障碍的产生。焦虑和抑郁动物模型就是将动物置于一系列应激性情境中（潜在的或实际的，急性的或慢性的威胁），使其产生情绪障碍，然后应用特定的手段来对行为和生理指标进行检测，从而探讨此情绪障碍的发生机制，以及鉴定和筛选抗焦虑药或抗抑郁药。目前常用的焦虑抑郁类实验主要有高架十字迷宫、自发活动开场实验（旷场实验）等。

1. 高架十字迷宫（elevated plus maze，EPM） 具有一对开臂和一对闭臂，啮齿动物由于嗜暗性会倾向于在闭臂中活动，但出于好奇心和探究性又会在开臂中活动，在面对新奇刺激时，动物同时产生探究的冲动与恐惧，这就造成了探究与回避的冲突行为，从而产生焦虑心理。同时十字迷宫距离地面较高，相当于人站在峭壁上，使实验对象产生恐惧和不安心理（图 2-7-9）。

测验时将动物置于迷宫的中央区，然后在一定的时间内观察动物分别进入开臂和闭臂的时间和次数。如果焦虑水平高，则动物会离开开臂退缩到闭臂中；反之则在开臂停留更多的时间，对开臂的探究次数也增多。

2. 旷场实验（open field test） 动物在一个开放的新的地方会很小心，啮齿动物喜暗而避明的特性会让自己躲在暗处，也会对开阔地方有探索行为（好奇心），同时又有害怕紧张和焦虑心理，具有一定的新奇性同时又具有一定的恐惧感。如果动物焦虑较轻，停留在中间等位置的时间会长久一些，否则反之，比较这些特性可以比较动物的焦虑程度。具有抗焦虑作用的药物会让动物有更多的对开阔地方探索的行为，焦虑紧张的动物更喜欢停留在开阔场地的边缘和暗处（图 2-7-10）。

图 2-7-9 高架十字迷宫

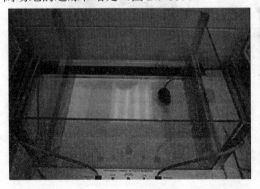

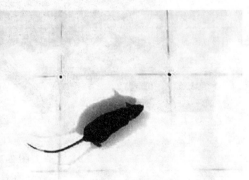

图 2-7-10 旷场实验

五、痛觉测试

国际疼痛研究协会（IASP）将疼痛定义为"一种与实际或潜在的组织损伤相关的不愉快的感觉和情感体验"，或者用这种损伤来描述。

对人类进行痛觉实验由于受到伦理上的限制，且受到主观或暗示作用，会影响结果的准确性，故在疼痛研究中一般使用动物模型较多。动物身上不同类型的疼痛可以用不同的方法引起，如物理、化学模型。动物模型的疼痛评估通常基于反射性或非反射性测量，常见的测量指标有热痛、冷痛、压痛等。常用的测量方法有哈格里夫斯测试、兰德尔-塞利托（Randall-Selitto）压力测试、热/冷板实验等。

1. 哈格里夫斯测试（Hargreaves test） 用于量化小鼠和大鼠后爪辐射或红外热刺激的热阈值。将辐射源或红外线热源置于动物下方并瞄准足底表面，动物从热刺激中，爪收缩所花的时间，被记录为收缩潜伏期。而甩尾测试（D'Armor & Smith test）是对啮齿动物尾部施加辐射热，基于动物对热刺激回避反应的潜伏期，进行测量。常用测痛仪器有红外足底测痛仪（图2-7-11）和甩尾测痛仪（图2-7-12）。

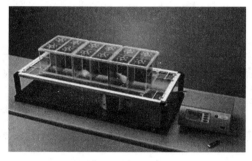

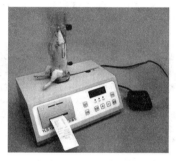

图2-7-11 红外足底测痛仪　　　　　图2-7-12 甩尾测痛仪

2. 兰德尔-塞利托测试（Randall-Selitto test） 作为评估机械压力刺激反应阈值的工具而开发，通常被认为是一种机械痛觉过敏的测量方法。测试内容：在动物爪子或尾巴的表面，施加越来越大的机械力，直到动物退缩或叫出声。使用仪器有爪压力测痛仪（图2-7-13）、肢体压力测痛仪、钳式测痛仪等。

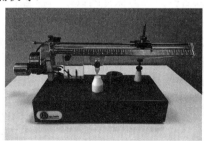

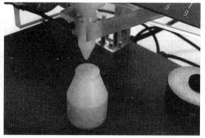

图2-7-13 爪压力测痛仪

3. 热/冷板实验（hot/cold plate test） 可用于评估落在加热（或冷却）表面上，小鼠对足底温度刺激的反应时间。类似的热位置偏好测试和温度梯度测试，可以通过评估动物的温度偏好（舒适区）来研究疼痛阈值（图2-7-14）。除了冷热盘测痛仪和温度偏好测试仪外，面部疼痛测试仪可测试大、小鼠三叉神经区域的热敏痛和机械刺激痛阈值。

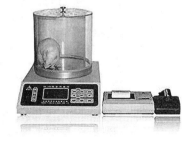

（薛　翔）　　　　图2-7-14 鼠热板仪

第八节　人体生理学实验设备与器材简介

人体生理学实验设备包括集成的实验系统和独立的实验设备。集成的实验系统有 HPS 人体生理学实验系统和 Powerlab tutor/Labstation 人体生理学实验系统，通过各种传感器将人体生理信号转化为电信号，经过硬件的采集、过滤、放大、模/数转换，输入计算机，再由较为完善的软件对数字化的信号进行显示、存储、分析等处理。常用的独立人体实验设备有心电图机、肺功能仪、血压计、血糖仪、视野计、音叉等。

1. HPS-100 人体生理学实验系统　包括 BL-420N 生物信号采集和分析系统、HWS0601 无线人体信号采集系统及 HPS-100 人体生理学实验系统附件，可进行神经/肌肉、循环系统、呼吸系统、代谢系统、神经系统、感觉系统等实验，还可进行人体运动生理创新实验、人体综合实验。

（1）BL-420N 生物信号采集和分析系统：该系统由硬件和软件组成。硬件前面板集成了信号采集的主要通道接口，包括 4 个通道信号输入接口、全导联心电输入接口、监听输入接口、记滴输入接口及刺激输出接口，还有一个显示小窗口。后面板有电源开关、电源接口、接地接口、A型 USB 接口（方形，与计算机连接）、B 型 USB 接口（扁形，升级固件程序）、级联同步输入和输出接口（图 2-8-1）。

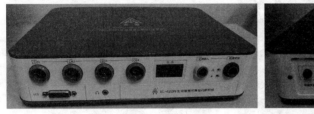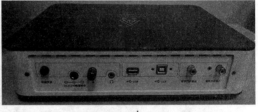

a　　　　　　　　　　　　　　　b

图 2-8-1　BL-420N 生物信号采集和分析系统硬件

a. 前面板；b. 后面板

BL-420N 生物信号采集和分析系统软件界面如图 2-8-2 所示，上方是标题栏和菜单栏；中间是 4 个通道采样窗，能同时采集 4 个通道的信号，点击屏幕上方的大三角形图标即可开始采样；左上角是实验数据列表，能打开当前采集的数据或者打开以前保存的数据；右上角是通道参数调

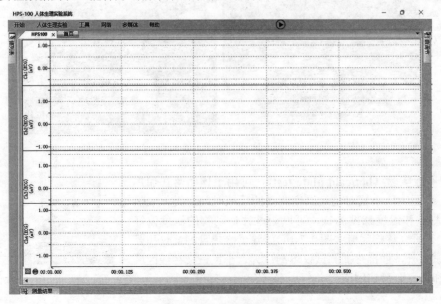

图 2-8-2　BL-420N 生物信号采集和分析系统软件界面

节模块，能调节每个通道的量程和时间常数；最下面有测量结果模块，能对采集到的数据进行测量，并将测量的结果导出、打印及生成实验报告。点击菜单栏的"人体生理实验"，选择实验项目。每项实验有实验前、实验中和实验后的教学活动，包括实验概述、实验项目、实验测验和实验拓展几个模块。"实验概述"让学生在实验前了解实验目的和实验原理。"实验项目"则在实验中指导学生如何操作，包括"实验器材和药品""实验准备""观察项目"，尤其是"实验准备"用动画的方式让学生明白怎样连接实验仪器及做其他的准备工作。"实验测验"加深学生对实验原理和实验操作的印象。"实验拓展"包括发展历史、原理拓展、临床应用及参考文献，让学生在实验后对实验有更多的了解。

（2）HWS0601无线人体信号采集系统：由采集器主机和信号接收器组成（图2-8-3），有在线采集数据和离线采集数据两种模式。在线采集数据需与BL-420N生物信号采集和分析系统配合完成，将信号接收器与BL-420N生物信号采集和分析系统任意一个通道连接，开启BL-420N生物信号采集和分析系统电源后若两者配对成功，指示灯常亮，即可接收数据。离线采集数据模式不需要信号接收器，离线采集的数据存放在HWS0601无线人体信号采集器主机内部，可通过USB导出。采集器主机有4个通道，可任意连接相应的传感器，如血压传感器、呼吸传感器、血氧传感器及心电传感器等，可用于记录血压、呼吸、血氧和心电等人体生理学实验指标。打开电源开关后，如果是在线采集数据模式，采集器主机会自动完成与信号接收器的配对。长按模式切换"M"按钮，可以切换在线和离线采集数据模式，切换成功时有声音提示。

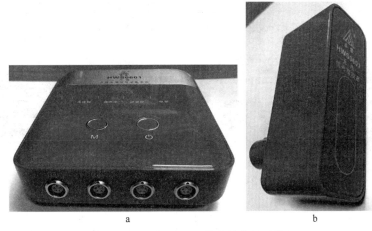

图2-8-3　HWS0601无线人体信号采集器
a. 主机；b. 信号接收器

（3）HPS-100人体生理学实验系统附件：包括循环系统附件包、神经/肌肉实验附件包、呼吸系统附件包、中枢神经/感官系统附件包等（图2-8-4），通过与BL-420N生物信号采集和分析系统及HWS0601无线人体信号采集系统连接，采集人体生理信号。

2. Powerlab tutor/Labstation人体生理学实验系统　包括Powerlab生理记录仪（图2-8-5）、LabChart分析软件和人体生理实验套件。Powerlab生理记录仪有4、8、16通道等型号可选，可采集多种生物信号，如温度、生物电、压力、张力、呼吸等。LabChart分析软件是用于数据采集、处理和数据分析的平台，可在Windows和Mac OS X操作系统下使用。除了进行放大器设置和基本的数据分析外，还内置了十多种专业分析或校准插件，针对心血管血流动力学、神经放电、昼夜节律、呼吸、药理等各种应用领域的实验数据进行在线或离线的自动化处理。软件还能进行频谱分析、功率谱分析、3D瀑布图分析、趋势图、散点图、XY坐标图、回放、标记、叠加平均、GLP规范等。人体生理实验套件包括各种传感器如呼吸绑带传感器、握力传感器、心音传感器等，反射实验套件、人体呼吸实验套件、运动生理学实验套件、无线心率测量套件、心理生理学实验套件、皮肤电活动实验套件、皮肤温度实验套件、眼电活动实验套件等，可进行多种生理信号的同步记录和测量，如生物电、压力、张力、呼吸、溶解氧、心排血量、血流量、血氧饱和度（SaO_2）、皮肤导电率、pH、温度、光亮度等。

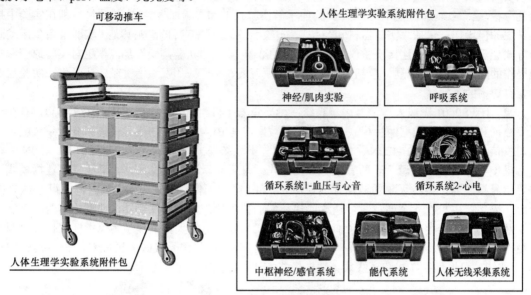

图 2-8-4　人体生理学实验系统附件包

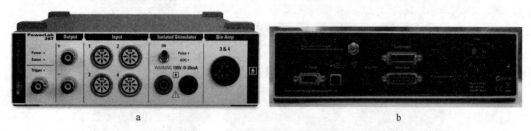

图 2-8-5　Powerlab 生理记录仪

a. 前面板；b. 后面板

3. 心电图机　在每个心动周期中，由窦房结产生的兴奋依次传向心房和心室。这种兴奋的产生和传导所伴随的生物电变化，通过心脏周围的组织和体液传到身体表面。由于身体各部位的组织不同，各部位与心脏间的距离不同，因此在人体体表各部位表现出不同的电变化。这种人体心脏内电活动所产生的表面电位随时间的变化曲线称为心电图（ECG）。心电图机则能将心动周期中这些有规律的电位变化采集、放大并记录打印出来，是心脏疾病诊断和治疗中最常用的医疗仪器。

心电图机包括主机和导联线，通过导联线将人体体表微弱电信号提取后输入主机并放大，记录心动周期中产生的实时电信号变化并打印出来（图 2-8-6）。心电图机一般有 12 种导联，包括标准肢体导联 Ⅰ、Ⅱ、Ⅲ，加压肢体导联 aVR、aVL、aVF，胸导联 $V_1 \sim V_6$。标准肢体导联测量两肢体间的电位差，Ⅰ 导联测量左臂和右臂间电位差，Ⅱ 导联测量左腿和右臂间电位差，Ⅲ 导联测量左腿和左臂间电位差。将检测电极放在标准导联的任一肢体上，将其余二肢体上的引导电极分别与 $5k\Omega$ 电阻串联在一起作为无关电极。这种导联记录出的心电图电压比标准肢体导联的电压增加50% 左右，故称为加压肢体导联。根据检测电极放置的位置命名，分别为 aVL（左臂）、aVR（右臂）、aVF（左腿）。将左臂、右臂、左腿各串联一个 $5k\Omega$ 的电阻后再连接到一点，这点称为中心端点（威尔逊中心端）。

将参考电极放在中心端点，将检测电极放在靠近心脏的胸壁上（$V_1 \sim V_6$），则为胸导联，测出来的电位差为左、右心室壁外的电位变化。

　　胸导联检测电极具体安放的位置：V_1 位于胸骨右缘第 4 肋间；V_2 位于胸骨左缘第 4 肋间；V_3 位于 V_2 与 V_4 两点连线的中点；V_4 位于左锁骨中线与第 5 肋间相交处；V_5 位于左腋前线 V_4 水平处；V_6 位于左腋中线 V_4 水平处。

　　测心电图之前，要安装好心电图纸，打开心电图机预热 0.5h，连接好导联线及电极。测量时让受试者平躺在治疗床上，全身放松，露出检查部位，用酒精棉球擦拭安装电极处的皮肤，安装好电极，开始测量并打印心电图。测量结束，将各电极取下。

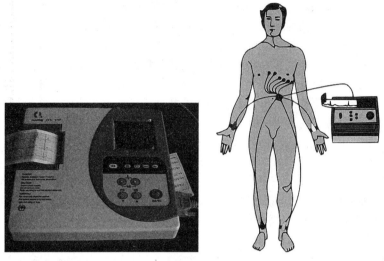

图 2-8-6　心电图机及电极位置示意图

　　4. 肺功能仪　是测量由肺部吸入和呼出的空气体积的一种医疗仪器，可测量包含肺活量（VC）、用力肺活量（FVC）、最大通气量（MVV）、一秒率（FEV_1/FVC）等常用肺功能检测参数。肺功能仪由主机、流速传感器和鼻夹组成（图 2-8-7），是一种轻便可携带的肺功能检测仪器。

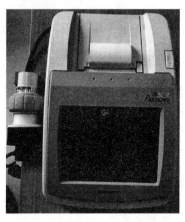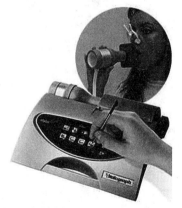

图 2-8-7　肺功能仪

　　肺功能仪利用压差式气体流量测量原理进行肺功能的测量。当人体正常呼吸时，气体通过流速传感器两侧时会产生不同的压力，流速传感器在单位时间采集两侧的压力并转换为电信号，经放大、模/数转换后输入微机。微机经过标定好的电压和流量转换公式计算，得到吸气和呼气的呼吸波形和测量结果。

　　肺功能仪在使用前要检查过滤网状态，然后放入流速传感器中，将流速传感器连接主机，开机，并进行流速传感器用户校准。让受试者安静放松坐着，戴上鼻夹，手握流速传感器手柄，按要求进行呼吸，依次测量肺活量（VC）、潮气量（TV）、补呼气量（ERV）、补吸气量（IRV）、用力肺活量（FVC）、第一秒用力呼气量（FEV_1）、一秒率（FEV_1/FVC）、最大通气量（MVV）、每分通气量（MV）。

注意：吹嘴是一次性使用的，每个受试者用过后都要更换。定期对流速传感器中的过滤网进行清洁（1 周 1 次）、更换（1 个月 1 次），保证通气顺畅。

5. 血压计　是测量血压的仪器，又称血压仪（图 2-8-8）。血压计的原理是通过往袖带充气压迫测量部位阻断血流，然后排放袖带中气体使血液再次流动，从而测量这一时期的血流压力的过程。可分为听诊法和示波法两种。听诊法又称科罗特科夫音法，其原理为手动调节缠缚于上臂的袖带充气量，改变作用于肱动脉的压力，血流通过狭窄的血管时会发出声音。用听诊器听取搏动的声音，从而得到收缩压和舒张压。听诊法血压计主要有水银血压计和弹簧表式血压计。示波法也称振荡法，是 20 世纪 90 年代发展起来的一种电子测量方法，其原理为自动调节缠缚于上臂的袖带充气量，改变作用于肱动脉的压力，血流通过血管时具有一定的振荡波。逐渐放气，根据振荡波的变化，压力传感器所检测的压力及波动也随之变化，通过一定的公式换算得出血压值。绝大多数的电子血压计采用示波原理来设计。

机能学实验最常用的是台式水银血压计，由检压计、袖带和气球组成，袖带的橡皮囊两管分别与气球和检压计相连，三者形成一个密闭的管道系统。使用台式水银血压计要注意：使用前未加压时水银柱要在零刻度，加压后在不放气时，水银柱在 1min 内下降不应超过 4mmHg，加压时禁止有断柱或气泡出现。如有气泡应停止加压进行检查维修。在测量过程中根据受试者的脉搏跳动速率控制放气速度，对心率慢者应尽量放慢速度。使用完毕将气放尽，将血压计向右倾斜 45°，使水银收入储汞瓶中后，再关好储汞瓶开关。

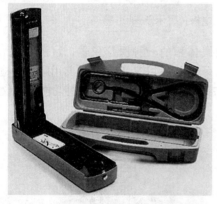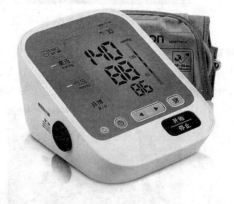

图 2-8-8　水银血压计（左）和电子血压计（右）

6. 血糖仪　是测量末梢全血葡萄糖浓度的电子仪器。血糖仪主要分为电化学法和光化学法两大类。电化学法通过检测反应过程中产生的电流信号来反映血糖值，试纸上的酶与葡萄糖反应产生的电子通过电流计数设施，读取电子的数量，再转化成葡萄糖浓度读数。根据所采用的酶不同又分为葡萄糖氧化酶（GOD）血糖仪和葡萄糖脱氢酶（GDH）血糖仪。光化学法通过检测反应过程中试纸的颜色变化来反映血糖值，试纸上的酶与葡萄糖反应产生的中间物带有颜色，运用检测器检测试纸反射面的反射光强度，将这些反射光的强度转化成葡萄糖浓度。

目前家用血糖仪一般采用电化学法测血糖，采血方式为虹吸式。一套完整的血糖仪除了血糖仪外，还包括血糖试纸、采血笔和采血针这些配件（图 2-8-9）。测量血糖时先洗干净手，用酒精棉球消毒取血部位。打开血糖仪开关，取出血糖试纸，将血糖试纸插入端正面向上插入血糖仪，血糖仪屏幕显示进血符号，表示可以吸入血样。将采血针插入采血笔，调整采血深度，在消毒部位采血。挤出血样，将血糖试纸的虹吸口与血滴接触，血样自动吸入反应区。几秒钟后，测试结果会显示在血糖仪屏幕上，单位为 mmol/L。拔出试纸，关闭血糖仪。注意：75% 乙醇消毒后，一定要等

75%乙醇干了才能采血，否则会导致测试不准确。试纸取出后要尽快测试，否则会影响测试结果。

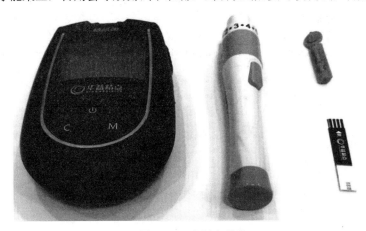

图 2-8-9 家用血糖仪

7. 视野计 是测定眼球视野的一种眼科专业仪器。视野检查是诊断和监测青光眼以及其他一些视觉、视神经疾病的基本方法，在眼科疾病的诊断和治疗中起着举足轻重的作用。视野计根据设计原理和构造不同可分为平面视野计、弧形视野计、阿姆斯勒（Amsler）方格表、戈尔德曼（Goldmann）视野计、弗里德曼（Fridmann）视野计、自动视野计。

机能实验常用的是弧形视野计，由弧架、手柄、底座及各种色标组成（图 2-8-10）。测定时让受试者端坐在视野计前，下颌放在托架上，眼眶下缘靠在眼眶托上。调整下颌托架的高度，使受试眼正好与弧架的中心点位于同一水平面上。遮住另一眼，让受试眼凝视弧架的中心点。将圆弧先放在水平位置，选用适宜的色标，从圆弧周边向中心缓慢移动。嘱受试者刚发现色标并辨出色标颜色时立即告知测试者。在视野图上标记色标的经度及纬度。改变圆弧的纬度，每隔 45° 检测一次，共 8 个点。将这些点连接起来，就是该颜色的视野范围。用同样的方法，可测出其他颜色的视野及测定另一眼的视野。

8. 音叉 是呈"Y"形的钢质或铝合金发声器，可以产生单一波长的机械波（图 2-8-11）。各种音叉可因尺寸和叉臂长短、高矮的不同，发出不同波长的纯音。叉臂越长，音的波长越长，音调越"低"；叉臂越短，音的波长越短，音调越"高"。音叉检查在鉴别耳聋性质——传音性耳聋或感音性耳聋方面，是一种简便可靠的常用诊查方法。

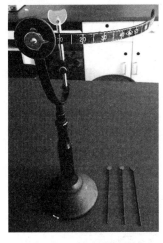

图 2-8-10 弧形视野计

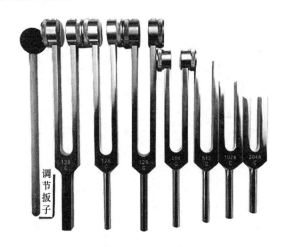

图 2-8-11 音叉

（田映红）

参 考 文 献

蒋志刚, 2012. 动物行为学方法. 北京: 科学出版社.

尚玉昌, 2014. 动物行为学. 2 版. 北京: 北京大学出版社.

Deuis J R, Dvorakova L S, Vetter I, 2017. Methods used to evaluate pain behaviors in rodents. Frontiers in Molecular Neuroscience, 10: 284.

第三章　实验常用试剂及其配制

第一节　实验试剂及其配制方法

实验常用试剂的正确配制是保证实验质量的重要环节之一。所以在配制时，不仅要求严格遵守各项操作规程，做到含量准确，质量合格。同时，也应熟悉和掌握试剂配制的一些基本理论和基本技术。

一、试剂的分类

根据国家标准（GB），化学试剂按纯度和杂质含量的高低主要分为四个等级（表 3-1-1）。

表 3-1-1　化学试剂的级别和使用范围

等级	名称	符号	标签颜色	适用范围
一级	优级纯	G.R.	绿色	精密分析和科学研究
二级	分析纯	A.R.	红色	一般定性定量分析和科学研究
三级	化学纯	C.P.	蓝色	一般定性分析
四级	实验试剂	L.R.	黄色	实验辅助试剂

此外，根据特殊的工作目的，还有一些特殊的纯度标准，如光谱纯、荧光纯、半导体纯等。试剂的配制应根据不同的实验要求，按照节约的原则合理选用相应级别的试剂。

二、化学试剂的存放

一般化学试剂应储存在通风良好、干净、干燥的房间，以防止水分、灰尘和其他物质的污染，同时要远离火源。固体试剂一般存放在广口瓶中易于取用，液体试剂则盛在细口瓶（或滴瓶）中，见光易分解的试剂如硝酸银、与空气接触易逐渐被氧化的试剂如亚硫酸钠，应装在棕色的试剂瓶中。盛强碱性试剂如氢氧化钠的瓶塞应换成橡皮塞以免长期存放互相粘连。每一种试剂都应贴有标签，以标明试剂的名称、浓度、纯度和配制日期等，标签外应涂蜡或用透明胶带等保护。

三、固体试剂的取用和称量

1. 需用洁净干燥的药匙取用，用后要洗净擦干。

2. 按量取用，多取的药品不能倒回试剂瓶，取完试剂应立即盖好瓶塞，防止氧化等反应。

3. 试剂一般放在称量纸上称量，若具有腐蚀性或易潮解应放在玻璃容器中称量。

4. 往口径较小的试管中加入固体试剂时，可用药匙或对折的细长纸条送入平卧试管约 2/3 处，再竖起试管轻弹药匙或纸条，使试剂慢慢滑入底部。

5. 有毒试剂取用要在教师指导下做好防护措施。

6. 天平是实验室最常用的称量仪器，常用的天平有托盘天平、电子天平、分析天平。目前的实验教学中，配制常规试剂，通常使用电子天平，其最小分度值（天平的感量）为 0.1mg，最大称量一般为 200g，具有精度高、称量范围广、操作简便的特点。

基本质量单位有克（g）、毫克（mg）、微克（µg）、纳克（ng）及皮克（pg）。

换算关系：$1g=10^3mg=10^6µg=10^9ng=10^{12}pg$。

四、固体试剂的溶解

固体的颗粒较大时，在溶解前应该先粉碎固体。固体的粉碎是在洗净和干燥的研钵中进行的。研钵中所盛固体的量不要超过研钵总容量的 1/3。

溶解固体时，要根据固体物质的性质选择适当的溶剂。采用搅拌、加热等方法可加快固体在溶剂中的溶解速度。搅拌液体时应手持搅拌棒并转动手腕，用微力使搅拌棒在液体中均匀地转圈，速度不要太快，也不要使搅拌棒碰在器壁上。搅拌试管中的液体时，搅拌棒可以转动，也可轻轻上下搅动，但不要用力过大，以免将试管弄破。还可用振荡试管的方法代替搅拌。

加热以加速固体溶解的方法与加热液体时相同，即一般有直接加热方法和水浴加热方法等。要视被加热物质的稳定性选用不同的加热方法。另外还要注意在容器上盖表面皿，以防止液体蒸发。

五、液体试剂的量取

从细口瓶取用液体试剂用倾注法：将瓶塞反放在桌面，手握试剂瓶标签面，倾斜瓶体，慢慢使液体沿试管或量筒壁、玻璃棒倒入。取出所需量后，将试剂瓶口在容器边上轻靠，再逐渐竖起瓶体，以免遗留在瓶口的试剂沿外壁流下来。

从滴瓶取用液体试剂时，滴管必须保持垂直，并悬空地放在靠近容器口的上方滴加，滴管前端不可接触容器内壁。滴完溶液后滴管应立即插回，不能放于原滴瓶以外的任何地方。

液体试剂量取的基本容量单位是毫升（ml）和微升（μl），有时也会用到升（L），换算关系：$1L=10^3ml=10^6\mu l$。

实验室常用的量器：

量筒与量杯：量筒在量取的精确度方面较量杯准确。如需配制少量液体并且药液量取准确度要求较高时，应使用量筒量取。量杯在溶解药物时具有搅拌和倾倒较为方便的特点，在实际操作中，也常采用量杯。量取液体读数时应把量筒或量杯放在水平桌面上，不可用手举起量筒读数，另外因液体具有表面张力，使液面呈弯月状，所以应将视线平视读取弯月面底部与刻度线相切处，避免产生误差。

烧杯：是常用的溶液配制量器之一，它具有广口、易搅拌、可加热的特点，一般用于精确度要求不高的溶液配制，或用于精确度要求高的溶液的初配。

容量瓶：常用于配制一定体积标准浓度溶液或用来准确地稀释溶液。使用前应用水验漏，不漏水才能使用。容量瓶在使用前应以清洁液浸泡少许时间，随后，依次用自来水、蒸馏水冲洗，直至瓶壁不挂水，再将其干燥备用。将称好的溶质置于烧杯中，加入所配药液总体积 1/2 ~ 2/3 的溶剂，用玻璃棒搅拌溶解后，将此溶液沿玻璃棒缓缓倒入容量瓶中。用少量溶剂冲洗烧杯和玻璃棒数次，冲洗液转入容量瓶中。随后定容，即向容量瓶中加溶剂至 3/4 容积，水平摇转几圈，初步混匀。继续加溶剂至标线下约 1cm，稍停，待附在瓶颈上的液体充分流下后，再用滴管慢慢加溶剂至弯月面的底部恰与刻度线相切。最后盖上瓶塞，用手顶住瓶塞，将容量瓶倒转，使气泡上升至瓶顶，反复数次使溶液混匀。

吸量管：用来量取一定体积的液体并将其转移至另一器皿中。吸量管分为两种：移液管和刻度吸管。移液管为单一刻度，专为吸取固定体积用。刻度吸管是直形，上有全程刻度，可取不同体积液体。吸量管取液时，先用洗耳球自管顶吸取溶液，待液面上升至刻度线以上时，以食指按紧管顶，用滤纸擦干下端，微启食指，使管中液体流至弯月面底部与刻度线相切处，然后将吸量管移至容器口，垂直，使管的下端紧靠倾斜着的容器内壁，翘起食指使液体沿壁流下，液体流完后，再静置 15s，注意留在管尖的少量液体不可吹出（管上标有"吹"字除外），因为吸量管的容量是根据自由流出的液体计算，残留的少量液体不计在内。吸量管的洗涤方法与容量瓶相似，先用清洁液浸泡少许时间，取出后用自来水、蒸馏水依次冲洗，插入移液管架上晾干备用。

六、溶液浓度的表示法

（一）百分浓度（%）

百分浓度即质量/体积（m/V）：表示 100ml 溶液中含有溶质的克数，如 0.9%NaCl 溶液即表示 100ml 溶液中含有 0.9g NaCl。

$$百分浓度\% （m/V）=\frac{溶质质量（g）}{溶液体积（ml）}×100\%$$

（二）摩尔浓度

摩尔浓度即摩尔/升（mol/L）：表示 1L 溶液中所含溶质的克分子数（摩尔数），如 0.1mol/L NaCl 溶液即是表示 1L 溶液中含有 0.1 摩尔分子即 5.844g NaCl（NaCl 分子量 58.44）。

$$摩尔浓度（mol/L）=\frac{溶质摩尔数（mol）}{溶液体积（L）}=\frac{溶质质量/溶质摩尔质量}{溶液体积（L）}$$

（三）比例浓度

比例浓度指用 1 份溶质质量（或体积）与溶液体积份数的比例式来表示的溶液浓度。以 $1:x$ 表示（x 表示溶液体积）。例如：$1:5000$ 的高锰酸钾洗胃液是指 5000ml 高锰酸钾溶液中含有 1g 高锰酸钾。

七、溶液配制的有关计算

（一）百分浓度的计算

例　配制 0.9% 氯化钠溶液 500ml，需要氯化钠多少克？

解：已知 0.9% 氯化钠溶液 100ml 中含氯化钠 0.9g

设 0.9% 氯化钠溶液 500ml 中含氯化钠量为 xg

则 $100:0.9=500:x$

所以 $x=\dfrac{0.9×500}{100}=4.5$（g）

即配制 0.9% 氯化钠溶液 500ml，需要氯化钠 4.5g。

（二）含结晶水药物的计算

配制溶液时，应注意的是许多固体药物中含有结晶水，需要进行换算。

设 m＝无水物质的质量　　　X＝含结晶水物质的质量

M＝无水物质的分子量　　　M_{H_2O}＝含结晶水物质的分子量

依据公式：$m:X=M:M_{H_2O}$，可将无水物质的量换算为含结晶水物质的量。

（三）溶液的稀释

稀释是指向浓溶液中加入溶剂使其变成稀溶液的过程。稀释后，溶质的量未变：

$$溶质的量=C_浓×V_浓=C_稀×V_稀$$

式中，C 为浓度，V 为体积，即浓度与体积成反比关系。

（四）溶液的混合

两种溶液混合后，溶液中溶质的量应等于混合前两溶液中溶质的量之和。

$$C_1V_1+C_2V_2=C_混V_混$$

八、试剂配制的注意事项

（1）称量试剂的天平应保持清洁、干燥，避免潮湿及腐蚀性物质的侵蚀。在进行称量操作时，被称取的试剂应置于称量纸上或其他器皿内，不可在称量盘中直接称量。

（2）在配制强酸、强碱溶液或接触有毒性药物时，应严格按操作规程进行。如稀释硫酸时，应谨慎地将浓硫酸缓缓注入水中，并用玻璃棒不断搅拌，切勿把水倒入浓硫酸中。

（3）在配制药物溶液时，某种动物注入药液的最大容量决定了所配药物溶液的浓度。如静脉注射药液容量过大，可影响其循环系统的正常功能。故静脉注射容量最好在体重的 1/100 以下，静脉外（皮下、肌内及腹腔）注射容量最好在体重的 1/40 以下。因此，可根据动物的体重，选择所配药物溶液的适当浓度。

（4）在配制药物溶液时，应考虑到实验动物内环境的稳定性以及动物离体器官或组织在实验条件下的正常功能。应力求达到与血液及体液呈等渗、等张以及等 pH 和离子平衡状态，应使用生理盐水配制（温血动物用 0.9%NaCl，冷血动物用 0.6%NaCl）。离体器官灌流液或营养液因用量大，应严格计算渗透压、pH 与各种离子浓度，有时还要考虑营养成分如葡萄糖的含量等，根据动物离体器官的不同而使用不同的生理溶液。

九、常用试剂的配制方法

（一）各种生理盐溶液配制及用法

机能学实验中常用的生理盐溶液有多种，其成分及详细配制方法和用途见表 3-1-2。

表 3-1-2　常用生理盐溶液成分及用途

	林格液（Ringer solution）	洛克液（Locke solution）	台氏液（Tyrode solution）	克雷布斯液（Krebs solution）	生理盐水 两栖类	生理盐水 哺乳类
NaCl	6.5	9.0	8.0	6.9	6.5 ～ 7.0	9.0
KCl	0.14	0.42	0.2	0.35	—	—
$NaHCO_3$	0.20	0.1 ～ 0.3	1.0	2.1	—	—
NaH_2PO_4	0.01	—	0.05	—	—	—
KH_2PO_4	—	—	—	0.16	—	—
$MgCl_2$	—	—	0.1	—	—	—
$MgSO_4 \cdot 7H_2O$	—	—	—	0.29	—	—
$CaCl_2$	0.12	0.24	0.2	0.28	—	—
葡萄糖	2.0	1.0 ～ 2.5	1.0	2	—	—
			加蒸馏水至 1000ml			
pH	7.2	7.3 ～ 7.4	7.3 ～ 7.4	7.2 或 7.4	—	—
通气	空气	O_2	O_2 或空气	O_2+5%CO_2		
用途	两栖类	哺乳类心脏等	哺乳类肠组织等	哺乳类及鸟类组织	两栖类	哺乳类

注：表内各成分均以 g 为单位；$CaCl_2$ 要在其他试剂溶解之后加入，防止 Ca^{2+} 与 HCO_3^- 产生沉淀；葡萄糖应临用前加入，因含葡萄糖溶液不能久置。

（二）常用血液抗凝剂的配制及用法

1. 肝素（heparin）　肝素的抗凝血作用很强，常用来作为全身抗凝剂，特别是在进行微循环相关动物实验时更有重要意义。

纯的肝素 10mg 能抗凝 100ml 血液（按 1mg 等于 100IU，10IU 能抗凝 1ml 血液计）。用于试管内抗凝时，一般可配成 1% 肝素生理盐水溶液，取 0.1ml 加入试管内，低于 80℃烘干制成抗凝管，每管能使 5～10ml 血液不凝固。

作全身抗凝时，一般剂量：大鼠 2.5～3mg/200～300g，家兔 10mg/kg，犬 5～10mg/kg。用生理盐水配制，过滤除菌，可 2～8℃避光保存 2 年。

2. 枸橼酸钠 常配成 3%～8% 水溶液，也可直接用粉剂。

枸橼酸钠可使钙失去活性，故能防止凝血。但其抗凝作用较差，且碱性较强，影响心脏，不适合做化学检验时用。一般按 1∶9 比例（即 1 份溶液，9 份血）用于红细胞沉降和动物急性血压实验（用于连接压力换能器时的抗凝）。不同动物，其浓度也不同：犬为 6%，家兔为 5%。

（三）常用麻醉药的配制

1. 20% 氨基甲酸乙酯（乌拉坦） 准确称取 20g 氨基甲酸乙酯，溶解于 80ml 预热的生理盐水（约 60℃）中，定容至 100ml，常温保存。

2. 3% 戊巴比妥钠 准确称取 3g 戊巴比妥钠，溶解于约 80ml 生理盐水中，定容至 100ml，常温保存。

（四）细胞稀释液的配制

用于红细胞、白细胞及血小板计数。

1. 红细胞稀释液 0.9% 氯化钠（生理盐水）。

2. 白细胞稀释液

冰醋酸	2ml
H_2O	98ml
1% 亚甲蓝	3 滴

3. 血小板稀释液（红细胞裂解液）

Tris	0.21g
NH_4Cl	0.75g
KCl	0.24g
加水至	100ml（pH7.4）

（五）其他常用试剂配制

1. 75% 乙醇 75% 的乙醇杀菌力最强，它能使蛋白质脱水和变性，在 3～5min 内杀死细菌，适用于皮肤和器械、塑料制品等的消毒。高浓度的乙醇（95%～100%）能引起菌体表层蛋白质凝固，形成保护层，使乙醇分子不易透入，因此杀菌能力反而减弱。常用 95% 乙醇与蒸馏水混合配制。

2. 1% 亚甲蓝染液 取 1g 亚甲蓝，溶解于 100ml 蒸馏水中，即成 1% 亚甲蓝染液。

3. 5% 葡萄糖溶液 称取 5g 葡萄糖溶于 70ml 左右蒸馏水中，定容至 100ml。

4. 氯化乙酰胆碱 本试剂在一般水溶液中易水解失效，但在 pH 4 的溶液中则比较稳定。如以 5%（4.2mol/L）的 NaH_2PO_4 溶液配制 0.1%（6.1mol/L）左右的氯化乙酰胆碱溶液储存，用瓶分装，密封后存放在冰箱中，可保持药效约 1 年。临用前用生理盐水稀释至所需浓度。

5. 盐酸肾上腺素 肾上腺素为白色或类白色结晶性粉末，具有强烈的还原性，尤其在碱性液体中，极易氧化失效，只能以生理盐水稀释，不能以林格液或台氏液稀释。盐酸肾上腺素的稀溶液一般只能存放数小时。如在溶液中添加微量（10mmol/L）抗坏血酸，则其稳定性可显著提高。亦可直接将盐酸肾上腺素注射液（规格 1ml∶1mg）临用时用生理盐水稀释至所需浓度。肾上腺素与空气接触或受日光照射，易氧化变质，应储藏在遮光、阴凉、密闭环境中。

6. 去甲肾上腺素 重酒石酸去甲肾上腺素为白色或类白色结晶性粉末，无臭，味苦，遇光和空气易氧化变质，应遮光、密闭、在阴凉处保存。去甲肾上腺素在碱性溶液中可迅速氧化变色而失效，常用其重酒石酸盐，其在微酸溶液中较稳定。注射剂含稳定剂，但加入输液中时稳定剂被稀释极易失效，临用时可直接将重酒石酸去甲肾上腺素注射液（规格 1ml∶2mg）用 5% 葡萄糖或 5% 葡萄糖生理盐水稀释至所需浓度。

7. 磷酸组胺　本品为无色长菱形的结晶，在日光下易变质，在水中易溶。可以仿照氯化乙酰胆碱的储存方法储存，临用前以生理盐水稀释至所需浓度。

8. 催产素及垂体后叶素　在水溶液中也易变质失效。但如以 0.25%（0.4mol/L）的乙（盐）酸溶液配制成每 1ml 含催产素或垂体后叶素 1U 的储存液，用小瓶分装，灌封后置冰箱中保存（4℃左右，不宜冰冻），约可保持药效 3 个月。临用前用生理盐水稀释至适当浓度。如发现催产素或垂体后叶素的溶液中出现沉淀，不可使用。

9. 胰岛素　本品在 pH 为 3 时较稳定，如需稀释，可用 0.4mol/L 盐酸溶液作稀释液。亦可直接用胰岛素注射液（10ml∶400U）。

（项　静）

第二节　溶液的混匀、加热与转移（移液器使用方法）

一、溶液的混匀

欲使一个化学反应充分进行，必须使参与反应的各物质迅速地相互接触，常常需要用机械的方法使参与反应的各物质充分混匀，以增加它们接触的机会。混匀不仅是提高化学反应速度的一个重要环节，也是物质溶解和溶液稀释过程中的必经操作步骤。混匀操作必须根据容器的大小和形状及所盛溶液的多少和性质而采用不同的方法。

1. 玻璃棒搅拌混匀　适用于烧杯内容物的混匀，如固体试剂的溶解和混匀。搅拌使用的玻璃棒必须两头均圆滑，其粗细长短必须与容器的大小和所配制溶液的多少呈适当比例关系，不能用长而粗的玻璃棒去搅拌小离心管中的少量溶液。

2. 旋转混匀　适用于未盛满溶液的锥形瓶、试管等小口容器中内容物的混匀。操作方法是手持容器上端，以手腕、肘或肩作轴旋转容器底部，不应上下振动。

3. 弹打混匀　适用于锥形离心管、小试管和小塑料离心管等容器中内容物的混匀。操作方法是左手持容器上端，用右手指弹动或拨动容器下部，使容器内液体作漩涡状运动。

4. 倒转混匀　适用于具塞的容器，如容量瓶、具塞量筒和具塞离心管等内容物的混匀。操作方法是将容器反复倒转，如为容量瓶，由于瓶颈细小，液量太多，不容易混匀，每倒转一次，还要将容量瓶底部旋转摇动数次；如为不具塞试管，并且液量较多，可用聚乙烯等薄膜封口，再用大拇指按住管口反复倒转混匀。

5. 吸量管混匀　适用于样品不同浓度等级稀释混匀。操作方法是先用吸量管吸取溶液，吸量管嘴提离液面少许，再把吸量管中的液体用劲吹回溶液。反复吸、吹数次，使溶液充分混匀。

6. 转动混匀　适用于黏稠性大的溶液的混匀，但液量不可太满，以占容器容积的 1/3 ~ 2/3 为宜。操作方法是手持容器上部，使容器底部在桌面上作快速圆周运动。

7. 倾倒混匀　适用于液量多、内径小的容器中溶液的混匀。操作方法是用两个洁净的容器，将溶液来回倾倒数次，以达到混匀的目的。

8. 甩动混匀　右手持试管上部，轻轻甩动振摇，即可混匀。

9. 振荡器混匀　利用振荡器使容器中的内容物振荡，达到混匀的目的。

10. 电磁搅拌混匀　适用于酸碱自动滴定、pH 梯度滴定等。操作方法是把装有待混匀溶液的烧杯放在电磁搅拌器上，在烧杯内放入封闭于玻璃或塑料管中的小铁棒，利用电磁力使小铁棒旋转，以达到混匀烧杯中溶液的目的。

二、溶液的加热

1. 试管中的溶液

（1）通过烧杯嘴给试管加溶液，溶液量不超过试管的 1/3。用拇指捏开试管夹短柄，从试管下部向上套至上 1/3 处，夹好试管，放到试管架上。

（2）点燃酒精灯，手握试管夹长柄（拇指不可触及短柄），拿起试管，用外焰集中给试管下端加热。加热时，试管倾斜 45°，管口不可向着别人和自己。

（3）加热完毕，将试管放回试管架，取下试管夹，熄灭酒精灯。

2. 烧瓶、烧杯中的液体　使用烧杯、烧瓶加热液体时，应采用方座支架，烧杯、烧瓶置于方座支架的铁环上，底部要垫有石棉网，使火焰不直接作用于烧杯、烧瓶，并使加热均匀。

3. 坩埚、蒸发皿中的液体　使用坩埚或蒸发皿加热时，首先将坩埚或蒸发皿置于陶瓷泥三角上，再放置于三脚架或方座支架的铁环上。加热结束，移取坩埚或蒸发皿时，应采用坩埚钳，以防止烫伤。

在加热液体过程中，应不断用玻璃棒进行搅拌。搅拌时，应使玻璃棒在液体中均匀缓慢转动，并尽可能避免玻璃棒与容器壁碰撞。被加热的仪器外壁不能有水，加热前擦干，以免容器炸裂；加热时玻璃仪器的底部不能触及酒精灯的灯芯，以免容器破裂。烧得很热的容器不能立即用冷水冲洗，也不能立即放在桌面上，应放在石棉网上。

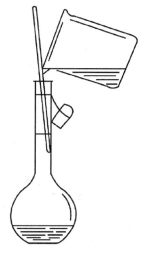

三、溶液的转移

在将烧杯中的液体沿玻璃棒小心地注入容量瓶时，不要让溶液洒在容量瓶外，也不要让溶液在刻度线上面沿瓶壁流下。

向烧杯中注入尚未定容的溶液，然后将烧杯中的溶液转移到容量瓶中（图 3-2-1）。用少量蒸馏水洗涤烧杯 2～3 次，把洗涤液也转移到容量瓶中。然后向容量瓶中缓慢地注入蒸馏水到刻度线以下 1～2cm 处，改用滴管滴加蒸馏水到刻度（小心操作，切勿超过刻度）。

图 3-2-1　向容量瓶中转移溶液

四、移液器的操作规范

移液器是具有一定量程范围、能够定量转移溶液的计量器具。移液器具有量程范围广、移液准确度高、简单轻巧、使用方便等优点，在科研和教学实验中得到广泛应用。移液器的正确使用直接影响实验结果的准确性以及移液器的使用寿命，因此必须规范操作。

（一）分类与结构

移液器主要可分为固定量程移液器和可调量程移液器，又有单道、多道之区别以及手动、电动移液器之不同（图 3-2-2）。手动移液器外部结构从上至下可见按压按钮用于吸放液，旋转旋钮用于设定移液体积，脱卸按钮用于弹出一次性吸头，量程显示窗用于显示移液体积，弹性吸嘴用于安装一次性吸头。

（二）操作流程

1. 选择合适量程的移液器　最大量程越接近目标体积则移液的准确性越高。量程小于目标体积会增加操作次数，引起误差的概率增加；量程远大于目标体积则移液器内部活塞始终处于高压状态，久而久之使活塞受损而影响准确性。

2. 调节量程　移液器不用时应将量程调至最大使活塞处于松弛状态。调节量程时应遵循由大到小的原则（通常为逆时针旋转调节旋钮）。调节的范围应在移液器的量程范围内，否则易造成

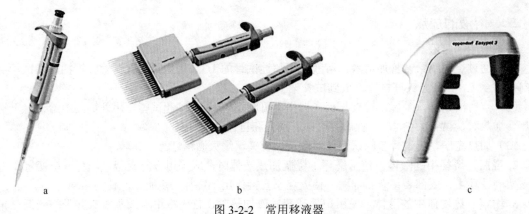

图 3-2-2　常用移液器

a. 单道移液器；b. 多道移液器；c. 电动移液器

移液器损坏而影响准确度。调节速度不宜太快，以免造成磨损，尤其是接近目标体积时更应缓慢仔细。

若实际操作中需要由小到大调节，则应缓慢顺时针调至超过目标量程至少 1/4 圈处，再逆时针调回至目标量程，以避免机械回冲，使目标量程值准确可靠。

3. 安装吸头　最好使用原装配置的吸头。使用非原装吸头时，应选用长度和尖端直径与原装吸头一致的，否则会影响移液的准确度。

安装吸头时，稍用力将移液器下端吸嘴垂直插入吸头，再小幅度旋转即可，切勿用力过猛。禁止上下敲击或左右摇晃，避免吸头变形和吸嘴磨损。如为多道（如 8 道或 12 道）移液器，可将移液器的第一道对准第一个吸头，然后倾斜地捅入，向前后摇动就可卡紧。

4. 预润洗及吸液　吸取液体前应先润洗吸头。四指环握移液器，大拇指按压移液器顶端按钮至第一停点排出空气，将吸头尖端垂直没入液面下，再缓慢松开匀速吸取液体直到按钮回到原点，全程大拇指始终不离开按钮。此时吸头尖端不要离开液面，再次缓慢按下按钮至第一停点，将吸头内的液体排出。如此反复吸、排 2 ～ 3 次润洗吸头，可使吸头内部空气温度和样品温度一致，并在吸头内部形成同质膜，保持一致的重复性，提高移液准确度和稳定性。

预润洗之后，按照上述方法吸取液体。吸液时，吸头应浸入恰当的深度，既要避免过深使较多液体残留在吸头表面，又要避免过浅导致液面下降时吸入空气。吸头浸入深度与移液器规格有关（表 3-2-1）。此外，吸头尖端应跟随液面下移或上升以保证吸头始终处于液面下适当位置。

表 3-2-1　微量移液器按至第一停点时吸头浸入液面的深度

移液器规格（µl）	浸入液面深度（mm）
0.5 ～ 10	1 ～ 2
10 ～ 100	2 ～ 3
100 ～ 1 000	3 ～ 4
5 000 ～ 10 000	6 ～ 10

吸液完成后，移液器移出液面前，1000µl 以下量程的移液器应停顿 1s，5 ～ 10ml 的移液器应停顿 2 ～ 3s 再缓慢移出液面。

5. 放液　放液时如果容器或加样孔里没有液体，吸头尖端应尽可能放于容器底端或孔壁并倾斜 10° ～ 40°，匀速地将按钮按至第一停点，停顿 1 ～ 2s 继续按至第二停点吹出残余液体，取出移液器缓慢松开按钮使按钮弹回。若加样孔里已有液体，可将吸头垂直插入液体适当深度后按上述方法依次按压按钮至第一、第二停点放液，放液后吸头离开液面再恢复按钮至原点。如果加入的液体需要混匀时，放液后可按预润洗方式连续吸液放液反复吹打来混匀液体。若已有液体的多个加样孔需要加入相同液体时，可将移液器吸头尖端垂直悬于加样孔上方放液，吸头不可接触孔壁或液面，这样可以在不污染吸头的情况下加完所有加样孔再更换吸头。

排放液体时，如果按至第二停点吸头尖端仍有液滴，可将液滴轻靠孔壁使其黏附，切不可乱甩移液器，以防液滴甩入其他加样孔造成污染。

上述放液方法称为正向移液，适用于溶剂为水或密度接近于水的液体转移。而对于高黏度液体、生物活性液体、易起气泡液体、极微量液体的转移多采用反向移液。具体操作：设置好移液器量程，直接将按钮按至第二停点，将吸头浸入液体中，缓慢松开按钮至原点吸液，使吸液量多于设置量程。随后将按钮按至第一停点排放出液体至加样孔中，保持按钮继续维持在第一停点并移出吸头，残余液体不吹出。

电动移液器多用于大容量液体的转移和混匀。在使用电动移液器时，其吸液和放液速度多为无级调节。因此，可通过不同力度按压相应按键来控制吸、放速度，力度越大速度越快。应设置合适的吸液和放液速度，以避免过快的操作对结果造成影响。使用时应注意配套移液管的型号，型号不同其刻度表示方式可能不同。竖直握住移液器吸液至所需刻度后，应在容器内壁上擦蹭移液管尖端，然后拉出移液管。放出液体后，应将移液管尖端触碰容器内壁5s，以便排空液体。使用过程中，可用支架放置电动移液器使移液管悬空从而避免污染（图3-2-3）。

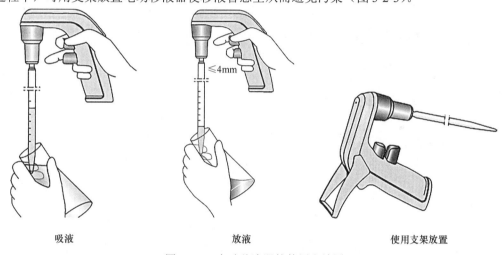

吸液　　　　　　　　　放液　　　　　　　　　使用支架放置

图3-2-3　电动移液器的使用和放置

6. 脱卸吸头　将吸头对准污物桶，大拇指按压移液器的脱卸按钮即可弹出一次性吸头至污物桶中。若污物桶较浅，可用另一只手轻扶吸头粗端，以防吸头弹回。

7. 移液器放置　移液器使用完后，应将其慢慢调至最大量程以保护弹簧，随后垂直悬挂于移液器架。如吸头里吸有液体，切勿平放或倒置移液器，以防吸头内的液体进入移液器内壁腐蚀弹簧活塞。

（三）使用注意事项

因移液器在恒定温度下移液效果更好，可将移液器、吸头、液体、容器等提前放入工作环境，使其温度相同，接近室温。使用时避免大幅度的温度变化，避免吸取高于70℃的溶液以防蒸气腐蚀活塞。避免长时间手握移液器导致内部空气膨胀影响准确性。

吸液和放液时控制按钮速度要匀速缓慢，速度太快容易产生反冲和气泡，影响准确性，液体冲到吸头粗端会腐蚀移液器。若液体进入活塞室应及时清除。

吸液前应检查移液器密合性。200μl以下的移液器，将吸头浸入液面下1~2mm不动，约20s后观察吸头内液面是否下降，如果下降说明移液器漏液。1000μl以上的移液器，吸液后离开液面垂直放置约 20s，观察吸头尖端是否有液体下滴，如果有说明移液器漏液。若漏液，应检查吸头是否旋紧、活塞是否正常等。

　　已经安装吸头的移液器，无论吸头内是否有液体均不可平放，需垂直放置于移液器支架上。

（项　静）

参 考 文 献

雷程红, 加孜拉·托留汉, 刘向阳, 等, 2020. 微量移液器的规范使用. 新疆畜牧业, 35(1): 34-36, 40.

闫超, 高俊岩, 2018. 浅谈微量移液器在生化实验教学中的规范操作. 卫生职业教育, 36(14): 96-97.

杨帆, 杨洁, 2018. 浅谈移液器的操作规范与校正方法. 计量与测试技术, 45(7): 38-39, 42.

周方, 2018. 浅谈移液器在实验室中的使用技巧和注意事项. 仪器仪表标准化与计量, (2): 38-39, 48.

第四章　实验动物及其操作技术

第一节　实验动物生物学特性、应用与选择

一、小鼠

小鼠（mouse）属哺乳纲，啮齿目，鼠科，小鼠属。实验小鼠起源于野生家鼠，经过人工长期驯化、选择培育而来。17世纪人们开始将小鼠应用于比较解剖学研究，19世纪小鼠已广泛应用于生物学、医学、动物医学、药物学等领域的研究。由于小鼠易于在实验室饲养与繁殖，同时又是体形小、繁育周期短、经济方便的哺乳动物，所以实验小鼠得到较快的发展。据不完全统计，目前，实验小鼠有近500个近交系、200多个远交群、2000多个突变系。实验小鼠是当今世界上用量最大、用途最广、品种（系）最多的哺乳类实验动物。

（一）生物学特性

1. 一般特性及生活习性

（1）小鼠全身被毛，被毛颜色有多种，如白色、野生色、黑色、褐色、白斑色等。面部尖突，脸前部两侧有19根触须，耳耸立呈半圆形，尾长与体长相近。

（2）小鼠体小娇嫩，皮肤无汗腺，对外界环境反应敏感，适应能力差。性情温顺，易于实验操作。小鼠喜阴暗、安静环境，习惯于昼伏夜出，其进食、交配、分娩等活动多发生在夜间。小鼠为群居动物，群养时生长发育较单养快，过分拥挤会抑制小鼠的生殖能力。非同窝的雄性在一起易互斗并咬伤背部、尾部，表现为在群体中处优势者胡须健全，而处劣势者则掉毛、胡须被拔光。小鼠对外来刺激极为敏感，强光、噪声、不同气味等刺激均可导致神经紊乱，发生吃仔现象。

2. 解剖学特性

（1）小鼠上下颌各有2个门齿和6个臼齿，其齿式为2（1003/1003），共16颗牙齿，门齿终身不断生长，须不断"磨牙"以维持门齿长度。全身骨骼包括头盖骨、脊椎、胸骨、肋骨和四肢骨。

（2）小鼠胃属单胃，分为前胃和腺胃；胃容量小，为1.0～1.5ml，所以灌胃的剂量不要超过1.0ml；小鼠的胃无论胃内是否有食物，胃液都是连续分泌的。

（3）小鼠的左肺为1个大单叶，其中间有一条不深的沟，右肺分为4叶（上、中、下和心后叶）。气管和支气管不发达，不适合做慢性支气管炎及去痰平喘的疗效实验。

（4）小鼠心脏由4个腔室组成，即左、右心房和左、右心室。心尖位于胸骨端第4肋间，此位置往往是心脏采血进针的部位。心电图无ST段。

（5）小鼠雌鼠为双子宫，呈"Y"形，乳腺极为发达，有5对，其中胸部3对，蹊部2对。雄鼠为双睾丸，幼年时藏于腹腔，性成熟后下降至阴囊。成年雄鼠贮精囊较发达，位于膀胱附近，呈倒"八"字形。

3. 生理学特性

（1）小鼠体型较小，新生仔鼠体重仅1.5g左右，1月龄时体重为12～19g，1.5～2月龄时可达20～39g。新生仔鼠全身赤裸无毛，皮肤肉红色，不开眼，耳郭与皮肤粘连。初生小鼠即可发声，有触觉、嗅觉、味觉。3日龄仔鼠脐带脱落，皮肤转为白色，开始长毛并出现胡须，4～6日龄有听觉，被毛长齐。12～14日龄睁眼，长出上门齿，开始采食和饮水。3周龄可离乳并独立生活。4周龄雌鼠阴道口张开。5周龄雄鼠睾丸下降至阴囊。

（2）小鼠生长发育迅速，性成熟早，6～7周龄时已性成熟，雄鼠36日龄时即可产生成熟精子，雌鼠37日龄时即可发情排卵。小鼠体成熟时间雄鼠为70～80日龄，雌鼠为65～75日龄，

故小鼠开始繁殖时间一般为 65 ~ 90 日龄。雌鼠性周期为 5 ~ 6 d，妊娠期为 19 ~ 21 d，哺乳期为 20 ~ 22 d，每胎产仔 6 ~ 15 只，年产 6 ~ 9 胎。小鼠性活动周期约为 1 年，寿命约为 2 年。

（二）应用及选择

小鼠因具独特的生物学和解剖生理学特点，在生物医学研究领域具有广泛的应用。在进行相关生物医学试验和研究时，可根据实验目的和要求选择不同品种（系）的小鼠。

1. 药物研究　小鼠体型小，相对用药量少，且对多种药物反应敏感，常用于各种药物的急性毒性试验、亚急性毒性试验、慢性毒性试验、半数致死量和最大耐受量的测定，同时也广泛用于药物的安全性评价实验、药物筛选实验、药物治疗效果观察、药物效价评定及药效学研究。

2. 肿瘤学研究　小鼠许多品系具有易发自发性肿瘤的特点，同时对致癌物质敏感，可诱发各种肿瘤，是研究人类肿瘤的极好模型。此外，科研人员也培育了许多免疫缺陷品种（系）小鼠（如 BABL/c-nu/nu 小鼠）用于肿瘤研究。

3. 传染病学研究　小鼠对多种病原体、毒素敏感，可复制多种细菌性、病毒性疾病模型，用于研究传染病的发病机制、临床症状及治疗方法。

4. 遗传学及遗传学疾病研究　重组近交系小鼠可用于研究基因定位及其连锁关系；同源近交系小鼠可用于研究多态性基因位点的多效性、基因功能和效应；遗传工程小鼠可用于研究基因的表达、调节，探索疾病的分子遗传学基础、基因治疗的方法。此外，许多小鼠具有遗传性疾病，如小鼠黑色素瘤、家族性肥胖、遗传性贫血、尿崩症等，这些疾病与人类发病相似，可作为人类遗传疾病的动物模型。

5. 生殖学及内分泌学研究　小鼠繁殖能力强，周期短，适合生殖方面的研究。小鼠内分泌腺结构的缺陷常引起类似人类的内分泌疾病，是研究人类内分泌疾病的良好模型。

6. 老年病学研究　小鼠寿命短，传代较快。老龄小鼠具有各种老年性疾病的特征，大部分与人类的发病机制类似，是研究老年病的常用实验动物。

7. 免疫学研究　近交系 BALB/cA、AKR、C57BL/6J 等小鼠常用于单克隆抗体的制备和研究，免疫缺陷小鼠可用于免疫机制研究。

二、大鼠

大鼠（rat）属于脊椎动物门，哺乳纲，啮齿目，鼠科，大鼠属。实验大鼠是由野生褐家鼠驯化而成。18 世纪中期，在欧洲野生大鼠及白化变种大鼠首次用于动物实验。大鼠是常用的实验动物，其使用量仅次于小鼠，广泛应用于生物医学研究的各个领域。

（一）生物学特性

1. 一般特性和生活习性

（1）大鼠外观与小鼠相似，唯个体体型较大，一般成年大鼠体长 18 ~ 20cm，体重 300 ~ 600g。大鼠皮肤缺少汗腺，汗腺仅分布于爪垫上，是主要的散热部位。

（2）大鼠喜昼伏夜动，采食、交配多发生于夜间或清晨；食性杂，喜啃咬，性情较凶猛，激怒、袭击、抓捕时易咬手；抗病力强，对外环境适应力强，视觉、嗅觉灵敏，对空气中的灰尘、氨气、硫化氢极为敏感，空气过于干燥，易发生环尾病。

2. 解剖学特点

（1）胃由界限嵴分隔为前胃（非腺胃）和胃体（腺胃），界限嵴接近食管，因收缩时堵住贲门，故不会呕吐；肝再生能力强，切除 60% ~ 70% 的肝叶仍有再生能力；无胆囊。

（2）左肺为一大单叶，右肺分为 4 叶（前叶、中叶、副叶和后叶）。气管和支气管腺不发达。

（3）心脏和外周循环与其他哺乳动物稍有不同，心脏的血液供应既来自冠状动脉，又来自冠外动脉。心电图无 ST 段，有的导联无 T 波。

（4）大鼠雄鼠副性腺发达，包括大的精囊腺、尿道球腺、凝固腺和前列腺。雄鼠睾丸幼年时藏于腹腔,性成熟后下降至阴囊。雌鼠子宫呈"Y"形,有 6 对乳腺,胸部、腹部各 3 对。

3. 生理学特性

(1)生长发育快,出生体重 5.5 ～ 10g,20 ～ 21 日龄即可断奶,成年雄鼠体重为 300 ～ 600g,雌鼠 250 ～ 500g。大鼠对各种营养素缺乏非常敏感,易产生营养缺乏症,特别是对氨基酸、维生素的缺乏十分敏感。

(2)大鼠性成熟早,6 ～ 8 周龄性成熟,雄鼠 90 日龄、雌鼠 80 日龄成熟后进入最佳繁殖期,雌鼠性周期为 4 ～ 5 d,分为前期、发情期、后期和发情间期。大鼠妊娠期为 19 ～ 22 d,哺乳期为 20 ～ 22 d,年产 5 ～ 8 胎,每胎 6 ～ 12 仔,生育期约 1.5 年,寿命为 2.5 ～ 3 年,为全年多发情性动物。

(二)应用及选择

大鼠也是最常用的实验动物,其使用量仅次于小鼠,广泛应用于生物医学研究的各个领域中。在下列实验和研究中可选择大鼠。

1. 药物学研究 大鼠给药容易,采样量合适方便,行为多样化,常用于药物毒理、药效评价、新药筛选等研究。大鼠血压和血管阻力对药物反应敏感,最适合于筛选新药和研究心血管药理。大鼠对炎症反应灵敏,特别是踝关节尤为敏感,常用它进行关节炎的药物研究。

2. 营养、代谢性疾病研究 大鼠对营养物质缺乏敏感,可发生典型缺乏症状,是营养学研究使用最早、最多的实验动物;还可进行动脉粥样硬化、淀粉样变性、十二指肠溃疡、营养不良等疾病的研究。

3. 神经、内分泌实验研究 大鼠的内分泌腺容易手术摘除,常用于研究各种腺体对全身生理生化功能的调节。内分泌功能失调造成的疾病,可选择自发或诱发性大鼠模型。

4. 心血管疾病研究 可选择几种高血压品系大鼠,如心肌肥大的自发性高血压大鼠、遗传性下丘脑尿崩症高血压大鼠等。肥胖品系大鼠用来研究高脂血症。通过诱发可使大鼠出现肺动脉高压、心肌劳损、局部缺血性心脏病等模型,用于探索其发病机制和治疗研究。

5. 行为学研究 大鼠行为表现多样,情绪反应敏感,适应新环境快,探索性强,可人为唤起或控制其感觉(视觉、触觉、嗅觉),具有行为情绪的变化特征,神经系统反应与人有一定的相似性,可作为行为学及行为异常、高级神经活动等研究的动物模型。

6. 肿瘤学研究 大鼠对化学致癌物敏感,可复制成各种肿瘤模型,是肿瘤实验研究最常用的实验动物之一。大鼠自发性肿瘤动物模型有肾上腺髓质肿瘤、乳腺癌和粒细胞性白血病等。大鼠特别易患肝癌,可用二乙基亚硝胺或二甲氨基偶氮苯诱发复制肝癌动物模型。

7. 消化功能和肝脏外科研究 大鼠无胆囊,常用作胆总管插管收集胆汁,进行消化功能研究;大鼠肝脏的库普弗细胞 90% 有吞噬能力,肝切除 60% ～ 70% 后仍能再生,常用作肝外科试验。

三、豚鼠

豚鼠(guinea pig)属哺乳纲,啮齿目,豚鼠科,豚鼠属,又名天竺鼠、荷兰猪。原产于南美洲北部,作为食用动物驯养,16 世纪作为观赏动物饲养由西班牙传入欧洲其他国家。1780 年,拉维斯尔(Laviser)首次用豚鼠进行动物实验,之后豚鼠被广泛应用于生物医学的各个研究领域。

(一)生物学特性

1. 一般特性和生活习性

(1)豚鼠体型短粗、身圆、无尾、全身被毛。头大、颈粗、耳圆,四肢短小。前足有四趾,后足有三趾。耳郭薄而血管明显。被毛颜色多样。

(2)豚鼠性情温顺,胆小怕惊,喜欢安静、干燥、清洁的环境,突然的声响、震动或环境变化,可引起其四散奔逃或呆滞不动,甚至引起孕豚鼠流产。豚鼠属草食性动物,喜食纤维素较多的嫩草。为一雄多雌的群居生活。

2. 解剖学特性

（1）胃壁非常薄，黏膜呈襞状，胃容量为 20 ～ 30ml。肠管较长，盲肠发达，约占整个腹腔的 1/3。肝分 8 叶（4 主叶，4 小叶），有胆囊，呕吐反应不敏感。

（2）气管和支气管不发达，只有喉部有气管腺体，支气管以下皆无。肺分 7 叶，右肺分上、中、下、侧 4 叶，左肺分上、中、下 3 叶。

（3）耳郭大，耳蜗和血管伸至中耳腔。耳蜗管敏感，嗅觉、听觉较发达。

3. 生理学特性

（1）豚鼠属于晚成性动物，出生后即已完全长成，全身被毛，眼张开，耳竖立，有恒齿，产后 1h 即能站立行走。生长发育快，出生后 2 个月内每天增重 2.5 ～ 3.5g，成年体重一般为 350 ～ 600g。寿命一般为 4 ～ 5 年。

（2）豚鼠性成熟早，雌鼠一般 14d 时卵泡开始发育，60d 左右开始排卵。雄性 30d 左右有性活动，90d 后具有生殖能力（射精）。豚鼠一般约在 5 月龄达到性成熟。豚鼠的性周期为 13 ～ 20d，发情持续时间为 1 ～ 18h，妊娠期为 65 ～ 70d，哺乳期为 15 ～ 21d，每胎产仔数为 1 ～ 8 只，多数为 3 ～ 4 只。豚鼠为全年多发情性动物，并有产后性周期。

（3）豚鼠对维生素 C 缺乏敏感，可出现维生素 C 缺乏病（坏血病）症状，严重时可出现后肢半瘫痪。

（4）豚鼠对抗生素敏感，尤其是对青霉素、红霉素等敏感，轻者发生肠炎，重者造成死亡。

（5）豚鼠能耐低氧、抗缺氧，比小鼠强 4 倍，比大鼠强 2 倍。

（6）豚鼠红细胞、血红蛋白和血细胞比容比其他啮齿动物低。

（二）应用及选择

1. 药物学和药理学研究　豚鼠对某些药物极为敏感，是研究这些药物的首选动物。例如：豚鼠对组胺极敏感，很适合用于平喘药和抗组胺药的研究；豚鼠对结核分枝杆菌具有高度的敏感性，常用于抗结核病药物的药理学研究；豚鼠对强心苷敏感，可用于心脏强心苷药理研究；豚鼠妊娠期长，胚胎发育完全，适用于某些药物或毒物对胎儿后期发育影响的实验；豚鼠皮肤对毒物刺激反应灵敏，常用于局部皮肤毒物作用的实验。

2. 传染病研究　豚鼠对多种病菌和病毒十分敏感，如对结核分枝杆菌、白喉棒状杆菌、钩端螺旋体、布鲁氏菌、沙门菌等病原体具有较高的敏感性，尤其是对结核分枝杆菌有高度敏感性，感染后的病变类似人类的病变，是结核分枝杆菌分离、鉴别、疾病诊断及病理研究的最佳动物；幼年豚鼠可用于研究肺支原体感染的病理和细胞免疫。

3. 免疫学研究　豚鼠是实验动物血清中补体含量最多的一种动物，免疫学实验中所用的补体多来源于豚鼠血清；豚鼠易过敏，注射马血清可复制过敏性休克动物模型；豚鼠是研究实验性接触性变态反应的最佳动物，其发生的变态反应性接触性皮炎与人类十分相似。

4. 营养学研究　豚鼠体内不能合成维生素 C，对其缺乏十分敏感，会出现一系列坏血病症状，是目前唯一用于研究实验性坏血病的动物。

5. 耳科学研究　豚鼠耳郭大，易于进入中耳和内耳，耳蜗的血管伸至中耳腔，可进行内耳微循环的检查。其耳蜗管发达，听觉敏锐，存在可见的普赖厄反射（听觉耳动反射），常用于听觉和内耳疾病的研究，如噪声对听力的影响、耳毒性抗生素的研究等。

6. 出血和血管通透性变化的实验研究　豚鼠的血管反应灵敏，出血症状明显，如辐射损伤引起的出血综合征在豚鼠表现得最明显。

7. 缺氧耐受性研究　豚鼠对缺氧的耐受性强，适于作缺氧耐受性和测量耗氧量实验。

8. 实验性肺水肿研究　切断豚鼠颈部两侧迷走神经，可以复制典型的急性肺水肿动物模型，症状比其他动物更明显。

四、地鼠

地鼠（hamster）又称仓鼠，属哺乳纲，啮齿目，鼠科，帛鼠亚科动物。广泛分布于欧亚大陆的许多地区。由野生动物驯养后进入实验室。用作实验动物的有两个品种：金黄地鼠（golden hamster，又名叙利亚地鼠）和中国地鼠（Chinese hamster，又名黑线仓鼠）。生物医学研究中使用较多的是金黄地鼠。

（一）生物学特性

1. 一般特性和生活习性

（1）金黄地鼠身体粗壮，尾巴短，被毛柔软，常见地鼠脊背为鲜明的淡金红色，腹部与头侧部为白色，耳朵呈圆形，眼小而亮，眼亦有红色和粉红色。成年体长 15 ～ 20cm，雌性体长 15 ～ 20cm，雄性体长 15 ～ 18cm。成年体重 85 ～ 130g，雌性体重 90 ～ 130g，雄性体重 85 ～ 120g。

（2）中国地鼠毛色为灰褐色，体形小，体长约 9.5cm，成年体重约 40g，眼大呈黑色，尾短，背部从头顶至尾基部有一暗色条纹。

（3）地鼠属昼伏夜出动物，嗜睡，熟睡时全身松弛，不易弄醒。对室温变化敏感，温度 8 ～ 9℃时可出现冬眠。

（4）地鼠生命力强，食性广泛，多以植物性食物为主。口腔两侧有一发达颊囊，可储存多种食物和水便于冬眠时使用。性情凶猛好斗，繁殖力强。

2. 解剖学特性

（1）金黄地鼠门齿终身生长，口腔两侧各有一个很深的颊囊，为缺少组织相容性抗原的免疫学特殊区，是进行组织培养、人类肿瘤移植和观察微循环改变的良好区域。

（2）金黄地鼠的肺脏有 5 叶，其中左肺 1 叶，右肺 4 叶；肝脏分为 6 叶，其中左肝 2 叶，右肝 3 叶，还有 1 个很小的中间叶；胃由前胃和腺胃组成。

（3）金黄地鼠雄鼠睾丸较大，呈桑葚状，位于腹股沟内脐带部左侧和胃下端，雌鼠子宫呈 "Y" 形，左右各有一个圆形的卵巢，卵巢一次排卵约 20 个，雌性腹部有乳头 6 ～ 7 对。

3. 生理学特性

（1）金黄地鼠生殖周期短，妊娠期为 16d（14 ～ 17d），为啮齿类中妊娠期最短的动物。性成熟早，雌鼠一般 30 ～ 32d 即可性成熟，1.5 月龄即可配种，雄鼠 2.5 月龄即可交配。雌鼠性周期为 4 ～ 5d，每次持续 10h，可分为发情前期、发情期、发情后期和静止期。为常年多发情动物，并有产后发情特点。每年产 7 ～ 8 胎，每胎产仔 4 ～ 12 只，哺乳期为 21d，平均寿命为 2.5 ～ 3 年。

（2）金黄地鼠对皮肤移植的反应很特殊，同一封闭群的个体间皮肤移植均可长期存活，而不同种群间的移植则 100% 被排斥而不能存活。

（3）中国地鼠性成熟期一般为 56d，性周期为 4.5d，妊娠期为 19 ～ 21d，哺乳期为 20 ～ 25d，寿命一般为 2 ～ 2.5 年。

（4）中国地鼠染色体数目为 11 对，大而易于辨认。

（5）中国地鼠胰岛易退化，B 细胞呈退行性变，易产生真性糖尿病，血糖可比正常高出 2 ～ 8 倍。

（二）应用及选择

1. 肿瘤移植、筛选、诱化和治疗研究　肿瘤接种于地鼠颊囊中易于生长，对观察致癌物的反应比较方便。金黄地鼠对移植瘤接受性强，比其他实验动物易生长。地鼠对可诱发肿瘤的病毒易感，能成功移植某些同源正常组织或肿瘤组织细胞。因此，地鼠是肿瘤学研究中最常用的动物，广泛用于肿瘤增殖、致癌、抗癌、移植、药物筛选、X 线治疗等方面的研究。

2. 遗传学研究　中国地鼠染色体数目少且大，易于相互鉴别，是研究染色体畸变和复制机制的极好材料。

3. 生殖生理学研究　金黄地鼠妊娠期短，仅为 16d，雌鼠 1 月龄左右即可繁殖，且性周期较准，是计划生育研究最合适的动物。

4.微生物学研究 地鼠对细菌、病毒敏感，适于复制病毒、细菌性疾病动物模型，用于进行传染性疾病的研究；地鼠对各种血清型的钩端螺旋体感受性强，病变典型，适于复制钩端螺旋体的病理模型，用于病原体分离等研究；地鼠肾细胞可供脑炎病毒、流感病毒、腺病毒、立克次体、原虫分离使用，也是制作狂犬病疫苗和脑炎疫苗的原材料。

5.糖尿病研究 近交系中国地鼠易发生自发性遗传性糖尿病，是研究真性糖尿病的良好动物模型。

6.其他领域研究 地鼠还可用于营养学、内分泌学、微循环、药物学等领域的研究。

五、家兔

家兔（rabbit）属哺乳纲，兔形目，兔科，真兔属。是生物医学研究中最常用的实验动物之一，广泛应用于心血管病、内分泌、药理学等领域。常用实验用兔品种有新西兰兔、日本大耳白兔和青紫蓝兔 3 种。

（一）生物学特性

1.一般特性和生活习性

（1）家兔中等体型，毛色有白色、灰色、黑色等颜色，耳朵大，眼睛大而圆，腰臀丰满，四肢粗壮有力。

（2）家兔为昼伏夜行动物，夜间十分活跃，白天表现较为安静。

（3）家兔听觉和嗅觉灵敏，胆小怕惊，散养家兔喜欢穴居。

（4）家兔性情温顺，但群居性差，如同性别群居易发生斗殴和咬伤。

（5）家兔耐寒不耐热，耐干不耐湿，喜欢清洁、干燥、凉爽的环境，不耐拥挤、潮湿、污秽的饲养环境。

（6）家兔有鼠类的啮齿行为，喜磨牙啃木，啃土扒穴，易饲养及驯化，抗病力强，繁殖率高。

（7）家兔有食粪癖，有利于粪便中蛋白质和维生素 K 的重吸收，但易患球虫病。

2.解剖学特性

（1）家兔耳郭大，血管清晰，便于注射给药和采血；家兔眼球大，虹膜有色素细胞。

（2）家兔胸腔被纵隔分为互不相通的左右两部分，当开胸和打开心包膜暴露心脏时，只要不弄破纵隔膜，动物不必做人工呼吸。

（3）家兔心脏有四个腔：左心房、右心房、左心室、右心室。家兔的血液循环包括体循环和肺循环两条循环路线，动、静脉血完全分开，血液输送氧的能力强。家兔体循环：左心室→体动脉→身体各部→体静脉→右心房；肺循环：右心室→肺动脉→肺→肺静脉→左心房（图 4-1-1）。

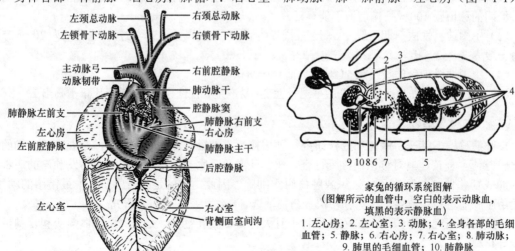

家兔的循环系统图解
（图解所示的血管中，空白的表示动脉血，填黑的表示静脉血）
1. 左心房；2. 左心室；3. 动脉；4. 全身各部的毛细血管；5. 静脉；6. 右心房；7. 右心室；8. 肺动脉；9. 肺里的毛细血管；10. 肺静脉

图 4-1-1 家兔心脏结构及循环系统示意图（背侧面）

（4）家兔的胃属单室胃，横位于腹腔前部，胃底大，呕吐反应不灵敏，肠管长，盲肠大，盲肠起始部膨大成圆小囊，有胆囊，胆总管极易辨认。胰腺散在于十二指肠"U"形弯曲部的肠系膜上，呈浅粉红色，其颜色质地类似脂肪，为分散而不规则的脂肪状腺体（图4-1-2）。

（5）家兔颈部有减压神经独立分支，减压神经最细，位于交感神经与迷走神经之间；交感神经较细，呈灰色；迷走神经最粗，为白色；交感神经与迷走神经未合并为迷走交感干（图4-1-3）。

（6）雄兔睾丸可以自由地下降到阴囊或缩回腹腔。雌兔为双子宫，有乳头3～6对。雌兔有2个完全分离的子宫，为双子宫类型。左右子宫不分子宫体和子宫角，2个子宫颈分别开口于单一的阴道（图4-1-4）。

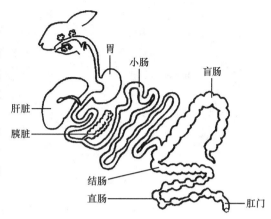

图4-1-2　家兔的消化系统结构图

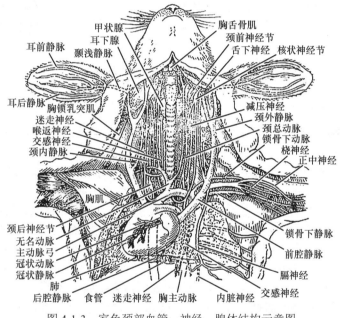

图4-1-3　家兔颈部血管、神经、腺体结构示意图

（7）家兔染色体2n=44（n=22对）。家兔群中约有1/3的兔血清内存在着一种阿托品酯酶，该酶能水解阿托品，因此给这些动物注射阿托品是无效的。兔有特殊的血清型和唾液型。血清型分为α′、β′、α′β′、O四种，唾液型分为排出型和非排出型两种。

3. 生理学特性

（1）家兔生长发育快，仔兔出生时体重约50g，1月龄时的体重约为初生重的10倍，3月龄时体重初步达到峰值，3月龄后体重增加初步放缓。中型品种成年体重一般为4～5kg。

（2）家兔性成熟较早，小型品种为3～4月龄，中型品种为4～5月龄，大型品种为5～6月龄。体成熟年龄比性成熟年龄推迟1个月。

（3）家兔属典型的刺激性排卵动物，交配后10～12h排卵，性周期一般为8～15d，无发情期。

（4）家兔妊娠期平均为32d（29～36d），哺乳期为40～45d。

（5）家兔属草食性动物，盲肠发达，对粗纤维的消化能力较强，饲料里粗纤维含量不足常可引起消化性腹泻，一般饲料里粗纤维含量控制在10%～15%为宜。

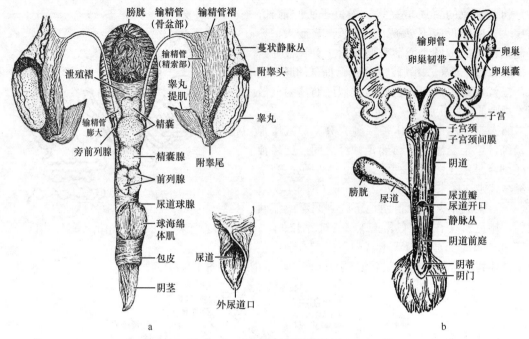

图 4-1-4 家兔生殖系统结构图

a. 雄性（背侧面）；b. 雌性（背侧面）

（二）应用及选择

1. 发热研究及热原试验 家兔的体温变化灵敏，易产生发热反应，发热反应典型、恒定。因此，常选用家兔进行这方面的研究。①给家兔注射细菌培养液或内毒素可引起感染性发热反应。如皮下注射杀死的大肠埃希菌或乙型副伤寒杆菌培养液，几小时之内即可引起发热。②给家兔注射化学药品或异种蛋白等可引起非感染性发热。如皮下注射 2% 二硝基酚溶液（30mg）15～20min 后，开始发热，1～1.5h 达高峰，体温升高 2～3℃。③药品、生物制品的检定中热原的检查均选用家兔来进行。因此，家兔被广泛应用于制药工业和人、畜用生物制品等各类制剂的热原质实验。

2. 免疫学研究 家兔免疫反应灵敏，血清量产生较多，常用来制备人、畜各类高效价和特异性强的免疫血清。免疫学研究中常用的各种血清，大多数是采用家兔来制备的，如兔抗人球蛋白免疫血清、羊抗兔免疫血清、兔抗豚鼠球蛋白免疫血清、猪瘟兔化疫苗等。

3. 心血管疾病及肺源性心脏病（肺心病）的研究 家兔颈部神经血管和胸腔很适合做急性心血管实验。可以复制心血管病和肺心病的动物模型；广泛用于动脉粥样硬化模型的复制。

4. 生殖生理和胚胎学研究 家兔属刺激性排卵动物，雄兔的交配动作或注射绒毛膜促性腺激素 80～100U 可诱发排卵；注射孕酮及某些药物可抑制排卵，排卵数量可以卵巢表面的鲜红色点状、小突来计算，并可准确判断排卵时间，容易取得同期胚胎材料。因此，家兔常用于生殖生理、胚胎学研究和避孕药物的筛选等。

5. 传染病的研究 家兔对多种微生物和寄生虫都十分敏感，可建立天花、脑炎、狂犬病、细菌性心内膜炎、淋球菌感染、慢性葡萄球菌骨髓炎和肺吸虫病、血吸虫病、弓形虫病等疾病的动物模型，用于研究人类相应的疾病。

6. 眼科学的研究 家兔的眼球大，眼球体积 5～6cm³，便于手术操作和观察，是眼科研究中最常用的动物。同时在同一只家兔的左右眼进行疗效观察，可避免动物年龄、性别、品种的个体差异。此外，家兔还常用来复制角膜瘢痕模型等。

7. 皮肤反应试验 家兔皮肤对刺激反应敏感，其反应近似于人，常选用家兔皮肤进行毒物对皮肤局部作用的研究；兔耳（特别是兔耳内侧）可进行实验性芥子气皮肤损伤和冻伤、烫伤的研究，以及化妆品对皮肤影响的研究等。

六、犬

犬（dog）在动物分类学上属于脊椎动物门，哺乳纲，食肉目，犬科，犬属。犬与人类有很漫长的共同生活历史，是已被驯养的家养动物，目前已广泛用于生物医学科研实验。

（一）生物学特性

1. 一般特性和生活习性

（1）犬体型较大，大脑发达，喜近人，通过训练可领会人的简单意图并与人合作，可以很好地配合实验。

（2）正常犬鼻尖如油状滋润，触摸有凉感，能灵敏反映动物全身的健康情况。

（3）犬为肉食性动物，喜食肉类、脂肪和啃咬肉骨头，因长期家养已驯化成杂食性。

（4）犬运动敏捷，适应环境能力强。

2. 解剖学特性

（1）犬全身骨骼包括头骨、椎骨、胸骨、肋骨、前后肢骨和阴茎骨，阴茎骨为犬特有的骨骼。

（2）犬的牙齿具备食肉动物特点，犬齿和臼齿发达，撕咬力强。

（3）犬的胃较大，肠道短；胰腺小，分左右两支，呈扁平长带状；肝脏大。

（4）犬的循环系统比较发达，与人相似；心脏较大，占体重的 0.1% ～ 0.5%。

（5）犬的大脑发达，与人有许多相似之处。

（6）雌犬为双角子宫，两侧卵巢完全包裹在浆液性囊内，此囊直接与短小的输卵管相通，故犬无异位妊娠（宫外孕）。雄犬无精囊腺和尿道球腺，附睾大，前列腺发达，有特殊阴茎骨。

3. 生理学特性

（1）犬汗腺很不发达，散热主要靠加快呼吸频率和将舌头伸出口腔外进行喘式呼吸。

（2）犬视网膜上无黄斑，无最清晰的视觉点，视力仅为 20 ～ 30m。

（3）犬的嗅觉很灵敏，嗅觉为人类的 1200 倍；听觉也很灵敏，比人类灵敏 16 倍；但味觉、视觉不灵敏，且为红绿色盲。

（4）犬可分为四种神经类型，即活泼型、安静型、不可抑制型和衰弱型，神经类型不同，犬的性格不同，用途也不同。

（5）犬有五种血型，即 A、B、C、D、E 型。只有 A 型血（具有 A 抗原）能引起输血反应，其他四型血可任意供各型血的犬受血。

（6）犬为春秋季单发情动物，发情后 2 ～ 3d 排卵；性周期为 180d（126 ～ 240d），妊娠期为 60d（58 ～ 63d），哺乳期为 60d，双子宫型，每胎产仔 2 ～ 8 只，寿命为 10 ～ 20 年。

（二）应用及选择

1. 实验外科学研究
广泛用于实验外科学的各个方面研究，如心血管外科、脑外科、断肢再植、器官或组织移植等。临床外科学在探索新的手术和麻醉方法时常用犬进行动物实验，取得经验后再应用于临床。

2. 基础医学研究
犬是目前基础医学和教学中最常用的实验动物之一，尤其在生理、药理、病理生理等实验研究中起重要作用。犬的神经系统和血液循环系统很发达，特别适合于动脉粥样硬化、心律失常、肾性高血压、急性心肌梗死、失血性休克、弥散性血管内凝血、脊髓传导实验、大脑皮质定位等方面的实验研究。

3. 药理学研究
犬常用于药物代谢、药物毒理学研究，如磺胺类药物代谢、各种新药使用前的毒性实验等。

4. 慢性实验研究
犬的神经系统发达，通过短期的训练可很好地配合实验，非常适合于进行慢性实验研究，如条件反射实验、毒理学实验、内分泌腺摘除实验等。此外，犬的消化系统发达，与人有相同的消化过程，特别适合做慢性消化系统瘘管研究实验，如用无菌手术做成的唾液腺瘘、食管瘘、肠瘘、胰液管瘘、胃瘘、胆囊瘘等来观察胃肠运动和消化、吸收等变化。

5. 口腔学研究 犬的牙周膜组织学、牙周炎的组织病理学及牙周病的许多病因与人类相似，所以常作为牙周病动物模型。

七、猪

猪（swine）属哺乳纲，偶蹄目，猪科。猪在解剖、生理、营养和新陈代谢等方面与人类非常相似，如心脏冠状动脉的分布、主动脉的结构、皮肤组织结构、血液和血液化学与人基本上相同。因此，猪可作为研究人类疾病的主要动物模型。目前用于生物医学研究的猪通常多为经过人工培养而成特定品种（系）的小型猪。

（一）生物学特性

1. 一般特性和生活习性

（1）猪属杂食性动物，胃内无分解粗纤维的微生物，故猪的饲料中粗纤维含量不应太高。

（2）猪性情温驯，适应力强，身体肥壮，四肢短小，鼻部吻突较长，习惯于拱土采食。

（3）猪喜群居，习惯于成群活动、居住和睡卧，好吃贪睡，采食时常具有竞争性，表现为以强欺弱、以大欺小。

（4）猪的嗅觉、听觉灵敏，视觉不发达。

（5）猪喜欢干净、清洁的环境，表现为采食、睡卧、排泄三定位，但这种行为习惯并非与生俱来，而是在饲养过程中，通过建立合理的条件反射对其进行调教与训练而形成的。

2. 解剖学特性

（1）猪和人的皮肤组织结构很相似，上皮修复再生性相似，皮下脂肪层和烧伤后内分泌与代谢的改变也相似。

实验证明，3月龄小猪的皮肤解剖生理特点最接近于人（表4-1-1）。

表4-1-1　人与3月龄小猪皮肤各结构厚度的比较

皮肤结构	人	小猪
皮肤（mm）	2.0（0.5～3.0）	1.3～1.5
表皮（mm）	0.07～0.17	0.06～0.07
真皮（mm）	1.7～2.0	0.93～1.7
基底细胞层所处的深度（mm）	0.07	0.03～0.07
表皮和真皮厚度的比例	1：24	1：24

（2）猪的脏器质量也近似于人，如以猪（50kg）和人（70kg）相比，其脏器质量的比值为：脾脏0.15：0.21；胰脏0.12：0.10；睾丸0.65：0.45；眼0.27：0.43；甲状腺0.618：0.029；肾上腺0.006：0.29；其他器官8.3：9.4。

（3）猪胃为单室混合型胃，猪的贲门腺占胃的大部分，幽门腺比其他动物宽大。猪胆囊浓缩胆汁的能力很弱，且肝分泌胆汁的量也相当少。

（4）猪的胎盘类型属上皮绒毛膜型，没有母源抗体（不能通过胎盘屏障）。猪初乳中含较多的IgG、IgA和IgM，常乳中含有较多的IgA。

3. 生理学特性

（1）猪的血液学、血液化学各种常数也和人近似。

（2）猪的心血管系统、消化系统、皮肤、营养需要、骨骼发育以及矿物质代谢等都与人的情况极其相似，猪的体型大小和驯服习性允许进行反复采样和各种外科手术。

（3）小型猪雄猪性成熟早，3月龄就可用于配种，雌猪4月龄开始发情，即可配种。为全年性多发情动物，性周期为（21±2.5）d（16～30d），发情持续时间平均2.4d（1～4d）；排卵时间在发情开始后 25 ～ 35h，最适交配期在发情开始后 10 ～ 25h，妊娠期 114d（109 ～ 120d），产仔数 2 ～ 10 头。

（4）猪正常体温为 39℃（38 ～ 40℃），心率 55 ～ 60 次/分，血容量占体重的 4.6%（3.5% ～ 5.6%），心排血量 3.1L/min，收缩压 169mmHg（144 ～ 185mmHg），舒张压 108mmHg（98 ～ 120mmHg），呼吸频率 12 ～ 18 次/分，尿比重 1.1018 ～ 1.022，尿 pH 6.5 ～ 7.8。

（二）应用及选择

1. 皮肤烧伤研究 烧伤和烫伤是临床上常见的疾病，由于猪的皮肤与人非常相似，故猪是进行实验性烧伤研究的理想动物。

2. 免疫学研究 猪母源抗体可通过初乳传递给仔猪，刚出生仔猪体内丙种球蛋白（γ 球蛋白）和其他免疫球蛋白含量极少，可从母猪的初乳中得到 γ 球蛋白。用剖宫产手术所得的仔猪，在几周内，体内 γ 球蛋白和其他免疫球蛋白仍极少，因此其血清对抗原的抗体反应非常低。无菌猪体内没有任何抗体，所以在生活后一经接触抗原，就能产生极好的免疫反应，可利用这些特点进行免疫学研究。

3. 心血管研究 小型猪在老年病中的冠心病研究中特别有用，其冠状动脉循环在解剖学、血流动力学方面与人类很相似，幼年猪和成年猪可以自然发生动脉粥样硬化，其粥样硬化前期可与人相比，猪和人对高胆固醇饮食的反应是一样的。因此猪可能是研究动脉粥样硬化最好的动物模型。

4. 糖尿病研究 尤卡坦（Yucatan）小型猪是糖尿病研究的一个很好动物模型。一次给尤卡坦小型猪静脉注射水合阿脲（200mg/kg 体重）就可以产生典型的急性糖尿病，其临床体征包括高血糖、剧渴、多尿和酮尿。

5. 遗传性和营养性疾病的研究 猪可用于遗传性疾病如先天性红细胞病、先天性肌肉痉挛、先天性小眼病、先天性淋巴水肿等，以及营养代谢病如卟啉病、食物源性肝坏死等疾病的研究。

6. 悉生猪和猪心脏瓣膜的应用 悉生猪和无菌猪可用于细菌感染、病毒感染、寄生虫病、血液病、代谢性疾病和其他疾病等研究。利用猪的心脏瓣膜来修补人的心脏瓣膜缺损或其他疾病，目前国内外在临床上已有应用。

7. 其他疾病的研究 猪的病毒性疾病如病毒性胃肠炎，可作婴儿病毒性腹泻模型。猪的支原体关节炎可作人的关节炎模型。猪的自发性人畜共患疾病有几十种，可作为人或其他动物的疾病研究模型。

八、猕猴

猕猴（rhesus monkey）又称恒河猴，属于哺乳纲，灵长目，猴科，猕猴属。主要分布在亚洲、非洲和中南美洲，是生物医学研究中最常用的非人灵长类实验动物。除此之外，狨猴、食蟹猴和黑猩猩也可用于实验研究。

（一）生物学特性

1. 一般特性和生活习性

（1）猕猴体形中等且匀称，成年雄猴体重 8 ～ 12kg，体长 50 ～ 60cm，尾长为体长的 1/2 左右；雌猴体重 4 ～ 8kg，体长 40 ～ 50cm。

（2）猕猴眉骨高，眼窝深，面部和两耳多为肉色，少数为红色，两颊有颊囊，可储存食物。

（3）猕猴四肢粗短，具五指，拇指与其他四指相对，具有握物攀登功能，指（趾）端的爪部变为指甲，为高等动物所具有的特征。

（4）猕猴群居性强，群猴领袖即为"猴王"，是最强壮、最凶猛的雄猴。

（5）猕猴为杂食性动物，以素食为主，其活动和觅食均在白天。

（6）猕猴进化程度高，高级神经活动较发达，聪明伶俐，动作敏捷，好奇心和模仿能力强，行为复杂，能用手脚操作，能领会和配合实验者进行实验。

2. 解剖学特性

（1）猕猴牙齿在大体结构和显微解剖方面、发育次序和数目方面与人类相似。

（2）猕猴具有发达的大脑，有大量的脑回和脑沟。

（3）猕猴视觉较人类灵敏，视网膜具有黄斑，有中央凹。视网膜黄斑除有与人相似的视锥细胞外，还有视杆细胞。有立体视觉，能辨别物体的形状和空间位置。

（4）猕猴有色觉，能辨别各种颜色。听觉灵敏，有发达的触觉和味觉，但嗅觉不发达。

（5）猕猴为单室胃，胃液呈中性，盲肠发达，但无蚓突，有胆囊，位于肝的中央叶，肝分为6叶，肺为不对称肺，右肺 3～4 叶，左肺 2～3 叶。

3. 生理学特性

（1）猕猴为单子宫型动物，雌猴有月经现象，月经周期平均为 28d（21～35d），月经期多为 2～3d。雄猴性成熟为 3 岁，雌猴性成熟为 2 岁，雄猴适配年龄为 4.5 岁，雌猴适配年龄为 3.5 岁。妊娠期 165d 左右，每胎产仔数 1 只，每年 1 胎，哺乳期半年以上。寿命为 20～30 年。

（2）雌性猕猴在交配季节，生殖器周围区域发生肿胀，外阴、尾根部、后肢的后侧面、前额和脸部等处的皮肤都会发生肿胀，这种肿胀称为"性皮肤"。

（3）猕猴体内缺乏维生素 C 合成酶，不能在体内合成维生素 C，所需维生素 C 必须来源于饲料中，如果缺乏维生素 C，则出现内脏肿大、出血和功能不全。

（4）猕猴的血型有 A、B、O 型和 Lewis 型、MN 型、Rh 型、Hr 型等，与人类 A、B、O 型和 Rh 型相同。猕猴的白细胞抗原（RHLA）和人的 HLA 抗原相似。

（二）应用及选择

猕猴在形态、功能和遗传物质等方面与人类极为相似，是医学和生物学研究中最重要的动物模型。

1. 传染病研究　猕猴是某些人类传染病唯一易感动物，如感染脊髓灰质炎病毒、麻疹病毒、肝炎病毒、人类免疫缺陷病毒、B 病毒、结核分枝杆菌、疟原虫、阿米巴痢疾。在制备和鉴定脊髓灰质炎疫苗时，猕猴是唯一的实验动物。

2. 生殖生理研究　猕猴等非人灵长类动物的生殖生理与人类非常接近，月经周期亦为 28d，是人类避孕药物研究极为理想的实验动物。

3. 药理学和毒理学研究　电解损伤引起的猴震颤是目前筛选抗震颤麻痹药物最有价值的方法。猕猴对麻醉药和毒品的依赖性表现与人类接近，戒毒症状明显，且易观察，已成为新麻醉剂和其他药物进入临床试用前必需的试验。猕猴也是进行药物代谢、药物致畸等实验研究的理想动物。

4. 心血管疾病研究　猕猴等非人灵长类动物在血脂、动脉粥样硬化的性质和部位，临床症状以及各种药物的疗效等方面都与人类非常相似，适宜于进行心血管疾病方面的研究。

5. 呼吸系统疾病研究　猕猴的气管腺数量较多，直至三级支气管中部仍有腺体存在，适宜于做慢性支气管炎的模型和祛痰平喘药的疗效实验。

6. 器官移植研究　猕猴的主要组织相容性抗原与人类白细胞抗原相似，有高度的多态性，基因位点排列同人类相似，是人类器官移植研究的重要动物模型。

7. 行为学和高级神经活动研究　用猕猴可建立各种行为异常动物模型，如抑郁症、神经官能症、精神分裂症等。

九、蟾蜍和青蛙

蟾蜍（toad）和青蛙（frog）均属于两栖纲，无尾目，蟾蜍属蟾蜍科，青蛙属青蛙科。

（一）生物学特性

1. 个体小，易于饲养，常生活于田间、池塘边等潮湿环境中，以昆虫等幼小动物为食。

2. 有冬眠习性，春季生殖季节在水中产卵，并进行体外受精繁殖。幼体形似小鱼，称作蝌蚪，用鳃呼吸。经变态发育后变为成体，尾巴消失，开始陆地上生活，并用肺呼吸，同时其皮肤分泌黏液，帮助呼吸。

3. 蟾蜍的背部皮肤上有许多疣状突起的毒腺，能分泌蟾蜍素，特别是眼后的耳腺分泌量最多。雄性青蛙头部两侧各有一个鸣囊，为发声的共鸣器，蟾蜍无鸣囊。

4. 蟾蜍和青蛙的身体背腹扁平，左右对称，头为三角状，眼大并突出于头部两侧，有上下眼睑和瞬膜，以及鼻耳等感受器官。前肢有 4 趾，后肢有 5 趾，趾间有蹼，适于水中游泳。

5. 蟾蜍和青蛙在我国分布广泛，夏季产量大，易于捕捉和饲养。

6. 蟾蜍发情周期为 4 天至 4 周，每年 2 月下旬至 3 月上旬发情一次，发情后 4～7 月间排卵，产卵 1000～4000 个，染色体二倍体为 26 个（精子内），单倍体 13 个（初级和次级卵母细胞内），寿命为 10 年。

（二）应用及选择

蟾蜍和青蛙是医学实验中常用的一种动物，特别是在生理学和药理学实验中更为常用。因此，蟾蜍和青蛙常用于如下生物医学实验研究。

1. 蛙类的心脏在离体情况下仍可有节奏地搏动较长时间，常用来研究心脏生理、药物对心脏的作用。

2. 蛙类的腓肠肌和坐骨神经可用于观察外周神经的生理功能，以及药物对周围神经、横纹肌或神经肌肉接头的作用。

3. 蛙类的腹直肌可用于鉴定胆碱能药物。

4. 蛙类还可用来进行脊髓休克、脊髓反射、反射弧分析实验，肠系膜上的血管现象和渗出现象实验，以及肠系膜或蹼血管微循环等实验研究。

5. 利用蟾蜍下肢血管灌流方法可观察肾上腺素和乙酰胆碱等药物对血管作用的影响。

6. 在临床检验工作中还可用雄青蛙做妊娠诊断实验。

十、鱼类

鱼类（fish）品种繁多，可达 3 万～4 万种，是脊椎动物门中品种最多的纲，比哺乳动物多近 10 倍。

（一）生物学特性

1. 鱼是变温动物，能适应水温变化而改变体温。

2. 鱼类的皮肤不同于哺乳动物，鱼的皮肤无角质层而有保护层，该层组织由糖胺聚糖、黏液、脱落细胞、免疫球蛋白和游离脂肪酸构成。

3. 鱼类用鳃呼吸，其皮肤也可进行气体交换。

4. 鱼的心脏和网状内皮系统与哺乳动物不完全相同，鱼只有一个心房和心室，其网状内皮系统无淋巴结，鱼的心房和鳃板内皮内有吞噬细胞，肝、脾、肾中有巨噬细胞积聚，这是鱼类独有的特征。

5. 鱼的嗅觉特别敏感，气味感觉对鱼的行为影响最大。

（二）应用及选择

鱼类作为实验动物具有许多独特的优点，其生物学性状完全可以和人类的相应性状类比。已被广泛应用于生物医学、环境保护科学等实验研究领域。

1. 毒理学、药理学和环境监测 鱼类对药物、毒气都十分敏感，含量极微量的成分即可引起很强的反应。以鱼进行药理、毒理实验，除以鱼死亡为指标外，对其习性的影响可能更为灵敏。将体型较小的鱼直接放入不同浓度的药液中，这对于研究某些含量低和药理作用弱而需长期口服给药的中草药更为合适。鱼对某些中枢神经兴奋或抑制药的反应比较敏感。鱼类是检测人工污染物的极好生物指示剂。

2. 生理和生化　鱼属于变温动物，可利用温度的变化研究鱼类新陈代谢的加快和减慢、炎症反应、免疫功能及膜生理学等方面的功能。降低鱼的体温，其炎症反应就减慢。因此，可以对炎症的生理、生化、病理现象及演变速度进行更深入的研究。

3. 肿瘤学研究　鱼是理想的肿瘤研究动物模型。鱼体内有很多组织都可发生肿瘤病变，自发和诱发肿瘤均较多。小型淡水鱼类在研究肿瘤的发生与环境之间的关系上有着特殊用途。鱼肿瘤的生物学特性与人肿瘤相似，同时实验条件易于模拟和控制，操作和观察简单、方便，需要的研究经费相对较少、材料也易得。

（袁　进）

第二节　实验动物伦理学

机能实验学是以动物机能实验为手段、探讨人或动物的功能活动规律及其在疾病状态或药物干预下的变化规律的一门课程，是医学或生物学重要的基础课和技能培训课程。机能实验学是医学生进入基础医学阶段接触动物实验的开始，在机能实验教学中贯穿并强化实验动物伦理学教育是加强医学生医德培养、促进人与自然和谐发展、体现科学素养与人文素质相互统一的重要途径和标志。

一、动物实验教学过程中加强实验动物伦理学教育的必要性

（一）培养医学生形成良好伦理素养的重要途径

医学生在做动物实验前及实验过程中应该充分尊重实验对象，这也是实验动物伦理学教育的主要内容。通过实验动物伦理学教育，可加强学生尊重生命的意识，进而促使学生尊重病人的人格尊严，把病人当作完整的人，理解、尊重病人，从而构建和谐的医患关系。只有尊重生命，才能真正体会作为医生的使命，提升拯救生命的责任感和使命感，进而激发攻克医学难题的原动力，推动医学科学的发展。因此，在动物实验过程中，对医学生加强实验动物的伦理学教育是培养他们形成良好伦理素养的重要途径。

（二）有利于培养医学生严谨的科学态度

人类应该合理、人道地利用动物，要尽量保证那些为人类作出贡献的动物享有最基本的权利。实验动物科学家认为，善待实验动物是非常有必要的，粗暴地对待动物，动物的心理和生理都会处于不正常的应激状态，在这种状态下得出的实验数据或结果的可信度不高。因此，善待实验动物既体现尊重生命的精神，又彰显严谨求实的科学态度。

（三）确保实验教学正常进行的需要

相关调查表明，接近七成的学生在实验过程中对动物有明显的同情感。他们会提出许多问题，如该实验是否有必要做？取得实验结果一定要通过动物实验吗？动物实验的设计是否合理？实验结束后，动物如何处理？因此，在实验教学时加强实验动物伦理学教育，积极引导学生树立善待动物、尊重生命的伦理观念，及早消除学生在动物实验过程中所遇到的伦理学困惑，以确保实验教学的正常开展。

二、实验动物福利与伦理

（一）实验动物福利的概念、基本原则

1. 实验动物福利　是指人类保障实验动物健康与快乐生存权利的理念及其提供的相应外部条

件的总和。

2. 实验动物福利的基本原则　在开展动物实验时，需要采取有效措施善待实验动物，满足动物维持生命、健康和舒适的需要，使实验动物免遭不必要的伤害、饥渴、不适、惊恐、折磨、疾病和疼痛，保证动物能够实现自然行为，受到良好的管理与照料，为其提供清洁、舒适的生活环境，提供充足的、安全的食物、饮水，避免或减轻其疼痛和痛苦等，让实验动物享有五大自由是保障其福利的基本原则：即①享有不受饥渴的自由；②享有生活舒适的自由；③享有不受痛苦伤害和疾病的自由；④享有生活无恐惧和悲伤的自由；⑤享有表达天性的自由。

在生物医学研究中，维护实验动物福利就是最大限度地保证动物享有生命的基本乐趣，而避免在痛苦和悲惨的遭遇中死亡。只有充分维护和保证实验动物福利，使它们免受各种额外的痛苦，保持身心健康，实验结果才准确可靠。因此，作为生物医学研究人员了解实验动物在实验过程中可能发生的应激、疼痛和痛苦等，并知道采取正确和规范的措施或减轻这些不良反应是必要的。

（二）实验动物伦理的概念、基本原则

1. 实验动物伦理　是指人类对待实验动物和开展动物实验所应遵循的社会道德标准和原则理念。

2. 实验动物伦理的基本原则

（1）实验动物的"3R"原则：即实验动物的减少（reduction）、替代（replacement）和优化（refinement）三大原则（简称"3R"原则）。在进行动物实验时应遵守减少、替代和优化三大原则。减少是指为获得特定数量及准确的信息，尽量降低实验动物的使用量的科学方法；替代是指使用低等级动物替代高等级动物，或不使用动物而采取其他方法达到与动物实验相同目的的一种科学方法；优化是指使用实验动物时，尽量减低非人道方法的使用频率或危害程度。实验动物的"3R"原则实施的目的就是在符合科学原则的基础上，通过改进条件，善待实验动物，提高实验动物福利或完善实验程序和改进实验技术，避免或减轻给实验动物造成的与实验目的无关的疼痛和紧张不安，从而实现科学、人道地使用实验动物。

（2）科学伦理统一原则：动物实验是为满足科学和人类的利益，而让动物做出某种程度的牺牲。动物实验是医学研究科学性原则的要求之一，科学性和科学利益虽为其优先考虑因素，但现代动物实验必须将科学和伦理有机统一起来。动物实验既要促进科学研究、满足社会发展，又要考虑到实验动物的福利；动物实验设计既要符合公认的科学原理，又要符合国内外的伦理常规；各类实验动物的应用或处置必须有充分的理由；以当代社会公认的伦理价值观，兼顾实验动物和人类的利益；全面、客观地评估动物所受的伤害和应用者由此可能获取的利益。

（3）保护实验动物原则：实验动物的保护和管理，既应当保障动物实验的质量，适应科学研究和社会发展的需要，也应当防止实验动物遭受不必要的痛苦和伤害。具体需要做到对动物实验的必要性进行审查；对动物实验目的、预期利益与造成动物的伤害、死亡进行科学的评估；实验动物的繁殖、运输、利用和处理应当人道，禁止戏弄、遗弃、虐待实验动物；禁止无意义滥用、滥杀实验动物。

（三）实验动物福利伦理审查的基本内容

实验动物福利伦理审查应遵循国际公认的准则和我国传统的公序良俗，反对各类激进的理念和极端的做法。实验动物福利伦理审查主要包括如下基本内容：

1. 人员资质　实验动物从业人员应通过专业技术培训，获得相关资质和技能；熟悉实验动物福利伦理有关规定和技术标准；了解善待实验动物的知识和要求；掌握相关实验动物的生活习性和正确的操作技术。

2. 设施条件　实验动物生产和使用设施条件及其各项环境指标应符合《实验动物　环境及设施（GB14925—2010）》和《关于善待实验动物的指导性意见》的有关规定，并持有实验动物生产许可证和（或）实验动物使用许可证。实验动物笼具、垫料、饲料质量应符合《实验动物　环境及设施（GB14925—2010）》和实验动物福利标准，以及我国善待实验动物的有关管理规定。笼具应定期清洗消毒，垫料、饲料、饮水应灭菌和定期更换。各类实验动物的生活空间应适合不同的饲养要求和动物的生理及行为需求。应增加动物生活环境的丰富度，适宜地放置一些供实验动物活动和嬉戏的物品，促进动物的心理幸福感。对非人灵长类、犬和小型猪等天性喜爱运动的大型实验动物应增设运动场地并定时遛放。运动场内应放置适于该种动物玩耍的物品，增加环境丰富度。

3. 实验动物医师　实验动物医师应获得兽医或动物医学相关专业的资质和相应培训。实验动物项目的审查、实施和检查应有实验动物医师或实验动物专业医护人员参与。实验动物医师的主要职责：实验动物福利伦理执行情况的日常检查、监督和相关技术的咨询；动物的防疫、疾病监测及诊断；动物实验方案的制定；动物外科手术和术后护理的建议与监督；动物的止痛、麻醉和安乐死的专业指导或实施；动物仁慈终点的建议等。

4. 动物来源　所有用于实验的动物原则上应来源于有实验动物生产许可证的单位。禁止使用来源不明或私自捕获的流浪动物或濒危野生动物。如必须使用野生动物，应采用合法渠道和人道技术捕获，并考虑人类及动物的健康、福利和安全。濒危物种动物只能在极特殊情况下依法获得和使用，具有无法替代的科学理由，且使用其他任何物种动物均无法达到预期结果时，经审查批准后方可实施。

5. 技术规范　实验动物的饲养及设施管理，各类动物实验操作包括动物仁慈终点的确定及安乐死、实验环境的控制和各类实验动物项目的实施等应有符合实验动物福利伦理的质量标准、管理规定和标准操作规程。

6. 动物饲养　饲养人员不得戏弄或虐待实验动物。在抓取动物时，应方法得当，态度温和，动作轻柔，避免引起动物的不安、惊恐、疼痛和损伤；在日常管理中，应定期对动物进行观察，若发现动物行为异常，应及时查找原因，采取有针对性的必要措施予以改善；饲养人员应根据动物食性和营养需要，给予动物足够的饲料和清洁的饮水；饲养和实验环境的卫生防疫条件应符合有关规定和标准要求。

7. 动物使用　在符合科学原则的条件下，应积极开展实验动物替代方法的研究与应用，避免不必要动物实验的重复。对实验动物进行手术、解剖或器官移植时，必须进行有效麻醉，术后恢复期应根据实际情况进行镇痛和有针对性的护理及饮食调理。保定动物时，应遵循"温和保定，善良抚慰，减少痛苦和应激反应"的原则。处死动物时，须按照人道主义原则实施安死术，处死现场不宜有其他动物在场，确认动物死亡后，方可妥善处置尸体。在不影响实验结果判定的情况下，应尽早选择"仁慈终点"，避免延长动物承受痛苦的时间。

8. 职业健康与安全　实验动物从业单位应有完整的职业健康、安全管理规定和技术操作规范，并负责对从业人员进行有针对性的职业健康、生物安全的技术培训，配备安全防护设备。根据设施的主要安全风险，如人兽共患病、有毒有害化学制剂和生物制剂、动物攻击和伤害等开展风险评估和审查，制定有效的突发事件应急处置预案，并组织实操演习。重点应关注人员的健康安全、动物设施的安全和公共卫生的安全技术保障情况。

9. 动物运输　实验动物的运输应遵循安全、舒适、卫生的原则。运输过程中，应确保动物能自由呼吸、不感染病原微生物和避免遭受可能的伤害，提供必要的饮食和饮水，避免动物过度饥渴等。

（袁　进）

第三节　实验动物基本操作技术

动物实验的基本操作技术是机能实验技术中的基础，是从事生命科学研究和教学必须掌握的基本功。动物实验的基本操作技术包括实验动物的抓取、固定、编号与标记、麻醉、取血（体液）、处死等。

一、实验动物的抓取与固定方法

抓取和固定动物的目的在于方便操作，使其保持在安静状态，顺利进行各项实验。应遵循的基本原则：保证人员绝对安全、防止动物意外损伤、禁止粗暴对待动物。

在抓取、固定前，实验人员应对动物习性有所了解，采用针对性的抓取固定方式。抓取动作应力求准确、迅速和熟练，力争在动物感到不安前抓取到动物。

（一）小鼠

小鼠体型较小，抓取时的挣扎力小，比较容易抓取。通常用右手提起小鼠尾巴，将其放在鼠笼盖或其他粗糙表面上，在小鼠本能性地向前挣扎爬行时，再用左手拇指和食指抓住鼠耳和头颈部皮肤，然后将鼠体置于左手心中，把后肢拉直，用左手的无名指和小指夹住其背部皮肤和尾部，前肢可用中指固定（图4-3-1）。在抓取小鼠时我们需注意，应抓取小鼠尾巴的中部或根部，不能仅捏住小鼠尾巴的尾端，因为这时小鼠的质量全部集中到尾端，如果小鼠挣扎，有可能损伤尾端。

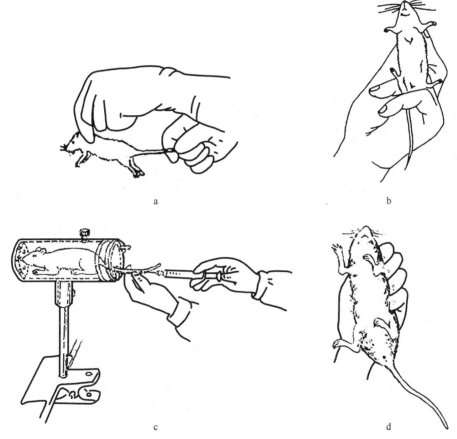

a

b

c

d

图 4-3-1　小鼠、大鼠抓取与固定
a. 小鼠抓取；b. 小鼠徒手固定；c. 小鼠固定架固定；d. 大鼠徒手固定

这种徒手固定方式能进行实验动物的灌胃，皮下、肌内和腹腔注射以及其他较为简单的实验操作。如需对实验小鼠进行较为复杂的操作时，一般需将动物作其他形式的固定：对小鼠进行解剖、手术和心脏采血等操作，可使动物处于卧式（必要时先行麻醉），再用大头针（或棉线）将小鼠前后肢依次固定在实验板上进行操作。尾静脉注射时，可用小鼠固定架固定（图4-3-1c），根据小鼠的体型大小选择合适的固定位置，打开固定器盖，手提起小鼠尾巴，让动物头对准鼠筒口并使其本能地爬入固定器内，调节小鼠固定器的长短，留出尾巴即可进行尾静脉注射或采血等操作。

（二）大鼠

大鼠抓取方法基本与小鼠相同，但大鼠相对更为凶猛，故操作者最好戴上帆布防护手套。若是进行灌胃、腹腔注射、肌内注射和皮下注射时，可采用与小鼠相同的徒手捉拿固定手法，即拇指、食指捏住鼠的耳朵及头颈皮肤，余下三指紧捏住背部皮肤，置于掌心中，调整大鼠在手中的姿势后即可操作（图4-3-1d）。另一种方法是张开左手虎口，迅速将拇指、食指插入大鼠的腋下，虎口向前，其余三指及掌心握住大鼠身体中段，并将其保持仰卧位，之后调整左手拇指位置，紧压在下颌骨上（不可过紧，否则会造成窒息），即可进行实验操作。对大鼠进行手术操作则应对其进行固定，首先对大鼠进行麻醉，仰卧位置于大鼠实验板上，用棉线固定四肢和上门齿于实验板，以防止苏醒时伤人并利于手术操作。如需大鼠尾静脉注射或取血，可将其固定在大鼠固定架内（与小鼠固定架类似），将鼠尾留在外面供实验操作。

（三）家兔

家兔易于驯服，一般不会咬人，但其脚爪较锐利。抓取时切忌强抓家兔的耳朵、腰部或四肢。当家兔在笼内安静下来时，打开笼门，用右手抓住其颈部的被毛和皮肤，轻轻将其提起，把家兔拉至笼门口，头朝外，然后迅速用左手托起家兔的臀部，给家兔以舒适安全感（图4-3-2）。按实验要求，可采取用手、兔手术台或兔盒固定。

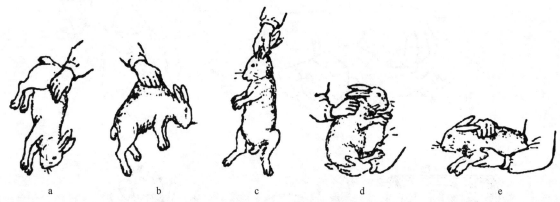

图 4-3-2　家兔抓取方法

a～c.均为错误方法（a图可能损伤两肾，b图可能造成皮下出血，c图可能伤害两耳）；

d、e.均为正确方法，以d常用（抓握颈后部皮肤，左手托住家兔身体）

（1）用手固定：如须经口给药时，助手坐在椅上，抓住其两后肢夹在大腿之间，用大腿夹住家兔的下半身，用双手抓住动物两前肢和颈背部将家兔固定，并且用双手拇指顶住家兔头，不让其头部活动，即可操作。

（2）兔手术台固定：如需进行颈、胸、腹部手术或需要观察呼吸、血压时，应在麻醉后用绳绑住四肢（后肢应系在踝关节以上，前肢应系在腕关节以上），然后将其以仰卧位固定在兔手术台上（图4-3-3a）。

（3）兔盒固定：如仅需做耳缘静脉注射或取血，可使用兔盒固定（图4-3-3b）。

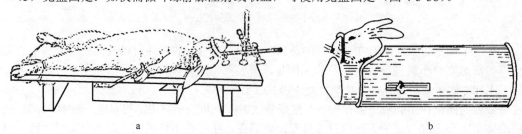

图 4-3-3　家兔固定方法

a.兔手术台固定；b.兔盒固定

（四）犬

如果犬在动物实验前曾与实验人员有接触、受过驯养调教，抓取固定就比较容易。受过驯养的犬或比格犬的抓取：实验人员应弯下膝盖，一只胳膊绕着它的胸部，另一只胳膊绕着它后肢的大腿，两只胳膊一起绕着将犬抱起。未经训练的实验用犬性情凶猛、咬人，抓取时，应使用特制的长柄犬头钳夹住犬颈部，注意不要夹伤嘴或其他部位。犬嘴的捆绑方法：夹住犬颈后，取一圆柱状铁管横贯置于犬齿后部的上下颌之间，迅速用链绳从犬头钳下面圈套住犬颈部，立即拉紧犬颈部链绳使犬头固定。再用1m长的绷带打活套从犬的背面或侧面将活套套其嘴面部，迅速拉紧活套结，将结打在颌上，然后绕到下颌打一个结，最后将绷带引至颈后部打结固定（图4-3-4）。固定好后，可用手试着拉动铁管，如铁管牢固，则证明犬嘴捆绑正确，否则要重新捆绑。

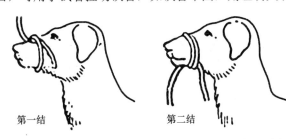

第一结　　　　　　第二结　　　　　引向脑后
　　　　　　　　　　　　　　　　　打第三结

图 4-3-4　犬嘴的固定

（五）豚鼠

豚鼠胆小易惊，不宜强烈刺激与惊吓。故抓取时要求快、准、稳。实验人员可先用手迅速轻扣、按住豚鼠背部，顺势抓紧其肩胛上方皮肤，拇指和食指环握其颈部，用另一只手轻轻托住其臀部，即可将豚鼠抓取固定（图4-3-5）。

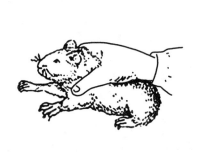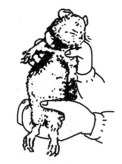

图 4-3-5　豚鼠的抓取与固定

（六）蟾蜍与青蛙

蟾蜍与青蛙为变温动物，皮肤光滑湿润，有腺体无鳞片。抓取时宜用手将动物背部贴紧手掌固定，以左手中指、无名指和小指压住其左腹侧和后肢，拇指和食指分别压住其左、右前肢（图4-3-6a）。抓取蟾蜍时，切忌挤压其两耳侧凸起的毒腺，避免毒液射入实验者眼中。如需进行长时间观察，可破坏其脑脊髓（图4-3-6b）（观察神经系统反应时不应破坏脑脊髓）或麻醉后用大头针固定于蛙板上。

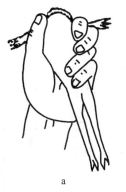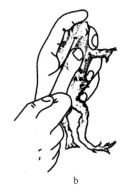

a　　　　　　　　　　　　b

图 4-3-6　蟾蜍和蛙的抓取与固定及操作方法
a. 抓取与固定；b. 破坏脑脊髓

（七）注意事项

1. 捉拿动物过程中要以规范性的方法抓取和固定动物，要避免因动作粗暴而造成动物的损伤，如家兔这样的动物，不能采用抓双耳或抓提腹部的错误捉拿方法。

2. 大鼠牙齿锋利，为避免咬伤，捉拿动作要轻，不可鲁莽，如果大鼠过于凶猛，可待其安静后再捉拿，或使用卵圆钳夹住鼠颈部进行抓取。

3. 抓取大鼠或小鼠尾部时动作要轻，防止拉断鼠尾。不可提起动物玩耍！提起动物后，应迅速放在粗糙台面上。

4. 捉拿动物过程中，应防止被动物咬伤，若不慎被动物咬伤、抓伤，应及时用碘酒、乙醇消毒，随后到有关医疗机构诊治。

二、动物的编号与标记

在动物实验中，为了观察每个实验动物的反应情况，需要对动物进行编号和标记。根据不同的动物、不同的实验目的和不同的实验方法，需要选择合适的标记方法。标记的方法应满足以下原则：标号清楚、持久、简便、易认等。

现介绍几种机能学实验中常见的编号标记方法。

（一）临时性标记

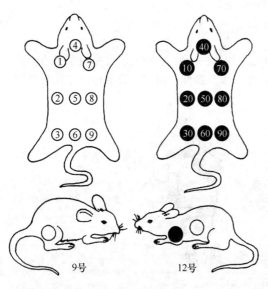

图 4-3-7　动物的染色标记法

1. 体表染色法　是指使用化学染液在实验动物身体不同部位涂上斑点，或使用不同颜色涂染，以示不同的编号。是实验室最常用、最方便的标记方法。常用的染液：① 3% ～ 5% 的苦味酸溶液，染成黄色。② 0.5% 中性红或品红溶液，染成红色。③ 2% 硝酸银溶液，染成咖啡色（涂后需光照 10min）。④煤焦油乙醇溶液，染成黑色。⑤甲紫溶液，涂成紫色。

编号的原则：一般先左后右、从前到后。左前肢涂色标为 1 号，左侧腰部为 2 号，左后肢为 3 号，头部标为 4 号，腰背部为 5 号，尾根部为 6 号，右前肢为 7 号，右侧腰部为 8 号，右后肢为 9 号，不标记为 10 号。若动物编号超过 10 或更大数字时，可以使用两种颜色的染液，其中一种颜色代表十位数，另一种颜色代表个位数，这样可以标号至 99 号，如图 4-3-7 所示。

适用情况：一般适用于白色大小鼠短期的实验。

优点：方法简单，动物不受伤害。缺点：由于动物之间被毛互相摩擦，尿、水浸湿被毛等原因可能导致编号颜色变浅甚至消失，在实验过程中需补涂染料，使编号清晰。

2. 尾部标记法　用不同的油性记号笔在尾部标记。编号方法：从 1 ～ 10 编号，如图 4-3-8 所示。

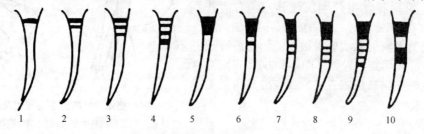

图 4-3-8　尾部标记法 1 ～ 10 号

适用情况：急性实验或实验时间短，动物数量少。

优点：方法简单，动物不受到伤害。缺点：标记的动物数量有限，记号容易消失，1～2 d 就需要重新标记。

（二）半永久性标记

1. 挂耳标签法　用耳标钳将耳标签（由塑料、铝或钢片制成的金属制牌号）固定于实验动物的耳上。使用时应注意标签的位置，由于放在耳郭背侧可能使耳朵折叠引起动物不适或痛苦，建议放置在耳郭下边缘，如图 4-3-9 所示。

适用情况：用于各种毛色的动物，可长期使用。

优点：操作简单，编号数目不受限制。缺点：如果动物抓扯或没打好，耳标掉落需要重打，若是同一笼多个耳标掉落则无法通过排除法来确认掉落标签小鼠的编号。耳郭在 2 周龄之前没有发育，并且为了确保耳朵足够大以容纳标签，需要等到断奶。此外，在使用磁共振成像（MRI）系统的实验中，需要去除金属标签。此外尚有刺激和炎症的风险。

2. 戴项圈法　将号码冲压在圆形或方形的金属牌上，然后将金属牌固定在拴有动物的皮带圈上，将此圈固定在动物颈部。

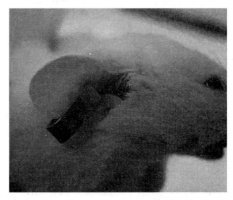

图 4-3-9　挂耳标签法

适用情况：用于体型较大的动物（如犬或猴），可长期使用。

优点：操作简单，编号数目不受限制。缺点：与挂耳标签法类似，如果金属牌掉落，则无法通过排除法来确认掉落标签动物的编号。如动物饲养过程中，体型逐渐增大，需注意及时调节项圈松紧度。

（三）永久性标记

1. 烙印法　是指用刺号钳将号码烙压在动物无体毛或明显的部位，如耳、面鼻部和四肢部位等。也可用烧红的铁把编号烙印在动物体表明显部位（一般用于大、中型动物）。

适用情况：可用于长期实验以及各种毛色的动物。

优点：可编号的数目多。缺点：操作烦琐，动物受到损伤。尤其需注意烙印部位的污染和预防感染。

2. 耳号钳打孔（缺）标记法　用耳号钳在耳上打洞或用剪刀在耳边缘剪缺口。编号方法：打孔（缺）的原则为左耳代表十位数，右耳代表个位数。在耳缘内侧打一孔，按前中后分别标为 1、2、3；若在耳缘部打一个缺口，按前中后分别标为 4、5、6，若是双缺口，则分别标为 7、8、9。右耳中部打一孔表示 100 号，左耳中部打一孔表示 200 号，按此法可编至 399 号，如图 4-3-10 所示。

适用情况：可用于长期实验以及各种毛色的动物。

优点：可编号的数目多，剪下的组织可用于基因型鉴定。缺点：操作烦琐，动物受到损伤。应用此法时常用消毒滑石粉涂抹在耳孔（缺）局部，以防止孔（缺）愈合。

三、动物麻醉方法

在动物实验中，使用清醒状态的动物当然会更接近其生理状态，但实验各种刺激（如疼痛等）持续传入动物大脑，易导致动物机体发生生理功能障碍，并进一步影响实验结果，甚至有可能导致休克和死亡。故在动物实验时，一般会使用物理或化学方法，使动物全身或局部暂时痛觉消失或迟钝，以便于进行实验。同时从动物福利角度出发，这也是动物实验必须采取的措施。

由于动物种属间的差异等情况，所采用的麻醉方法和选用的麻醉剂亦有不同，现对机能实验学中常采用的麻醉方法作简要介绍。

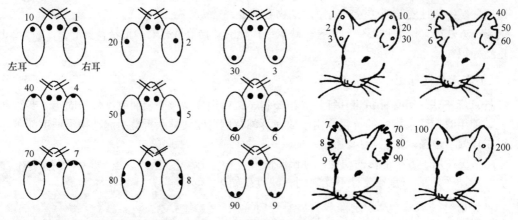

图 4-3-10　打耳孔标记法

（一）常用的麻醉剂

动物实验中常用的麻醉剂分为两类：挥发性麻醉剂、非挥发性麻醉剂。

1. 挥发性麻醉剂　包括乙醚（ether）、氟烷、甲氧氟烷、氯仿等。

在挥发性全身麻醉剂中，以乙醚最为常用。其麻醉主要机制是抑制中枢神经系统，但其对上呼吸道的刺激易引起黏膜分泌增加，通过神经反射可以扰乱呼吸、血压和心脏活动，引起窒息，所以使用乙醚作为麻醉剂时，一般会使用阿托品拮抗这一作用。乙醚结构式为 $C_2H_5OC_2H_5$，外观为无色透明液体，有特殊刺激气味，带甜味，但极易挥发，其蒸气与空气混合可形成爆炸性混合物，遇明火、高热极易燃烧爆炸。乙醚在空气的作用下能氧化成过氧化物、醛和乙酸，暴露于光线下能促进其氧化，故须存储于棕色玻璃瓶中，由于乙醚的过氧化物也具有爆炸性，故使用后必须盖紧瓶盖。

2. 非挥发性麻醉剂

（1）全身麻醉剂

1）巴比妥类（barbital）：为目前动物实验中最常用的非挥发性麻醉剂，有镇静、催眠、抗惊厥、麻醉等不同程度的中枢抑制作用，主要机制是阻止神经冲动传入大脑皮质。根据其作用时限可分为长、中、短、超短时作用四大类。

2）氨基甲酸乙酯：多数动物实验都可以使用，尤其适合小动物。一般使用 20% 氨基甲酸乙酯进行麻醉，作用机制尚待进一步明确。

3）水合氯醛（chloral hydrate）：麻醉作用机制类似于巴比妥类，但个体敏感性差异较大。

（2）局部麻醉剂

1）普鲁卡因（procaine）：毒性较小，是常用的局麻药之一。属短效酯类局麻药，亲脂性低，对黏膜的穿透力弱。一般不用于表面麻醉，常局部注射用于浸润麻醉、传导麻醉、蛛网膜下腔麻醉和硬膜外麻醉。注射给药后 1～3min 起效，可维持 30～45min，加用肾上腺素后维持时间可延长 20%。局部注射麻醉浓度多为 0.5%～1%，用量视手术范围和麻醉深度需要而定。

2）利多卡因（lidocaine）：局部麻醉效果较普鲁卡因较强而持久，有良好的表面穿透力，可注射，也可作表面麻醉。作为局部麻醉剂，一般施用 1～3min 后即生效，效果维持 1～3h。局部注射麻醉浓度多为 1%～2%，用量同样视手术范围和麻醉深度需要而定。

（二）常用麻醉剂的用量与用法

在机能学实验中，常用麻醉剂的用量与用法见表 4-3-1。

表 4-3-1　实验动物常用麻醉剂的用量与用法

动物	药名	给药途径	常用浓度（%）	给药量（ml/kg）	麻醉维持时间
小鼠	戊巴比妥钠	腹腔	2	2.3	3～5h
	氨基甲酸乙酯	腹腔	10	15	2～4h
大鼠	戊巴比妥钠	腹腔	2	2.3	3～5h
	氨基甲酸乙酯	腹腔	10	15	2～4h
	氯醛糖	腹腔	13.3	6	8h
家兔、犬	戊巴比妥钠	静脉	3	1	3～5h
	氨基甲酸乙酯	静脉	20	3～5	2～4h
豚鼠	戊巴比妥钠	腹腔	2	2.0～2.5	3～5h
各种动物局麻	普鲁卡因	脊髓、黏膜	0.5～1	视情况而定	30～45min
	利多卡因	注射或外用	1～2	视情况而定	1～3h

（三）麻醉技巧

由于动物的个体差异以及对麻醉药耐受性不同，因此使用麻醉剂时，一定要注意控制麻醉深度和掌握麻醉技巧。

1. 麻醉基本原则　麻醉选择取决于实验要求、手术性质、麻醉方法本身的优缺点，应结合麻醉者自身的基础知识与实验经验，以及设备与监测条件等方面因素来取舍。各种麻醉方法都有各自的优缺点，还可因个体差异、具体病情及操作熟练程度和实验经验的差异而出现效果上的差别。麻醉方法选择的总原则是在保证动物安全的前提下，尽量满足实验的要求，同时选择对动物最为有利且操作较简便的麻醉方法和药物。

2. 麻醉基本技巧

（1）给药途径：原则是可腹腔注射的药物不必通过静脉给药，可肌内注射的药物也应避免腹腔注射。给药途径应按肌肉、腹腔、静脉的顺序选择。

（2）给药速度：静脉注射麻醉剂时，前1/3剂量给药速度可略快，以求动物迅速、顺利地度过兴奋期。后2/3剂量的给药速度应略慢，边注射边观察动物生命体征变化（呼吸、心跳等）。

（3）麻醉效果判断：动物达到麻醉的基本状态是肢体肌肉松弛、呼吸节律呈深慢的改变，角膜反射迟钝，躯体自然倒下，表明已达到适宜的麻醉效果，是进行手术的最佳时期。若麻醉剂量已给够，但动物仍有挣扎、兴奋的表现，应观察一段时间，切不可盲目追加麻醉药物。避免因麻醉过深，抑制其心跳呼吸中枢而导致动物死亡。

3. 麻醉意外问题的处理

（1）麻醉过量：麻醉过程中，如动物出现呼吸、心搏骤停或间断，呼吸运动浅慢，全身皮肤颜色发绀（口唇部较明显）等症状，则可能为麻醉过量，是死亡的前兆，需立刻进行急救处理。一般处理：如麻醉剂尚未全部注入，需立即停止给药；实施心肺复苏术；注射清醒剂（肾上腺素、尼可刹米、咖啡因）；静脉注射5%葡萄糖溶液等。待动物恢复自主呼吸后，再进行后续操作。

（2）麻醉过浅：麻醉过浅动物易出现挣扎、尖叫等表现。如计算总量未用尽，应及时追加麻醉药物，但一次不宜超过总量的1/3，并密切观察动物是否已经达到麻醉的基本状态。如计算总量已用尽，而动物仍无法进入最佳麻醉状态，且影响手术操作时，可慎重追加麻醉药物，但应尽量避免静脉注射给药，以选择腹腔注射或肌内注射方式为宜。

4. 麻醉注意事项

（1）动物麻醉后可使体温下降，要注意保温。在寒冷季节，注射前应将麻醉剂加热至与动物体温相一致的水平。

（2）犬、猫或灵长类动物，术前 8 ～ 12h 应禁食，避免麻醉或手术过程中发生呕吐。家兔或啮齿动物无呕吐反射，术前无须禁食。

四、动物给药途径与方法

在动物实验中，为了观察药物对机体功能、代谢及形态的影响，常需要将药物注入动物体内。给药的途径和方法是多种多样的，可根据实验目的、实验动物种类和药物剂型等情况确定。现介绍机能学实验中较为常用的动物给药途径与方法。

（一）经口给药

1. 口服法（per os, PO） 把药物放入饲料或溶于饮水中让动物自动摄取，优点在于简单方便，缺点是不能保证剂量准确。一般适用于动物疾病防治、药物毒性观察、制作与食物有关的人类疾病动物模型等。

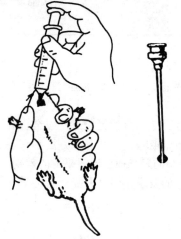

图 4-3-11 小鼠灌胃方法

2. 灌胃法（irrigation, IG） 是指用灌胃器将所应投给动物的药物灌到动物胃内，此法剂量准确，适用于小鼠、大鼠、家兔等动物。但需注意的是，每天强制性的操作和定时给药会对动物造成一定程度的机械损伤和心理影响，为减少不良影响，应充分熟练掌握灌胃技术。

（1）小鼠、大鼠（或豚鼠）的灌胃法：灌胃前，将灌胃针安装在注射器上，吸入药液。左手抓住鼠背部及颈部皮肤将动物固定，右手持注射器，将灌胃针插入动物口中，沿咽后壁徐徐插入食管（图 4-3-11）。动物应固定成垂直体位，针插入时应无阻力。若感到阻力或动物挣扎时，应立即停止进针或将针拔出，以免损伤或穿破食管及误入气管。一般当灌胃针插入小鼠 3 ～ 4cm，大鼠或豚鼠 4 ～ 6cm 后可将药物注入。常用的灌胃量：小鼠为 0.2 ～ 1ml，大鼠 1 ～ 4ml，豚鼠为 1 ～ 5ml。

（2）犬、家兔、猫、猴的灌胃法：灌胃前，先将动物固定，再将特制的扩口器放入动物口中，扩口器的宽度可视动物口腔大小而定，如家兔的扩口器可用木料制成长方形，长 10 ～ 15cm，宽 2 ～ 3cm，粗细应适合家兔嘴，中间钻一小孔，孔的直径为 0.5 ～ 1cm。灌胃时将扩口器放于动物上下门齿之后，并用绳将它固定于动物嘴部，将带有弹性的橡皮导管（如导尿管）经扩口器上的小圆孔插入，沿咽后壁进入食管，此时应检查导管是否正确插入食管，可将导管外口置于一盛水的烧杯中，如不出现气泡，即认为此导管是在食管中，未误入气管，即可将药液灌入（图 4-3-12）。常用的灌胃量：家兔 40 ～ 150ml，犬 100 ～ 500ml。

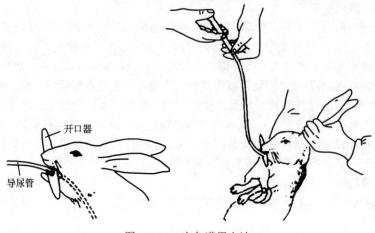

图 4-3-12 家兔灌胃方法

（二）注射给药

1. 皮内注射（intradermal injection，ID）　是把药物注射到皮肤的表皮以下，一般是真皮层以上，不到皮下组织。注射时需将注射的局部脱去被毛，消毒后，用左手拇指和食指按住皮肤并使之绷紧，在两指之间，用注射器连针头（常用 4.5 号针头），紧贴皮肤表层刺入皮内，针头和注射部位约成 30°，然后再向上挑起并再稍刺入，即可注射药液，此时可见皮肤表面鼓起一白色小皮丘，皮肤表面的毛孔极明显，如无以上表现，则药液可能注入皮下，应更换部位重新注射。注射后 5min 再拔针，以免药液从针孔漏出。

2. 皮下注射（subcutaneous injection，SC）　是指将药液注入皮下组织，操作时针头需穿过皮肤，将药物注射到皮肤与肌肉之间，因而皮下注射进针比皮内注射深，角度稍大。操作时以左手拇指和食指提起皮肤，将连有针头（常用 5 号针头）的注射器刺入皮下，针头和注射部位约成 45°，沿身体纵向将注射器推进 5 ～ 10mm，并将针头轻轻左右摆动，易于摆动表明已刺入皮下。再轻轻抽吸，若无回流液体或血液时即可缓慢注入药液。注射完毕拔出针头，用手指轻压注射部位，以防药液外漏。不同动物常用皮下注射部位有所不同，犬、猫多选在大腿外侧，豚鼠在后大腿的内侧或小腹部；大鼠可在左侧下腹部，家兔在背部或耳根部注射，蛙可在脊背部淋巴腔注射。

3. 肌内注射（intramuscular injection，IM）　相对皮下注射和腹腔注射使用较少，主要适用于不宜或不能做静脉注射，又要求比皮下注射更迅速发生疗效时，以及注射刺激性较强或药量较大的药物时。肌内注射最常用的注射部分为臀大肌，其次是臀中肌、臀小肌、股外侧肌及三角肌。用左手拇指和食指分开皮肤，右手持针如握笔姿势，以中指固定针栓。针头和注射部位成 90°，快速刺入肌肉内，松开左手，抽动活塞，如无回血，固定针头，注入药物。注射毕，以干棉签按压进针处，同时快速拔针。大鼠、小鼠、豚鼠肌肉较少，一般不做肌内注射；家兔、猫、犬、猴一般选择臀部或股部作为注射部位。

上述注射方法操作要点及区别见图 4-3-13。

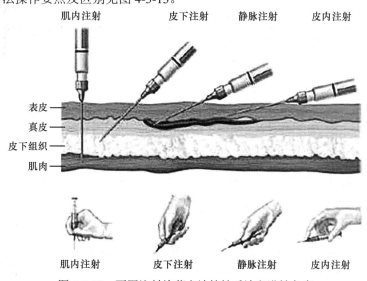

图 4-3-13　不同注射给药方法持针手法和进针角度

4. 腹腔注射（intraperitoneal injection，IP）　是指将药物注入动物胃肠道浆膜以外、腹膜以内的注射方式。药物循环途径：肠系膜上静脉→肝门静脉→肝→肝静脉→下腔静脉→右心房→右心室的吸收进入血液循环；化合物给药后不经胃肠道吸收，故腹腔给药方式不存在胃肠道首关代谢但仍然存在肝脏首关代谢，损耗较灌胃小。具体操作方法如下：大、小鼠腹腔注射时，以左手抓住动物，使腹部向上，右手将注射针头于左下腹部刺入皮下，使针头向前推 0.5 ～ 1.0cm，再以 45°穿过腹肌，进入腹腔时可有落空感，回抽注射器，若无回流血液或尿液时即表示未伤及肝脏和膀

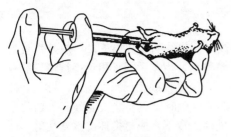

图 4-3-14 小鼠腹腔注射

胱，固定针头，缓缓注入药液。为避免伤及动物内脏，可使动物处于头低位，使内脏移向上腹（图 4-3-14）。

注意：肌内注射和腹腔注射一般不要使用超过 6 号的针头，以免对腹壁肌层造成过大的损伤。

5. 静脉注射（intravenous injection，IV） 是把血液、药液、营养液等液体物质直接注射到静脉中。一般而言，静脉注射相较于其他给药方法，药物的吸收速度更快且生物利用度更高。不同实验动物选择的静脉注射部位也有所不同，现介绍如下。

（1）家兔的静脉注射：家兔耳部血管分布清晰。家兔耳中央为动脉，耳外缘为静脉。内缘静脉深，不易固定，故不用。外缘静脉表浅易固定，常用。先拔去注射部位的被毛，用手指弹动或轻揉家兔耳，使静脉充盈，左手食指和中指夹住静脉的近端，拇指绷紧静脉的远端，无名指及小指垫在下面，右手持注射器连 6 号针头尽量从静脉的远端刺入，移动左手拇指于针头上以固定针头，放开食指和中指，将药液注入，然后拔出针头，用手压迫针眼片刻。如需反复注射，应尽量从耳的末端开始，见图 4-3-15。

（2）小鼠、大鼠的静脉注射：一般采用尾静脉注射，操作时先将动物固定在鼠筒内或扣在烧杯中，使尾巴露出，尾部用 45 ～ 50℃的温水浸润 0.5min 或用乙醇擦拭使血管扩张，并可使表皮角质软化，以左手拇指和食指捏住鼠尾两侧，使静脉充盈，用中指从下面托起尾巴，以无名指和小指夹住尾巴的末梢，右手持注射器连 4.5 号细针头，使针头与静脉平行（小于 30°），从尾下 1/4 处（距尾尖 2 ～ 3cm）处进针，此处皮薄易于刺入，先缓注少量药液，如无阻力，表示针头已进入静脉，可继续注入，图 4-3-16。注射完毕后把尾部向注射侧弯曲以止血。如需反复注射，应尽可能从末端开始，以后向尾根部方向移动注射。

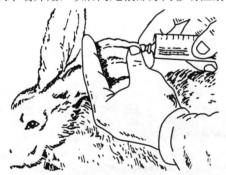

图 4-3-15　家兔耳缘静脉注射

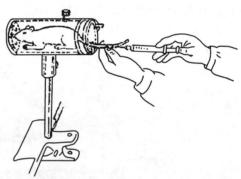

图 4-3-16　小鼠尾静脉注射

（3）犬的静脉注射：多选前肢内侧皮下头静脉或后肢小隐静脉注射。注射前由助手将动物侧卧，剪去注射部位的被毛，用胶皮带扎紧（或用手抓紧）静脉近端，使血管充盈，从静脉的远端将注射针头平行刺入血管，待有回血后，松开绑带（或两手），缓缓注入药液，见图 4-3-17。

（三）吸入给药

在吸入给药（inhalat administration）时，气体及挥发性药物（如全身麻醉药）可直接进入肺泡，由于肺泡表面积大，且与血液只隔肺泡上皮及毛细管内皮细胞，而且血流量大，故吸收极其迅速。

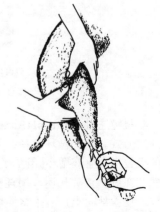

图 4-3-17　犬后肢小隐静脉注射

当实验药物以粉尘、气体及蒸气或雾等状态存在时，则需要通过动物呼吸道给药。如实验时给予动物乙醚作吸入麻醉；给动物吸入一定量的氨气、二氧化碳等观察呼吸、循环系统等的变化；给动物定期吸入一定量的 SO_2、锯末、烟雾等造成慢性气管炎动物模型。

目前使用较多的吸入给药方法与装置大致有瓶式给药法、柜式给药法和特制流动柜式给药法等。

（四）皮肤给药

在鉴定药物或毒物经皮肤的吸收作用、局部作用、致敏作用和光感作用时，需采用经皮肤给药方法。药液与皮肤接触的时间可根据药物性质和实验要求而定。

大鼠、小鼠可采用浸尾方式经尾部组织给药，主要目的是定性地判断药物经皮肤的吸收作用。先将动物放入特制的固定盒内，露出尾部组织，再将尾部组织通过小试管软木塞小孔，插入装有药液或受检液体的试管内，浸泡 2～6h，并观察其中毒症状。如果是毒物，实验时要特别注意，避免实验人员因吸入受检液所形成的有毒蒸气而中毒。为此，要将试管的软木塞塞紧，必要时可将受检液表面加上一层液体石蜡。为了完全排除吸入的可能性，可在通风橱的壁上钻一小洞，将受检液置于通风橱内，动物尾部组织通过小孔进行浸尾实验，而身体部分仍留在通风橱以外。

家兔及豚鼠经皮肤给药的部位常选用脊柱两侧的背侧部皮肤。选定部位后，用脱毛剂脱去被毛，洗净脱毛剂后，放回笼内，至少待 24h 后才可使用。脱毛过程中应特别注意不要损伤皮肤。次日仔细检查处理过的皮肤是否有刀伤或过度腐蚀的创口，以及有无炎症、过敏等现象。如有，应暂缓使用，待动物完全恢复。若皮肤准备合乎要求，便可将动物固定好，在脱毛区覆盖一面积相仿的钟形玻璃罩，罩底用凡士林胶布固定封严。用移液管沿罩柄上开口处，加入待试药物，使受检液与皮肤充分接触并完全吸收后解开（一般 2～6h），然后将皮肤表面仔细洗净。观察时间视实验需要而定。如果是一般的药物，如软膏和各种化妆品，可直接涂抹在皮肤上。

（五）其他途径给药

1. 脊髓腔内给药　主要用于椎管麻醉或抽取脑脊液。家兔椎管内注射方法：将家兔作自然俯卧式，尽量使其尾向腹侧屈曲，用粗剪将第 7 腰椎周围背毛剪去，用 3% 碘酊消毒，干后再用 75% 乙醇将碘酒擦去。在家兔背部摸到第 7 腰椎间隙（第 7 腰椎与第 1 骶椎之间），插入腰椎穿刺针头。当针到达椎管内（蛛网膜下腔）时，可见到家兔的后肢跳动，即证明穿刺针头已进入椎管。这时不要再向下刺，以免损伤脊髓。固定好针头，即可将药物注入。

2. 脑内给药　常用于微生物学动物实验，将病原体等接种于被检动物脑内，然后观察动物接种后的各种变化。小鼠脑内给药时，选套有塑料管、针尖露出 2mm 深的 5.5 号针头，由鼠正中额部刺入脑内，注入药物或接种物。给豚鼠、家兔、犬等进行脑内注射时，须先用穿颅钢针穿透颅骨，再用注射器针头刺入脑部，再缓慢注入药物。注射速度一定要慢，避免引起颅内压急骤升高。

3. 直肠内给药　是指通过肛门将药物送入肠管，药物通过直肠黏膜的迅速吸收进入循环，发挥药效以治疗全身或局部疾病的给药方法。以家兔为例，直肠内给药时，取灌肠用的胶皮管或导尿管，在胶皮管或导尿管头上涂上凡士林，由助手使家兔蹲卧于桌上，以左臂及左腋轻轻按住家兔头及前肢，以左手拉住家兔尾，露出肛门，并用右手轻握后肢，实验者将胶皮管或导尿管插入家兔肛门内，深度 7～9cm，如为雌性动物，注意勿误插入阴道（肛门紧接尾根）。胶皮管或导尿管插好后，将注射器与其套紧，即可灌注药液。

4. 关节腔内给药　常用于关节炎的动物模型复制。家兔给药时，将家兔仰卧固定于兔固定台上，剪去关节部被毛，用碘酒-乙醇消毒，然后用手从下方和两旁将膝关节固定，把皮肤稍移向一侧，在髌韧带附着点处上方约 0.5cm 处进针。针头从上前方向下后方倾斜刺进，直至针头所遇阻力变小，然后针头稍后退，以垂直方向推到关节腔中。针头进入关节腔时，通常可有刺破薄膜的落空感觉，表示针头已进入膝关节腔内，即可注入药液。

五、动物采血方法

在微生物学和免疫学实际工作中，常常需用到动物的血液和血清，兔血和羊血是制备血琼脂平板的必需成分，豚鼠血清则是补体的主要来源，而且免疫动物后，要从动物体内获得特异性抗体，也需要对动物进行采血。为了防止血清脂类的干扰，采血一般是在清晨空腹时进行。另外为了防止溶血，所用采血用具均必须彻底干燥。

采血方法的选择，取决于实验所需血量及动物种类。凡用血量较少的检验如红细胞计数、白细胞计数、血红蛋白的测定、血液涂片及酶活性微量分析等，可刺破组织取毛细血管的血。当需血量较多时可作静脉采血，静脉采血时，若需反复多次，应自远离心脏端开始，以免发生栓塞而影响整条静脉。在有些特殊情况下，需要从动脉采集血液，如研究毒物对肺功能的影响、血液酸碱平衡、水盐代谢紊乱，需要比较动、静脉血氧分压、二氧化碳分压和血液 pH 及 K^+、Na^+、Cl^- 浓度等。

（一）大鼠、小鼠的采血法

1. 断头采血法　是常用的一种简便取血法，用于需要较大量的血液而又不需保留动物生命的实验中。操作者左手抓取动物，使其头略向下倾，右手持剪刀剪掉头部，立即将其颈部向下，提起动物并对准已准备好的容器（内放抗凝剂）使动物血液快速滴入容器内。此法小鼠可采血 $0.8 \sim 1.0$ml，大鼠可采血 $5 \sim 8$ml。

2. 摘除眼球采血法　既能采取较大量的血液，又可避免断头取血中因组织的混入而导致的溶血现象。操作时将动物倒持压迫眼球，使眼球突出充血后，用止血钳迅速摘除眼球，眼眶内很快即流出血液，将血滴入加有抗凝剂的玻璃器皿内至不流为止。此法由于取血过程中动物未死，心脏不断跳动，取血量较断头法多，一般可取得相当于动物体重 4% ～ 5% 的血液量。用毕动物即死亡，故只适用于一次性取血。

3. 眼眶后静脉丛采血法　如需要中等量的血液而又要避免动物死亡时可采用此法。取内径为 $1.0 \sim 1.5$ mm 的玻璃毛细管，临用前折断成 $1.0 \sim 1.5$cm 长的毛细管段，浸入 1% 肝素溶液中，干燥后用。取血时左手抓住鼠两耳之间的颈背部皮肤以固定头部，轻轻向下压迫颈部两侧，引起头部静脉血液回流困难使眼眶静脉丛充血，右手持毛细管，将其新折断端插入眼睑与眼球之间后再轻轻向眼底部方向移动，旋转毛细管以切开静脉丛，保持毛细管水平位，血液即流出，接收入事先准备好的容器中，见图 4-3-18。取血后，应立即拔出取血玻璃毛细管，放松左手即可止血。小鼠、大鼠、豚鼠及家兔均可采取此法取血。刺入深度小鼠为 $2 \sim 3$mm，可采血 $0.2 \sim 0.3$ml；大鼠为 $4 \sim 5$mm，可采血 $0.4 \sim 0.6$ml。实验中可根据需要，于数分钟内在同一部位反复取血。

4. 割（剪）尾采血法　适用于采取少量血样。取血前宜先通过适当方法使鼠尾血管充血，然后剪去尾尖 $0.3 \sim 0.5$cm，血即自尾尖流出，可自由滴入盛器或用虹吸管吸取，采血结束后，伤口消毒并压迫止血，见图 4-3-19。也可在尾部做一横切口，割破尾动脉或静脉，收集血液方法同上。每鼠可采血 10 次以上。小鼠每次可取血 0.1ml，大鼠每次可取血 $0.3 \sim 0.5$ml。

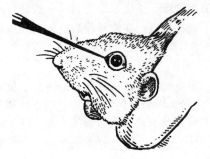
图 4-3-18　鼠眼眶后静脉丛采血

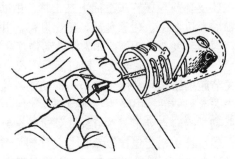
图 4-3-19　鼠割尾采血法

5. 心脏采血法　将动物仰卧固定在固定板上，左手食指在动物左侧第 3 ~ 4 肋间摸到心搏处，右手持注射器，于心尖搏动最明显处刺入心室，血液由于心脏跳动的力量自动进入注射器。也可从上腹部刺入，穿过横膈膜刺入心室取血。此法要求操作者动作迅速、轻巧，针刺部位准确，抽吸时要缓慢而稳定，否则，较大的真空会使心脏塌陷。或因暴力作用造成动物取血后死亡。如第一次没刺准，应抽出针头重刺。小鼠可取血 0.5 ~ 0.6ml，大鼠可取血 0.8 ~ 1.2ml。

6. 大血管采血法　把麻醉的动物固定好，手术分离暴露动物大血管（如颈静脉、颈动脉、股静脉、股动脉、腹主动脉、下腔静脉等），用注射器穿刺抽出所需血量，也可插入导管，反复抽血。

（二）家兔的采血法

1. 耳静脉采血法　为最常用的采血法之一，常作多次反复采血用，所以保护耳缘静脉，防止发生栓塞显得特别重要。

将家兔放入固定盒或由助手固定，用手指轻弹家兔耳朵，使其充血，并用乙醇涂擦消毒并使耳静脉扩张隆起，以手指压住耳静脉根部。用针头刺入静脉抽血，或以刀切开边缘静脉，即有血液流出，以无菌小试管收集滴出的血液。此采血法一次最多可采血 5 ~ 10ml。

2. 耳中央动脉采血法　在兔耳中央有一条较粗的、颜色较鲜红的中央动脉。用左手固定兔耳，右手持注射器，在中央动脉的末端，沿着与动脉平行的向心脏方向刺入动脉，即可见血液进入针管。由于兔耳中央动脉容易痉挛，故抽血前必须让兔耳充分充血，采血时动作要迅速。采血所用针头不要太细，一般用 6 号针头，针刺部位从中央动脉末端开始，不要在近耳根部采血。一次采血 10 ~ 15ml。

3. 心脏采血法　将动物固定好后，剪去其左前胸部之毛，在第 3 与第 4 肋骨之间，找到心脏跳动最强的部位。经碘酊和乙醇消毒后，将无菌注射器从心脏跳动最强部位刺入，如感觉针头阻力消失，或感觉针尖搏动时，稍抽注射器活塞，血液即可流出。如针头没有穿进心脏，则稍抽出针头或将针头改变方向再进行穿刺，注意切不可使针头在胸腔内左右摆动，以防弄伤兔的心、肺，可以拔出重新穿刺。一般用 6 号针头，一次可取血 20 ~ 25ml。

4. 大血管采血法　方法与鼠的大血管采血法类似。以机能实验学中常用的颈动脉采血为例：将家兔用 20% 氨基甲酸乙酯溶液进行全身麻醉，仰卧固定，颈部备皮，采血局部用碘酊与乙醇消毒。沿颈正中线切开颈部皮肤，切口长 5 ~ 6cm，将皮肤与皮下组织剥离，分离出颈动脉。将颈动脉远心端用手术线结扎，下端用动脉夹阻断血流，行颈动脉插管术，即可实现反复抽血，一次可取血 10ml 以上。也可将颈动脉剪断，并将下部断端对准采集器，放松动脉夹，则血液喷至采集器中。

（三）豚鼠采血法

1. 耳缘剪口采血法　将耳消毒后，用锐器（刀或刀片）割破耳缘，在切口边缘涂抹 20% 枸橼酸钠溶液，阻止血凝，则血可自切口自动流出，进入采集器。操作前需使耳充血，则效果较好，此法能采血 0.5ml 左右。

2. 心脏采血法　取血前应探明心脏搏动最强部位，通常在胸骨左缘的正中，选心脏搏动最明显的部位作穿刺。一般用 6 号针头，其操作手法大致与鼠心脏采血相同。因豚鼠身型较小，一般可不必将动物固定在解剖台上，而由助手握住前后肢进行采血即可。一次可取血 5ml 左右。

3. 股动脉采血法　与前述大鼠大动脉采血方法类似。

4. 背中足静脉取血法　助手固定动物，将其膝关节伸直提到术者面前。术者将动物脚背面用乙醇消毒，找出背中足静脉后，以左手的拇指和食指拉住豚鼠的趾端，右手拿注射针刺入静脉。拔针后立即出血，进针处呈半球状隆起。采血后，用纱布或脱脂棉压迫止血。反复采血时，两后肢交替使用。

实验动物采血注意事项：

1）采血场所应保证充足的光照；室温夏季最好保持在 25 ~ 28℃，冬季以 15 ~ 20℃为宜。

2）采血用的注射器或收集器必须保持清洁干燥。

3）若需抗凝全血，在注射器或收集器内需预先加入抗凝剂。

4）一次采血量过多或连续多次采血都可能影响动物健康，造成贫血或导致死亡，须予以注意。常见动物最大安全采血量与最小致死采血量见表 4-3-2。

表 4-3-2　动物最大安全采血量与最小致死采血量（ml）

动物种类	最大安全采血量	最小致死采血量
小鼠	0.1	0.3
大鼠	1	2
豚鼠	5	10
家兔	10	40
犬	50	300

六、动物安乐处死方法

"euthanasia"（安乐死）一词来源于古希腊语，意思是无痛苦地死亡。当实验中途停止或结束时，实验者应站在实验动物的立场上以人道的原则去处置动物，原则上不给实验动物任何恐怖和痛苦，也就是施行安乐死。实施安乐死一般遵循以下原则：①尽量减少动物的痛苦，尽量避免动物产生惊恐、挣扎、喊叫。②注意实验人员安全，特别是在使用挥发性麻醉剂（乙醚、恩氟烷、氟烷）时，要远离火源。③方法容易操作。④不能影响动物的实验结果。⑤尽可能缩短致死时间，即安乐死从开始到动物意识消失的时间。⑥判定动物是否被安乐死，不仅要看动物呼吸是否停止，而且要看神经反射、肌肉松弛等状况。

（一）蛙类

蛙和蟾蜍处死一般常采用金属探针插入枕骨大孔，破坏脑、脊髓的方法。左手固定动物，用食指按压其头部前端，拇指按压背部，使头前俯；右手持探针由凹陷处垂直刺入，刺破皮肤即入枕骨大孔，这时将探针尖端转向头部方向，向前深入颅腔，然后向各方搅动，以捣毁脑组织；再把探针由枕骨大孔刺入并转向尾部方向，刺入椎管，反复抽插数次，以破坏脊髓。如需判断脑和脊髓是否完全破坏，可检查动物自主活动、四肢肌肉的紧张性是否完全消失。拔出探针后，用一小干棉球将针孔堵住，以防止出血。

（二）大鼠和小鼠

1. 颈椎脱臼法　是处死小鼠最常用方法。操作时用左手拇指与食指按捏住鼠头颈部，右手抓住鼠尾用力向后上或后下方拉拽；着力点在颈部，即让鼠头颈部与躯干成一定角度，便于将颈椎（脊髓）拉断。直接按住鼠头往后拉拽易使鼠尾拉断。

2. 断头法　用直剪刀（或断头器）在动物颈部位置将其头部剪掉。断头法处死动物时间短，并且脏器含血量少，若需采集新鲜脏器标本可采用此法。断头引起血液循环的突然中断和血压的迅速下降并伴随意识的消失，但只能用于恒温动物。对于变温脊椎动物（如蛙和蟾蜍）不推荐用断头法，因为它们对缺氧有相对更强的耐受性，动物剪头后仍能存活很长时间。

3. 破坏延髓处死法　操作时抓住实验动物尾部并提起，用木槌等硬物猛烈打击实验动物头部，使脑部中枢遭到破坏，实验动物痉挛并死亡。

4. 急性大出血法　采用此法动物十分安静，痛苦少，同时对脏器无损伤，对采集组织进行病理切片也很有利，所以也较为常用。如实验中已进行血管插管操作，可直接通过导管放血。如未进行血管插管操作，也可采用摘除眼球急性大量失血的方法使动物立即死亡。

5. 化学药物致死法

（1）吸入麻醉药：在密闭容器内，预先放入浸有挥发性全身麻醉剂（乙醚、氯仿等）的棉花，将动物投入容器内，使动物吸入过量麻醉药而致死。

（2）注射化学试剂：大、小鼠可腹腔注射戊巴比妥钠，注射量为 100 ～ 150mg/kg；大鼠也可静脉注射 25% 氯化钾溶液，注射量为 0.6ml/只。

（三）犬、猫、家兔、豚鼠

1. 空气栓塞处死法　通过向实验动物静脉内注入一定量的空气，空气进入静脉后，在右心随着心脏的跳动使空气与血液相混致血液呈泡沫状，易形成肺动脉或冠状动脉空气栓塞，并可影响回心血量和心排血量，引起循环障碍、休克，可很快致死。空气栓塞处死法注入的空气量：猫和家兔为 20 ～ 50ml，犬为 90 ～ 160ml。

2. 破坏延髓处死法　如果急性实验后，脑已暴露，可用器械将延髓破坏，导致动物死亡。对豚鼠、家兔也可用木槌用力锤击其后脑部，破坏延髓，造成死亡，这种方法看似残忍，其实不然，熟练的话，一般一击即中，动物并无痛苦。

3. 急性失血处死法　具体做法是将实验动物的大血管（如股动脉、颈动脉）剪断或剪破，或刺穿实验动物的心脏放血，导致急性大出血、休克、死亡。如实验中已进行血管插管操作，可直接从导管放血。如未进行血管插管操作，豚鼠、家兔可采取大量采集心脏血液法处死；犬、猴等大动物可在轻度麻醉状态下，在股三角做横切口，将股动脉、股静脉全部暴露并切断，让血液流出，操作时用自来水不断冲洗切口及血液使实验动物急性大出血死亡。

4. 开放气胸处死法　将动物开胸，造成开放性气胸。这时胸膜腔压力与大气压相等，肺脏因受大气压缩发生肺萎陷，纵隔摆动，动物窒息死亡。

5. 化学药物处死法

（1）静脉注射氯化钾（KCl）溶液：使动物心肌松弛，失去收缩能力，心脏发生急性扩张致心脏停搏而死亡。成年兔耳缘静脉注射 10%KCl 溶液（5 ～ 10ml/只）；犬可由前肢或后肢皮下静脉注射 10%KCl 溶液（20 ～ 30ml/只），即可致死。

（2）注射戊巴比妥钠溶液：豚鼠可腹腔注射 150 ～ 200mg/kg；兔静脉注射 100mg/kg；犬静脉注射 100mg/kg。

（四）注意事项

1. 如果动物或其组织要送检，必须注明处死方法。

2. 如果需要做组织切片处理，尽量避免使用空气栓塞处死法。

（薛　翔）

第四节　动物手术方法

一、常用手术器械简介

机能学实验中常用的动物为家兔、大鼠、小鼠和牛蛙，所需手术器械分为哺乳类动物手术器械和蛙类动物手术器械。在此主要介绍各类型手术器械的正规持握方法和正确使用方法。

（一）哺乳类动物手术器械

1. 手术刀（scalpel）　由刀片和刀柄组成，可分为大、中、小号不同类型。大号手术刀主要用于切开皮肤；中号手术刀用于脏器组织的切割；小号手术刀主要用于特殊部位的组织切割。安装刀片时，用直型止血钳或持针器夹刀片前端背部，刀片缺口对准刀柄前部凹槽，顺其惯性推入即可。卸下刀片时，用直型止血钳或持针器夹刀片后端背部，稍用力提起刀片向前推即可卸下（图 4-4-1）。手术刀的基本使用方法主要有两种：①持弓手法：类似于拉小提琴的持弓手法，其右手中指、无名指按压在手术刀柄的外侧缘，拇指放在刀柄的内侧缘，食指按压在刀片尾端背部。

使用过程中，以中指、无名指和拇指的力量控制切开组织的方向，以食指的按压力控制切开组织的深度。这种持刀法适于切开皮肤。②执笔手法：以持笔的手法握住刀柄，适用于小范围内的组织切开，具有很大的随意性，既可作垂直切割，又可作水平切割（图4-4-2）。

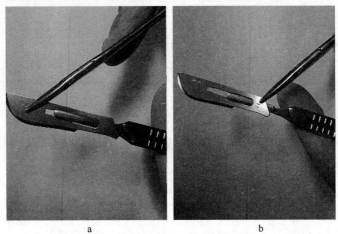

图4-4-1　手术刀片的安装（a）和卸下方法（b）

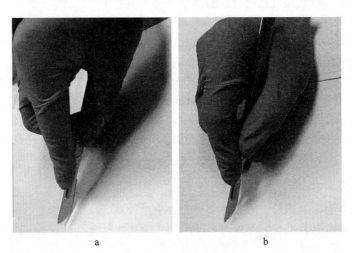

图4-4-2　手术刀的使用方法

a. 持弓手法；b. 执笔手法

2. 手术剪（surgical scissors）　有粗剪刀、组织剪与眼科剪三种类型，后两者分直、弯两种规格（图4-4-3）。粗剪刀用于剪毛和骨头。直组织剪用于剪皮肤、皮下组织、肌膜、浅筋膜，也可剪手术线。弯组织剪主要用于深部手术操作。眼科剪只能剪神经、血管、输尿管等软组织，禁止用其剪线、毛发及坚韧的结构。

正确的执剪姿势为拇指和无名指分别插入剪刀两个柄环，中指放在无名指环的剪刀柄上，食指压在轴节处起稳定和向导作用（图4-4-3）。

3. 手术镊（forceps）　可分为组织镊和眼科镊。组织镊又分为有齿镊和无齿镊，眼科镊分为直、弯两种规格（图4-4-4）。临床上使用的组织镊还包括显微外科组织镊，主要用于对血管的缝合。组织镊主要作用是钳夹组织及分离组织和筋膜，其中有齿镊用于牵提切口处的皮肤或坚韧的筋膜，不可夹捏内脏及细软组织（如血管、神经）；无齿镊用于扶捏较大或较厚的组织和牵拉切口处的皮肤。眼科镊在机能学实验中一般用于分离血管、输尿管或夹捏细软组织。正确使用手术镊的手法：

以食指、中指放于器械的外侧缘，拇指放于内侧缘，集三指的力量实施操作动作，而且适用于左右手同时操作（图4-4-4）。

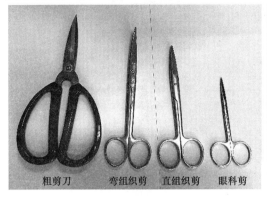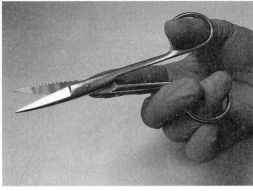

粗剪刀　弯组织剪　直组织剪　眼科剪

图4-4-3　手术剪的种类（左）及执剪姿势（右）

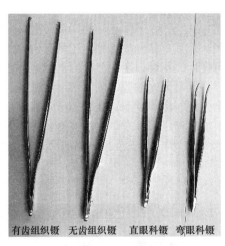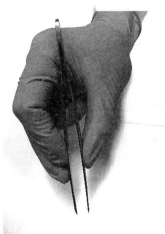

有齿组织镊　无齿组织镊　直眼科镊　弯眼科镊

图4-4-4　手术镊的种类（左）及使用方法（右）

4. 止血钳（hemostatic forceps） 主要用于止血和分离组织。基本结构包括止血钳的头部、关节活动部、柄部和套扣四部分（图4-4-5）。有大、中、小三种不同规格，每一规格的止血钳又分为直、弯两种类型。使用方法：以拇指、中指（或无名指）分别套入止血钳的套扣内，控制止血钳展开的力度，以食指放于止血钳的关节部位，控制止血钳的方向和钳夹组织部位的准确性。切忌左、右手分别抓住套扣部位，用两手的合力进行止血或分离组织。

5. 咬骨钳（bone forceps） 用于打开颅腔和骨髓腔及暴露脊髓时咬剪骨质，开胸时用于修剪肋骨的断端（图4-4-6）。

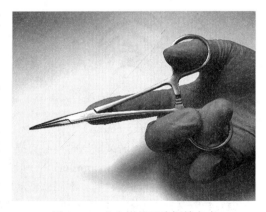

图4-4-5　止血钳的正确握持方式

6. 持针器（acutenaculum） 是专门咬合缝合针的一种器械。特点是头端粗短，内有斜向交错齿纹，便于咬合缝合针（图4-4-7）。持针器的基本构造与止血钳大致相同，使用方法基本一致。使用持针器夹持缝合针时，应将缝合针夹在靠近持针器的尖端，若夹在齿槽床中间，则易将针折断。一般应夹在缝合针的针尾1/3处。切忌用手拿缝合针进行操作。

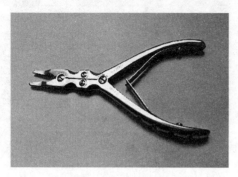

图 4-4-6　咬骨钳

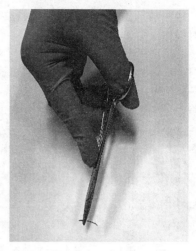

图 4-4-7　持针器的形状及使用方法

7. 缝合针（suture needle）　分圆针和角针两种，有大、中、小号的区别（图 4-4-8）。使用方法：圆针边缘圆钝，用于缝合组织；角针边缘锋利，除具有穿刺功能外，还具有切割的作用，适于缝合比较坚硬的皮肤。缝合针需配合持针器同时使用。切忌以手代替持针器。持针器夹在缝合针靠近针尾 1/3 处。

8. 探针（probe）　有金属探针和玻璃分针（图 4-4-9）两种。主要用于对精细部位和组织的分离和游离等操作，如分离血管间的结缔组织、游离神经等。有时，在实施血管插管技术时，切开血管壁后，往往借助于金属探针先将切口挑起，然后插入导管。探针的使用方法为执笔手法。

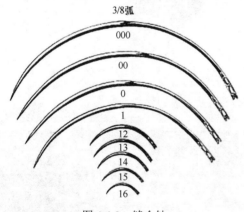

图 4-4-8　缝合针

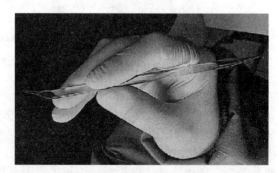

图 4-4-9　玻璃分针

9. 动脉夹（bulldog clamp）　用于夹闭血管，阻断血流（图 4-4-10）。夹闭血管时注意有齿的部分在下方，夹闭血管时或取出时小心勿损伤血管。

10. 气管插管（trachea cannula）　一般以玻璃管拉制成"Y"形（图 4-4-11），急性动物实验时插入气管，以保持呼吸通畅。不同体型动物用不同规格的气管插管。

11. 导管（catheter）　以粗细不同的塑料管或乳胶管制成（图 4-4-11），可作动脉、静脉、输尿管插管。

12. 三通管（three-way tube）　可按实验需要改变液体流通的方向，便于静脉给药、输液、采血和描记血压。上层：三通道全连通；中层：两通道连通；下层：三通道全关闭。注意正确使用三通管，可避免损毁压力换能器（图 4-4-12）。

13. 注射器（syringe）　分玻璃和塑料两种。注意：抽取药物后要排空气；针头斜面与刻度在同一平面；专管专用，以免忙乱时用错试剂。

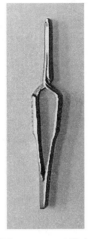

图 4-4-10　动脉夹

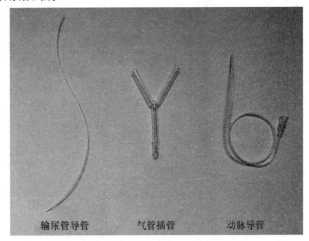

输尿管导管　　　气管插管　　　动脉导管

图 4-4-11　气管插管和导管

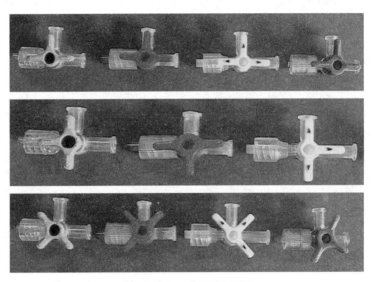

图 4-4-12　三通管的使用

14. 动物固定装置　针对不同大小的实验动物或不同的实验要求，每一位操作者均可自行设计各自所需的动物固定装置。在机能学实验课中，常用的哺乳动物固定装置有兔手术台、鼠固定板、鼠固定器（图 4-4-13）。

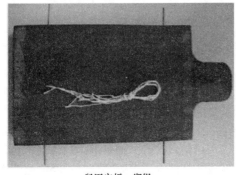

鼠固定板、绑绳

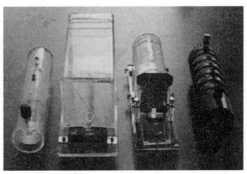

鼠固定器

图 4-4-13　鼠固定装置

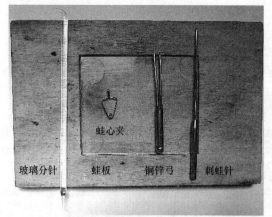

图 4-4-14　蛙类动物实验手术器械

玻璃分针　　蛙板　　铜锌弓　　刺蛙针

蛙心夹

（二）蛙类动物手术器械

蛙类动物实验手术器械除上述的手术剪和手术镊外，还包括以下器械（图 4-4-14）。

1. 刺蛙针（pithing needle）　用于破坏蛙类的脑和脊髓组织。

2. 玻璃分针（glass needle）　用于分离血管和神经周围的组织，暴露血管和神经。

3. 蛙心夹（frog heart clip）　一端夹住蛙心尖部，另一端借手术线连于张力换能器，以描计蛙心舒缩活动。

4. 蛙板（frog board）　由木板制成，正中镶一玻璃板，用于固定蛙类。可用大头针将蛙腿钉在板上。制备神经肌肉标本时，要把标本放在玻璃板上操作。

5. 锌铜弓（zinc-copper arch）　由锌和铜两种金属做成，是简单的电刺激器。当锌、铜两端与湿润的组织接触时，产生电流，能对蛙类的神经和肌肉标本施加刺激，以检查其兴奋性。

二、手术基本方法

（一）切口

一般用手术刀进行切割。要根据实验要求确定手术切口的部位及大小，切口大小既要便于实验操作，又不可过大。用哺乳动物进行实验时，应先用粗剪刀将预定切口部位及其周围的长毛剪去，范围要大于切口长度。剪毛时一手将皮肤绷平，另一手持粗剪刀平贴皮肤，逆着毛的朝向剪。不要把毛提起来剪，以免剪伤皮肤。剪下的毛要用专用的容器存放，以免到处飞扬。手术者左手拇指外展，其余四指并拢将预定切口两侧的皮肤固定。右手持手术刀，以适当的力量一次全线切开皮肤。注意切口部位的解剖结构及特点，尽量避开或少切断神经和血管，并尽可能使切口与各层组织的纤维方向一致。

在实验暂歇时，应将切口暂时闭合，用温热生理盐水纱布盖好，以防组织干燥和体热散失。

（二）组织分离

组织分离的目的在于充分显露深部组织，暴露手术视野。组织分离的方法有两种：①锐性分离法，使用刀、剪等锐性器械作直接切割的方法。该法用于皮肤、黏膜及各种组织的精细解剖和紧密粘连的分离。②钝性分离法：使用刀柄、止血钳或手指等分离筋膜和肌肉。

1. 结缔组织的分离　皮肤切开后，对皮下的结缔组织用止血钳插入撑开，做钝性分离。应逐层分离，由浅入深，避开血管。对薄层筋膜，确认没有血管时可用剪刀剪开。若使用剪刀，应事先用两把止血钳做双重钳夹，再在两钳之间剪断。

2. 肌肉组织的分离　应在整块肌肉与其他组织之间，或一块肌肉与另一块肌肉分界处，顺肌纤维方向做钝性分离。尽量不要用剪刀等锐利器具分离肌肉，以免出血。若需切断肌肉，应事先用止血钳作双重钳夹，结扎后才可切断。

3. 血管神经的分离　神经和血管都是比较娇嫩的组织，分离原则：先神经后血管，先细后粗。分离细小的神经或血管时，用眼科镊或玻璃分针顺其走向轻轻分离。要特别注意保持局部的自然解剖位置，不要把结构关系弄乱。分离较粗大的神经或血管时，可先用止血钳将其周围的结缔组织稍加分离成一个小破口，然后用止血钳插入该破口中，沿着神经或血管的走向逐渐扩大，使神经或血管从周围的结缔组织中游离出来。注意：神经或血管的分离原则是分开神经或血管周围的结缔组织，使神经或血管暴露出来，绝不能用手术镊或止血钳直接夹持神经或血管，也不能强行拉扯神经或血管从周围的结缔组织中剥离出来。分离完毕后，用浸透生理盐水的手术线松松结扎备用，然后用浸透生理盐水的纱布覆盖，以防组织干燥。分离家兔颈部神经和血管时，用左手拇指和食指、中指及无名指捏住颈部皮肤切口缘和部分肌肉，并向上顶起，以显露颈动脉鞘。颈动脉鞘内有颈总动脉及伴行的迷走神经、交感神经和减压神经。其中迷走神经最粗，交感神经次之，减压神经最细（细如兔毛，需仔细分辨）。各结构分辨清楚后，用眼科镊沿神经和血管走向轻轻打开动脉鞘膜，按照减压神经、交感神经、迷走神经、颈总动脉的顺序分离。

（三）止血

组织切开、分离过程中常会造成细小血管损伤破裂而出血。出血一方面造成手术视野模糊，细微结构看不清楚；另一方面，如果出血量较大，还会对机体功能造成严重影响。因此必须及时止血。常用的止血方法有压迫止血法、钳夹止血法、结扎止血法、药物止血法和烧烙止血法等。出血的处理应视血管大小而定。微血管渗血可用温热生理盐水纱布轻轻按压止血（干纱布只用于创面吸血，不可揩擦组织，以防损伤组织或刚形成的血凝块脱落而加重出血）。较大血管出血，需先用止血钳将出血点及其周围的小部分组织一并夹住，然后用线结扎血管。如果血管虽不很大，但出血点较多且比较集中（如肌肉的横断面），最好用针线缝合局部组织，进行贯穿结扎，以免结扎线松脱。大动脉破裂出血时，切不可用有齿的镊子或血管钳直接夹住管壁，而应先用纱布压住出血部位，吸干血后，小心打开纱布，观察出血点位置，迅速用动脉夹夹住血管回血端，再作进一步处理。骨组织出血，可用湿纱布吸去血液后，迅速骨蜡涂抹止血。如遇硬脑膜上的血管出血，可结扎血管断端，或用烧灼器封口。如果是软脑膜出血，应该轻轻压上止血海绵。内脏出血，可用干纱布吸净积血，然后将止血粉、云南白药或凝血酶等涂撒在创面上止血。

（四）缝合与拆线

1. 缝合　是将已经切开或外伤断裂的组织、器官进行对合或重建其通道，恢复其功能。是保证良好愈合的基本条件，也是重要的外科手术基本操作技术之一。不同部位的组织器官需采用不同的方法进行缝合。常用缝合方法有单纯间断缝合、褥式缝合、连续缝合、"8"字缝合等（图 4-4-15）。

（1）单纯间断缝合：每缝一针单独打结。多用于皮肤、皮下组织、肌肉、腱膜的缝合，尤其适用于有感染的创口缝合。

（2）褥式缝合：从一侧进针对侧出针，接着从该出针侧进针，对侧出针。主要用于皮肤创口张力很大时的缝合。有水平褥式和垂直褥式缝合法。

（3）连续缝合：在第一针缝合后打结，继而用该缝线缝合整个创口。缝合最后一针时，不要将缝线完全拉出，将线尾与未拉出的缝线进行打结。

（4）"8"字缝合：由两个单纯间断缝合组成，缝扎牢固省时，如筋膜的缝合。

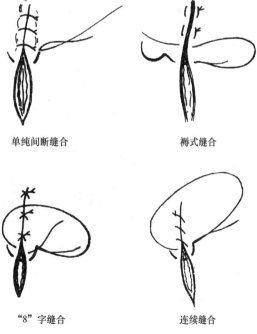

单纯间断缝合　　　　　　褥式缝合

"8"字缝合　　　　　　连续缝合

图 4-4-15　缝合方式

注意事项：缝合前要彻底止血，并清除缝合口内的血凝块和游离组织；缝合针应垂直组织表面穿进穿出；入孔和出孔距皮肤切口边缘要有 0.5 ～ 1.0cm，距筋膜和其他组织 0.2 ～ 0.5cm；缝合皮肤要对合好，以免影响愈合；在实验间歇期间，应将创口暂时缝合，并用温热生理盐水纱布覆盖，以防组织干燥和体内热量散失。

2. 拆线 是指拆除皮肤上的缝线。拆线时间一般在术后 8 ～ 12d，腹下和四肢等张力较大的部位拆线时间应稍长。小动物的手术有时可不拆线，待线头自行脱落。拆线方法是先将线结和周围皮肤消毒，然后用有齿镊提夹线结向上稍向对侧提拉，使组织内缝线外露一段，再用尖剪刀剪断一边缝线，拉出线结。最后消毒缝线孔，盖上敷料。

注意事项：拆线时不要让外露部分穿过深部组织，以免造成感染；有些动物换药时难以配合，往往需要在麻醉下进行；换药时若发现有感染、引流不畅或引流管脱落，应进行引流或重新插管等处理。

（五）手术打结方法

手术打结是局部解剖学和外科学必须掌握的基本功，也是动物实验中常用到的技术。对初学者来说，首先必须掌握正确的打结方法，学会方结和外科结的打法，避免打成不牢固的假结或滑结（图 4-4-16）。再经过不断练习和实践，使打结技术变得熟练和手势流畅优美。具体的打结手法有器械打结和徒手打结两种方式。而徒手打结又可根据个人习惯分成左手、右手或者双手打结几种手法。

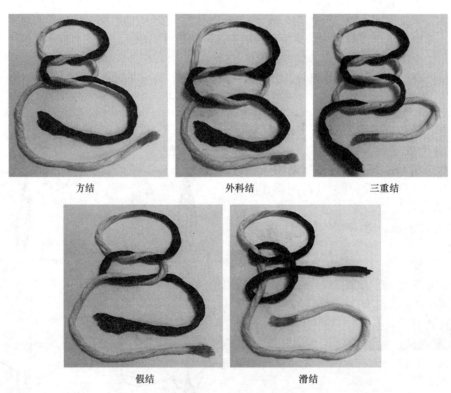

图 4-4-16 手术结的种类

1. 结的种类 ①方结，是由两个方向相反的单结组成。线圈内张力越大，结扎越紧，不易滑脱，是术中常见的一种结，用于较小血管和各种缝合时的结扎。②外科结，在打第一个结时绕两次，使摩擦力增大，因此打第二个结时不易滑脱，牢固可靠。多用于大血管和张力较大组织和皮肤的缝合。③三重结，在打好方结后再重复第一个结，且第三个结与第二个结的方向相反，以加强牢靠性，防止线松散滑脱。多用于较大血管和较多组织的结扎，也用于张力较大组织的缝合。尼龙线、肠线的打结也常用此结。缺点为组织内的结扎线头较大，使较大异物遗留在组织中。两种通常发生错误的结是假结和滑结。④假结，两道结扎线方向相同的结。这种结容易滑脱，不可采用。

⑤滑结，是在打方结时，双手用力不均匀，只拉紧一端的线，形成滑结。这种结容易脱落，应注意避免发生。

2. 打结方法 常用的打结方法有徒手打结法和器械打结法，徒手打结法又分单手打结法和双手打结法。器械打结法借助于持针器或止血钳打结，又称持钳打结法。

单手打结法是常用的一种打结方法，根据操作者的习惯，又分为左手打结法和右手打结法。打结时，一手持线，另一手打结，主要动作通过拇指、食指、中指三指完成。图4-4-17中以右手打结法为例说明方结的打法。在打结前，两手分别拉住缝线的两端，其中右手线称为前线，左手线称为后线。

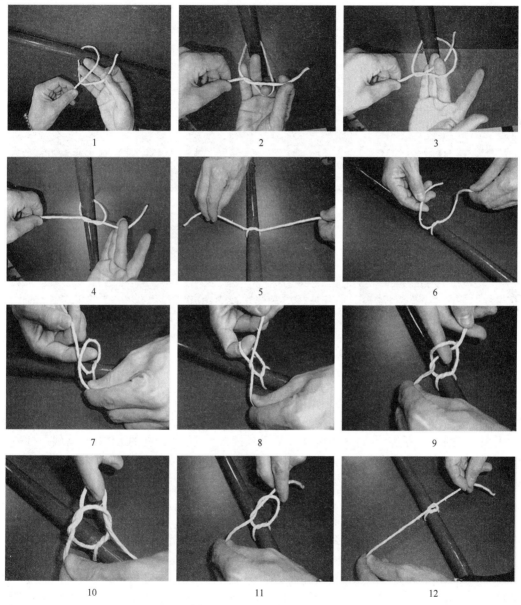

图4-4-17 右手徒手打结法

第一步：打第一个结时，左手和右手大拇指和食指分别捏住两端的缝线，右手手掌朝上，中指、无名指和小指三指放在前线下方。左手从前向后将后线搭在右手中指、无名指和小指上，与前线交叉形成线环。

第二步：右手大拇指和食指指尖拉紧线，右手中指钩住后线并且压住前线，再和无名指一起夹住前线，将前线从线环中拉出。然后右手拇指协同食指和中指一起拉住线，右手在前左手在后，左、右手交叉，将线拉紧，完成第一个结。

第三步：右手大拇指和中指捏住前线，回到右边，顺势将前线搭在后线上，形成一个线环。

第四步：右手食指伸进线环中，勾住后线，压住前线，将前线从线环中穿出。两手将线拉紧，完成第二个结。

双手打结法较单手打结法复杂，但更为可靠，不易滑脱，对深部或组织张力较大的缝合结扎较为可靠、方便。

器械打结法用持针器或止血钳代替一只手打结，用于深部结扎，或线头较短，用手打结有困难时。打结时把器械放在缝线的较长端与结扎物之间，用长头端缝线环绕器械正、反各一圈，即可打成一个方结（图4-4-18）。此法的缺点是容易滑脱，尤其是缝合有张力时不易扎紧。

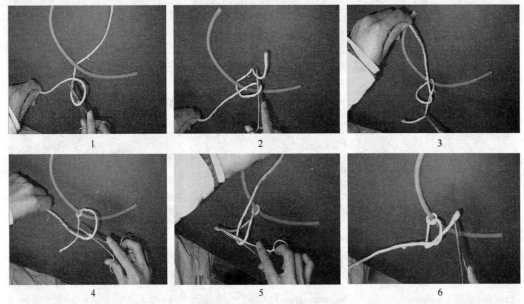

图 4-4-18　器械打结法

注意事项：第一结与第二结的方向必须相反，否则就会形成假结，容易滑脱；双手用力要均匀，保持线的适当张力，否则容易成为滑结；注意原位结扎，着力点应该落在被结扎组织平面；使用"三点一线"技术，左手绷紧结扎线的一端，右手绷紧另一端，和结扎的组织成一直线；打第二结扣时，注意第一结扣不能松弛；缝合结扎时用力的方向也很重要，手指应向结扎组织靠拢，而不是组织向手指靠拢；移动度大的组织向固定的组织靠拢，强韧的组织向脆弱的组织靠拢。

（田映红）

第五节　动物（气管、血管、输尿管等）插管技术

在医学科学研究和教学工作中，研究人员常根据实验动物与人类相近似的特性，通过对动物的生理、生化指标的观察和分析，来对人类的生理、病理生理发展过程及其疾病发生机制进行研究和探索。故动物实验手术是医学科学研究和医学教学工作中必不可少的重要手段，其中动物插管技术是动物实验手术技术中的重要组成部分，是医学研究工作者必须掌握的一项基本功。

一、动物插管技术定义

插管技术是指借助一定的手术器材，将导管插入到生物机体内预定管腔内的一种动物实验技

术。动物实验中常需记录动静脉血压、呼吸流量和尿量等指标数据，并常行静脉输液、动静脉采血等操作，故不可避免地涉及各种插管技术，因此正确实施各种插管技术对提高实验成功率、结果可信度和数据的准确性方面均有重要意义。

二、动物插管技术的分类

1. 按器官对插管技术进行分类　可分为动静脉插管技术、右心室插管技术、肺动脉插管技术、左心室插管技术、气管插管技术、膀胱输尿管插管技术和胃管插管技术等。

2. 按导管质地、借助器材的不同分类　可分为纤维导管镜插管术（如纤维胃镜插管术、纤维直肠镜插管术、支气管镜插管术等）和一般导管插管术（如动静脉插管术、输尿管插管术等）。

3. 按实验动物的不同分类　可分为家兔插管技术、大鼠插管技术和小鼠插管技术等。

三、动物插管技术的基本步骤与要求

导管插管术种类较多，但步骤大致相同（除了胃管插管术），主要有：实验动物的麻醉及固定；插管部位皮肤备皮与消毒；皮肤切开；皮下组织结构的分离；目标器官或组织结构的游离；导管插入和固定等。

动物插管技术手术相对较为复杂，各种插管的操作和注意要点也有所不同，但具有共性的几点基本要求务必牢记。

1. 熟悉解剖结构　熟悉手术部位的解剖学特征，是插管成功的前提条件，可以减少不必要的操作和手术损伤刺激，保证相对正常的实验条件。

2. 规范手术操作　手术操作要规范，认真细致，动作轻柔；强调钝性分离，尽量减少失血。一般情况下，除切开皮肤和筋膜外，所有分离肌肉和血管过程均应用止血钳和眼科镊钝性分离。

3. 选择合适的导管　选择导管时应根据动物体形大小和组织解剖学特征而定，尤其要注意导管的质地、管径的大小和管口是否光滑等。导管太软不易固定和长距离插入，导管太硬易刺破管壁。一般静脉插管应选择较软的导管，而动脉插管则选择稍硬的导管。家兔颈动脉插管一般选择口径较大的导管，一般用 PE90～PE190；大鼠动静脉插管可用 PE50；小鼠颈动脉插管一般选择口径较小的导管，如 PE10。

4. 导管的肝素化　血管插管前应进行导管肝素化，可防止导管内出现凝血现象。

5. 牢固固定导管　导管固定要牢固。一般采用双线固定，即在导管插入管腔后，在插管入口处上下两端，分别用两根缝线将管腔壁与导管一并结扎，形成双固定，以保证结扎牢固。动脉插管时尤其要注意结扎牢固，以防血管压力高或不慎拖拽导致导管脱落。

现就各种动物插管手术操作，以家兔为例做简要介绍，其他动物（如大鼠、小鼠、犬、猴等）插管手术与家兔大致类似。

（一）家兔气管插管术

气管插管术即人为地将玻璃制或者金属制的"Y"形导管插到气管的特定部位，具有清理气道内异物，维持动物正常呼吸且便于收集呼出气体进行实验分析等作用，是一项常用的应急性的抢救措施。同时可用于测量呼吸流量、给予动物不同气体刺激对呼吸运动影响的研究。

1. 实验器材　哺乳动物手术器械、兔手术台、"Y"形气管插管、注射器、4 号手术线、医用纱布、无菌棉签等。

2. 实验试剂　20% 氨基甲酸乙酯、生理盐水等。

3. 实验步骤

（1）麻醉动物：将 20% 氨基甲酸乙酯（5ml/kg）经耳缘静脉缓慢注射，待麻醉体征（动物肢体无力，肌张力逐渐消失，角膜反射、疼痛反射消失或减弱，呼吸平稳）出现即可。

（2）固定动物：动物四肢及门齿套上绑绳，以仰卧位固定于兔手术台上。

（3）备皮：用剪刀紧贴颈部皮肤，剪去手术部的被毛（不可用手提起被毛，以免剪破皮肤）。

（4）剪开颈部皮肤：第一、第二术者手持止血钳，轻轻提起两侧皮肤，沿甲状软骨至锁骨上1cm处的手术视野内，第一术者持组织剪剪开皮肤约1cm的小口。随后用止血钳贴紧皮下向上钝性分离浅筋膜3～4cm，再用组织剪剪开皮肤。用同样的方法向下分离浅筋膜，剪开皮肤3～4cm，注意要及时止血、结扎出血点。

（5）分离颈部浅筋膜：用止血钳钳夹左、右侧缘皮肤切口向外牵拉，以便充分暴露手术视野。用蚊式止血钳或组织剪（圆头）钝性分离浅筋膜，或在筋膜上无大血管的情况下，剪开浅筋膜，暴露胸骨舌骨肌解剖结构。注意剪开的浅筋膜，应与皮肤切口的大小一致。

（6）暴露气管：持止血钳插入左右两侧胸骨舌骨肌之间，做钝性分离。将两块肌肉向两外侧缘牵拉并固定，以便充分暴露气管。用弯止血钳将气管与背侧面的结缔组织分开，游离气管约5cm，在其下面穿线备用（穿线时应注意将气管与大血管和神经分开）（图4-5-1）。

（7）气管插管与固定：持组织剪在甲状软骨下1cm处的气管两软骨环之间作一倒"T"形切口，气管上的切口不宜大于气管直径的1/3。如气管内有血液或分泌物先用无菌棉签揩净，用组织镊夹住气管切口的一角，将气管插管导管由切口处向胸腔部位插入气管腔内，用备用线结扎导管，并固定于侧管分叉处，以免"Y"形导管脱落。

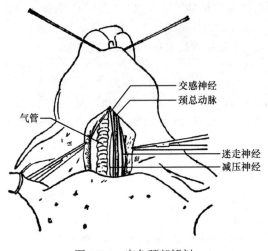

图 4-5-1　家兔颈部解剖

（图中标注：交感神经、颈总动脉、气管、迷走神经、减压神经）

4. 注意事项

（1）注意动物麻醉的深浅度：首次进针应从耳缘静脉的耳尖部开始，注射麻药时前1/3量可稍快，后2/3量要稍慢。给药的同时密切观察动物的麻醉体征。要求动物麻醉适度。麻醉过度，易造成动物死亡。麻醉过浅，常会因动物躁动而影响顺利插管。掌握宁少勿多、随时补充、缓慢注入的原则。

（2）术中注意及时止血，若出现渗血，可用温湿生理盐水纱布压迫止血。少量涌血时，可用止血钳夹闭出血点。大血管出血时，应立即结扎出血血管。

（3）剪开颈部皮肤时，最好三刀完全剪开，以保持切口边缘平整。

（4）插管前，如气管内有血液或分泌物要用无菌棉签吸净，以保证呼吸道通畅。

（5）止血钳分离皮下结缔组织和肌肉组织时，分离方向应顺肌纤维方向，分离范围应与皮肤切口的长度范围一致，以便充分暴露组织器官。

（6）如果动物气道内有"呼噜"声，或伴有呼吸困难体征时，可用连有输液软管（0.55*20 RWLB）的注射器进行抽吸，吸除多余的分泌物后，再重新插管，保证气道通畅。

（二）家兔颈动脉插管术

颈动脉插管术在机能学实验中常用于监测动物动脉血压、行动脉采血等。

1. 实验器材　哺乳动物手术器械1套、家兔手术台、注射器、动脉插管（0.55*20 RWLB输液针去针头，连接PE190）、40kPa压力换能器1套、Pclab生物信号处理系统、4号手术线、医用纱布等。

2. 实验试剂　20%氨基甲酸乙酯、生理盐水、0.2%肝素溶液等。

3. 实验步骤

（1）麻醉、固定动物：同"家兔气管插管术"部分所述。

（2）插管前准备：以0.2%肝素溶液（2ml/kg）耳缘静脉缓慢注射，使动物全身肝素化。用

1ml 注射器连接三通管、动脉插管，打开三通管阀门，使动脉插管与注射器相通。反复抽取肝素溶液，使导管和三通管内无气泡存在为止，关闭三通管备用。

（3）选择手术视野、备皮、剪开颈部皮肤、分离颈部浅筋膜：同"家兔气管插管术"部分所述。

（4）分离肌肉层组织：剪开浅筋膜后，用止血钳夹住浅筋膜，并与皮肤固定在一起向外牵拉，充分暴露肌肉层组织。可见与气管走向一致、紧贴且覆盖于气管表面上的胸骨舌骨肌，以及向侧面斜行的胸锁乳突肌（图 4-5-2）。在上述两块肌组织的汇集点插入弯止血钳，钝性分离，暴露深部组织内的颈动脉血管鞘结构。

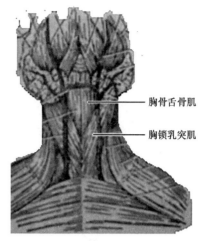

图 4-5-2　颈部肌肉解剖学特征

（5）游离颈总动脉血管：分离并打开动脉血管鞘膜、游离与颈动脉伴行的各种神经纤维。在靠近锁骨端，分离出 3～4cm 长的颈总动脉血管，并在其下面穿入两根手术线备用。结扎远心端的血管，待血管内血液充分充盈后，在近心端用动脉夹夹住血管备用。

（6）颈总动脉插管：在游离的颈动脉远心端处，用医用眼科直剪，呈 45° 剪开血管直径的 1/3（注意血管切口勿呈垂直面）。用眼科组织镊的尖头部插入或夹住血管切口处，使切口充分暴露。沿着切口细心地插入导管 1～2cm，在近心端用缝线将血管与导管一起结扎牢固。

（7）动脉插管固定：利用远心端的结扎线再次结扎插管导管并固定。轻轻张开动脉夹，仔细观察动脉有无出血；无出血则取动脉夹，如有出血则可再迅速关闭血管。

4. 注意事项　动脉插管和动脉血管远心端结扎务必牢固，防止动脉插管脱落导致动物大出血。

（三）家兔左心室插管术

通过左心室插管可监测动物左心室收缩峰压、舒张末期压、每秒上升速率、每秒下降速率等数据，可反映和评估左心室收缩和舒张功能的水平和变化。

1. 实验器材、实验试剂　同"家兔颈动脉插管术"。

2. 实验步骤

（1）麻醉、固定动物、插管前准备、备皮、分离颈总动脉：同"家兔颈动脉插管术"部分所述。

（2）左心室插管：以家兔颈动脉插管术中所述方法，将导管插入颈总动脉内 1～2cm 后，操作者用一只手捏住血管切口部位和导管，防止出血或渗血，然后放开动脉夹。另一手将左心室导管继续推送，此时需打开三通管，保持导管与血压换能器处于相通的状态，并通过生物信号采集系统的采样窗口监测动脉压力曲线变化。当心导管到达主动脉入口处时，即可触及到脉搏搏动的感觉，继续推进心导管。当遇到较大阻力时，切勿强行推入，此时可将心导管略微提起少许，呈不同的角度，试着向前反复推进数次，最终可在主动脉瓣开放时使心导管进入心室。插管时出现一种"扑空"的感觉。同时，采样窗口可观察到心室压力波形（图 4-5-3），表示心导管已进入心室部位。

（3）左心室插管的固定：同"家兔颈动脉插管术"部分所述。

3. 注意事项

（1）左心室插管的尖端部位的表面必须光滑，不宜制备得太尖，以免进行左心室插管时，刺破血管壁或插入管壁黏膜层中。

（2）左心室插管因为进入动物体内的血管较深，所以对导管要求较高，不可用力牵拉和挤捏导管，以免插管变形，否则将直接影响实验的顺利进行。

（3）进行左心室插管的过程中，如果动物出现呼吸困难，应及时行气管切开手术，以便保证动物呼吸道的畅通，以免造成动物窒息死亡。如果动物出现心律失常，则要暂时停止手术，待心律恢复后再进行手术。

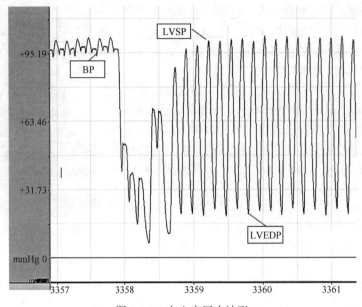

图 4-5-3　左心室压力波形

BP：动脉血压；LVSP：左心室收缩峰压；LVEDP：左心室舒张末压

（四）家兔颈静脉/右心房插管术

家兔颈静脉插管技术常用于静脉注射各种药物、输血补液、静脉采血等，也可以用于监测中心静脉压。

1. 实验器材、实验试剂　同"家兔颈动脉插管术"部分所述。

2. 实验步骤

（1）麻醉、固定动物、插管前准备、备皮：同"家兔颈动脉插管术"部分所述。

（2）颈外静脉分离：颈外静脉较浅，位于颈部皮下。当剪开颈部正中皮肤组织和浅筋膜后，只要持止血钳轻轻提起左侧缘皮肤和浅筋膜，用手指从皮肤外将一侧内部组织外转翻起，即可在胸锁乳突肌外缘处清晰见到明显的颈外静脉。沿血管走向，用蚊式止血钳钝性分离浅筋膜，分离颈外静脉 3 ～ 5cm，穿两根 2-0 号手术线备用。在靠近锁骨端，用动脉夹在近心端夹闭静脉；待血管内血液充分充盈后，结扎静脉远心端。

（3）颈外静脉插管：靠近血管远心端处，用医用眼科直剪，呈 45°，剪开血管直径的 1/3 ～ 1/2，用弯眼科镊的弯钩，插入到血管剪口内，使剪口处张开暴露，插入导管 1 ～ 2cm 即可固定结扎。

（4）如需进行中心静脉压测量，则需继续行右心房插管：一般来说，需将颈静脉插管继续向心脏方向插入 6 ～ 7cm，直至导管到达上腔静脉近右心房口处。也可先量取远心端结扎处到心脏的距离，并在插管上做标记，插管至标记位置附近时，密切注意生物信号采集系统记录的压力波形变化，观察到特征性的中心静脉压波形（图 4-5-4）后结扎。

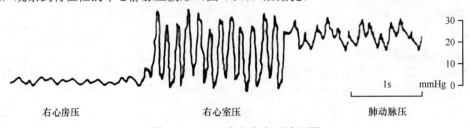

图 4-5-4　右心各部位血压波形图

（5）静脉插管固定：导管到达合适位置后，近心端和远心端两根手术线分别打结固定血管与导管，确认牢靠后，放开动脉夹。

3. 注意事项 静脉插管的尖端要光滑，不宜制备得太尖，以免进行静脉插管时，刺破血管壁或插入管壁黏膜层中。插管时不可用力过猛，当插管插至锁骨下遇到阻力时可将插管稍稍后退，轻轻提起颈部皮肤再插入。

（五）家兔右心室及肺动脉插管术

肺动脉插管可监测肺循环及肺功能的变化，也可评估左心功能。此技术是在家兔颈静脉插管术的基础上继续深入，难度相对较大。

1. 实验器材、实验试剂 同"家兔颈静脉插管术"部分所述。

2. 实验步骤

（1）麻醉、固定动物、选择手术视野、备皮、剪开颈部皮肤、暴露颈总静脉：同"家兔颈静脉插管术"部分所述。

（2）右心室及肺动脉插管：导管插入颈静脉，缓慢平推导管，使导管依次经过上腔静脉、右心房，后跟随血液穿过三尖瓣，当观察到低压近零的高大压力波形时表明导管已进入右心室，可测量右心室压及收缩舒张性能。如果继续推送导管 2～5cm，待到右心室内血流将导管的管头冲刷至肺动脉瓣方向时，可使导管漂送进肺动脉，此时可观察到典型的肺动脉压力波形（图 4-5-4）。

（3）心导管的固定：同"家兔颈静脉插管术"部分所述。

3. 注意事项

（1）肺动脉插管是一种特制导管，不可用力牵拉和挤捏导管头端，以免导管变形，否则将直接影响实验的顺利进行。

（2）肺动脉插管技术特点：类似放风筝的原理，利用右心内的血流来漂流肺动脉插管。原则是以漂为主，缓送为辅。肺动脉插管是"送入"，而不是"插入"。不得强行快速地送入肺动脉插管，否则肺动脉插管可能会在右心房内或右心室内发生严重的翻转扭曲现象，将直接影响实验的顺利进行。

（3）进行右心室内压测量时，应保持血压换能器与动物心脏呈水平状态，这样才能保证测量左心室内压的准确性。

（六）家兔股动脉插管术

家兔股动脉插管术主要用于测量血压，可避免颈动脉插管刺激颈动脉窦、迷走神经、交感神经和减压神经等对血压、呼吸的影响。

股三角解剖学特征：上侧面以腹股沟韧带为界，外侧面以缝匠肌的内侧缘为界，内侧面以长收肌的内侧缘为界，形成一个局部三角形结构的区域。在此区域内包括了股动、静脉和股神经，三者的位置序列（由外向内）为股神经、股动脉、股静脉（图 4-5-5）。

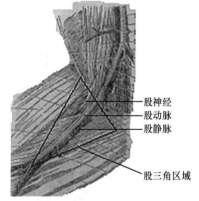

图 4-5-5 股三角解剖学特征

实验步骤：

1. 选择手术视野、备皮 动物的下肢股三角处范围内备皮。

2. 切开股三角处皮肤、分离股部浅筋膜 家兔的股部浅筋膜较薄，用弯止血钳撑开筋膜 1～2 次，即可暴露肌肉层的股三角。

3. 游离股动脉血管 使用蚊式止血钳和眼科镊分离股部血管鞘膜和血管间的结缔组织，游离股动脉表面的神经。在尽量靠近腹股沟的区域，分离出 2～4cm 长的动脉血管，并在其下面穿入两根手术线备用。当确定游离的股动脉有足够的长度时，结扎远心端的血管，待血管内血液充分充盈后，在近心端先用动脉夹夹闭股动脉血管。

4. 股动脉插管、动脉插管固定 同"家兔颈动脉插管术"部分所述。

（七）家兔股静脉插管术

家兔股静脉插管术主要用于采集静脉血样本，可避免颈静脉采血对动物血压、呼吸造成的影响。

实验步骤：

1. 选择手术视野、备皮 同"家兔股动脉插管术"部分所述。

2. 游离股静脉 静脉血管单薄、无扑动感。借助小号蚊式止血钳和眼科镊，分离股部血管鞘膜和分离血管间的结缔组织，分离出 2 ～ 4cm 长的静脉血管，并在其下面穿入两根手术线备用。当确定游离的股静脉有足够的长度时，用动脉夹夹住近心端的血管，待静脉血管内血液充分充盈后，结扎远心端血管。

3. 股静脉插管、静脉插管固定 同"家兔颈静脉插管术"部分所述。

（八）家兔膀胱插管术

家兔尿液标本可以通过膀胱插管或输尿管插管技术收集。两种插管技术可以用于：①收集尿液和观察尿生成的变化规律；②对收集的尿样本进行理化检测分析；③分析判断肾脏泌尿功能改变的规律。

1. 实验器材 哺乳动物手术器械 1 套、家兔手术台、注射器、4 号手术线、医用纱布、膀胱插管（可用一次性输液器管带 1/3 滴壶或头皮针胶管制作）等。

2. 实验试剂 氨基甲酸乙酯、生理盐水、0.2% 肝素溶液等。

3. 实验步骤

（1）麻醉、固定动物：同"家兔气管插管术"部分所述。

（2）选择手术视野、备皮、暴露膀胱：剪去耻骨联合以上腹部的部分被毛。在耻骨联合上缘约 0.5cm 处，持组织剪沿腹白线切开腹壁肌肉层组织，注意勿伤及腹腔内脏器官。基本方法：先沿腹白线在腹壁剪开约 0.5cm 小口，用止血钳夹住切口边缘并提起。用组织剪向上、向下剪开腹腔层组织 3 ～ 4cm。

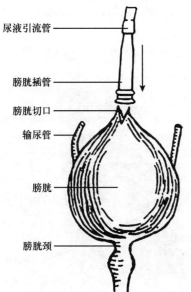

尿液引流管

膀胱插管

膀胱切口

输尿管

膀胱

膀胱颈

图 4-5-6 家兔膀胱插管

（3）寻找膀胱将其向下翻移至腹外，持止血钳夹住膀胱顶端两侧，持组织剪在血管分布较少的区域剪开膀胱壁，打开 2 ～ 3cm 的切口（图 4-5-6）。

（4）将充满生理盐水的膀胱插管插入膀胱切口，用丝线进行双结扎固定，防止膀胱插管滑脱，平放膀胱插管，在插管的软管出口处接一刻度试管（10ml）收集并记录家兔排泄的尿液，直至见插管出口处有尿液慢慢流出。

（5）手术完毕后，用温热（38℃左右）的生理盐水纱布覆盖腹部切口，以保持腹腔的温度。如果需要长时间地收集尿液样本，则需关闭腹腔。可用皮肤钳夹住腹腔切口（双侧）关闭腹腔，或者采用缝合方式关闭腹腔。

4. 注意事项

（1）打开腹腔时勿伤及其他脏器。

（2）膀胱插管内应事先充满生理盐水，不能有气泡，不能扭曲，以免导尿不畅。

（3）插管时，掌握轻、准、快的原则。手术操作除掌握轻巧、快速的原则外，更应注意不能过度牵拉膀胱和输尿管，防止输尿管痉挛导致尿液排出受阻。

（4）手术结束后，及时用温热生理盐水纱布覆盖手术部位，保持腹腔温度与湿度。

（九）家兔输尿管插管术

1. 实验器材、试剂　同"家兔膀胱插管术"。

2. 实验步骤

（1）麻醉、固定动物、选择手术视野、打开腹腔：同"家兔膀胱插管术"。

（2）分离输尿管、插管：将膀胱向上翻移至腹外，辨认清楚输尿管进入膀胱背侧的部位（即膀胱三角）后，细心地用玻璃分针分离出一侧输尿管。在输尿管靠近膀胱处用丝线扣一松结备用，在离此约 2 cm 处的输尿管正下方穿一根线，用弯眼科镊或小拇指托起输尿管，持眼科剪使其与输尿管表面成 45°，剪开输尿管（约输尿管管径的 1/2），用镊子夹住切口的一角，向肾脏方向插入输尿管导管（事先充满生理盐水），用丝线在切口处前后结扎固定，防止导管滑脱，平放输尿管导管，直至见导管出口处有尿液慢慢流出。同样方法插入另一侧输尿管导管。

（3）手术完毕后，用温热（约 38℃）的生理盐水纱布覆盖腹部切口，以保持腹腔的温度。如果需要长时间地收集尿液样本，则需关闭腹腔。可用皮肤钳夹住腹腔切口（双侧）关闭腹腔，或者采用缝合方式关闭腹腔。

3. 注意事项

（1）如长时间内无法收集到预期的尿液样本时，须及时检查输尿管有无扭曲或严重痉挛的现象。对扭曲现象的处理方法：可用医用胶布双层固定输尿管导管的方法给予纠正。对输尿管严重痉挛现象的处理：可在局部滴入数滴 2% 普鲁卡因。

（2）因输尿管插管手术的难度较大，且输尿管易被血凝块堵塞或被扭曲而阻断尿液的流通，所以实验过程中应保持输尿管的通畅。

（陈　煜）

参考文献

冯丹丹, 韩仰, 向阳, 等, 2011. 在机能实验教学中加强动物实验伦理学教育的实践与思考. 现代生物医学进展, 11(19): 3777-3779.

金春华, 2012. 机能实验学. 2 版. 北京: 科学出版社.

李小媚, 舒安利, 肖素军, 等, 2014. 关于实验教学中实验动物的伦理学研究. 中国医学伦理学, 27(6): 876-878.

刘恩岐, 2008. 医学实验动物学. 北京: 科学出版社.

施新猷, 1989. 医用实验动物学. 西安: 陕西科学技术出版社.

孙刚强, 郭文俊, 2019. 大鼠气管插管方法研究进展. 中国比较医学杂志, 29(12): 116-121.

詹红微, 邱泽文, 李慧玲, 等, 2012. 三种麻醉药物对小鼠麻醉效果比较. 实验动物科学, 29(4): 19-24.

中华人民共和国国家质量技术监督检验检疫总局, 中国国家标准化管理委员会, 2010. 实验动物　环境及设施 (GB 14925—2010).

中华人民共和国国家质量技术监督检验检疫总局, 中国国家标准化管理委员会, 2018. 实验动物　福利伦理审查指南 (GB/T 35892—2018).

中华人民共和国科学技术部, 2006. 关于善待实验动物的指导性意见.

第五章 机能学相关动物标本制备方法

第一节 肠系膜微循环标本制备

微循环是指微动脉-毛细血管-微静脉之间的微小血管网络，是直接参与机体组织细胞物质交换的体液内环境，微循环标本广泛应用于医学基础、临床和血液流变学等领域内的科学研究。在基础医学实验中，可通过在体观察微循环变化，探讨休克、心力衰竭和各种心血管疾病的发病机制和疾病演变规律；微循环标本制备和观察在教学实验中可使学生产生直观、形象、深刻的印象。

微循环标本分类的方法较多，依据部位分为硬脑膜微循环、肠系膜微循环、耳郭微循环等；依据其组织结构分为肌肉微循环、肝脏微循环、肾脏微循环等。

本节将着重介绍家兔和牛蛙的肠系膜微循环标本制备。

一、家兔肠系膜微循环标本制备技术

1. 器材与试剂

（1）器材：特制微循环观察盒、家兔手术器械、体视显微镜、恒温灌流装置等。

（2）试剂：20% 氨基甲酸乙酯溶液、克雷布斯液等。

2. 动物 成年健康家兔，雌雄不拘，20% 氨基甲酸乙酯溶液麻醉（5ml/kg）。

3. 固定动物并消毒手术范围 待家兔麻醉后，将动物呈仰卧位固定于实验台上。行腹部剑突下至耻骨联合以上备皮。按消毒要求，选用 2% 碘酒、75% 乙醇逐一消毒手术范围内的皮肤 3 次。

4. 切开腹腔 在剑突下两指处腹部正中向下切开皮肤 3 ～ 5cm，钝性分离浅筋膜，沿腹白线（两侧腹直肌交合处）作一长 3 ～ 5cm 的切口。打开腹腔后暴露的是肝脏和胃体等脏器；如太靠近下腹部，则暴露的内脏组织是横结肠或大肠。注意：沿腹白线准确切开，可减少出血，保证了肠系膜微循环标本的清晰度；反之，易切断肌肉造成出血，此时要及时止血，并注意清除腹腔内的血液，确保肠系膜标本无血液黏附的现象。

5. 寻找小肠肠袢 切开腹腔后，在左下部胃大弯处往下用食指轻轻地寻找出一段游离度较大的小肠肠袢（通常是颜色偏暗的回肠袢游离度较大，毛细血管网比较易观察；颜色偏红的空肠袢血管较粗、游离度小，不易镜下观察），置于微循环观察台（槽）上。一旦将小肠置于微循环观察台上后，立刻安装、启动恒温灌流装置，用克氏液保持微循环标本的湿度、温度和 pH。

此操作是肠系膜微循环标本制备工作的一个关键技术和手法。牵拉肠袢过度，易撕裂微血管，造成渗血、出血或血流停滞的现象。

6. 寻找微循环观察部位 在低倍镜下，调试显微镜和推动微循环观察盒，选择微循环观察用的视野，分清各种血管的标志；再调至高倍镜观察，一个理想的微循环观察视野是，镜下范围内肠袢血管中包括微动脉、微静脉和毛细血管网。定出血管标记，固定镜下观察范围。观察血管血流速度（线流、线粒流、粒流）、血管口径的大小和毛细血管的根数。镜下区分微动脉和微静脉。

7. 用克雷布斯液灌流微循环标本 一般采用克雷布斯液，借助注射器间断性滴入的方法，或用恒温灌流仪灌流活体微循环。

二、牛蛙肠系膜微循环标本制备技术

1. 器材与试剂

（1）器材：特制微循环观察盒、显微手术器械、医用显微镜、恒温灌流装置、恒温灌流液速度调节器等。

（2）试剂：2%普鲁卡因或20%氨基甲酸乙酯溶液、林格液等。

2. 动物　牛蛙。

3. 麻醉　2%普鲁卡因（或20%氨基甲酸乙酯溶液）皮下注射，1ml/100g。此外牛蛙这类动物可不进行麻醉。

4. 寻找小肠肠袢　仰卧位固定动物，剪开皮肤、切开腹腔。轻轻地牵拉出一段肠袢较长的小肠。迅速反转动物并将其呈俯卧位固定。平展动物肠系膜微循环标本，用大头针固定微循环标本于蛙类微循环观察台上。

5. 寻找微循环观察部位　在低倍镜下，调试显微镜和推动微循环观察盒，选择微循环观察用的视野，分清各种血管的标志；再调至高倍镜观察，一个理想的微循环观察视野是，镜下范围内肠袢血管中包括动脉、静脉和毛细血管。定出血管标记，固定镜下观察范围。观察血管血流速度（线流、线粒流、粒流）、血管口径的大小和毛细血管的根数。

6. 用林格液灌流微循环标本　注射器间断性滴入林格液，或用恒温灌流仪灌流。

第二节　蛙类坐骨神经干-腓肠肌标本制备

两栖动物的一些基本生理功能和生命活动与哺乳类动物相近，但其离体组织存活所需的条件比较简单，且易于控制和掌握。因此，在机能学实验中常用蛙和蟾蜍的离体组织或器官作为实验标本，如坐骨神经干-腓肠肌标本，用来观察研究肌肉组织的兴奋性、收缩性的特点等。

一、器材、试剂与动物

1. 器材　蛙手术器械（粗剪刀、组织剪、眼科剪、组织镊、刺蛙针、蛙板）、锌铜弓、玻璃分针、烧杯、滴管、0号手术线等。

2. 试剂　林格液。

3. 动物　牛蛙（或蟾蜍）。

二、方法与步骤

1. 破坏脑、脊髓　左手握蛙，用食指下压吻端，拇指按压背部，其余三指紧贴腹部。找到枕骨大孔将刺蛙针由此垂直刺入皮肤1～2mm，再将针折向前方插入颅腔并左右搅动刺蛙针以破坏脑组织。然后将针退出至刺入点皮下，针尖倒向后方，插入椎管（插进椎管时可感觉到一种一格一格渐进的感觉，同时还有一种空旷的感觉），捣毁脊髓。四肢（特别是下肢）肌紧张消失或伴有尿失禁，表示脑和脊髓已完全破坏。

2. 剪除躯干上部及内脏　在骶髂关节水平上1～2cm处用粗剪刀剪断脊柱。左手倒提蟾蜍，使其内脏自然下垂，然后将其头、前肢和内脏一并剪除，仅保留腰背部脊柱及后肢。此时可以看到脊柱两旁的坐骨神经，用林格液小心冲洗坐骨神经及其周围组织上的血液。

3. 剥皮　先剪去尾骨，然后用左手捏住脊柱断端，右手捏住断端边缘皮肤，向下剥掉全部背部和后肢皮肤，将标本放在盛有林格液的烧杯中。将手及所用过的器械洗净，以免粘在手及器械上的蟾蜍分泌物刺激组织标本。

4. 游离坐骨神经干　沿脊柱正中到耻骨联合处将标本剪开，分成两部分（注意避免剪断坐骨神经），腓肠肌朝上，用图钉固定一半标本于蛙板上。沿脊柱两侧用玻璃分针分离坐骨神经，并于靠近脊柱处穿线、结扎（或在脊柱的坐骨神经发源部剪下一块脊椎骨）。用玻璃分针划开梨状肌及其附近的结缔组织，分离大腿区域内的坐骨神经支干，用玻璃分针将腹部的坐骨神经小心游离出来，用眼科剪剪断坐骨神经的所有分支至膝关节。

5. 制成坐骨神经干-腓肠肌标本　剪断膝关节周围所有大腿肌肉，并用粗剪刀刮干净股骨，剪断股骨（保留约1cm长的股骨）。在腓肠肌跟腱处以线结扎、剪断并游离腓肠肌至膝关节，将膝关节以下小腿部分全部剪去，剩下的即为坐骨神经干-腓肠肌标本。

6. 标本检验　用锌铜弓轻轻接触坐骨神经，如果腓肠肌立即收缩且收缩有力，即表示标本兴奋性良好。将标本放在盛有林格液的烧杯中待其稳定后以备后继实验使用。

三、注意事项

1. 抓取蟾蜍时，小心毒液溅入眼内（蟾蜍毒腺在双侧耳部）。若因毒液不慎溅入眼中，必须马上用清水冲洗眼部。

2. 分离神经时一定要用玻璃分针，不可用剪刀等锐利器械分离神经肌肉，更不可过度地牵拉神经肌肉，以免造成不必要的损伤。

3. 游离神经时，应由中枢端向远端分离，减少对神经的损伤。

4. 一旦剪开皮肤后，除用林格液外，不能用自来水等其他液体冲洗标本。

5. 标本制备过程中，应经常用林格液湿润标本，保持神经肌肉湿润，防止神经肌肉干燥，降低其兴奋性。

第三节　蛙类坐骨神经干标本制备

在基础医学实验中，常通过游离坐骨神经干标本来研究神经干兴奋传导速度和神经干兴奋不应期的测定。

一、器材、试剂与动物

1. 器材　蛙手术器械（粗剪刀、组织剪、眼科剪、组织镊、刺蛙针、蛙板）、玻璃分针、烧杯、滴管、0 号手术线等。

2. 试剂　林格液。

3. 动物　牛蛙（或蟾蜍）。

二、方法与步骤

1. 破坏脑、脊髓、去除躯干上部及内脏、剥皮、游离坐骨神经干　见本章第二节"蛙类坐骨神经干-腓肠肌标本制备"所述。

2. 坐骨神经干标本的制备　将胫腓神经处结扎，制成坐骨神经干标本。若坐骨神经干长度较短或实验要求神经较长时，可不在胫腓神经处结扎，而是继续剥离神经，在腓肠肌两侧肌沟内找到胫神经和腓神经，剪去其中一支，分离另一支直至足趾，用线结扎，并剪断远端，制成坐骨神经胫神经或腓神经标本，放在盛有林格液的烧杯中备用。

第四节　蛙离体心脏标本制备

离体心脏标本是指用特殊手术技术将动物心脏完整无损地分离出来并放置在特定实验环境下，以血液代用溶液进行灌流，保持离体心脏标本氧气及各种营养物质的正常供应，维持正常状态下心肌细胞的收缩、舒张功能的一种实验技术。可通过改变血液代用溶液的理化特性或溶液中离子浓度等实验手段，模拟人类疾病模型，收集心脏标本的各种实验数据，进行发病机制分析与药物研究。

一、器材、试剂与动物

1. 器材　蛙类手术器械（粗剪刀、组织剪、眼科剪、组织镊、刺蛙针、蛙板）、玻璃分针、小烧杯、滴管、蛙心夹、蛙心套管、0 号手术线等。

2. 试剂　林格液。

3. 动物　牛蛙（或蟾蜍）。

二、方法与步骤

1. 破坏脑、脊髓　见本章第二节"蛙类坐骨神经干-腓肠肌标本制备"所述。

2. 暴露心脏　将蟾蜍仰卧固定于蛙板上。在胸骨剑突下方 1～2cm 处用镊子夹起腹部皮肤，用组织剪将皮肤剪去一顶端向下的倒三角形。用镊子夹住胸骨，沿中线剪断胸骨（此时剪刀尖紧贴胸骨，以免损伤血管和内脏），拉开左右前肢，用图钉重新固定蟾蜍，暴露心脏。

3. 识别心脏　用镊子夹起心包膜，沿心轴小心剪开心包膜，用玻璃分针拨动心脏，改变其位置，识别左右心房、心室（蟾蜍只有一个心室）、动脉圆锥、腹侧主动脉干及其左右分支、静脉窦、前后腔静脉等重要组织结构，观察心室在收缩时容积的变化。

4. 分离动脉　在动脉主干的分支处、稍上方的部位穿一条手术线留作固定插管用。再在左侧分支下穿一条手术线，结扎之。在心室舒张时用蛙心夹夹住心尖（约 1mm，否则容易损伤心脏），用眼科剪在左侧分支靠近动脉圆锥处剪一斜切口（注意要剪破血管内膜，但不要将血管剪断）。

5. 蛙心插管　取一支大小适宜的蛙心套管，注入适量林格液（林格液约占蛙心套管容积的 1/2，用胶泥封住套管大口，以防林格液流出），左手用小镊子夹住切口缘，轻轻向上提（以使切口扩大）。右手持蛙心套管，自切口插入动脉干内。然后左手持左侧分支上的结扎绳向后拉，右手轻轻推送蛙心套管，使之进入动脉圆锥，左手放松结扎线，轻轻向右提起蛙心夹上的连线，使心室和动脉圆锥成一直线，当心室收缩时向前并略向左推动蛙心套管，使之较顺利地插入心室。

6. 固定心脏　如果蛙心套管已确实插入心室内，每当心室收缩舒张时即可观察到，套管中的林格液液面会呈现上下搏动。最后结扎套管并将结扎线固定于套管侧的小沟上，防止标本脱落。

7. 分离心脏　去除封口的胶泥，提起套管，剪断左右侧动脉分支、前后腔静脉等血管（注意千万不能损伤静脉窦及两侧心房壁）。将心脏轻轻托出，用林格液反复冲洗套管以免凝血，至套管内林格液完全呈现为无色液体。

三、注意事项

1. 分离血管动作要轻，不可用剪刀等锐利器械直接分离血管。

2. 注意剪断左右侧分支、前后腔静脉时，禁忌损伤静脉窦及两心房。如已损伤了这两部分组织时，应弃除心脏标本。

3. 在动脉干分支剪口时，务必剪破动脉内膜，以免将蛙心套管插入动脉圆锥的夹层中，导致插管失败。

4. 推动蛙心套管前，使心室和动脉圆锥成一直线，在心室收缩时向前并略向左推动蛙心套管，使之较顺利地插入心室。

（徐小元）

第六章 动物常见疾病模型复制方法

第一节 缺氧动物模型

一、机制

当组织供氧不足或利用氧障碍时,机体功能和代谢发生异常变化的病理过程称为缺氧。不同类型缺氧的机体代偿适应性反应和症状表现不尽相同。

低张性缺氧主要表现为 PaO_2 降低,氧含量减少,血中去氧血红蛋白浓度增高达到或超过 50g/L 时,皮肤和黏膜出现发绀。

CO 与血红蛋白的亲和力比氧高,HbCO 不能与氧结合,还抑制红细胞糖酵解,使 2,3-二磷酸甘油酸(2,3-DPG)生成减少,氧解离曲线左移。皮肤、黏膜因血液含过多的 HbCO 而呈樱桃红色。

亚硝酸盐可将血红素中二价铁氧化成三价铁,导致高铁血红蛋白血症,使血红蛋白失去结合氧的能力;血红蛋白分子中的四个二价铁中有部分氧化成三价铁,剩余的二价铁虽能结合氧,但不易解离,可导致氧解离曲线左移,加重组织缺氧。低浓度亚甲蓝为还原剂,可抑制氧化剂的中毒反应。当血液中 $HbFe^{3+}OH$ 达到 15g/L 时,皮肤、黏膜发绀。

氰化物中毒时,CN^- 与细胞色素(Cyt)aa_3 中的 Fe^{3+} 配位结合,形成氰化高铁 $Cytaa_3$,使细胞色素氧化酶不能还原,失去传递电子的功能,呼吸链中断,生物氧化受阻。

二、模型复制方法

(一)低张性缺氧

将小鼠放入含碱石灰(约 5g)的 100ml 广口瓶内,待其安静后塞紧瓶塞,开始每隔 5min 观察并记录其呼吸频率(次/10 秒)、节律和深度一次,并观察其行为和耳、口唇、尾的颜色变化,直至其口唇明显发绀、痉挛抽搐、呼吸停止。

(二)血液性缺氧

1. CO 中毒模型

方法一:将小鼠放入 500ml 广口瓶内,塞紧瓶塞;用 10ml 注射器抽取 CO 气体 10ml,注入刚密闭的广口瓶内,形成 2%CO 的空间环境;观察其行为和耳、尾、口唇的颜色变化,直至其口唇出现明显樱桃红色,挣扎、痉挛至死。

方法二:准备 CO 发生装置;将一只小鼠放入广口瓶中,观察其正常表现,然后与 CO 发生装置连接;用刻度吸管取甲酸 3ml 放于试管内,沿试管壁缓慢加入浓硫酸 2ml,塞紧。观察指标同上。

2. 亚硝酸盐中毒模型 取体重相近的小鼠两只,数呼吸频率和观察皮肤黏膜色泽。向两只小鼠腹腔内各注射 50g/L 亚硝酸钠 0.2ml 后,立即向其中一只腹腔内再注射 10g/L 亚甲蓝溶液 0.2ml,另一只注射等量生理盐水。前者可无明显改变;后者口唇出现发绀,挣扎、痉挛。

(三)组织性缺氧

取体重相近的小鼠两只,数呼吸频率和观察皮肤黏膜色泽。向两只小鼠腹腔内各注射 0.1% 氰化钾 0.2ml。动物出现软瘫时,立即向其中一只腹腔内再注射 10% 硫代硫酸钠 0.4ml,另一只注射等量生理盐水。前者可无明显改变,后者迅速出现挣扎、痉挛、死亡。

第二节　休克动物模型

一、机制

失血性休克因血液大量丢失使血容量减少、心排血量降低和血压下降，引起交感-肾上腺髓质系统兴奋，血管收缩，外周阻力增大，组织灌流量减少。缺血缺氧期，微循环可出现小血管收缩，血流速度减慢，真毛细血管关闭，伴少尿。淤血缺氧期，因微循环局部代谢产物蓄积，酸中毒及细胞因子释放，出现微血管扩张，血流速度减慢，红细胞聚集，白细胞滚动、贴壁、嵌塞毛细血管，血流停止，伴少尿或无尿。

感染性休克因病原微生物感染引起。病原微生物及其释放的各种毒素均可刺激单核-巨噬细胞、中性粒细胞等，表达释放大量炎症因子，引起全身炎症反应综合征（SIRS），促进休克；也可增加毛细血管通透性，致血浆大量外渗，血容量减少；或引起血管扩张，使血管床容量增加，导致有效循环血量的相对不足。另外，细菌毒素和炎症介质可直接损伤心肌细胞，造成心泵功能障碍。感染性休克时交感-肾上腺髓质系统兴奋，儿茶酚胺分泌增多，并作用于 β_1 受体使心肌收缩力增强，心率增快，动-静脉短路开放，回心血量增大，心排血量增大，外周血管扩张，外周阻力下降，常引起高代谢和高动力循环状态。

二、模型复制方法

（一）失血性休克

家兔称重，用 20% 氨基甲酸乙酯溶液（5ml/kg）麻醉后，取仰卧位固定，分离左侧颈总动脉和右侧颈外静脉并插管；分离一侧股动脉和输尿管并插管。做腹部正中 4～5cm 纵行切口，打开腹腔，轻拉出一段游离度较大的回肠肠袢，置于微循环恒温灌流盒内，用克雷布斯液保持观察部位的温度、湿度、渗透压和 pH 的稳定。

股动脉放血至血压 5.33kPa（40mmHg），调节注射器使血压维持在该水平 10～30min。根据微循环观察到的毛细血管舒缩和血流状况，结合血细胞流速、流态、尿量、中心静脉压的变化，判断失血性休克家兔所处休克病程的不同时期。

（二）感染性休克

家兔称重后，耳缘静脉注射 20% 氨基甲酸乙酯溶液（5ml/kg），麻醉后固定。颈部、腹股沟部剪毛，行颈部正中切口，分离左侧颈动脉和右侧颈静脉，行腹股沟部切口，分离一侧股动脉并插管。耳缘静脉注射 0.3% 肝素（5ml/kg），颈动脉、颈静脉和股动脉插管。记录家兔的血压和心率，采动脉血 2ml 测白细胞计数、纤维蛋白原含量。

经右侧颈静脉缓慢注入粗制大肠埃希菌-E 内毒素 12～16mg/kg，或精制大肠埃希菌-D 内毒素（冻干粉状态的内毒素低温保存，现用现配为佳）10～12mg/kg，再输入生理盐水 2ml 冲管。15min 内血压如果无变化，再适量缓慢追加。

给药后 15～30min，可见血压下降至正常一半、脉压增大、心率增快、呼吸急促，120min 后白细胞计数明显增大、纤维蛋白原含量增高、皮肤黏膜颜色苍白。考虑选取 30min、60min、90min、120min、240min 时间点记录上述数据和采血。

第三节　高血压动物模型

一、机制

高血压是全身小动脉痉挛引起血管外周阻力增加的直接后果。小动脉的痉挛与遗传、精神刺激、应激、肾缺血、肾上腺皮质功能亢进及钠的作用等因素有关。目前动物高血压模型的复制多以不同角度模拟高血压的易患因素而形成。所用动物模型有自发性高血压动物模型、诱发性高血压动物模型（肾脏手术，神经源性，内分泌、代谢及饮食）和基因工程高血压模型（肾素、儿茶酚胺、心房利钠尿多肽（心钠素）、内皮素、一氧化氮合成酶）。

二、模型复制方法

（一）自发性高血压大鼠模型

自发性高血压大鼠（spontaneous hypertensive rat，SHR）模型常指威斯塔（Wistar）品系大鼠未经任何有意识的人工处理，在自然培育的条件下产生的高血压，并具有一定的遗传性。冈本（Okamoto）等将血压为 19.3 ～ 23.3kPa 的雄性 Wistar 大鼠与血压为 17.3 ～ 18.6kPa 的同种雌性交配，选择子代血压高者再近亲交配。三代后，多数动物血压超过 24kPa。经不断筛选可获得近交系 SHR。因其与人类原发性高血压的发生、发展及并发症相似，故适用于多基因引起高血压的发病机制研究，或筛选高血压相关基因的研究。

（二）诱发性高血压动物模型

1. 肾脏手术高血压模型（单肾可控结扎法）

肾素依赖性高血压的机制：肾动脉狭窄，肾内灌注压降低，使肾球旁细胞分泌大量肾素，引起肾素-血管紧张素-醛固酮高水平活动。

方法：SD 大鼠用戊巴比妥（0.3%，0.1 ～ 0.3ml/100g）腹腔麻醉后，脊背侧卧；固定、消毒、备皮后，在左侧肋弓下缘平行于脊柱约 0.5cm 处向下剪开一 1.5 ～ 2.0cm 的切口，逐层剪开至腹腔；充分暴露腹主动脉和肾脏，在腹主动脉与肾动脉交叉处用玻璃分针将肾动静脉分开，剥离 0.5 ～ 1.0cm 的长度，穿单线备用；用不同直径的针灸针放在肾动脉上方，并与肾动脉平行；用 6-0 号手术线结扎肾动脉后抽出针灸针，造成肾动脉狭窄。实验证明 0.25mm 管径的左肾动脉狭窄能成功复制实验性肾性高血压模型。

2. 神经源性高血压模型

机制：中枢神经系统对血压调节具有重要作用，所以采用声、电等慢性刺激中枢神经系统，可引起动物高级神经活动高度紧张，从而引起血压的明显升高。该模型与人类的原发性高血压相似，有助于了解高血压的发病机制及其危险因素，且适用于降血压药物的筛选。

方法：家兔用戊巴比妥钠（4%，1mg/kg）腹腔麻醉，平卧位固定于手术台，颈部常规备皮消毒。于颈部皮肤正中剪开，长约 5cm，钝性分离暴露颈总动脉后，用玻璃分针撕开颈动脉鞘并分离出长约 2cm 的一段血管，再分离出与之伴行的迷走神经干，长约 2cm。将海绵垫于迷走神经下方形成包裹。利用 5-0 铬制肠线，剪成 1 ～ 2mm 小段，充分放置于迷走神经周围。湿润海绵，使其包裹已经被铬制肠线包绕贴附的迷走神经。然后将大小约 1.5cm×1.0cm 的医用涤纶片置于游离的颈动脉旁，轻轻压向迷走神经，并与神经包裹在一起，固定在一侧肌肉上，使其与之接触，造成血管压迫神经。

3. 内分泌、代谢及饮食诱发性高血压模型

机制：乙酸脱氧皮质酮（deoxycorticosterone acetate，DOCA）为盐皮质激素（醛固酮前体）。给予 DOCA 建立的大鼠或犬的低肾素性继发性高血压模型，以血容量扩大和心排血量增加为特点，并伴有心脏体积扩大、蛋白尿和肾小球硬化症等症状。

方法：简便可靠，高血压的形成时间较短且形成率高，升压速率较快且幅度较大。

（1）DOCA 硅胶管制作：用外径 4mm、内径 2.5mm 的人体硅胶管，取长 25mm，管壁钻 10 ～ 14μm 的微孔，管内填入 100mg DOCA 药粉，再用长 1.5mm、直径 2.5mm 的细硅胶管封堵住管的两端开口。使用前置于青霉素生理盐水溶液（1×100 000U/ml）中浸泡 30min。

（2）模型制备：雄性 SD 大鼠腹腔麻醉（3% 戊巴比妥钠，30mg/kg）后固定，腹部备皮、消毒。手术摘除左肾及肾上腺。

（3）DOCA 皮下埋管：于大鼠右下腹皮下置入 DOCA 硅胶管，缝合肌肉和皮肤切口，消毒。

（4）术后喂 1% 盐水，所有大鼠连续 3d 肌内注射青霉素钠盐（5×10 000U/d）。

（三）基因工程高血压模型

基因工程高血压模型可分为高血压转基因动物和高血压基因敲除动物。前者采用转基因技术将外源基因随机整合到动物基因组中并过分表达造成高血压；后者采用基因打靶技术将动物内源基因定向敲除造成高血压。这有助于高血压疾病发生发展原因及相应药物筛选的研究。但目前的基因工程高血压模型都是单基因或双基因疾病模型，与多基因遗传的人类高血压有一定的区别。

第四节　糖尿病动物模型

一、机制

糖尿病（diabetes mellitus，DM）是因体内胰岛素缺乏，或拮抗胰岛素的激素增加，或胰岛素在靶细胞内无法发挥正常生理作用而引起糖、蛋白质和脂类代谢紊乱的慢性代谢性综合征。目前，DM 动物模型的制备方法主要有手术切除胰腺、化学药物诱发、自发性糖尿病动物模型、转基因糖尿病动物模型等。

二、模型复制方法

（一）切除胰腺的 DM 模型

切除犬、猫和大鼠的全部或大部分胰腺，但保存胰十二指肠动脉吻合弓。如果连续 2d 血糖值超过 11.1mmol/L 或葡萄糖耐量试验 2h 时的血糖值仍未恢复到注射前水平，则认为 DM 造模成功。其机制是 B 细胞缺失而产生永久性 DM。

（二）化学药物诱发的 DM 模型

1.链脲佐菌素（streptozotocin，STZ）法　作为含亚硝基化合物，STZ 既可直接破坏胰岛 B 细胞，也可通过诱导 NO 合成，或激活自身免疫过程，特异性地破坏 B 细胞，诱发小鼠、大鼠、家兔和犬 DM。其参考剂量为 50 ～ 150mg/kg，腹腔注射。

2.四氧嘧啶法　四氧嘧啶可产生氧自由基破坏胰岛 B 细胞结构，导致细胞损伤及坏死，从而阻碍胰岛素的分泌；也可影响细胞膜的通透性和细胞内 ATP 的产生，抑制葡萄糖介导的胰岛素分泌。参考剂量为 60 ～ 110mg/kg，静脉注射。

（三）自发性糖尿病动物模型

采用有自发性 DM 倾向的近交系动物，未经任何有意识的人工处置，在自然情况下发生 DM 的动物模型。一类为无肥胖、缺乏胰岛素，起病快、症状明显，并伴有酮症酸中毒，主要组织相容性复合体（MHC）参与发病过程，发病之初呈现胰腺炎的症状。可作为 1 型 DM 的动物模型。另一类为胰岛素抵抗性高血糖。其特点是病程长，不发生酮症酸中毒，可作为 2 型 DM 的动物模型。

1.1 型糖尿病动物模型

（1）BB（bio-breeding）大鼠：60 ～ 120 日龄时发生 DM。特征：体重减轻、多饮、多尿、糖尿、酮症酸中毒、高血糖、低胰岛素、胰腺炎、胰岛 B 细胞减少、淋巴细胞减少。常用于 1 型 DM 动物模型。

（2）LETL（Long-Evans Tokushima lean）大鼠：8 ～ 20 周龄时发生 DM，无外周血淋巴细胞减少，在明显 DM 症状发生前 4 ～ 5d，胰岛可见明显的淋巴细胞浸润。

2.2 型糖尿病动物模型

（1）嗜沙肥鼠（*Psammomys obesus*，PO）：高热量饮食可致胰岛素抵抗，自发出现高胰岛素血症，伴明显高血糖，随后出现胰岛素水平降低。具有迟发 1 型 DM 的特点。

（2）中国地鼠（Chinese hamster）：将中国地鼠近亲繁殖可获得自发性 DM 模型。特征：轻、中度高血糖，非肥胖型，血清胰岛素表现多样，胰岛病变程度不一，类似于人类的 2 型 DM。

此外还有 GK 大鼠、Zucker DM 肥胖大鼠、NSY 小鼠、OLETF 大鼠、db/db 小鼠、ob/ob 小鼠、KK 鼠等糖尿病模型动物。

（四）转基因糖尿病动物模型

机制：转基因动物（transgenic animal）技术是通过遗传工程的手段对动物基因组的结构或组成进行人为的修饰或改造，并通过相应的动物育种技术使这些经修饰改造后的基因组在世代间得以传递和表现。利用这一技术在动物基因组的特定位点引入所设计的基因突变，模拟造成人类遗传性疾病的基因结构或数量异常。通过对基因结构进行修饰，在动物发生、发育的全过程中研究体内基因的功能及其结构功能的关系。

常见的转基因 DM 动物：① MKR 小鼠动物模型，为 2 型 DM 转基因动物模型，其骨骼肌过度表达失活的 IGF-1 受体。② MODY2 动物模型，利用基因敲除技术制备肝脏葡萄糖激酶（GCK）-小鼠。③线粒体糖尿病模型，为 B 细胞 *Tfam* 突变的小鼠。④ GDM（妊娠糖尿病）模型，为杂合体 C57BL/PKsJ-db/+小鼠，可发生 GDM。⑤ NOD-RIP-B7-1 转基因小鼠，可过度表达辅助刺激因子 B7.1 而诱发 DM。

此外，还有激素性、病毒性、免疫性、下丘脑性等 DM 动物模型。

第五节　心肌梗死动物模型

一、机制

急性心肌梗死（acute myocardial infarction，AMI）是由于冠状动脉粥样硬化斑块出血、血栓形成，或冠状动脉痉挛导致管腔急性闭塞、血流中断，局部心肌缺血、坏死。根据原理不同，制作心肌梗死模型的方法可分为完全阻断法、部分阻断法、药物干预法和高脂饮食法。

二、模型复制方法

（一）完全阻断法

1. 结扎冠状动脉法

方法：SD 雄性大鼠（6 周龄，180 ～ 220g），常规腹腔麻醉，记录 II 导联心电图，呼吸机辅助呼吸（呼吸频率 60 次/分，潮气量 10 ～ 12ml，吸呼比为 2：1，以保持动脉血 $PaCO_2$、PaO_2 和 pH 维持在正常范围）。在胸左侧第 3、4 肋间处打开胸腔，暴露心脏，用细小弯针在冠状动脉左前降支下穿一丝线结扎，缝线下方心肌色泽变浅、苍白。逐层缝合，关胸。

结果：结扎大鼠左冠状动脉前降支后 24h，血清生化指标肌酸激酶同工酶（CK-MB）、心肌型肌钙蛋白抑制亚单位（CTnI）、丙二醛（MDA）、乳酸脱氢酶（LDH）明显升高，超氧化物歧化酶（SOD）下降；心电图出现 ST 段弓背向上明显抬高。

2. 堵塞冠状动脉法

方法：以小型猪为实验动物，常规麻醉，气管插管，呼吸机控制通气。采用介入技术，将 2ml 含有交联葡聚糖（sephadex）D25 光滑微球浓度为 2.5g/L 盐水溶液，经皮穿刺管，经主动脉根部进入左回旋支（LCX）和左前降支（LAD）。

结果：2 ～ 3 周后，左心室射血分数下降，超声心动图显示左心室容积缩小，组织病理学检查发现心肌梗死灶。

（二）部分阻断法

1.结扎腹主动脉法

方法：SD 雄性大鼠（6 周龄，180 ～ 220g），10% 氨基甲酸乙酯溶液（0.7g/kg）腹腔麻醉；打开腹腔，肾动脉分叉上方分离腹主动脉约 1cm 长，与腹主动脉平行放置 7 号钝针头，一同结扎后使肾脏出现缺血外观；抽出针头，使腹主动脉部分狭窄。用于制作慢性心力衰竭模型。

结果：6 ～ 8 周观测到左心室舒张末压（LVEDP）> 15mmHg，表明慢性心力衰竭模型建成。

2.收缩环法

方法：以小型猪为实验动物，常规麻醉，气管插管，呼吸机控制通气。开胸，分离冠状动脉左回旋支（LCX）和冠状动脉左前降支（LAD），两动脉分别放置内径 1.5mm 的戴兰（Deilan）环。

结果：超声心动图观察、血流动力学测定、冠状动脉造影、病理组织学检查、SR 蛋白质印迹法（Western blotting）分析。经过约 70d 后，模型动物的两冠状动脉近端因栓塞而造成局部心功能障碍，表现为射血分数降低，左心室心功能下降。

（三）药物干预法

方法：SD 大鼠常规腹腔麻醉后，动态心电图 II 导联描记心电图为正常者，舌下静脉注射垂体后叶素（Pit，0.35U/kg），于 5s 内完成。

结果：3h 后，动态心电图出现 T 波高耸，并于 15s 达到最高峰；1min 后 T 波低平、双相、倒置，心率缓慢，Q—T 和 P—R 间期延长。生化指标：血清肌酸激酶（CK）、LDH、MDA 升高，SOD 下降。

（四）高脂饮食法

长时间用高胆固醇饲料喂养实验动物，诱导其出现高脂血症、动脉粥样硬化，硬化斑块可导致冠状动脉狭窄，长时间血流受阻导致心脏缺血。但缺血程度难以控制，且耗时较长。但可在此基础上，与注射药物干预或结扎冠状动脉左前降支相结合，制备慢性心力衰竭模型或高脂血症心肌缺血动物模型。

第六节　肾衰竭动物模型

一、急性肾衰竭模型

急性肾衰竭（acute renal failure，ARF）是指各种原因引起的双肾泌尿功能在短期内急剧障碍，导致代谢产物在体内迅速积聚，出现水电解质和酸碱平衡紊乱、氮质血症和代谢性酸中毒，并由此而发生的机体内环境严重紊乱的临床综合征。动物模型从机制上可分为缺血性和中毒性两种，即通过机械或药物的方法，造成肾脏缺血，损伤肾小管上皮细胞，导致 ARF。

1.缺血性急性肾衰竭模型复制方法

（1）肾动脉血流阻断法

方法：采用新西兰兔，20% 氨基甲酸乙酯溶液全身麻醉（5ml/kg），俯卧位，从脊柱旁 1.5 ～ 2cm 处开始，右侧顺肋骨缘，左侧在离肋骨缘约 2cm 的部位做 4cm 长的皮肤切口，分离皮下组织和腰背筋膜，切开内斜肌盘膜，推开背长肌，暴露肾并钝性分离一段肾动脉，选用 0.5 ～ 0.8mm 直径的银夹套在肾动脉上造成单侧或双侧肾动脉狭窄。

结果：阻断血流约 30min 后，恢复血流再灌注。可见尿量明显减少，血清肌酐明显升高，血钾有升高趋势，并出现代谢性酸中毒。

（2）输尿管结扎法

方法：采用 Wistar 大鼠，腹腔注射水合氯醛（300ml/kg）麻醉。游离左（右）侧肾脏和输尿管，结扎单（双）侧输尿管。

结果：术后 14d、21d、28d，血清尿素氮和肌酐均明显上升，左（右）肾体积扩大，肾盂和输尿管高度扩张。病理学检查显示肾小管呈囊性扩张，部分区域肾实质细胞减少，间质呈纤维细胞增生。

（3）缺血再灌注法

方法：家兔麻醉后，切除右肾，钝性分离左肾动脉，用无创动脉夹夹闭左肾动脉 45min。也有部分结扎腹主动脉复制低灌性 ARF 的方法。

结果：松开动脉夹后，再灌注 30min。可见尿量明显减少，血清肌酐明显升高，血钾有升高趋势，并出现代谢性酸中毒。血清 SOD 下降，MDA 上升。

2. 中毒性急性肾衰竭模型复制方法

方法：（任选下列一种）

顺铂 10mg/kg，溶于 1ml 生理盐水，SD 大鼠，单次腹腔注射。

庆大霉素 10mg/100g，Wistar 大鼠，连续肌内注射 7d。

20% 甘油 10mg/kg，SD 大鼠，大腿肌内注射。

结果：尿量减少，血清肌酐升高，光镜下可见肾小管上皮细胞弥漫性肿胀，局灶性坏死、管型，肾间质水肿。

二、慢性肾衰竭模型

慢性肾衰竭（chronic renal failure，CRF）是指各种慢性肾脏疾病引起肾单位慢性进行性、不可逆性破坏，以致残存肾单位不足以充分排除代谢废物和维持内环境恒定，导致水电解质和酸碱平衡紊乱，代谢产物在体内聚集，以及肾内分泌功能障碍，并伴有一系列临床症状的病理过程。可以采用药物或手术部分切除肾脏的方法来复制 CRF 动物模型。

1. 腺嘌呤诱发慢性肾衰竭

方法：腺嘌呤 1g 溶于 40ml 生理盐水制成浓度为 2.5% 的混悬液，按 200mg/（kg·d）剂量，每日定时给大鼠灌胃给药，持续 30d。

结果：血尿素氮、肌酐明显升高，镜下见肾组织内多数肾小管破坏，小管上皮细胞水肿坏死；管腔内及间质可见大量针状或长方形嘌呤代谢物结晶沉淀；间质内淋巴细胞浸润，并有纤维组织增生。

2. 肾大部分切除诱发慢性肾衰竭

方法：苯巴比妥（100mg/kg）大鼠腹腔麻醉，仰卧固定。从距左脊肋骨 1.5cm 处做斜向外方切口，暴露肾脏，弧形切除 2/3 肾组织，用明胶海绵压迫止血。复位残余左肾，缝合。1 周后切除整个右肾。

结果：血尿素氮、肌酐明显升高，肾体积明显增大，光镜下可见局灶性间质纤维化，伴大量淋巴细胞、单核细胞浸润，部分肾单位萎缩，肾小管呈囊性扩张，上皮萎缩。

第七节 心力衰竭动物模型

一、机制

心力衰竭是心脏泵血能力减退致使心排血量不能满足机体代谢需求，同时静脉系统淤血的病理过程。心力衰竭的动物模型可分为压力超负荷模型（主动脉狭窄法、肺动脉狭窄法；该模型能模拟压力负荷过度时心肌发生肥大，适合于研究心肌肥厚演变为心力衰竭时的心肌力学特性和病理改变），容量超负荷心力衰竭模型（动静脉短路法、腔静脉缩窄法、主动脉瓣与二尖瓣关闭不全法），化学物质诱发心力衰竭模型（抑制心肌功能如普萘洛尔、维拉帕米、戊巴比妥钠等，阿霉素心肌病模型、氧自由基损伤心功能模型），快速起搏造成心力衰竭模型，心肌梗死加快速起搏造成心力衰竭模型，拟冠心病高血压的心力衰竭模型等。

二、模型复制方法

（一）化学物质诱发心力衰竭模型

1. 方法 采用新西兰兔，20% 氨基甲酸乙酯溶液全身麻醉（5ml/kg），背位固定于手术台上；气管插管，连接呼吸机，调节呼吸频率为 35 次/分；右侧颈外静脉插管至右心房口，分离左侧颈总动脉，将心导管插入左心室腔内；将心电输入线的三个针形电极插入右前肢和左、右后肢肢体皮下，记录 II 导联心电图；将头皮针连接输液瓶，头皮针插入耳缘静脉并固定，用于心力衰竭模型造模给药；连续记录正常室内压和心电图；用 2% 戊巴比妥钠以 0.15ml/（kg·min）恒速静脉给药（其他药物按相应剂量从静脉给药），待左心室内压下降至给药前的 30% ～ 40%，即为急性心力衰竭。

2. 指标 心率（HR）、动脉血压（SAP 和 DAP）、左心室收缩峰压（LVSP）、左心室舒张末压（LVEDP）、左心室内压变化速率最大值（LV±dp/dt_{max}）、II 导联 ECG，根据心电图 R 波峰判断心室开始收缩的标志至 dp/dt_{max} 的间隔时间（T-dp/dt_{max}）、心室射血时间（LVET），即从血压收缩波起始点至舒张波起点的间隔时间、心肌耗氧指数（MOCI）：根据 SAP×HR×LVET 公式计算。

3. 结果 HR 减慢，DAP、SAP、LVSP、LV±dp/dt_{max}、MOCI 显著降低；T-dp/dt_{max} 和 LVET 明显延长，LVEDP 明显升高。SAP 和 DAP 下降到基础值的 35% 左右，而 LV±dp/dt_{max} 均维持在基础值的 20% 左右，表明戊巴比妥钠已诱导形成急性心力衰竭模型。

4. 应用 普萘洛尔、维拉帕米、戊巴比妥钠等药物可损害心肌，抑制心脏的泵血功能。此种模型可作为药理学工具用于评价强心药物、对心脏具有毒性的药物以及某些影响心肌代谢的药物。

（二）压力超负荷心力衰竭模型

1. 主动脉狭窄法 体重 3kg 以上的健康家兔，20% 氨基甲酸乙酯溶液全身麻醉（5ml/kg）和 1% 普鲁卡因局部麻醉，仰卧位固定。左侧颈总动脉插管至左心室，并保留插管监测血流动力学指标。在无菌条件下，自剑突下 2cm 处，沿腹部正中线纵行切开一长 6 ～ 8cm 切口，逐层剪开皮下组织、肌肉和腹膜，进入腹腔后将肠管沿肠系膜方向推向左下腹并以生理盐水纱布包裹，暴露手术野，在肾动脉分支稍上处找到腹主动脉并分离此动脉，在游离腹主动脉处用线结扎或放置一个特制动脉夹如戈德布拉特（Goldblatt）夹。或用游标卡尺精确测量动脉外径后，选择合适粗细的穿刺针紧贴于动脉壁作为控制缩窄程度的模板，用 4 号丝线将穿刺针和动脉共同结扎，然后抽出穿刺针使腹主动脉缩窄，缩窄面积为原腹主动脉面积的 25%，关闭腹腔。术后给予青霉素肌内注射防止感染，并给予生理盐水 65ml 维持体内钠离子平衡。术后每天监测血压、心率、LVP（左心室压力）、LVEDP（左心室舒张末压）、±dp/dt_{max}（左心室等容期压力最大变化速率）等指标。2 ～ 12d 后血压和 LVEDP 进行性升高、±dp/dt_{max} 降低。

2. 肺动脉狭窄法 体重 3kg 以上的健康家兔，20% 氨基甲酸乙酯溶液全身麻醉（5ml/kg）和 1% 普鲁卡因局部麻醉。沿胸骨中线自胸锁关节水平至剑突上切开皮肤，分离肌层，暴露胸骨及软骨部位。于第 3、4 肋间隙剪断肋软骨打开胸腔（不破坏胸腔膜）。暴露出主动脉、肺动脉并分离，在肺动脉主干根部用一根针引入一根 7 号丝线，于主动脉和肺动脉间穿出，缩窄肺动脉主干外径为 3mm（正常肺动脉外径约为 6mm），关闭胸腔。术后给予青霉素和链霉素预防感染。3 ～ 30d 动物出现活动减少、呼吸急促、四肢水肿、腹水等心力衰竭症状和体征后，再次开胸测量血流动力学指标或给予药物治疗。

（三）容量超负荷心力衰竭模型

1. 动静脉短路法

（1）机制：正常时动脉系统压力大于静脉系统压力。动静脉短路使动脉系统的血液向压力低的静脉系统分流，分流值的大小主要取决于吻合口的大小和主动脉与下腔静脉的压力阶差。动、静脉血液分流，致静脉回心血量增加，加重心脏负荷，长期发展可致心力衰竭。

（2）方法

犬：选用健康犬，用戊巴比妥钠静脉麻醉（25mg/kg）后仰位固定。在无菌条件下，沿中线打开腹腔后掀开肠管暴露腹后壁，在肾动脉分支水平下即在肾动脉与髂动脉之间分离并游离腹主动脉和下腔静脉各约 4cm，用血管夹夹住动脉和静脉两端以阻断血流，每条血管切开 10～15mm 的椭圆形口，然后用 5-0 丝线在切开的血管边缘进行边对边吻合。血流阻断最长在 20～30min，动静脉吻合后松开血管夹，检查无出血后关闭腹腔。术后每天注射青霉素 60 万 U 和链霉素 0.5g 约 1 周。待动物出现肢体水肿、腹水、活动后呼吸困难和发绀等心力衰竭的体征和症状后即可进行急性实验，测量血流动力学指标及进行组织学和病理学检查。

大鼠：选用雄性 Sprague Dawley 大鼠，于腹主动脉上左肾动脉起始部下 2mm 处，用无创血管夹阻断腹主动脉血流，穿刺腹主动脉及下腔静脉后，用黏着剂封闭穿刺点，术后笼养 4 周，大鼠心脏质量与体积比值明显增加，心肌出现肥厚，左心室舒张末压显著升高，左心室收缩力明显受损，导致心力衰竭。或大鼠用 8 号针头在左肾下方 0.8～1.0cm 处斜行 30° 穿刺腹主动脉及下腔静脉制造心力衰竭模型。

（3）运用：该模型拟似临床高心排血量心力衰竭，可用于慢性心力衰竭时神经内分泌机制的改变、水电解质紊乱和肾功能异常及药物实验性的研究。

2. 主动脉瓣与二尖瓣关闭不全法

（1）机制：主动脉瓣关闭不全时血液在舒张期自主动脉反流入左心室，导致其充盈过度而逐渐扩大增厚。代偿期左心室排出量可高于正常。失代偿时心排血量降低，左心房和肺动脉压力升高，可导致右心衰竭。二尖瓣关闭不全时，左心室收缩时，血液进入主动脉并反流至左心房，左心室排出量降低，左心房血量增多，压力升高，左心房代偿逐渐扩大增厚；左心室舒张期充盈量增多，负荷加重，左心室也逐渐扩大肥厚，持续发展可造成左心衰竭。

（2）方法

1）主动脉瓣关闭不全法：Wistar 大鼠（200～300g），戊巴比妥钠 40mg/kg 腹腔麻醉，仰卧位固定。分离右侧颈总动脉，用一根硬质聚乙烯导管从右颈总动脉插入直到心脏，导管插到主动脉瓣处时反复用力损伤主动脉瓣瓣膜，使主动脉瓣关闭不全。检测主动脉瓣关闭不全是否形成的方法是测量主动脉压，舒张压低，脉压变大即为形成主动脉瓣关闭不全。

2）二尖瓣关闭不全法：选用健康杂种犬，18～32kg，戊巴比妥钠 25mg/kg 静脉麻醉，仰卧位固定。严格无菌操作，沿胸骨左缘第 5 肋间开胸暴露心脏，剪开心包。在左心房剪一小口，然后用食指压迫并通过小口，从二尖瓣膜顶端分离两根或数根心肌腱索并通过二尖瓣，使左心房压升高至正常瓣膜压力的 2.5～3 倍。缝合左心房切口，分层关闭胸腔。术后给予大剂量青霉素和链霉素防止感染。每天观察，出现左心室 dp/dt_{max} 降低、LVEDP 升高、心脏指数下降、左心室功能指数降低、心排血量降低等血流动力学指标改变时，表明心力衰竭已形成。

（3）运用：主动脉瓣与二尖瓣关闭不全法建立的心力衰竭模型类似某些先天性心脏病或其他原因引起的瓣膜病。

此外，其他的心力衰竭模型还有盐敏感性心力衰竭模型、心肌缺血性心力衰竭模型、快速心室起搏心力衰竭模型及自发性心力衰竭模型等。

第八节 呼吸衰竭动物模型

呼吸衰竭是指各种原因引起的肺通气和（或）换气功能严重障碍，使静息状态下不能维持足够的气体交换，导致低氧血症伴（或不伴）高碳酸血症，进而引起一系列病理生理改变和相应临床表现的综合征。复制急性呼吸衰竭动物模型的方法有不全窒息法、气胸法、高渗盐水性肺水肿法、油酸性肺水肿法和肾上腺素性肺水肿，其血压、心率和动脉血气指标发生相应的改变。

造模前的手术：健康家兔，20% 氨基甲酸乙酯溶液全身麻醉（5ml/kg），背位固定于手术台上；

气管插管,建立呼吸通道;分离右侧颈总动脉,结扎远心端,动脉夹夹闭近心端,其间动脉壁做斜行剪口,插入 1% 肝素浸泡动脉插管,以备取血样,测血气和酸碱指标。

(一)不全窒息法

1. 机制　部分夹闭气道导致中央气道阻塞,增大气道阻力引起限制性通气不足,造成急性呼吸衰竭。表现为呼吸增强,呈深慢呼吸,心率增快,血压增高,PaO_2 下降,$PaCO_2$ 升高。PaO_2 下降刺激外周化学感受器,$PaCO_2$ 升高刺激中枢化学感受器,并兴奋心血管中枢。

2. 方法　用止血钳夹闭套在气管插管上端的橡胶管,在完全夹住的橡胶管上插入两个 9 号针头,造成动物不全窒息 5min。

(二)气胸法

1. 机制　家兔胸腔与外界大气相通形成气胸,导致因肺扩张受限而引起限制性通气不足,出现急性呼吸衰竭。

2. 方法

(1)开放性气胸:将一枚连有水检压计的 16 号钝性针头沿家兔右胸第 4 ~ 5 肋间隙垂直刺入 1 ~ 1.5cm,有落空感后停止,可观察到水检压计 U 形液面随呼吸运动。去除水检压计后让针头与外界相通,形成气胸。

(2)张力性气胸:用 100ml 注射器抽取 100ml 空气,通过针头推入右侧胸膜腔内,造成右侧张力性气胸。观察家兔呼吸、血压的变化。当动物呼吸与血压出现明显变化,皮肤与口唇黏膜明显发绀和窒息样挣扎时,取血样进行血气分析。

(三)高渗盐水性肺水肿法

1. 机制　高渗盐水进入小气道和肺泡,引起组织间隙和血管内的水渗出到肺泡和小气道内,造成肺水肿,并通过影响弥散功能和通气/血流值,导致肺的换气功能障碍。出现 PaO_2 下降,$PaCO_2$ 升高。因肺水肿刺激肺牵张感受器而出现呼吸浅快。高渗盐水还可以破坏肺泡表面活性物质,肺顺应性下降,造成限制性通气不足。晚期严重缺氧抑制心血管中枢,导致心率减慢,血压降低,肺系数增加。

2. 方法　用 20ml 注射器取高渗盐水(3%NaCl,3ml/kg),连接一细塑料管,将其沿气管插管插入 6 ~ 7cm 深,缓慢匀速将高渗盐水注入气管内,5min 内推完。

(四)油酸性肺水肿法

1. 机制　家兔静脉注入油酸,首先通过神经-体液因素使肺微血管强烈收缩,继而脂肪性栓子阻塞肺毛细血管,造成肺微循环障碍,肺通气与血流比例失调;油酸可直接刺激血管,损伤血管内皮细胞和肺泡上皮细胞,增加通透性,使大量水肿液在肺间质聚集,导致弥散功能障碍,影响了肺的换气功能。出现低氧血症,而 $PaCO_2$ 变化不大,肺系数增加。

2. 方法　自家兔的耳缘静脉缓慢注入油酸 0.1ml/kg。

(五)肾上腺素性肺水肿法

1. 机制　肾上腺素作用于心肌 α、β 受体,导致心率增快和心肌收缩力增强,同时使皮肤黏膜和内脏小血管收缩。体循环和肺血管的剧烈收缩使心脏前后负荷迅速增大,引起动力性肺水肿,从而影响了肺的换气功能。出现低氧血症,而 $PaCO_2$ 变化不大,肺系数增加。

2. 方法　自家兔的耳缘静脉缓慢注入肾上腺素 0.6mg/kg。

第九节　肝衰竭动物模型

急性肝衰竭(acute liver failure,ALF)是由于肝细胞在短期内大量坏死引起的临床综合征,通常以凝血障碍、广泛大面积肝细胞坏死、肝性脑病为特点。目前主要采用手术或化学药物损伤的方法来建立动物模型。

全部或大部肝切除，直接造成动物急性肝衰竭。也可通过减少肝脏的供血，间接造成肝衰竭。

一、肝衰模型复制方法

（一）全肝切除模型

动物（小型猪）术前禁食禁水，麻醉后消毒，铺无菌单，以上腹正中切口或右上腹肋缘斜切口进腹。使用临时转流装置（多见于早期模型），切断所有肝周韧带，包括肝后腔静脉整块肝切除后行腔静脉和门静脉重新移植修复和门-腔分流（近期多行血管修复重建分流后肝切除）。术中需注意补液，维持血流动力学稳定，术后需常规使用抗生素预防感染。造模成功后需连续监测一般特征、生命体征、颅内压等数值的变化情况，同时需分时段取血样观察临床生化指标的变化情况。

（二）部分肝切除模型

手术方法同全肝切除模型，术中切除 70% ～ 80% 的肝脏，包括左外侧、左前、右外侧和尾叶，加或不加门-腔分流。

（三）肝缺血模型

术前准备麻醉后，进行门-腔静脉分流，开腹游离门静脉和下腔静脉并行端侧吻合或侧侧吻合（直接吻合或通过导管等设备转流）；而后需阻断肝动脉等肝血管，分流术后分期或一期行肝动脉结扎或者钳夹，多数选择合并结扎胆总管和侧支肝血管，亦可同时结扎胃十二指肠动脉及其所有侧支。术中观察临床生化指标的变化并维持体温。肝缺血模型以门-腔静脉分流术后肝动脉阻断时间的方式（永久或暂时）分为完全血流阻断和暂时血流阻断。

（四）药物诱导模型

1. 机制　作为肝毒性药物，D-氨基半乳糖可在短时间内引起严重肝损害。其机制是通过抑制肝细胞的 RNA 和膜蛋白的合成，造成肝细胞坏死；也与细胞外钙离子大量内流，造成细胞内钙超载，从而导致肝细胞坏死有关。

2. 方法　动物麻醉镇静，分离颈外静脉，插入中心静脉导管用于给药、采血、测量中心静脉压；将 1.0 ～ 1.5g/kg D-氨基半乳糖盐酸盐溶于 5% 葡萄糖溶液中，浓度为 0.05g/ml，用 1mmol/L 的 NaOH 溶液调节溶液的 pH 为 6.8（2h 内应用配好的溶液并过滤）；给药前、给药后分次间断取肝脏活体组织。

二、观察指标

1. 生理指标　血压、心率、体温。

2. 生化指标　肝功能、肾功能、血常规。

3. 其他指标　血气分析、血氨、血乳酸、血胆酸、动脉血酮体比。

4. 肝清除功能试验　靛青绿清除实验。

5. 病理指标　尸解取肝、肾组织切片检查。

第十节　黄疸动物模型

黄疸是指由于胆红素代谢障碍引起血清内胆红素浓度升高，导致巩膜、皮肤、黏膜及其他组织出现黄染的现象。常用的黄疸动物模型多为肝细胞性黄疸和胆汁淤积性黄疸。

一、模型复制方法

（一）肝细胞性黄疸模型复制

1.肝炎病毒感染模型　采用健康成年的重庆麻鸭产的蛋孵化的一日龄雏鸭，经腹腔注射 0.1ml 鸭乙型肝炎病毒（DHBV）DNA 阳性病毒血清。接种 1 周后，从颈外静脉抽血，用地高辛标记的 DHBV DNA 探针经斑点杂交，检测筛选出感染阳性鸭，饲养至 3 周龄。

2.细菌感染性模型　选用昆明小鼠，分别用不同剂量（0.1mg/只、0.5mg/只、1.0mg/只）短小棒状杆菌（CP）经尾静脉注入。7d 后，通过静脉给予每只小鼠细菌脂多糖（LPS）10μg，制作 CP 和 LPS 诱发的免疫性肝损伤黄疸模型。

3.四氯化碳中毒模型　采用 18～22g 昆明小鼠，皮下注射 0.1% 四氯化碳橄榄油 10ml/kg。24h 后即成。

4.肝硬化黄疸模型　采用 100～120g Wistar 大鼠，腹腔注射 0.2% N- 亚硝基二甲胺溶液 0.3ml/100mg，每周连续 3d，共 18 周制作肝硬化黄疸模型。

（二）胆汁淤积性黄疸模型复制

1.肝内胆汁淤积

（1）药物性肝损害：选用 200～300g Wistar 大鼠，灌胃异硫氰酸苯酯 133mg/kg，48h 造模结束。

（2）酒精性肝损害：纯系 Wistar 大鼠，体重 140～160g，灌服 50% 乙醇（V/V）1ml/100g，每日 2 次（间隔 12h），饮用 10% 乙醇（V/V）饮料，连续 14 周，造模结束。

2.肝外胆管机械性梗阻

（1）外科手术梗阻模型：190～220g 雌性 SD 大鼠，2% 戊巴比妥麻醉，经上腹正中切口进腹，显露十二指肠韧带，在近十二指肠侧双重结扎肝外胆管，造成完全阻塞。胆管结扎术后 2d 出现梗阻性黄疸。

（2）胆结石实验模型：在近肝门脉处结扎大鼠胆总管，而后从盲肠静脉注入 $1.5×10^6$ 菌数/ml 的大肠埃希菌液 0.1ml/100g，可诱发胆红素混合结石，导致动物出现梗阻性黄疸。

二、观察指标

1.形态学指标　皮肤、黏膜、尿液发黄。

2.肝组织病理学指标　肝细胞性黄疸可见肝细胞肿胀，炎性细胞浸润，可见细胞变性、点状坏死。肝小叶模糊，中央静脉充血，肝索排列不呈放射状。梗阻性黄疸可见肝细胞肿胀、胞质透亮、弥漫性颗粒变性，可见脂肪变性、点状或灶状坏死。小胆管增生肿胀，胆汁淤积，上皮坏死。

3.肝功能指标　肝细胞性黄疸可见谷草转氨酶（GOT）、谷丙转氨酶（GPT）明显升高，碱性磷酸酶（ALP）轻度升高或正常。直接胆红素明显升高，间接胆红素可升高。梗阻性黄疸则 ALP 明显升高，GOT、GPT 轻度升高。直接胆红素明显升高，间接胆红素可升高。

（周　翔）

参考文献

陈华, 2016. 小型猪医学研究模型的建立和应用. 北京: 人民卫生出版社.

方肇勤, 2017. 大鼠、小鼠辨证论治实验方法学. 北京: 科学出版社, 123-124.

冯建华, 2011. Wistar 大鼠重度失血性休克模型制备影响因素的研究. 军事医学, 35(8): 578-580.

霍勇, 2011. 心血管病实验动物学. 北京: 人民卫生出版社, 43-45.

李昌繁, 2007. 心力衰竭动物模型的研究进展. 医学研究学报, 20(5): 532-534.

李聪然, 2005. 糖尿病动物模型及研究进展. 中国比较医学杂志, 15(1): 59-62.

李湘云, 2006. 缺血缺氧动物模型制作分析. 中国实用神经疾病, 9(5): 65-67.

刘恩岐, 2014. 人类疾病动物模型. 北京: 人民卫生出版社, 96-98.

马宏博, 2003. 有关内毒素性休克动物模型复制的探讨. 中国中医急症, 12(3): 260-262.

毛晓燕, 2014. 肾性高血压模型建立法. 泸州医学院学报, 37(2): 172-174.

孟祥艳, 2009. 四种家兔实验性呼吸衰竭模型的比较研究. 武警医学院学报, 18(2): 106-108.

陶琦, 2013. 急性肾衰竭动物模型研究进展. 中国中西医结合肾病杂志, 14(7): 654-655.

陶琦, 2013. 慢性肾功能衰竭动物模型研究进展. 中国医药导报, (13): 31-33.

王文丽, 2003. 黄疸动物模型研究近况. 辽宁中医学院学报, 5(2): 92-93.

卫洪超, 2005. 建立一种标准化急性心肌梗死动物模型. 中华实验外科杂志, 22(7): 876-878.

许庆文, 2004. 戊巴比妥钠建立家兔急性心力衰竭模型方法的探讨. 中华现代临床医学杂志, 2(7): 155-157.

杨兴凯, 2014. 建立血管搏动性压迫颈动脉鞘内脱髓鞘迷走神经导致的神经源性高血压家兔动物模型. 石家庄: 河北医科大学, 58-79.

张建荣, 2008. 高血压实验动物模型. 中华高血压杂志, 16(3): 205-206.

周光兴, 2007. 人类疾病动物模型复制方法学. 上海: 上海科学技术文献出版社, 77-80.

第七章　机能实验相关的细胞与分子检测方法简介

第一节　血清谷丙转氨酶测定（赖氏改良法）

谷丙转氨酶（GPT）主要存在于各种细胞中，尤以肝细胞中最多，整个肝脏内 GPT 含量约为血中含量的 100 倍。正常时，只要少量释放入血中，血清中 GPT 的活性即可明显升高。在各种病毒性肝炎的急性期、药物中毒性肝细胞坏死时，GPT 大量释放入血，因此它是诊断病毒性肝炎、中毒性肝炎的重要指标。正常参考值（人）：0 ~ 40U/L。

一、实验仪器

分光光度计（505nm）、微量移液器、漩涡振荡器、试剂盒等。

二、适用范围

本试剂盒可测定各种动物血清（浆）、组织、培养细胞、细胞培养液等样本中的 GPT 活力。

三、操作过程

样品谷丙转氨酶活力检测见表 7-1-1。

表 7-1-1　样品谷丙转氨酶活力检测

样品与试剂	测定管	对照管
待测样品（ml）	0.1	
基质液（ml，37℃已预温 5min）	0.5	0.5
	混匀后，37℃水浴 30min	
2,4-二硝基苯肼溶液（ml）	0.5	0.5
待测样本（ml）		0.1
	混匀后，37℃水浴 20min	
0.4mol/L 氢氧化钠溶液（ml）	5	5

混匀，室温放置 5min，双蒸水调零，测各管 A_{505nm} 值。

四、计算公式

$$血清中 GPT 活力（U/L）= 通过标准曲线得血清 GPT 活力（U/L）$$

$$组织中 GPT 活力（U/gprot）= 通过标准曲线得匀浆液 GPT 活力（U/L）÷$$
$$待测匀浆液蛋白质浓度（g\ prot/L）$$

五、注意事项

1. 比色法中常用的有赖特曼 - 弗兰克尔（Reitman-Frankel）法及金氏（King）法。赖特曼 - 弗兰克尔法标准曲线所定单位数，是用实验方法和卡门分光光度法（速率法）作对比测定求得的。以卡门单位报告结果，比较准确。卡门单位定义：1ml 血清，反应液总容量 3ml，波长 340nm，1cm 光径，25℃，1min 内所生成的丙酮酸，使 NADH 氧化成 NAD 而引起吸光度（A）每下降 0.001 为 1 个单位（1 卡门氏单位=0.482IU/L，25℃）。

2. 一般血清标本内源性丙酮酸很少，个体相差也不大，做大批标本测定时，不需每份标本都做对照管，严重高血脂、黄疸、溶血及陈旧血清须做自身对照管。建议对活力单位超过正常尤其是在临界值时，进行复测；复测时每份标本均做对照管。

3. 酶活力超过 150 单位时，用盐水稀释血清后重测。

4. 应将一般血清对照管（或称标本空白管）的吸光度作为日常质控的指标之一；如相差大，可考虑为 α-酮戊二酸浓度、2,4-二硝基苯肼（DNPH）浓度及仪器等原因引起。

5. 血清中 GPT 活性在室温（25℃）可保存 2d，在 4℃可保存 1 周，在 –25℃可保存 1 个月。

附 :GPT 标准曲线（表 7-1-2）

表 7-1-2　GPT 标准曲线制作

试管号	1	2	3	4	5	6
0.1mmol/L 磷酸缓冲液（ml）	0.10	0.10	0.10	0.10	0.10	0.10
2μmol/ml 丙酮酸钠标准液（ml）	0	0.05	0.10	0.15	0.20	0.25
基质缓冲液（ml）	0.50	0.45	0.40	0.35	0.30	0.25
2,4-二硝基苯肼溶液（ml）	0.50	0.50	0.50	0.50	0.50	0.50
混匀后，37℃水浴 20 min						
0.4mol/L 氢氧化钠溶液（ml）	5	5	5	5	5	5

混匀，室温放置 10min，波长 505nm，光径 1cm，双蒸水调零，测各管吸光度。以各管吸光度减去对照管吸光度，所得差值为横坐标，相应的卡门氏单位为纵坐标作图（图 7-1-1）。

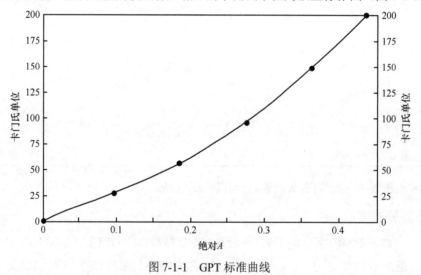

图 7-1-1　GPT 标准曲线

第二节　尿素氮测定（二乙酰一肟法）

血尿素氮（BUN）是指血浆中除蛋白质以外的一种含氮化合物，它从肾小球滤过而排出体外。在肾功能不全失代偿时，BUN 将升高。所以临床已将其作为判断肾小球滤过功能的指标。

正常值为 2.86 ~ 7.14mmol/L（人），测定值会因饮食内容改变而有所变动。

一、测定原理

在加热和强酸条件下，尿素氮与二乙酰一肟缩合成红色的二嗪化合物，称为费伦（Fearon）

反应。根据色泽的深浅可以计算出尿素氮的含量。

二、标本

草酸盐、肝素或乙二胺四乙酸（EDTA）抗凝的血浆。血浆中的尿素氮在室温下可稳定存放24h，而在 4～6℃可至少稳定 7d。尿液用生理盐水作 1∶10～1∶50 稀释后与血浆操作相同。若超出线性范围，须再稀释。

三、试剂的组成（100 管/96 样）

试剂一：基质液 100ml×1 瓶，4℃保存。

试剂二：缓冲液 40ml×1 瓶，用时加双蒸水 80ml 配成应用液，4℃保存。

试剂三：10mmol/L 标准品 ×1 瓶，4℃保存。

四、操作表

样品尿素氮浓度检测见表 7-2-1。

表 7-2-1　样品尿素氮浓度检测

样品与试剂	空白管	标准管	测定管
双蒸水（ml）	0.02		
10mmol/L 标准品（ml）		0.02	
待测样本（ml）			0.02
试剂一（ml）	1	1	1
试剂二应用液（ml）	1	1	1

混匀，置沸水中准确水浴 15min，立即用自来水冷却。于波长 520nm，1cm 光径，双蒸水调零，测定各管 A 值。

五、计算公式

$$尿素氮含量（mmol/L）= \frac{测定管\,A\,值-空白管\,A\,值}{标准管\,A\,值-空白管\,A\,值} \times \frac{标准品浓度}{（10mmol/L）} \times \frac{样品测试前}{稀释倍数}$$

注：尿素氮单位换算 10mmol/L=280.1mg/L

六、注意事项

1. 酸溶液和肟溶液可按等量混匀，用量为 2ml，但此混合液只能保存 7d 左右。

2. 比色前若发现有沉淀，则可 3500r/min 离心 10min。

3. 颜色太深时，将样品作适当稀释，结果再乘以稀释倍数。

4. 重度高脂血症标本要用除蛋白质滤液测定。

5. 试剂 4℃保存，有效期 1 年。

第三节　肌酐测定（苦味酸法）

肌酐（creatinine，Cr），化学式是 $C_4H_7N_3O$，是肌肉在人体内代谢的产物，主要由肾小球滤过排出体外。每 20g 肌肉代谢可产生 1mg 肌酐，在肉类食物摄入量稳定，身体的肌肉代谢又没有大的变化时，肌酐的生成就会比较恒定。

血中的肌酐来源包括外源性和内源性两部分，血肌酐几乎全部经肾小球滤过进入原尿，并且不被肾小管重吸收；内源性肌酐每日生成量几乎保持恒定，严格控制外源性肌酐的摄入时，血肌酐浓度为稳定值，因此，测定血肌酐浓度可以反映肾小球的滤过功能。

正常值：血肌酐示男 54 ～ 106μmol/L、女 44 ～ 97μmol/L、小儿 24.9 ～ 69.7μmol/L。

尿肌酐示 8.4 ～ 13.25mmol/24h。

一、测定原理

血浆（血清）除蛋白质的上清液中的肌酐可与苦味酸产生贾菲（Jaffe）反应，生成橘红色的加成物。

二、实验仪器

分光光度计（510nm）、微量移液器、漩涡振荡器、低速离心机等。

三、适用范围

可测各种动物血清（浆）、尿液等样本中肌酐的含量。

四、试剂组成与配制（100T/96 样）

试剂一：50μmol/L 肌酐标准品应用液 20ml×1 瓶，4℃保存 3 个月。

　　　　200μmol/L 肌酐标准储备液 10ml×1 瓶（用于标准曲线制作），4℃保存 3 个月。

试剂二：钨酸蛋白沉淀剂 100ml×2 瓶，4℃保存 6 个月。

试剂三：苦味酸溶液 60ml×1 瓶，4℃保存 6 个月。

试剂四：0.75mol/L 氢氧化钠溶液 60ml×1 瓶，4℃保存 6 个月。

五、样品前处理

1. 取血清（血浆）0.2ml 加入试剂二（钨酸蛋白沉淀剂）2ml 或者取血清 0.1ml 加试剂二（钨酸蛋白沉淀剂）1ml，充分混匀，3500r/min，离心 10min，取上清液按表 7-3-1 进行测定。

2. 尿液标本用双蒸水作 1∶200 稀释后，按表 7-3-1 进行测定。

六、操作步骤

样品肌酐浓度检测见表 7-3-1。

表 7-3-1　样品肌酐浓度检测

试剂	空白管	标准管	测定管
血清（浆）蛋白滤液或稀释尿液（ml）			1.6
试剂一（50μmol/L 肌酐标准品应用液）（ml）		1.6	
双蒸水（ml）	1.6		
试剂三（苦味酸溶液）（ml）	0.5	0.5	0.5
试剂四（0.75mol/L 氢氧化钠溶液）（ml）	0.5	0.5	0.5

充分混匀，37℃水浴 10min，取出后流水冷却，波长 510nm，1cm 光径，双蒸水调零，测定各管 A 值。

七、计算公式

1. 血清（浆）样品

$$血清（浆）肌酐（μmol/L）=\frac{测定管\ A\ 值-空白管\ A\ 值}{标准管\ A\ 值-空白管\ A\ 值}\times\frac{标准管浓度}{（50μmol/L）}\times11^{*}$$

* 样品测定管测试前的稀释倍数（0.2ml 样品加蛋白质沉淀剂 2ml 则稀释 11 倍）。

2. 尿液样品

$$尿肌酐（μmol/L）=\frac{测定管\ A\ 值-空白管\ A\ 值}{标准管\ A\ 值-空白管\ A\ 值}\times\frac{标准管浓度}{（50μmol/L）}\times201^{**}$$

** 尿液稀释前用双蒸水做 1∶200 稀释。

八、注意事项

1. 测定时，各管温度均需达到室温，否则影响结果。

2. 轻度溶血样本对肌酐测定无影响。

3. 由于尿液中肌酐含量高，标本需用双蒸水以 1∶200 稀释。如果呈色后吸光度仍超过本法的线性范围，还需将尿液再稀释，重新测定。

第四节 血清白蛋白测定（溴甲酚绿法）

白蛋白（albumin，Alb，又称清蛋白）是人体血浆中最主要的蛋白质，用于维持机体营养与渗透压。浓度达 38 ～ 48g/L，约占血浆总蛋白的 50%。白蛋白/球蛋白（A/G）在临床上具有重要的意义。A/G 的正常值是（1.5 ～ 2.5）∶1。A/G 增加可能是营养过剩疾病引起的白蛋白升高，或免疫球蛋白（抗体）的缺乏。A/G 降低可能是由于白蛋白的减少：①合成能力的降低；②血管外渗出的增加，肾硬化，蛋白质渗出性胃肠炎症，肝硬化，烧伤，恶性肿瘤等。或是由于球蛋白的增加：①感染性疾病引起的抗体增加；②骨髓肿瘤引起的异常蛋白质的增加。血清白蛋白的下降及 A/G 的下降，对反映肝硬化时的肝功能程度具有重要的临床意义。

一、测定原理

白蛋白具有与阴离子染料结合的特性，在 pH 4.0 左右，溴甲酚绿（BCG）与白蛋白结合后，由黄色变成绿色，绿色的深浅与白蛋白浓度成正比。

二、试剂组成和配制（100T/96 样）

试剂一：显色剂储备液 100ml×1 瓶，4℃保存，使用时请按 1∶4 比例加入双蒸水（即 100ml 加入 400ml 双蒸水）配成显色剂应用液。

试剂二：34.8g/L 白蛋白标准品，0.3ml×1 支，–20℃保存（如分几次测定，可将其分装成几管，避免反复冻融）。

三、操作步骤

样品白蛋白浓度检测见表 7-4-1。

表 7-4-1　样品白蛋白浓度检测

试剂	空白管	标准管	测定管
双蒸水（ml）	0.01		
白蛋白标准品（ml）		0.01	
样本（ml）			0.01
显色剂应用液（ml）	2.50	2.50	2.50

充分混匀，室温静置 10min，波长 628nm，1cm 光径，双蒸水调零，测各管 A 值。

四、计算公式

$$待测样品中白蛋白浓度（g/L）= \frac{测定管\,A\,值-空白管\,A\,值}{标准管\,A\,值-空白管\,A\,值} \times 白蛋白标准品浓度（g/L）$$

五、注意事项

1. BCG 是一种 pH 指示剂，变色域为 pH 3.8（显黄色）～ 5.4（显蓝绿色），控制反应液的 pH 是本法测定的关键。

2. BCG 不但与白蛋白呈色，而且与血清中多种蛋白质成分呈色，不过其反应速度较白蛋白稍慢。故 BCG 与血清混合后，于 30s 内读取吸光度，可明显减少非特异性呈色反应。

第五节　血清总蛋白测定（双缩脲法）

一、测定原理

血清总蛋白（TP）是血清中各种蛋白质的复杂混合物。血清与血浆的不同之处是没有血浆中的纤维蛋白及一些凝血因子。血浆中的白蛋白、α1 球蛋白、α2 球蛋白、β 球蛋白，纤维蛋白原，凝血酶原和其他凝血因子等均由肝细胞合成。γ 球蛋白主要来自浆细胞。当肝脏发生病变时，肝细胞合成蛋白质的功能减退，血浆中蛋白质即会发生质和量的变化。临床上用各种方法检测血浆蛋白的含量来协助诊断肝脏疾病，并作为疗效观察、预后判断的指标。

凡分子中含有两个氨基甲酰基（—CONH₂）的化合物都能与碱性铜溶液作用，形成紫色络合物，这一反应称为双缩脲反应。蛋白质分子中有许多肽键（—CONH—），故都能起此反应，各种蛋白质的显色程度基本相同。

二、试剂组成与配制（100 管/96 样）

试剂一：粉剂 ×1 瓶，4℃保存 6 个月，用时加双蒸水至 100ml。
试剂二：粉剂 ×1 瓶，4℃保存 6 个月，用时加双蒸水至 200ml。
双缩脲试剂的配制：按试剂一：试剂二=1：2 的比例进行配制，配好后 4℃保存 3 个月。
蛋白质标准液：56.3g/L，−20℃以下保存 3 个月（尽量避免反复冻融）。

三、操作步骤

1. 样本前处理

（1）血清（浆）样本：直接取样 50μl 进行测定。

（2）组织样本：准确称取待测组织，按质量（g）：体积（ml）=1：9 的比例，加 9 倍体积的生理盐水，冰水浴条件下机械匀浆，制备成 10% 的匀浆，2500r/min，离心 10min，取上清液 50μl 进行测定。

2. 操作表　样品总蛋白浓度检测见表 7-5-1。

表 7-5-1　样品总蛋白浓度检测

试剂	空白管	标准管	测定管
双蒸水（ml）	0.05		
蛋白质标准液（ml）		0.05	
待测样本（ml）			0.05
双缩脲试剂（ml）	2.5	2.5	2.5

混匀，37℃水浴 10min，流水冷却后，540nm，光径 1cm，双蒸水调零，测各管 A 值。

四、计算公式

$$总蛋白浓度（g/L）=\frac{测定管\,A\,值-空白管\,A\,值}{标准管\,A\,值-空白管\,A\,值}×蛋白质标准液浓度（g/L）$$

五、注意事项

1. 样品中总蛋白含量超过 100.0g/L，则用生理盐水稀释后测定，结果乘以稀释倍数。
2. 试剂若浑浊变色则不能再用。

第六节　超氧化物歧化酶测定

超氧化物歧化酶（superoxide dismutase，SOD）是生物体内存在的一种抗氧化金属酶，它能够催化超氧阴离子自由基（$O_2^-·$）与氢反应生成氧和过氧化氢，清除超氧阴离子自由基，保护细胞免受损伤，对机体的氧化与抗氧化平衡起着至关重要的作用。动植物细胞内有铜锌-SOD（CuZn-SOD）、锰-SOD（Mn-SOD）和铁-SOD（Fe-SOD）不同类型。

实验采用黄嘌呤氧化酶法测定 SOD 活力，可测血清（浆）、脑脊液、胸腔积液、腹水、肾透析液、尿液、各种动植物组织细胞及亚细胞水平（线粒体、微粒体）的 SOD 活力，并可检测微生物、药物、食品、饮料、化妆品中的 SOD 活力。

一、测定原理

本法通过黄嘌呤及黄嘌呤氧化酶反应系统产生超氧阴离子自由基，后者氧化羟胺形成亚硝酸盐，亚硝酸盐在显色剂的作用下呈现紫红色，用分光光度计可测定其吸光度。当被测样品中含 SOD 时，则对超氧阴离子自由基有专一性的抑制作用，使形成的亚硝酸盐减少，比色时测定管的吸光度值低于对照管的吸光度值，通过公式计算可求出被测样品中的 SOD 活力。

二、试剂与器材

1. 器材　分光光度计或酶标仪，37℃恒温水浴或气浴箱，离心机，微量移液器等。
2. 试剂　蒸馏水、冰醋酸（分析纯，乙酸浓度 ≥ 99.5%）及 SOD 试剂盒等。
3. 试剂盒成分与配制　100 管试剂盒的组成与配制（100T/96 样）。
（1）试剂一：储备液，10ml×1 瓶（天冷时或放冰箱会有部分结晶析出，需 37℃溶解后再用）；试剂一应用液的配制：用时 10ml 贮备液加蒸馏水稀释至 100ml，4℃保存 1 年。
（2）试剂二：液体 10ml×1 瓶，4 ～ 10℃保存 1 年。
（3）试剂三：液体 10ml×1 瓶，4 ～ 10℃保存 1 年。
（4）试剂四：储备液 350μl×2 支，–20℃以下保存。稀释液 10ml×1 瓶，4℃保存 6 个月。试剂四应用液的配制：用时按贮备液∶稀释液=1∶14 比例配制，用多少配多少。
（5）试剂五：粉剂 ×1 支，用时加蒸馏水 75ml，加热至 70 ～ 80℃溶解后备用，若加热过程中水分蒸发减少，必须用蒸馏水补充至 75ml，配好后的试剂避光 4℃冷藏 1 年。
（6）试剂六：粉剂 ×1 支，用时加蒸馏水 75ml 溶解后备用，配好后试剂避光 4℃冷藏保存 6 个月。
（7）显色剂的配制：按试剂五∶试剂六∶冰醋酸=3∶3∶2 的体积比配制，用多少配多少，配好的显色剂 4℃避光也可冷藏 3 个月。

三、操作步骤

总超氧化物歧化酶（T-SOD）活力的测定见表 7-6-1。

表 7-6-1　总超氧化物歧化酶（T-SOD）活力的测定

试剂	测定管	对照管
试剂一应用液（ml）	1.0	1.0
样品（ml）	0.05	
蒸馏水（ml）		0.05
试剂二（ml）	0.1	0.1
试剂三（ml）	0.1	0.1
试剂四应用液（ml）	0.1	0.1
充分混匀，置 37℃恒温水浴或气浴 40min		
显色剂（ml）	2	2

混匀，室温放置 10min，于波长 550nm 处，1cm 光径比色杯，蒸馏水调零，比色法测定。

四、计算

（一）血清（浆）、心肌灌流液、肾透析液、细胞培养液等 T-SOD 活力计算

1.定义　每毫升反应液中 SOD 抑制率达 50% 时所对应的 SOD 量为一个 SOD 活力单位（U）。

2.血清（浆）、心肌灌流液、肾透析液、细胞培养液等 T-SOD 活力计算公式

$$\text{T-SOD 活力（U/ml）} = \frac{\text{对照管 }A - \text{测定管 }A}{\text{对照管 }A} \div 50\% \times \frac{\text{反应体系的}}{\text{稀释倍数}} \times \frac{\text{样品测试前的}}{\text{稀释倍数}}$$

（二）动物组织匀浆中 T-SOD 活力计算

1.定义　每毫克组织蛋白质在 1ml 反应液中 SOD 抑制率达 50% 时所对应的 SOD 量为一个 SOD 活力单位（U）。

2.计算公式

$$\frac{\text{T-SOD 活力}}{\text{（U/ml）}} = \frac{\text{对照管 }A - \text{测定管 }A}{\text{对照管 }A} \div 50\% \times \frac{\text{反应液总体积（ml）}}{\text{取样量（ml）}} \div \frac{\text{相同匀浆浓度下的蛋白}}{\text{质含量（mg/ml）}}$$

（三）植物组织匀浆中 T-SOD 活力计算

1.方法一（根据组织匀浆浓度进行换算）

定义：每克组织在 1ml 反应液中 SOD 抑制率达 50% 时所对应的 SOD 量为一个 SOD 活力单位（U）。

计算公式：

$$\frac{\text{T-SOD 活力}}{\text{（U/g 组织湿重）}} = \frac{\text{对照管 }A\text{ 值} - \text{测定管 }A\text{ 值}}{\text{对照管 }A\text{ 值}} \div 50\% \times \frac{\text{反应液总体积（ml）}}{\text{取样量（ml）}} \div \frac{\text{匀浆液浓度}}{\text{（g/ml）}}$$

注：$\frac{\text{匀浆液浓度}}{\text{（g/ml）}} = \frac{\text{组织湿重（g）}}{\text{匀浆介质体积（ml）}}$

2.方法二（根据蛋白质浓度进行换算）

定义：每毫克组织蛋白在 1ml 反应液中 SOD 抑制率达 50% 时所对应的 SOD 量为一个 SOD 活力单位（U）。

计算公式：

$$\text{T-SOD 活力}（\text{U/mg}）=\frac{\text{对照管 }A\text{ 值}-\text{测定管 }A\text{ 值}}{\text{对照管 }A\text{ 值}}\div50\%\times\frac{\text{反应液总体积（ml）}}{\text{取样量（ml）}}\div\text{相同匀浆浓度下的蛋白含量（mg/ml）}$$

五、注意事项

1. 所有试剂的配制均可在测试前一天进行（试剂四除外），目的是使其充分溶解。配好后的试剂，4℃可以保存 3～6 个月，测试前从冷藏箱中拿出的试剂及样品要在室温中放 30min 稳定至室温后再用。

2. EDTA 会螯合重金属酶，导致 SOD 活性降低，甚至测定不出，所以在使用抗凝剂收集血浆时，不能用 EDTA 作为抗凝剂。

3. 每次孵育时间为 40min，当室温低于 20℃时孵育时间可适当延长至 45min，孵育温度（37℃）要固定。

4. 对照管要做 2 支，并且放在所有测试管的中间做，取其平均值。或每 9 支测定管做一支对照管。

5. 测试前先预试以确定最佳取样浓度　当第一次使用本试剂盒测试某一种新的组织样品时最好先做 3 支不同浓度的测试管。例如，想测 10% 脑组织匀浆，以本书举例的取样量为中间值取上下 2 倍差距的两个浓度 3 支样本管及 1 支对照管，按操作表进行预试验，以确定最佳取样浓度，然后计算。

$$\text{SOD 抑制率}=\frac{\text{对照管 }A-\text{测定管 }A}{\text{对照管 }A}$$

结果应该在 0.15～0.55，即百分抑制率在 15%～55%，然后取百分抑制率在 45% 或 48% 左右的这一管的样本浓度作为最佳取样浓度。

第七节　丙二醛测定（TBA 法）

机体通过酶系统与非酶系统产生氧自由基，后者能攻击生物膜中的多不饱和脂肪酸（polyunsaturated fatty acid，PUFA），引发脂质过氧化作用，并因此形成脂质过氧化物，如丙二醛（MDA）、酮基及新的氧自由基等。氧自由基不但通过生物膜中 PUFA 的过氧化引起细胞损伤，而且还能通过脂质过氧化物的分解产物引起细胞损伤。因而测试 MDA 的量常常可反映机体内脂质过氧化的程度，间接地反映出细胞损伤的程度。

MDA 的测定常常与 SOD 的测定相互配合，SOD 活力的高低间接反映了机体清除氧自由基的能力，而 MDA 的高低又间接反映了机体细胞受自由基攻击的严重程度。

一、测定原理

过氧化脂质降解产物中的 MDA 可与硫代巴比妥酸（thiobarbituric acid，TBA）缩合，形成红色产物，在 532nm 处有最大吸收峰。因底物为硫代巴比妥酸，所以此法称 TBA 法。

二、测试所需仪器设备

分光光度计或酶标仪，漩涡振荡器，可调到 95℃ 左右的恒温水浴箱或沸水锅，离心机，10ml 离心管等。

三、试剂盒组成与配制（100T/96 样）

试剂一：液体 20ml×1 瓶，室温保存（天冷时会凝固，每次测试前可 37℃加热以加速熔解，直至透明方可应用）。

试剂二：液体 12ml×1 瓶，用时每瓶加 340ml 蒸馏水混匀，4℃冷藏（注意不要沾到皮肤上）。

试剂三：粉剂 ×1 支，用时将粉剂加蒸馏水 60ml，加热到 90 ～ 100℃充分溶解后用蒸馏水补足至 60ml，再加冰醋酸 60ml，混匀，配好的试剂避光冷藏。

标准品：10nmol/ml 四乙氧基丙烷 5ml×1 瓶，4℃冷藏。

注：冰醋酸（分析纯，乙酸浓度≥ 99.5%）；测试盒冷藏至少可保存 1 年。

四、规范操作方法

1. 操作表　见表 7-7-1。

表 7-7-1　样品丙二醛浓度检测

试剂	空白管	标准管	测定管	对照管[**]
10nmol/ml 标准品（ml）		a[*]		
无水乙醇（ml）	a[*]			
测试样品（ml）			a[*]	a[*]
试剂一（ml）	a[*]	a[*]	a[*]	a[*]
混匀（摇动几下离心管架）				
试剂二（ml）	3	3	3	3
试剂三（ml）	1	1	1	
50% 乙酸（ml）				1

[*]a 表示所取的测试样品量、标准品量、无水乙醇的量、试剂一的量，四者均相等（一般取 0.1 ～ 0.2ml）。例如，测试样品取 0.1ml，则标准品、无水乙醇、试剂一也取 0.1ml，若测试样品取 0.2ml，则标准品、无水乙醇及试剂一也取 0.2ml。因吸光度与加样量成正比关系，故结果不受影响。

[**] 一般情况下，标准管、空白管及对照管每批只需做 1 ～ 2 支，若样本不存在溶血、脂血现象，则对照管可以不测，用空白管来代替对照管。

离心管盖上盖，用针在盖上扎一小孔，漩涡振荡器混匀，95℃水浴（或用锅开盖煮沸）40min，取出后流水冷却，然后 3500 ～ 4000r/min，离心 10min（3000r/min 以下离心时间需延长，目的是使沉淀完全）。取上清（吸取上清比色时最好用移液器吸取上清加入比色杯中，尽量避免倾倒，以免沉淀进入比色杯，影响吸光度），532nm 处，1cm 光径，蒸馏水调零，测各管吸光度值。

2. 参考取样量　血清（浆）取 0.1 ～ 0.2ml。低密度脂蛋白悬液取 0.1 ～ 0.2ml。食油取 0.03ml。肝组织、心肌、肌肉组织、螺旋藻等，取 5% 或 10% 匀浆 0.1 ～ 0.2ml 较好。

3. 标准管参考吸光度　当标准品取样量为 0.1ml 时，则分光光度计测定标准管吸光度减去空白管的吸光度为 0.065 ～ 0.070（酶标仪测定取 200μl 读数时为 0.045 左右）。当标准品取样量为 0.2ml 时，则标准管吸光度减去空白管的吸光度为 0.130 ～ 0.140（酶标仪测定取 200μl 读数时为 0.1 左右）。

4. 若发现检测样本吸光度太低，可以将水浴时间从 40min 延长至 80min，但同一课题中 MDA 的检测都必须延长至 80min，以免造成批间误差。

五、简便操作方法（如果样本数量很多，可以采用简便操作方法）

1. 混合试剂的配制

工作液 I 的配制：试剂一：试剂二：试剂三=a[*]：3：1，用多少配多少，配好后当天测定。

工作液Ⅱ的配制：试剂一：试剂二：50% 冰醋酸=a*：3：1，用多少配多少，配好后当天测定。
注：a* 表示与样本的取样量相同，单位为毫升（ml）。

2. 简便操作表　见表 7-7-2。

表 7-7-2　样品丙二醛浓度检测简便操作表

试剂	空白管	标准管	测定管	对照管**
10nmol/ml 标准品（ml）		a*		
无水乙醇（ml）	a*			
测试样品（ml）			a*	a*
工作液Ⅰ（ml）	4	4	4	
工作液Ⅱ（ml）				4

*a 表示所取的测试样品量、标准品量、无水乙醇的量均相等。例如，测试样品取 0.1ml，则标准品、无水乙醇也取 0.1ml，若测试样品取 0.2ml，则标准品、无水乙醇也取 0.2ml。因吸光度与加样量成正比关系，因而结果不受影响。

** 对照管可省略不做，用空白管来替代。

离心管盖上盖，用针在盖上扎一小孔，漩涡混匀器混匀，95℃水浴（或用锅开盖煮沸）40min，取出后流水冷却，然后 3500 ～ 4000r/min，离心 10min（3000r/min 以下离心时间需延长，目的是使沉淀完全）。取上清（吸取上清比色时最好用移液器吸取上清加入比色杯中，尽量避免倾倒，以免沉淀进入比色杯，影响吸光度），532nm 处，1cm 光径，蒸馏水调零，测各管吸光度值。

以上规范操作法及简便操作法适用于人及各种动植物的样本（包括血清、动植物组织及体液、细胞及细胞培养液等）。规范操作方法及简便操作方法中，若发现检测样本吸光度太低，可以将水浴时间从 40min 延长至 80min，但同一课题中 MDA 的检测都必须延长至 80min，以免造成批间误差。

六、注意事项

1. 天冷时试剂会凝固，一定要水浴加热至透明方可使用。

2. 水浴时间及温度要固定。没有水浴锅的可用铝锅、铝盒、铝盆等开盖煮沸。

3. 离心沉淀一定要充分，否则影响吸光度，造成结果不稳定。这种情况可增加离心转速（3000r/min 以上）或者延长离心时间使沉淀完全。

4. 冬天若发现测试溶液呈雾状可以轻轻放入水浴箱稍稍加温，待溶液溶解呈透明状态后用移液器吸取放入比色杯中，若仍然呈雾状，则考虑为高脂血症。

5. 若为高脂血清或油脂类物质，可加等量的无水乙醇处理后再测定，具体操作方法见前。

6. 样本取样量：若样量较多，取样量可以加倍，抽提过程中，蒸馏水、无水乙醇、氯仿用量均要加倍。若样本为贫血病人的血样，则取样量也要加倍，抽提过程中，蒸馏水、无水乙醇、氯仿的用量则不变。

7. 洗涤红细胞时，离心后的上清要尽量吸取干净，以保证抽提液体积准确。

8. 95℃水浴时最好用带盖的离心管，以避免反应液的蒸发。若没有带盖的离心管可用冰箱保鲜膜盖好，用橡皮筋扎好后在保鲜膜上用针刺一小孔即可代替盖子。

第八节　乳酸脱氢酶测定（比色法）

一、测定原理

乳酸脱氢酶（lactate dehydrogenase，LDH）能催化乳酸生成丙酮酸，丙酮酸与 2,4- 二硝基苯肼反应生成丙酮酸二硝基苯腙，在碱性溶液中呈棕红色，通过比色可求出酶活力。

LDH 广泛存在于人体各组织器官细胞中，当机体病变时，受损组织细胞中的 LDH 可释放入血，引起血液中 LDH 升高。LDH 增高主要见于急性心肌梗死、病毒性肝炎、肝硬化、肺梗死、某些恶性肿瘤、骨骼肌病、白血病、恶性贫血等。

在急性心肌梗死发作后 12 ～ 24h LDH 开始升高，48 ～ 72h 达高峰，升高可达 10 d。慢性肾小球肾炎、系统性红斑狼疮、糖尿病性肾硬化、膀胱及肾脏恶性肿瘤病人尿中 LDH 活力也可升高到正常人的 3 ～ 6 倍。

二、试剂组成与配制

LDH 测定试剂组成及配制见表 7-8-1。

表 7-8-1 LDH 测定试剂组成与配制

试剂	组成	A020-1-150 管/24 样	A020-1-2100 管/48 样	保存条件
试剂一	基质缓冲液	15ml×1 瓶	30ml×1 瓶	2 ～ 8℃保存
试剂二	辅酶 I	粉剂 ×2 支	粉剂 ×3 支	–20℃保存
	辅酶 I 应用液的配制：每支粉剂加 1.3ml 双蒸水溶解，溶解后冷冻保存 2 周，如需多次使用建议分装冷冻（防止反复冻融）			
试剂三	2,4- 二硝基苯肼	15ml×1 瓶	30ml×1 瓶	2 ～ 8℃保存
试剂四	4mol/L NaOH 溶液	15ml×1 瓶	30ml×1 瓶	2 ～ 8℃保存
	0.4mol/L NaOH 溶液配制：将 4mol/L NaOH 溶液用双蒸水做 10 倍稀释，用多少配多少，现用现配			
试剂五	2mmol/L 丙酮酸钠标准液	1ml×1 支	1ml×1 支	2 ～ 8℃保存

注：2 ～ 8℃密封保存，有效期为 3 个月。

三、操作步骤

乳酸脱氢酶活力测定见表 7-8-2。

表 7-8-2 样品乳酸脱氢酶活力测定

	空白管	标准管	测定管	对照管
双蒸水（ml）	0.05+a	0.05		0.05
2mmol/L 标准液（ml）		a		
待测样本（ml）			a	a
基质缓冲液（ml）	0.25	0.25	0.25	0.25
辅酶 I 应用液（ml）			0.05	
	混匀，37℃水浴 15min			
2，4- 二硝基苯肼（ml）	0.25	0.25	0.25	0.25
	混匀，37℃水浴 15min			
0.4mol/L NaOH 溶液（ml）	2.5	2.5	2.5	2.5

注：a 为参考取样量：0.2% 小鼠脑组织匀浆取 10 ～ 50μl，大鼠血清取 10 ～ 30μl。若样本中乳酸脱氢酶活力太大，可将样本用生理盐水稀释后再测。

混匀，室温放置 3 min，波长 440nm, 1cm 光径，双蒸水调零, 测定各管吸光度值。

四、注意事项

1. 测定空白管中不加辅酶Ⅰ应用液。

2. 严格按照说明书操作，不可先加辅酶Ⅰ再加基质液。

（洪天国）

第八章　科研基本方法

第一节　医学科研基本方法与实验设计原则

随着国家改革开放和经济的高速发展，国家对高校的人才培养提出了更高的要求。《教育部财政部关于实施高等学校本科教学质量与教学改革工程的意见》（教高〔2007〕1 号）中，提出要对实践教学与人才培养模式改革创新，大力加强实验、实践教学改革，实施大学生创新性实验计划，促进学生自主创新兴趣和能力的培养，激发大学生的兴趣和潜能，培养大学生的团队协作意识和创新精神。《教育部关于进一步深化本科教学改革全面提高教学质量的若干意见》（教高〔2007〕2 号）中，进一步强调要深化教育教学改革，全面加强大学生素质和能力培养，推进人才培养模式和机制改革，着力培养学生创新精神和创新能力。

全国大学生创新性实验计划，是教育部第一次在国家层面上实施的、直接面向大学生立项的创新训练项目。该计划 2006 年开始试点，2007 年进入正式实施阶段。该计划的目的任务：计划的实施，旨在探索并建立以问题和课题为核心的教学模式，倡导以本科学生为主体的创新性实验改革，调动学生的主动性、积极性和创造性，激发学生的创新思维和创新意识，使其逐渐掌握思考问题、解决问题的方法，提高其创新实践的能力。该计划实施的目标：通过开展实施计划，带动广大的学生在本科阶段得到科学研究与发明创造的训练，改变目前高等教育培养过程中实践教学环节薄弱、动手能力不强的现状，改变灌输式的教学方法，推广研究性学习和个性化培养的教学方式，形成创新教育的氛围，建设创新文化，进一步推动高等教育教学改革，提高教学质量。

早在 2000 年，南方医科大学（原第一军医大学）就在医学基础实验教学中普遍开展了对医学本科生的科研素质和创新能力培养的训练。在"机能实验学"课程中设置了让学生自主设计的创新探索性实验项目。让 20 多个医学相关专业的本科生参与模拟研究生的科研训练过程，学生自主查阅医学文献和选题，小组讨论完成实验设计，学生还需进行课题开题论证报告、做实验前的准备、开展预实验和正式实验、分析结果，最后以科研论文形式撰写实验报告。通过上述实验教学，使学生初步掌握科研的基本过程和方法，初步培养学生的创新素质和科研动手能力。

下面简单介绍一下科研的基本过程与医学基础实验设计的原则和方法。

一、医学科研的基本程序

（一）科研过程六步程序

1. 选题（立题）　从实际工作、生活或文献中观察发现一个引起你兴趣的现象，根据现象提出你要研究的问题。

2. 假说　形成一个预想的假说（假设）来说明和解释上述问题的原因或机制。

3. 设计　进行严谨科学的实验设计，来论证上述假说的真伪。

4. 实验　根据设计的技术路线展开实验，包括动物、试剂、器材购置及预实验摸索等。

5. 结果　认真、仔细、完整记录实验结果。

6. 结论　对数据进行统计学分析后得出结论，看是否符合预期假说。

（二）The steps of the scientific method

By Regina Bailey from https://www.thoughtco.com/scientific-method-p2-373335（国外学者也提出了类似的六步科研方法）

1. Observation　The first step of the scientific method involves making an observation about something that interests you. Your observation can be on anything as long as it is something you really want to know more about.

2. Question Once you've made your observation, you must formulate a question about what you have observed. Your question should tell what you are trying to discover or accomplish in your experiment. When stating your question, you should be as specific as possible.

3. Hypothesis The hypothesis is a key component of the scientific process. A hypothesis is an idea that is suggested as an explanation for a natural event, a particular experience, or a specific condition that can be tested through definable experimentation. It states the purpose of your experiment, the variables used, and the predicted outcome of your experiment. It is important to note that a hypothesis must be testable. That means that you should be able to test your hypothesis through experimentation. Your hypothesis must either be supported or falsified by your experiment.

4. Experiment Once you've developed a hypothesis, you must design and conduct an experiment that will test it. You should develop a procedure that states very clearly how you plan to conduct your experiment. It is important that you include and identify a controlled variable or dependent variable in your procedure.

5. Results The results include all observations and data made during your experiment. Most people find it easier to visualize the data by charting or graphing the information.

6. Conclusion The final step of the scientific method is developing a conclusion. All of the results are analyzed and a determination is reached about the hypothesis. Did the experiment support or reject your hypothesis? If your hypothesis was supported, great. If not, repeat the experiment or think of ways to improve your procedure.

二、科研选题（立题）

从事医学科研必须有经费支持，要得到科研经费通常都是通过申请国家各级基金课题获得资助，而动手起草各类基金课题申请书之前，首先就是要确定自己想要研究的项目题目是什么，这就是选题（立题）。

选题的过程是一个创造性思维的过程。它需要查阅大量的文献资料及实践资料，了解本课题近年来已取得的成果和存在的问题；找出要探索的课题关键所在，提出新的构思或假说，从而确定研究的课题。

（一）选题的方法

作为研究生可以从导师的研究领域中选择一个分支方向，选出适合自己的研究题目。而作为一般的教师或专职科研人员除了延续以往的研究方向外，还可采用以下方法选题。

1. 先确定大的方向，再大量查阅国内外专业文献，从中发现尚未研究或尚未研究清楚的课题。

2. 从政府的各级医学基金招标指南里选出自己感兴趣的项目。

3. 从工作和生活中发现或遇到的实际问题里选。

4. 采用新的先进技术方法或跨学科的手段研究过去尚未阐明的老问题。

作为在校学习的本科生来说，要选出一个可行的科研课题难度更是非常大。最恰当的做法是咨询相关的老师，在老师的指导下查阅文献，选出自己想做的课题。如果不太考虑创新性的话，同学们也可以在借鉴别人实验的基础上做少量有意义的改动，然后作为自己的实验项目。

同学们在做机能学设计探索性实验的选题过程中，可以从仔细阅读医学（生理、药理、病理生理）实验教材为出发点，选择合适的动物疾病模型，设计自己的实验项目；也可以从常见人体疾病或病理现象为选题思考点，查阅相关文献，加入自己的想法进行模仿修改，设计出有一定新颖性的实验项目。

（二）选题五原则

1. 创新性（先进性）原则　科研项目要有创新性，这是科研的首要原则。课题一定要有所发明，有所发现，有所创造，有所前进。勿低水平重复。所选之题一定不能是完全重复别人的实验，必须有自己的独特想法并加以改进和提高。

2. 科学性原则　所选之题要有一定的科学（文献）依据，反映客观规律。不能凭空设想。

3. 需要性原则　所选之题要有现实需求或实际意义：可以是国家医学研究发展规划要求的医学基础或应用课题；临床上疾病诊断与防治需解决的问题；日常生活中遇到的急需解决或改进的卫生健康问题。

4. 可行性原则　主观、客观条件均能达到：研究者完成该实验必须具备相应的工作基础、学术水平和技术能力；经费、设备、动物、试剂、病例及时间性等客观条件具备。

5. 合理性（效益性）原则　所选之题完成后要能产生实际效益：偏基础的要有潜在应用前景，偏应用的要有明确的社会效益或临床效益。

三、建立假说

建立假说就是预先提出一个预期的结果及假设性的发生机制。假说是建立在文献依据的基础上，是实验设计的前提，实验设计目的就是论证假说是否成立，是否与设想相符。

要养成让设想服从客观事实的思想习惯，如果实验结果与预期的设想不太符合，要对设想进行批判的审查，不要抱住已证明是错误的设想不放。要么修改实验条件或技术路线重新实验，要么根据实验后结果修正假说，重新实验论证。

四、实验设计

实验设计是指以科学严谨的方法构思实验的技术路线、具体内容和方法步骤，形成一整套的实验研究方案。

（一）实验设计的意义

1. 确保实验的严谨性　实验设计时要考虑实验可能存在的影响因素，通过科学设计控制影响因素到最小，以确保实验结果的严谨可信。

2. 控制实验误差，提高结果准确性　精准科学的设计，可使误差控制在最低限度，使结果数据准确可靠；提高实验数据的可统计性和避免因数据误差大而掩盖其真正的显著性差异。

3. 经济性　通过合理的实验设计能用比较经济的人力、物力和时间，得到较为可靠的结果。

4. 高效性　可使多种实验因素包括在较少的实验之中，从而达到提高实验效率的目的，避免不必要的重复工作。

良好的设计是顺利进行实验和处理结果的先决条件，也是使实验研究获得预期结果的重要保证。

（二）实验设计的主要内容

以国家自然科学基金面上项目申请书的书写格式为标准，实验设计内容主要包括以下几方面。

1. 项目的立项依据（研究意义、国内外研究现状及发展动态分析，需结合科学研究发展趋势来论述科学意义；或结合国民经济和社会发展中迫切需要解决的关键科技问题来论述其应用前景。附主要参考文献目录）。

2. 项目的研究内容、研究目标，以及拟解决的关键科学问题（此部分为重点阐述内容）。

3. 拟采取的研究方案及可行性分析（包括有关方法、技术路线、实验手段、关键技术等说明）。

4. 本项目的特色与创新之处。

对同学们来说，写成国家基金标书的形式可能难度有点高，但立项依据、研究意义、国内外研究现状、具体的实验方案（实验对象与分组，处理因素，观察指标等）、研究假说、预期结果及创新之处还是应该包括的。

同学们通过自行设计机能学实验，了解实验研究的基本过程，培养出一定的实验研究能力，这对理解课堂讲授的已知规律，以及学会应用已知规律去探讨发现新的未知规律都有重要的促进作用。因此，同学们认真参与和完成一个规范的实验设计的训练过程，对培养自己成为具有良好科学素养的创新人才具有重要的意义。

（三）实验设计的三要素

实验设计包括 3 个基本要素，即实验对象、处理因素、观察指标。

1. 实验对象　机能学实验的对象包括人和动物。为了避免实验给人带来损害或痛苦，除了一些简单的观察，如血压、脉搏、呼吸、尿量的实验可以在人体进行以外，主要的实验对象应当是动物，选择合适的实验动物对实验的成功有重要的意义，选择的条件如下所述。

（1）要选择接近于人类而又经济的动物。灵长类动物最接近人，但价格昂贵；有时实验需用大动物完成，可选用犬、羊、猴。一般常选择的实验动物为家兔、大鼠、小鼠，它们比较接近于人类而价格又比较便宜。

（2）根据实验要求选择动物的品种和纯度。其中以纯种动物为佳，且应是健康和营养良好的动物。

（3）动物年龄、体重、性别最好一致。一般选择发育成熟的年幼动物，对性别要求不高的动物可雌雄混用，但分组时应雌雄搭配。与性别有关的实验，只能用某种性别的动物。

2. 处理因素　是指对实验对象施加的某种外部干预。给实验动物实施的各种处理包括接种细菌、毒素等；给予化学制剂或药物；进行创伤、烧伤等物理刺激等。处理实验对象的目的有两个方面：一是复制人类疾病的动物模型，观察其发病机制；二是进行实验治疗，观察药物或其他治疗手段的疗效。

（1）人类疾病模型的复制：人类疾病的动物模型包括整体动物、离体器官、组织细胞及教学模型。在复制动物模型时，一般遵守以下原则。

1）相似性原则：复制的模型尽可能近似人类疾病。最好是找到与人类疾病相似的动物自发性疾病。如有一种大鼠会自发产生高血压，称为原发性高血压大鼠（SHR），猪有自发性动脉硬化，用它们来研究人类的高血压或动脉硬化则比较理想。但动物与人相似的自发性疾病模型不多见，往往需要人为地在动物身上复制，需注意相似性原则。

2）重复性原则：复制模型的方法要标准化，使疾病模型可以重复复制。为此，选择的动物、实验方法、使用的仪器和环境因素应力求一致，即有一个标准化的模型复制方法。

3）实用性原则：复制的方法尽量做到经济易行。如灵长类动物在相似性上最好，但价格昂贵；如果能用中小动物（家兔，大、小鼠）复制出类似人类疾病模型，则更为实用可行。

（2）疾病处理和实验治疗：给予药物治疗和观察治疗效果是综合性机能实验的一个重要方面。在设计时可分为两类。

1）单因素设计：指给一种处理因素（如药物），观察处理前后的变化，便于分析，但花费较大。

2）多因素设计：指给几种处理因素同时观察，用析因分析法进行设计，能节省经费和时间。

3. 观察指标　设计一些好的观察指标是体现实验的先进性和创新性的重要环节。观察指标是反映实验对象在经过处理前后发生生理或病理变化的标志。它包括计数指标（定性指标）和计量指标（定量指标），主观指标和客观指标等。指标的选定需符合以下原则。

（1）特异性：指标要能特异地反映观察现象的本质，不会与其他现象相混淆。如高血压中的血压（尤其是舒张压）可作为高血压的特异指标；血气分析中的血氧分压和二氧化碳分压可作为呼吸衰竭的特异指标。

（2）客观性：最好选能用各种仪器检测的客观指标，如心电图、脑电图、血气分析、生化检测等。由仪器报告定量的数据，不受主观因素影响。而主观指标（如肝、脾触诊）易受主观因素影响，造成较大误差。

（3）重现性：在相同条件下指标所测的结果可以重现。重现性高的指标一般意味着偏性小，误差小，能较真实地反映实际情况。为提高重现性，需注意仪器的稳定性，减少操作的误差，控制动物的功能状态和实验环境条件。如果在注意到上述条件的情况下，重现性仍然很小，说明这个指标不稳定，不宜采用。

（4）灵敏性：指标反映处理因素带来的变化的灵敏程度，最好选用灵敏性高的指标。灵敏性是由实验方法和仪器的灵敏度共同决定的。如果灵敏性差，对已经发生的变化不能及时检测出，或往往得到假阴性结果，则这种指标应该放弃。

五、实验设计的三原则

实现实验设计的科学性，除了对实验对象、处理因素、观测指标作出合理的安排以外，还必须遵循实验设计的三个原则，即对照、重复、随机化。

（一）对照原则

设置对照是为了使观察指标通过对比发现其特异变化。要具有可比性，在比较的各组之间，除处理因素不同外，其他非处理因素尽量保持相同，从而根据处理与不处理之间的差异，了解处理因素带来的特殊效应。通常实验应当有实验组和对照组。对照组与实验组有同等重要意义。因为在实验中难免有非处理因素干扰造成的误差，如动物个体差异、实验环境的作用等。如果设立一个对照组，应选择同一种属和体重、性别相近的动物，在同一实验环境下进行实验，仅仅是不给特殊的实验处理，由于实验组与对照组的非处理因素处于相同状态，两者对比可消除非处理因素带来的误差。对照有多种形式，可根据实验目的加以选择。

1. 空白对照　亦称正常对照，对照组不加任何处理因素。如观察某降压药的作用时，实验组动物服用降压药，对照组动物不服用药物或服用安慰剂。

2. 自身对照　对照与实验均在同一受试动物身上进行。例如，用药前、后的对比，先用 A 药后用 B 药的对比，均为自身对照。

3. 相互对照　又称组间对照。不专门设立对照组，而是几个实验组之间相互对照。例如，用几种药物治疗同一疾病，对比这几种药物的效果，即为相互对照。

4. 标准对照　不设立对照组，实验结果与标准值或正常值进行对比。如果是药物疗效观察，用已知有效的阳性药物作为标准对照组，对新的实验组的药物效应与已知阳性药物作用进行对比观察。

（二）重复原则

重复是保证科学研究结果可靠性的重要措施。由于实验动物的个体差异等，一次实验结果往往不够确实可靠，需要多次重复实验方能获得可靠的结果。

重复有两个重要的作用：一是可以估计抽样误差的大小，因为抽样误差（即标准误）大小与重复次数成反比。二是可以保证实验的可重复性（即再现性）。实验需重复的次数（即实验样本的大小），对于动物实验而言（指实验动物的数量）取决于实验的性质、内容及实验资料的离散度。一般而言，计量资料的样本数每组不少于 5 例，以 10 ～ 20 例为好。计数资料的样本数则需每组不少于 30 例。

（三）随机化原则

随机化是指对实验对象的实验顺序和分组进行随机处理。随机分配指实验对象分配至各实验组或对照组时，它们的机会是均等的。如果在同一实验中存在数个处理因素（如先后观察数种药物的作用），则各处理因素施加顺序的机会也是均等的。通过随机化，一是尽量使抽取的样本能够代表总体,减少抽样误差;二是使各组样本的条件尽量一致,消除或减小组间人为的误差,从而使处理因素产生的效应更加客观,便于得出正确的实验结果。例如,进行一个药物疗效的实验,观察某种新的抗休克药物对失血性休克的治疗效果,实验组和对照组复制同一程度的失血性休克模型,然后给予实验组抗休克新药,对照组给予等量生理盐水。如果动物的分配不是随机进行,把营养状态好和体格健壮的动物均放在实验组,把营养状态和体格不好的动物放在对照组,最后得到的阳性实验结果并不能真正反映药物的疗效,很可能是动物体格差异所致。

随机化的方法很多,如抽签法、随机数字表法、随机化分组表法等,具体可参阅医学统计学。

六、实验设计大纲

根据前面所述的实验设计要求和原则,同学们应做的实验设计内容概括大致如下。

1. 实验项目名称(立题)。

2. 作者姓名(包括组员)及专业年级。

3. 本项目的研究背景、选题依据。

4. 课题的假说。

5. 实验设计思路与分组。

根据与人类疾病尽可能相似的原则,选择经济实用的动物为研究对象;根据研究目的和处理的方式进行实验分组,除了处理组外,还应注意设置不同的对照组(空白组、假手术组、阳性对照组等)(表 8-1-1);每组须有合理的例数(反映重复性,体现显著性)。

表 8-1-1　实验分组方式

分组	每组例数	分组描述
对照组		不同的处理方式及观察时间点
处理组		……
……		……

如果是单因素设计,只有一种处理因素而无非处理因素者采用完全随机设计分组法;如果有一种处理因素和一种非处理因素,则采用配伍设计分组;如果有一种处理因素和两种非处理因素,则用拉丁方设计;在多因素设计时,即实验安排两种以上处理因素时,则采用析因设计法。

实验设计内容必须有所创新(首要原则),可以借鉴别人的实验动物模型和框架结构,但研究内容不能与前人的研究雷同,一定要有所不同或改进之处;研究项目要有价值和实用性;实验内容不能仅仅是现象观察,要有一定深度,应该对机制(假说)有所探讨和分析。

实验设计要有具体的实验步骤与观察指标:确定观察指标,注意指标的特异性、客观性、重现性和灵敏性以及测定指标的具体方法步骤,包括标本采集(时间、样本量、次数)、样本处理、测定方法和使用仪器等。实验步骤则必须写明动物的麻醉、固定、疾病模型复制方法,处理或给药方式(时间、剂量、途径)等具体的方法。还需考虑本实验操作所需的总时间是多少、动物模型(须注明文献出处)是否需要提前若干天复制等可行性问题。

(金春华　赵克森)

第二节　医学文献检索方法

医学工作者做实验、写综述、报项目都需要进行医学文献检索,检索方法在医学文献检索过程中起着非常重要的作用。如何熟练把握检索方法,轻松实现医学文献检索是困扰大家的一个实际问题。首先,需要掌握关键词的切分和选取;其次是合理构建检索表达式,然后在不同数据库中实施文献检索;最后根据检索结果的数量多少确定是否需要对检索词和检索表达式进行调整、修改、补充和完善。为快速把握文献检索全过程，现提出"论文全生命周期管理"的概念，涉及从文献检索、全文获取、文献管理、文献利用到文献产出的全过程，包括以下主要内容：文献检索（CBMdisc、CNKI、维普、万方、PubMed、EMbase、Web of Science、ScienceDirect）；全文获取（全文库、文献传递）；文献管理（NoteExpress、EndNote）；文献利用（选题、建库、综述、项目申请、奖励申报、Meta 分析、文献计量）；文献产出（综述、论著、图书、专利）。这个概念的内涵覆盖了文献检索与利用的全过程，包括常用中外文数据库、搜索引擎和文献管理软件。常用中外文数据库有不少可以免费检索，如：CBMdisc（http://www.sinomed.ac.cn）、CNKI 中国知网（http://www.cnki.net）、维普（http://www.cqvip.com）、万方（http://www.wanfangdata.com.cn）、PubMed（http://www.pubmed.gov）。现从 2 个案例入手，对检索用词和检索表达式的构建进行介绍。

例 1 斑马鱼可用于制备哪些疾病的动物模型？

这个问题涉及的概念主要有斑马鱼（zebrafish）、疾病（disease）和动物模型（animal model），但疾病这个概念在检索时不能覆盖所有疾病，如使用"疾病 AND 动物模型 AND 斑马鱼"（disease AND animal model AND zebrafish）在常用数据库中检索时，会出现漏检。因为那些涉及具体疾病（如白血病、淋巴瘤、糖尿病、肾损伤、黑色素瘤）的文章可能检索不出。所以在确定检索词时一定要使用概念明确的关键词，那些不明确或者不能一一列举的概念，则可弃用。解决的办法是增加同义词、近义词的检索；避免使用不明确的概念。该例中，可以使用"斑马鱼 AND 模型"（zebrafish AND model）进行检索，可限文章标题，这样就能通过浏览的方式获得所有疾病的名称。当然，在检索过程中还需要考虑检索结果的数量，根据数量多少来确定是否需要进行检索词和检索表达式的调整。例 1 中使用"疾病 AND 动物模型 AND 斑马鱼"（disease AND animal model AND zebrafish）在万方数据知识服务平台和 PubMed 检索，获得的结果分别为 553 篇和 4101 篇，检索结果数量不少，可通过篇名（[TI]）字段进行检索词的限定。

例 2 连花清瘟胶囊（颗粒）治疗新型冠状病毒肺炎[①]。

可使用"连花清瘟 AND 新型冠状病毒肺炎"进行检索，在万方数据知识服务平台得到 64 篇文章。该检索式较好地解决了胶囊（颗粒）的检索，甚至是其他剂型的文献也可覆盖，其不足是没有考虑新型冠状病毒肺炎这个检索词的同义词，如新冠肺炎、NCP（novel coronavirus pneumonia）、COVID-19，将检索式修改为"连花清瘟 AND（新型冠状病毒肺炎 OR 新冠肺炎 OR NCP OR COVID-19）"，检出文献 78 篇。相应地，在 PubMed 中可使用"lianhua qingwen AND（New Coronavirus pneumonia OR NCP OR COVID-19）"进行检索，得到文献 36 篇（检索时间为 2021 年 5 月 18 日）。有意思的是，对连花清瘟这个检索词进行检索时，还发现可以使用"lianhuaqingwen"，修改检索式为"（lianhua qingwen OR lianhuaqingwen）AND（new coronavirus pneumonia OR NCP OR COVID-19）"，得到文献 58 篇。

从上面 2 个案例来看，在进行医学文献检索时，相关数据库的选取可不必花太多时间，主要是考虑检索用到的同义词和近义词，构建正确而合理的检索表达式，常用数据库的检索结果适中，相关文献可满足需要。如出现检索结果过多或过少的现象，都需要对检索词和检索表达式进行调整和修改。此外，任何一个书目文献数据库的检索方法和检索技巧均可适当迁移转用，从而达到举一反三、融会贯通的效果。为方便大家随时随地参考医学文献检索方法，重点针对中文全文数据库 CNKI 中国知网、万方数据库和外文数据库 PubMed 进行介绍。

一、CNKI 中国知网

CNKI 中国知网是中国学术期刊电子杂志社编辑出版的以《中国学术期刊（光盘版）》全文数据库为核心的数据库，目前已经发展成为"CNKI 数字图书馆"。收录资源包括期刊、博硕士论文、会议论文、报纸等学术与专业资料；覆盖理工、社会科学、电子信息技术、农业、医学等广泛学

[①] 新型冠状病毒肺炎现称新型冠状病毒感染。

科范围。数据每日更新，支持跨库检索。以上所列全文数据库中，一般图书馆选择购买了中国学术期刊网络出版总库（BEFGHIJ）、中国博士论文全文数据库（BEFGHIJ）、中国优秀硕士学位论文全文数据库（BEFGHIJ）、中国重要会议论文全文数据库（EHI）、中国报纸全文数据库（EHI）、中国工具书网络出版总库（EFGHIJ）；B：工程科技Ⅰ辑（含有化学）；E：医药卫生；F：哲学与人文科学；G：社会科学Ⅰ辑；H：社会科学Ⅱ辑；I：信息科技；J：经济与管理科学等专辑。

1. 基本检索 图8-2-1为CNKI中国知网的基本检索界面，在此界面可实现课题的基本检索功能。主要包括主题、篇关摘（篇名/关键词/摘要字段）、关键词、篇名、作者、作者单位、基金、文献来源等字段的选择和检索，可支持检索词和检索式的检索。

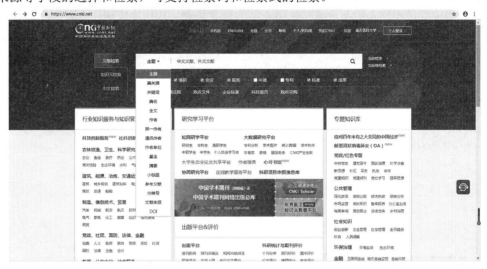

图8-2-1 CNKI中国知网基本检索界面

2. 高级检索 高级检索支持运算符 *、+、−、"、""、() 进行同一检索项内多个检索词的组合运算，检索框输入的内容不得超过120个字符。输入运算符 *（与）、+（或）、−（非）时，前后要空一个字符，优先级需用英文半角括号确定。若检索词本身含空格或 *、+、−、()、/、%、=等特殊符号，须将检索词用英文半角单引号或英文半角双引号括起来。如欲检索南方医科大学（原第一军医大学）发表的痛风论文，可在此检索界面第一检索框输入痛风，第二检索框下拉菜单选择作者单位，输入"南方医科大学 + 第一军医大学"，检索结果为121篇（图8-2-2）。

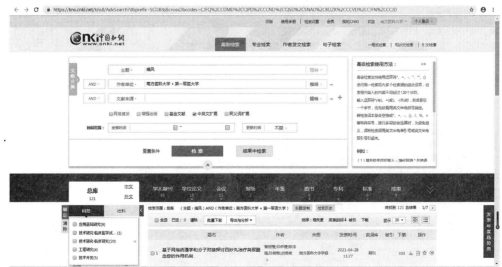

图8-2-2 CNKI中国知网高级检索界面

3. 专业检索 主要是根据可检索字段编辑检索表达式，一次完成有关检索任务。可检索字段：SU=主题，TKA=篇关摘，KY=关键词，TI=篇名，FT=全文，AU=作者，FI=第一作者，RP=通讯作者，AF=作者单位，FU=基金，AB=摘要，CO=小标题，RF=参考文献，CLC=分类号，LY=文献来源，DOI=DOI（digital object unique identifier，数字对象唯一标识符），CF=被引频次。如欲检索南方医科大学（第一军医大学）发表的国家自然科学基金资助论文，可编制检索式：AF=（南方医科大学 + 第一军医大学）AND FU=国家自然科学基金，获得检索结果982篇。

4. 可视化分析 利用 CNKI 中国知网进行检索时，可选取不同检索字段和不同数据库进行检索，这样不同检索人员获得的检索结果就会有差别，因为检索限定的条件不相同。要保证检索结果的唯一，必须要求不同人员在检索时使用相同的检索条件（包括检索词、检索字段、检索用数据库）。对于检索结果的分析，包括检索结果的聚类分析和排序，以及检索结果的导出（包括以NoteExpress 格式导出，方便批量导入参考文献管理软件 NoteExpress）等，可以一方面利用分组浏览在检索结果界面左侧依不同字段进行聚类，也可以通过可视化分析实现已选结果分析和全部检索结果分析，图 8-2-3 为南方医科大学（第一军医大学）982 篇国家自然科学基金资助论文的发表年度趋势。

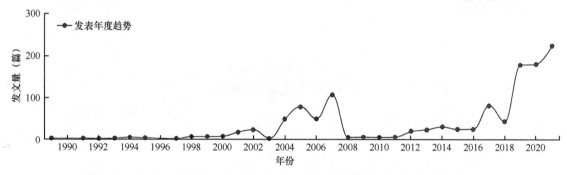

图 8-2-3　南方医科大学（第一军医大学）国家自然科学基金论文发表年度趋势

5. CNKI 中国知网旧版 如果使用 CNKI 中国知网旧版进行检索，在高级检索界面（图 8-2-4）需要注意以下问题，要么使用检索界面提供的检索算符和增加检索框来完成比较复杂

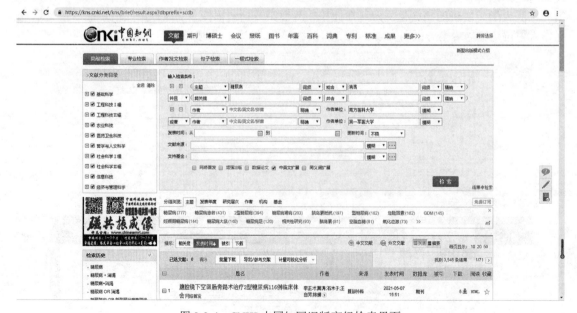

图 8-2-4　CNKI 中国知网旧版高级检索界面

的检索任务，要么在检索框内使用+、—、*等算符（相当于 OR、NOT、AND）连接检索词，如果检索框内出现 AND、OR、NOT 等算符，则检索结果可能为 0。如欲检索南方医科大学（第一军医大学）发表的糖尿病（消渴）方面的论文，使用这样的检索式"（糖尿病　OR　消渴［主题］）AND（南方医科大学　OR　第一军医大学［作者单位]）"去检索，结果为 0。正确的检索详见图 8-2-4，通过点击"+"增加一个检索框，选择系统提供的主题、作者单位等检索字段和算符检索，得到 3545 篇文章。如在检索框内直接输入"糖尿病 + 消渴""南方医科大学 + 第一军医大学"进行检索，可得到文献 3541 篇，"+"和检索词之间至少应有一个空格。

二、万方数据库

"万方数据知识服务平台"通过数据交换、资源互补、平台对接等方式建立海量元数据仓储。平台专注于知识的发现、共享、传播与应用，为用户提供最愉悦的知识学习、发现和创造服务。"万方数据知识服务平台"整合数亿条全球优质知识资源，集成期刊论文、学位论文、会议论文、科技报告、专利、标准、科技成果、法规、地方志、视频等十余种知识资源类型，覆盖自然科学、工程技术、医药卫生、农业科学、哲学政法、社会科学、科教文艺等全学科领域，实现海量学术文献统一发现及分析。

1. 基本检索　可在基本检索界面（图 8-2-5）选取检索字段如题名、作者、作者单位、关键词、摘要等，通过布尔逻辑运算符连接进行检索。如欲检索钟世镇院士发表的生物力学论文，可通过选取相应字段构建检索表达式"作者：钟世镇　AND　题名：生物力学"，可检出论文 90 篇。检索结果界面左侧可按资源类型（期刊论文、会议论文、科技成果）、年份、学科分类、语种、来源数据库、作者、机构等项目进行聚类分析。

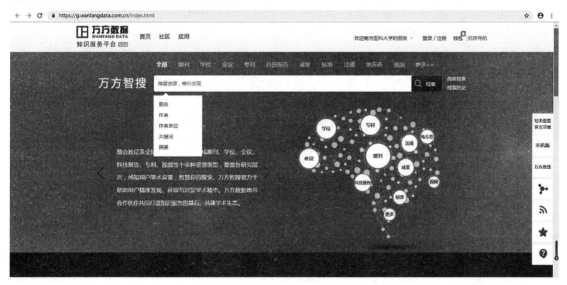

图 8-2-5　万方数据库的基本检索界面

2. 高级检索　高级检索界面（图 8-2-6）可通过点击"+"将检索框从 3 个增加到 6 个，通过下拉式菜单选择合适的检索字段和输入检索词进行检索，资源类型（期刊论文、学位论文、会议论文、专利、中外标准、科技成果、法律法规、科技报告、地方志）可全选，也可任选其中 1 个或多个；可限检索年限（1900 年至 2021 年）；智能检索可选择中英文扩展、主题词扩展。如欲检索南方医科大学（第一军医大学）发表的痛风论文，可选择主题字段和作者单位字段，作者单位字段输入"南方医科大学　OR　第一军医大学"，不支持"*、+、—"等算符，检索出 244 篇文献。

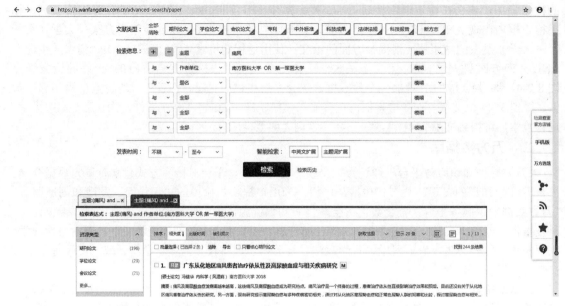

图 8-2-6　万方数据库的高级检索界面

3. 专业检索　常用检索字段：主题、题名或关键词、题名、第一作者、作者单位、作者、关键词、摘要、基金、DOI 等。运算符优先级：() > NOT > AND > OR。检索举例：主题:("3D 打印" AND "生物材料") AND 基金:（国家自然科学基金）可以检出 3D 打印生物材料研究方面的国家自然科学基金资助论文 41 篇。

三、PubMed

PubMed 是由美国国立医学图书馆（NLM）下属国家生物技术信息中心（National Center for Biotechnology Information，NCBI）开发的免费网上检索系统，可检索 MEDLINE、In Process Citation 等数据库。1997 年 6 月 26 日开始向因特网用户提供免费 MEDLINE 检索服务。收录全世界 80 多个国家和地区 5400 多种生物医学期刊的题录与文摘，是世界上最权威的生物医学数据库。现有 1781 年以来的 3255 万余篇文献记录。每年增加 100 万余篇文献记录。85% 的文献为英文；67% 的文献有摘要，26% 的文献可获得免费全文。PubMed 收录中国期刊 120 余种，提供 NCBI 开发的分子生物学数据库的链接，如 Nucleotide、Protein、Genome、OMIN、Structure、Taxonomy 等。提供美国国立医学图书馆多种资源的链接，如 PubMed Central（PMC）全文。还提供其他外部资源的链接，如生物医学期刊网站全文链接、NCBI 资源及出版商提供的电子文献全文。主页界面可分为检索区（图 8-2-7）、主要功能区和辅助功能区（图 8-2-8）。

1. 基本检索　在 PubMed 的主页可以直接进行基本检索。在检索输入框中键入检索词，点击 "Search"，即可显示检索结果。输入的检索词可以是任何具有实际意义的检索词，如自由词、主题词、人名、刊名、ISSN 号等。布尔逻辑运算符 AND、OR、NOT 要求大写。

（1）自动词语匹配：对于输入检索框中的非限定检索词，系统将依次到 MeSH 词转换表、刊名转换表、短语表以及作者索引表中进行词语匹配查找，这就是 PubMed 的自动词语匹配（automatic term mapping）功能。如输入 "vitamin c AND common cold"，PubMed 将检索要求转换成（"ascorbic acid" [MeSH Terms] OR vitamin c[Text Word]）AND（"common cold" [MeSH Terms] OR common cold [Text Word]）进行检索。这种处理能使检索结果更精确，最大限度满足用户的需要。

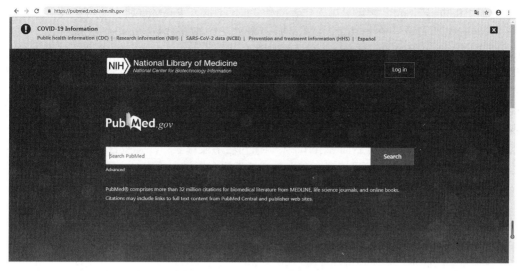

图 8-2-7　PubMed 主页界面检索区

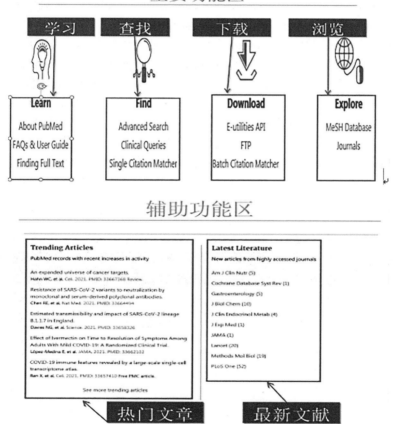

图 8-2-8　PubMed 主要功能区和辅助功能区

（2）作者检索：在检索框内按照姓+名缩写（不用标点）的格式键入作者姓名，如 Smith ja，系统会自动在作者字段内进行检索。姓的第一个字母不必大写，姓与名之间也不必加标点符号。考虑到作者姓名的不同拼写形式，PubMed 采用自动转换功能进行作者检索，如 Smith j 检索出 Smith ja，Smith jb，Smith jr 等。如果想进行更精确的检索，可以用双引号将作者姓名引起来，再

加 [au]，如"Smith j" [au]。如果只键入作者的姓（last name），PubMed 将在所有字段中进行检索。

（3）期刊名称检索：在检索框中键入期刊全称，如 *Molecular Biology of the Cell*，系统的"自动词语匹配"功能会将它转换成 Mol Biol Cell [Jouranl Name] 进行检索；也可以直接键入 MEDLINE 的期刊标准缩写形式，如 Mol Biol Cell，或者是键入期刊的 ISSN（国际标准连续出版物编号）进行检索，如 1059-1524。需要注意的是，如果期刊名恰好是 MeSH 词表中的词，如 Gene Therapy、Science、Cell 等，PubMed 会首先将这些词转换成 MeSH 词表中的主题词进行检索；如果期刊名是一个单词，如"Scanning"，系统将会在所有的字段中进行检索。以上两种情况下，可以进行精确检索，即在杂志后面加 [ta]，限制在刊名字段检索。还需要注意的是，在早年的文献中，ISSN 号是不存在的。如果期刊全名中包括括弧或方括号，检索时应取消。例如，期刊名为 J Hand Surg [Am]，检索时简化成 J Hand Surg Am。

（4）截词检索：可利用系统的截词功能获取更多的相关文献，这与 MEDLINE 光盘中截词检索的用法相同。截词符"*"可代表多个字符，将 * 加在检索词尾表示对所有与该词词干相同的词进行检索，如 bacter*，可以检出 bacter, bacteria, bacterium, bacteriophage 等词。PubMed 一次最多可以检索出包含 600 个词形变异词的文献。

（5）短语检索：PubMed 首先将输入的检索词（词组）视为合理的短语在短语索引表中进行查找，如输入"network pharmacology"，PubMed 将其视为词组进行查找，若 PubMed 没有找到该词组，系统将自动把两个词分开进行检索；如果不希望系统将两词分开，则需要用双引号将检索词括起来，即强制 PubMed 进行词组检索，如"network pharmacology"（网络药理学）。

关键词检索和字段限定检索是 PubMed 非常重要的基本检索功能。关键词检索是在检索框中输入一个或多个检索词，如 vitamin c AND common cold；hepatitis b AND（diagnosis OR therapy）。检索词可出现于 PubMed 记录的标题、摘要等全部可检索字段。欲检索新型冠状病毒肺炎[①]（NCP/COVID-19）疫苗的相关文献，可构建检索表达式（NCP OR COVID-19 OR novel coronavirus pneumonia）AND vaccine，输入检索框进行检索，得到文献 11 578 篇。由于文章数量太多，这时可使用篇名字段 [TI] 进行限定检索，如（NCP[TI] OR COVID-19[TI] OR novel coronavirus pneumonia[TI]）AND vaccine[TI]，得到检索结果 1356 篇，可按 Most recent（收录日期）、Best match（相关性）、Publication date（出版时间）、First author（第一作者）、Journal（刊名）排序（图 8-2-9）。常用检索字段见表 8-2-1。

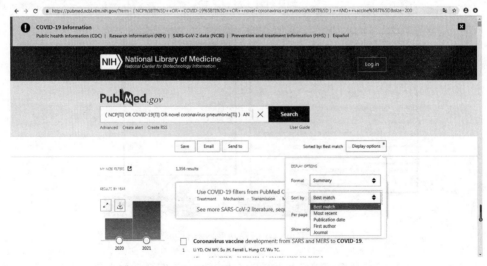

图 8-2-9　PubMed 篇名字段限定检索

---

① 新型冠状病毒肺炎现称新型冠状病毒感染。

表 8-2-1　PubMed 常用检索字段（大小写均可）

缩写	全称	缩写	全称
TI	Title（篇名）	LA	Language
AD	Affiliation（机构）	PT	Publication Type
AU	Author（作者）	SO	Source
DP	Publication Date	MH	MeSH Terms
IS	ISSN	TA	Journal Title（刊名）
FAU	Full Author Name	TW	Text Words

2. 高级检索（advanced search）　在 PubMed 主页界面上方点击 Advanced 进入高级检索界面，高级检索策略编辑器（Pubmed Advanced Search Builder）、检索框（Query Box）、查看索引（Show Index）、检索史和检索策略细节（History and Search Details）等功能按钮都可见到，其最大特点是可通过下拉式菜单选择检索字段，再输入检索词以达到个性化检索的目的，可通过改变字段/算符（AND、OR、NOT）和单击添加，生成高级检索策略，单击"Search"或"Add to History"可获得检索结果。

主题词检索：在主页界面中部主要功能区右侧点击"MeSH Database"（医学主题词数据库），可查找医学主题词（Medical Subject Headings，MeSH）和副主题词（Subheadings），构建检索策略以实现主题词检索，现以紫杉醇（taxol）治疗鼻咽癌（nasopharyngeal cancer）为例进行介绍。首先，在主题词检索框输入检索词 taxol，可获得与该检索词有关的主题词 23 个，通过浏览定义后发现排在第一位的主题词 Paclitaxel（紫杉醇）符合要求，点击该词超链接进入主题词详细信息界面，勾选副主题词 therapeutic use（治疗应用），点击加入检索框（Add to search builder），可将检索式"Paclitaxel/therapeutic use[Mesh]"导入 PubMed 检索框（图 8-2-10）。然后，在检索框输入检索词"nasopharyngeal cancer"（鼻咽癌），显示 2 个主题词（nasopharyngeal neoplasms、nasopharyngeal carcinoma），根据定义选择与其相应的主题词"nasopharyngeal neoplasms"（鼻咽肿瘤），点击该词超链接，进入主题词详细信息页面，勾选副主题词药物疗法（drug therapy），点击加入检索框，用 AND 连接，这样就构建了主题词检索表达式"Paclitaxel/therapeutic use"[Mesh] AND "Nasopharyngeal Neoplasms/drug therapy"[Mesh]，点击"Search PubMed"可得到检索结果 52 条。在查找主题词时，也可选择主题词的上位词或下位词检索，还可选择主题词加权检索（Restrict Search to Major Topic），阻止下位词自动扩展检索（Do Not Explode This Term）等。如果检出文献数量太多，可对出版时间、语种、文献类型等进行限定。

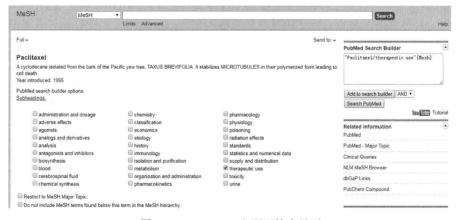

图 8-2-10　PubMed 主题词检索界面

（夏　旭）

第三节　实验数据记录与初步分析

科学研究的一切发现和成果都来源于对实验中收集到实验数据的科学分析。真实可信的实验结果来源于严谨的实验设计与严格准确的实验操作；否则实验数据可能会误差较大、可靠性存疑，严重时则影响对结果的分析和结论判断。实验收集记录到的数据质量如何，是否有显著性差异，研究者可以通过对数据进行合理的统计分析而得出。本节将简要介绍一些关于实验数据收集记录、数据质量评价与初步分析处理的基本知识，对数据的深入分析可参考一些统计学书籍。

一、实验数据的类型

在统计分析中，一般习惯于将实验数据资料分为计量资料、计数资料和等级资料 3 种类型。不同类型的数据应采用不同的统计分析方法。

1. 计量资料（measurement data）　系对每个观察单位用定量方法测定某项指标量的大小，所获得的资料。计量资料一般有度量衡单位，如人的身高（cm）、体重（kg）和血压（mmHg）等。

2. 计数资料（enumeration data）　指将研究对象按某种属性或类别进行分组归类，所得各组的观察单位数。例如，某人群的 A、B、AB、O 型 4 种血型分布的人数；新冠疫苗接种与未接种的人数等。

3. 等级资料（ranked data）　系将研究对象按某种属性的不同程度分组，所得各组的观察单位数。例如，将某种检查结果划分为–、+、++、+++、++++等不同等级；出院病人的转归划分为治愈、好转、无效、死亡等不同等级等。

二、实验数据的记录方法

为保证获取高质量的数据，有必要规范实验数据的记录方法。这样，一则可以保持记录数据的整洁和有序，便于日后的数据分析与整理存档；二则有利于数据的核查与监察，保证数据的真实性。因此要做好实验数据的原始记录，即要用实验记录本实时记录实验过程中重要操作步骤与翔实的结果数据。

实验数据的记录至少应包括以下内容。

1. 实验对象的一般情况　随机化实验分组与编号；动物品系、性别、体重与数量等；病人的姓名、年龄、性别和病案号等信息。

2. 处理因素　不同实验组与对照组的实验对象的干预处理措施有什么不同，时间与剂量等要保持对应和一致。

3. 观察指标　亦称为观察变量，是实验对象接受处理因素干预后出现的一些特征性变化，即实验的效应。如休克时的血压变化，缺氧时的呼吸与血气指标变化等。观察指标数量要合理，一般要有不同层面的观察指标。

4. 记录时间　实验研究一般都要经历一个较长的过程，因此，每个实验数据的获取时间必须准确记录在案。一则可以由此反映实验的全过程和运行轨迹；再则可以为分析某些可疑的实验结果提供参考线索。原则上，每个实验数据最好都应尽可能准确地记录实验操作或数据记录当时的几时几分几秒。

5. 记录人、操作者和审核人　实验操作者与记录人不同时要分别注明。重要的实验每页记录纸底端应留有记录人和审核人的签名处。不但记录人要对所记录实验数据的真实性和完整性负责，审核人还要对记录人的工作和行为负责。审核人应是记录人的业务主管，一般由项目负责人、项目监督人、研究生导师或毕业生指导教师等担任。

三、实验数据收集的原则

研究结论来源于对实验数据的统计分析。恰当、可靠的数据分析则是建立在完整、准确的实验数据基础之上的。只有具备高质量的实验数据，才称得上是高质量的实验研究。所以，保证实验数据的完整性和准确性是对实验研究的最根本要求，也是研究人员收集数据时应遵循的基本原则。

1. 数据的完整性　系指应按照设计要求收集所有的实验数据。如果因一些意外原因或不能人为控制的因素而引致部分实验数据缺失，应尽可能地补充这部分实验并获取数据。对于不可补救的实验（或因实验材料短缺，或因资金不足等），应科学地处理缺失数据。

数据完整性的另一方面系指应将所有实验数据用于分析过程，不能因某些数据与研究者预期的结果有较大差距而随意剔除，或不引入分析过程。如果某些数据确有特异之处，除非有确凿的引致原因（如操作不当所致），否则应依靠统计学方法进行科学判断，以确定这些数据是否属于极端值（extreme value）或异常值（outlier），并决定取舍与否。

2. 数据的准确性　系指实验数据的记录应准确无误。一方面，应避免数据收集过程中出现任何过失误差，如点错小数点、抄错数字、弄错度量衡单位、换算错误等。消除此类误差的办法：在数据记录过程中，除观测者认真记录外，还应有专门的复核者进行审核，以确保数据的准确性。另一方面，应杜绝研究者根据个人意愿对数据做任何篡改或杜撰。这一现象后果严重，应为所有研究者所戒。

四、实验数据的误差分析与质量评价

实验研究遵循重复性原则，实验指标一般要做多次重复测量，而每次相同的测定得到的数据大多有细微的差别。要确定这些有差异的数据是否真实可靠，我们须对这些实验数据的质量进行分析评价。因为数据质量直接影响到研究结果的科学性和可靠性。下面对数据质量的评价指标和方法作一简要介绍。

（一）误差分析

1. 误差概念　通过实验方法测定机体的功能代谢等指标，得出的实际测量值与机体真实值（真值）之间存在的差别，称为误差：$\Delta=|$ 测量值$-$真值 $|$。

当样本数或测量次数足够多时，根据正负误差出现的概率相等的误差分布定律，在不存在系统误差的情况下，它们的平均值极为接近真值。但实际测定的次数总是有限的，由有限次数求出的平均值，只能近似地接近于真值，可称此平均值为最佳值（或可靠值）。因此，实验前应合理确定实验的次数及样本的例数。

2. 误差的类别与产生的原因

（1）系统误差：这是由某些固定不变的因素引起的，这些因素影响的结果永远朝一个方向偏移，其大小及符号在同一组实验测量中完全相同。实验条件一经确定，系统误差就是一个客观上的恒定值，多次测量的平均值也不能减弱它的影响。误差随实验条件的改变按一定规律变化。系统误差产生的原因有以下几方面。

1）测量仪器方面的因素：如仪器设计缺陷、刻度不准、未进行校正或安装不正确等。

2）环境因素：如外界温度、湿度、压力等引起的误差。

3）测量方法因素：如近似的测量方法或近似的计算公式等引起的误差。

4）测量人员的习惯和偏向或动态测量时的滞后现象等，如读数偏高偏低所引起的误差。

针对以上情况，可通过改进仪器和实验方法，以及提高实验技能，对系统误差予以解决。

（2）随机误差：在相同条件下做多次测量，其误差数值是不确定的，时大时小，时正时负，没有确定的规律，这类误差称为随机误差或偶然误差。这类误差产生原因不明，由某些不易控制的因素造成，因而无法控制和补偿。

　　若对某一量值进行足够多次的等精度测量，就会发现随机误差服从统计规律，这种规律可用正态分布曲线表示。随着测量次数的增加，随机误差的算术平均值趋近于零，所以多次测量结果的算术平均值将接近于真值。

　　（3）过失误差：这是一种与实际事实明显不符的误差，过失误差明显地歪曲实验结果。误差值可能很大，且无一定的规律。过失误差主要是由于实验人员粗心大意、操作不当造成的，如读错数据，记错或计算错误、操作失误等。实验时只要认真负责是可以避免这类误差的。存在过失误差的观测值在实验数据整理时应该剔除。

（二）数据的准确度与精确度

　　1. 准确度（accuracy，又称为效度）　指测量值与真值的接近程度，它反映了测量中所有系统误差和随机误差的综合，主要用以度量测量数据系统误差（systematic error）的大小。一般采用回收实验中的回收率指标（计算公式如下）进行评价，即回收率越接近 100%，准确度越高；当回收率偏离 100% 较远时，表示测量方法存在系统误差。回收率可以大于 100%。

$$回收率（\%）=\frac{实测量-原有量}{加入量}\times100\%$$

　　2. 精确度（precision，精密度，又称为信度）　指同一观察对象多次重复测量结果之间的吻合程度，用于度量随机误差（random error）的大小。随机误差小，则精确度高。常用标准差、变异系数或组内相关系数（intra-class correlation coefficient）、κ 系数（Kappa coefficient）等指标度量。前两者越小，或后两者越大，表示随机误差越小，或吻合程度越高，亦说明测量数据的重现性越好，数据的可靠程度越高（图 8-3-1）。

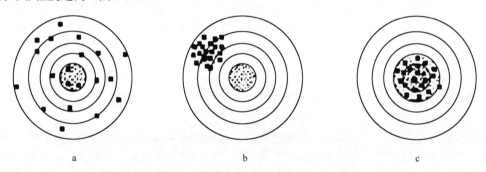

图 8-3-1　精确度、准确度与系统误差、随机误差的关系

a. 说明系统误差小，随机误差大，精密度、准确度都不好；b. 说明系统误差大，随机误差小，精密度很好，但准确度不好；
c. 说明系统误差和随机误差都很小，精密度和准确度都很好

　　另外，描述数据集中趋势的统计指标有算术均数、几何均数、中位数、众数等；描述数据离散趋势的统计指标为极差、四分位数间距、方差、标准差和变异系数等。

五、异常或缺失数据的处理

　　1. 实验数据的逻辑检查　实验原始数据在进行统计分析前应作整理，使之系统化、条理化，以利于分析，并对错误、遗漏的资料进行修正和补充。在数据分析开始时，应首先对数据进行认真的检查，主要是逻辑检查，看看数据间有无矛盾，是否符合逻辑，以保证数据至少不会出现大的偏差。这些偏差可能来自原始数据，可能来自数据录入过程，也可能来自数据转换过程。偶然性的实验记录错误对结论影响小，有时容易发现；而由于实验者对记录要求作了错误理解引起的一贯性错误，则对结论影响较大，且不易发现。

　　数据检查是减少错误的一个重要步骤。逻辑检查最简单的方法是根据最大值和最小值判断。例如，当某资料身高变量的最大值显示为 17.8m 时，很可能原始数据为 1.78m，在记录或录入过

程中点错了小数点而导致出错。

2. 偏离数据（异常值）的判断和处理 个体数据偏离其所属群体数据较大，且经证实确为实验所得时，被称为偏离数据。实验数据中，有时会出现一个或几个数值特别大或特别小的偏离数据，对这种异常数据除了根据专业知识寻找原因决定取舍外，还应进行统计分析，切不可随意丢弃。根据统计学原理上常态分布规律，估计该数值出现的概率有多大。如果该数值出现的可能性非常小，则可视为"异常数据"舍去。如果出现概率较大，则说明由"抽样"得来的可能性较大，应予保留。

偏离数据有两种简单的划分形式，即极端值（extreme value）和异常值（outlier）。个体数据＞第 75 百分位数（P_{75} 表示全部观察值中有 25% 的观察值比它大，为上四分位数）或＜第 25 百分位数（P_{25} 表示有 25% 观察值比它小，为下四分位数）超过 3 倍的四分位间距时被定义为极端值。个体数据＞第 75 百分位数或＜第 25 百分位数的值在 1.5 ～ 3 倍的四分位间距时被定义为奇异值。

对偏离数据的判断有以下几种常用的方法。

（1）极差估算法：先求出全部观察值的均数 $\bar{x}$，然后求极差 $R=$（最大值–最小值）。再计算 t_i 值，$t_i=|x_i-\bar{x}|/R$（x_i 为异常偏离数据）。查 t_i 表，若计算 t_i 值＞表中 t_i 值，则舍弃该数据，反之则保留（表 8-3-1）。

表 8-3-1　t_i 值（极差分析法）

例数（n）	3	4	5	6	7	8	9	10	11	12	13	14	15	20
t_i 值	1.53	1.05	0.86	0.76	0.69	0.64	0.60	0.58	0.56	0.54	0.52	0.51	0.50	0.46

（2）标准差估算法：介绍斯米尔诺夫（Smirnov）法和格拉布斯（Grubbs）法，都要求数据服从正态分布。两者计算过程相同。但 Smirnov 法要求数据符合下列两个条件：①数据服从正态分布；②异常值不是由于实验中的错误产生的。然后按下列公式求 t_i 值。

$$t_i=|x_i-\bar{x}|/s \quad （x_i 为异常值，\bar{x} 为所有 x_i 的均数，s 为标准差）$$

根据显著性（或称错误率、危险率）水平 α（5% 或 1%）和例数 n 查 t_i 表，比较其与 t_i 值的大小，若 t_i 值大于表中对应数值，则异常值可舍弃。

例如，8 名健康人脉搏（次/分）分别为 58，70，72，72，74，75，76，78。其中 58 过小，是否要舍弃？

经计算得均数 $\bar{x}=71.875$，标准差 $s=6.151$，极差 $R=20$。

极差估算法：$t_i=0.69 ＞ t_i$ 表中值 0.64。结论：该数据可舍弃。

标准差估算法：查 t_i 表，$n=8$，5% 显著性水平为 2.172（Smirnov 法）或 2.03（Grubbs 法）。

$$t_i=|x_i-\bar{x}|/s=|58–71.875|/6.151=2.256 ＞ 2.172，也 ＞ 2.03$$

结论：58 可舍弃。

（3）拉依达法：当试验次数较多时，可简单地用 3 倍标准偏差（$3s$）作为确定可疑数据取舍的标准。当某一测量数据（x_i）与其测量结果的算术平均值（$\bar{x}$）之差大于 3 倍标准偏差时，则该数据应舍弃。用公式表示为

$$|x_i-\bar{x}| ＞ 3s$$

拉依达法是以 3 倍标准偏差作为判别标准，所以亦称 3 倍标准偏差法，简称 $3s$ 法。简单方便，不需查表。但要求较宽，当试验检测次数较多或要求不高时可以应用。当试验检测次数较少时（如 $n＜10$），在一组测量数据中即使混有可疑异常值，也不能舍弃。

取 $3s$ 的理由：根据随机变量的正态分布规律，在多次试验中，测量值落在 $\bar{x}-3s$ 与 $\bar{x}+3s$ 之间的概率为 99.73%，出现在此范围之外的概率仅为 0.27%，也就是在近 400 次试验中才能遇到一次，这种事件为小概率事件，出现的可能性很小，几乎是不可能。因而在实际试验中，一旦出现，就

认为该测量数据是不可靠的，应将其舍弃。

但当测量值与平均值之差大于 2 倍标准偏差（＞2s）时，则该测量值应保留，但需存疑。

3. 缺失数据的处理　实验数据有缺失，时间允许的话最好补做实验以完善实验数据（这是非常麻烦且费时间的事情）；处理缺失数据的最简单方法是剔除缺失数据所属的观察单位，但该方法浪费信息严重，特别是在变量较多的情况下。为避免浪费信息，采用的方法是仅剔除分析过程所涉及的缺失数据。例如，在做 10 个变量的两两相关分析时，某一个变量的缺失数据只在该变量与其他变量的相关分析中被剔除，而其他变量之间的相关分析并不失去该缺失数据所属的观察单位。处理缺失数据的最复杂方法是估计缺失数据，该方法的优点是充分利用了信息，但操作难度较大。

六、实验数据的初步统计分析

（一）数据的统计分析思路

分析数据的首要前提是能够正确地识别资料类型，在此基础上，结合统计方法的适用条件，最后选择恰当的统计方法进行分析。

统计资料可分为单变量资料和多变量资料两大类，因后者统计分析方法较复杂，这里只介绍前者的统计分析方法。单变量资料又分为计量资料、计数资料和等级资料 3 类。不同的资料类型对应有不同的统计分析方法。

计量资料的统计分析方法基本可以分为两大类，即参数统计和非参数统计。若原始数据满足正态性分布和方差齐性要求，可用参数方法。数据的正态分布指数据虽然有大有小，但中间值居多，集中分布在均数附近，特别大或特别小的数据很少。数据的分布可形成一个高峰位于中间（均数所在处）、两侧均匀对称的钟形曲线（正态曲线）。正态分布有两个参数，即均数 μ 和标准差 σ；μ 是正态分布的位置参数，描述正态分布的集中趋势位置。概率规律为取与 μ 邻近的值的概率大，而取离 μ 越远的值的概率越小。σ 描述正态分布数据的离散程度，σ 越大，数据分布越分散，σ 越小，数据分布越集中。σ 也称为正态分布的形状参数，σ 越大，曲线越扁平；反之，σ 越小，曲线越瘦高。

正态曲线下横轴上一定区间的面积反映该区间的例数占总例数的百分比，或变量值落在该区间的概率（概率分布）。正态曲线下，要取到 50% 概率，横轴半区间长度为 0.67σ；横轴区间（$\mu-\sigma$，$\mu+\sigma$）内的面积为 68.27%，横轴区间（$\mu-2\sigma$，$\mu+2\sigma$）内的面积为 95.45%，横轴区间（$\mu-3\sigma$，$\mu+3\sigma$）内的面积为 99.73%。

在统计分析中，也会遇到一些数据资料不符合正态分布而符合其他分布，或有时分布情况不能确定。在这种情况下，除有时可以通过数据转换的方法转为正态分布（或其他分布）来应用相应的参数分析方法外，这时应采用非参数统计方法。即数据不满足正态性分布和方差齐性要求时选择非参数方法。

非参数统计法适用于下列几种情况：①数据有偏态；②数据离散度较大；③方差不齐；④观察指标不能定量；⑤药效筛选中的初步分析。需强调的是，如果资料满足参数方法的条件，就不选用非参数方法处理，以避免降低检验效率和损失信息。

对于等级资料，建议使用秩和检验方法，虽然也有文献介绍用 χ^2 检验处理，但 χ^2 检验只能说明两组或多组之间的分布有无差异，而不能说明两组或多组之间量方面的差异。等级资料又称单向有序列联表资料，在应用秩和检验公式时，一律用校正公式。

对于计数资料，两个及多个样本率或构成比的比较有显著性差异时，可采用二项分布、泊松（Poisson）分布和 χ^2 检验等，两两间的比较用描述方法即可。具体统计方法的正确选择，可参考专业统计书籍。

目前对数据的统计分析可采用多种功能强大的统计分析软件来完成，如 SAS、SPSS、Minitab、Stata、EPInfo、Statistica 和 CHISS 等多种专业统计软件。但它们大都操作复杂或收费，并需要专门培训才能学会使用。而 Office 办公软件中的 Excel 模块也具有较好的统计分析功能，界面友好，使用简便，同学们简单摸索一下就能很快学会使用。

（二）Excel 软件在实验数据分析中的应用简介

Excel 有卓越的数据处理和数据分析能力。它预装了各种函数，单是统计函数就有 100 多个，用户还可以自行编辑各种公式，或将各个函数组合使用。操作方便，无须经过培训，大部分结果可以自动生成。用 Excel 进行统计分析可通过以下 4 种方法来实现。

（1）直接应用 Excel 统计函数公式；

（2）应用 Excel 分析工具库；

（3）应用 Excel 电子表格和函数编制应用程序；

（4）应用 Excel 统计宏。

因后两种方法略复杂，这里仅介绍前两种方法。

1. Excel 常用的统计函数公式的应用 首先运行 Excel 软件，在其工作表的单元格中输入要进行分析的数据。单击欲放置计算结果的单元格。然后在［数据］菜单下选择［插入函数 fx］（较老版本则是在［插入］菜单中选择［fx 函数］），弹出函数选择菜单（图 8-3-2），选择函数类别中的［统计］函数，从下拉菜单中选定所需函数，输入引用数据的单元格范围，点击［确定］，即可得出数据的处理结果。

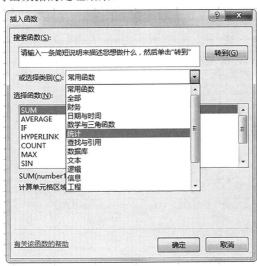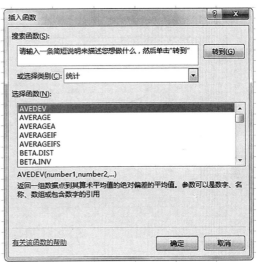

图 8-3-2 Excel 统计函数对话框

应用上述方法可对实验数据进行简单的统计分析处理。机能实验中常用到的统计函数如下：

（1）求和：调用统计函数 SUM，确定引用的数据所在单元格位置范围，确认即可。

（2）求平均值：调用统计函数中的 AVERAGE，确定引用数据的范围，点击［确定］即可。

（3）求标准差：调用统计函数 STDEV，确定引用的数据范围，确认即可。

（4）求变异系数 CV：根据公式 CV=标准差/平均数，并将此公式输入单元格中即得。

（5）求相关系数：调用统计函数 CORREL，在 Array1 和 Array2 中分别输入两组数据引用的数据范围，确认即可得出两种参数间的相关程度。

（6）求直线的截距：调用统计函数 INTERCEPT，在 Known_y's 和 Known_x's 中分别输入因变量和自变量数据引用的范围，再点击［确认］即可求出直线拟合方程的截距。

（7）求直线斜率：调用统计函数 SLOPE，在 Known_y's 和 Known_x's 中分别输入因变量和自变量数据引用的范围，再点击［确认］即可求出直线拟合方程的斜率。

（8）求直线回归方程和作图：求出上述的直线截距和斜率可以得出拟合的方程式。

另外一种实用方法是通过作图同时自动显示出直线方程式。方法是在 Excel 表中选用"插入"

菜单中的"图表",选中 XY 散点图类型,在弹出的图表向导中按要求一步一步地操作。适当修饰图的轴数值刻度比例大小、标题字体大小,调整或删除图例和网格线等,使图美观,最后得到直线图。鼠标右键点击 XY 图中数据点,在弹出的右键菜单中选择[添加趋势线],在选项栏中,选择[显示公式],点击[确定]后,即可显示带有方程式的直线回归图。例如,在机能实验项目"磺胺药物代谢动力学参数测定"的数据分析时,就可通过上述方法作图并求出直线回归方程。具体结果见图 8-3-3[①]。

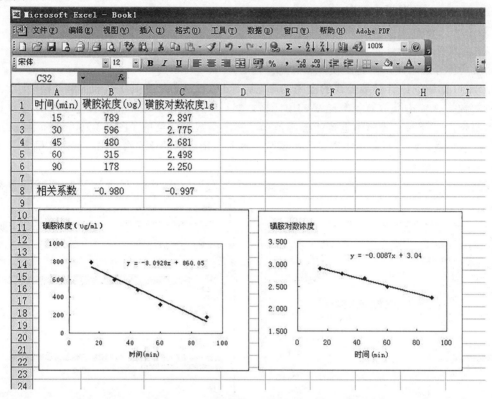

图 8-3-3 磺胺药物代谢的直线回归图

此外,还有许多实用的统计函数,如求频数分布的统计函数 FREQUENCY(data_array, bins_array),求正态分布的统计函数 NORM.DIST(x, mean, standard_dev, cumulative),判断两组计量资料的显著性差异的 t 检验统计函数 T.TEST(array1, array2, tails, type)(图 8-3-4),方差分析的统计函数 F.TEST(array1, array2),χ^2 检验的统计函数 CHIDIST(x, degrees _freedom),二项分布函数 BINOM(number_s, trials, probability_s, cumulative),POISSON 分布函数 POISSON(x, mean, cumulative),秩和检验的统计函数 RANK(number, ref, order)等,具体使用方法请见统计函数的帮助文件。

上面所有的引用参数都以单元格的地址引用而不用具体的数字,这样如果原始数据有错或要作修改时,相应的结果都会自动改正,不用再重新计算。大量应用复制命令,使相同的计算一次自动完成,只输入一次原始数据,无须重复输入。

2. Excel 分析工具库的使用 Excel 中提供了一个数据分析工具库,工具库中有 19 个模块,可分别进行一个完整的统计分析过程。这些模块包括描述统计、t 检验、方差分析、F 检验、回归、傅里叶分析等。调用这些工具进行数据处理非常方便,可返回大量的信息。Excel 一般未安装"分析工具库",在[数据]菜单中没有[数据分析]项,可通过加载宏命令来安装"分析工具库"。

---

① 本书部分图表为计算机直接输出的结果,为保持二者一致,部分符号表述等未进行处理。

具体安装做法：单击［文件］菜单→单击下方［选项］菜单→弹出框中（图 8-3-5）点击左侧"加载项"；右侧显示有"分析工具库"；再点击下面的［转到（G）…］→弹出"加载宏"对话框，勾选"分析工具库"→单击［确定］按钮即安装完成。调用分析工具库时选择［数据］菜单，点击［数据分析］按钮，再选择需要的统计模块即可。

刺激时长对肌肉收缩阈值的影响						
刺激时长 （毫秒ms）				t-检验：双样本等方差假设		
牛蛙编号	0.1 ms	1 ms				
					变量 1	变量 2
1	0.18	0.08		平均	0.279	0.114
2	0.15	0.09		方差	0.011	0.002
3	0.21	0.1		观测值	25.000	27
4	0.2	0.14		合并方差	0.006	
5	0.2	0.09		假设平均差	0.000	
6	0.2	0.14		df	50.000	
7	0.37	0.12		t Stat	7.630	
8	0.38	0.12		P(T<=t) 单尾	0.000	
9	0.42	0.1		t 单尾临界	1.676	
10	0.42	0.18		P(T<=t) 双尾	0.000	
11	0.12	0.07		t 双尾临界	2.009	
12	0.23	0.14				
13	0.3	0.1				
14	0.2	0.18				
15	0.34	0.08		t-检验：双样本异方差假设		
16	0.26	0.09				
17	0.41	0.12			变量 1	变量 2
18	0.45	0.11		平均	0.279	0.114
19	0.22	0.08		方差	0.011	0.002
20	0.33	0.2		观测值	25.000	27
21	0.2	0.07		假设平均差	0.000	
22	0.16	0.1		df	31.000	
23	0.38	0.1		t Stat	7.412	
24	0.15	0.12		P(T<=t) 单尾	0.000	
25	0.42	0.22		t 单尾临界	1.696	
26		0.08		P(T<=t) 双尾	0.000	
27		0.07		t 双尾临界	2.040	

图 8-3-4　刺激时长对骨骼肌收缩阈值的影响的 t 显著性检验

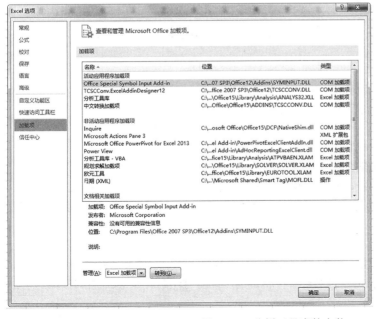
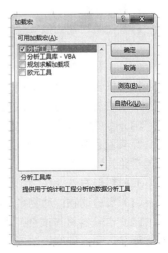

图 8-3-5　分析工具库的安装

例如，2021 年南方医科大学本科生在做缺氧实验中，学生测定了 100 只小鼠正常呼吸频率。选择"分析工具库"中的"描述统计"进行分析，可得出图 8-3-6 中的分析结果。

	A	C	D	F
1	小鼠呼吸频率（次/min）			
2				
3	176	描述性统计结果		
4	156			
5	192	平均值	145	
6	142	标准误	2.80	标准误：即样本均数的标准差，描述均数抽样分布的离散程度、衡量均数抽样误差大小的尺度。
7	163	中位数	143	中位数：按大小排序后中间那个取值（50%分位数）
8	183	众　数	150	众　数：出现频率最多的取值
9	144	标准差	28.04	标准差：也叫标准偏差，是描述数据偏离平均值的距离的平均数；是方差的算术平方根。它反映一组数据的离散程度；标准差越小，数据的离散度越小，精确度越好。
10	153	方　差	786.00	方　差：数据与平均值之差的平方和之平均数。反映数据的离散程度。
11	150	峰　度	0.01	峰　度：描述数据分布形态陡缓程度的统计量。峰度为零，表示该总体数据分布与正态分布相同；大于零表示该数据分布比正态分布更为陡峭；小于零表示该数据分布比正态分布更平缓。
12	156	偏　度	0.62	偏　度：数据分布偏斜方向和程度的度量，衡量X的对称性。正态分布偏度为零，左偏分布为负数，表示均值左侧离散度大；右偏分布为正值，表示均值右侧离散度大。
13	136	区　域	134	区　域：指极差，也叫全距。极差＝最大值－最小值。
14	156	最小值	94	
15	126	最大值	228	
16	100	求　和	14506	置信度：95%置信区间，指某个总体参数的真实值有95%的概率会落在这个测量结果的区间内。约等于＝平均值 ± 1.96×标准差/根号n。
17	172	观测数	100	
18	118	置信度(95.0%)	5.56	
19	124			
20	216			
21	228			

图 8-3-6　小鼠正常呼吸频率的描述性统计分析

（金春华）

第四节　医学实验报告与论文写作方法

一、实验报告的书写内容与格式要求

实验报告是在科学研究活动中人们为了检验某一种科学理论或假设，通过实验中的观察、分析、综合、判断，如实地把实验的全过程和实验结果用文字形式记录下来的书面材料。其特点是客观地记录实验过程和结果，紧扣实验目的着重分析解释其中的科学事实，不夹带实验者的主观看法。

（一）实验报告书写内容及要求

机能实验学实验报告的基本内容包括基本信息、实验目的、材料与方法、结果与分析和结论五大部分内容（图 8-4-1）。

1. 基本信息

（1）实验日期：按实验实施时间年、月、日填写，非撰写实验报告时间。

（2）实验项目名称：用专业术语准确表达实验内容。

（3）实验人员：

撰写报告人：填写实验报告撰写人姓名和学号。

小组成员：填写参与该实验的全部小组成员姓名。

（4）专业年级信息：包含年级、专业、专业班次及实验小组。

2. 实验目的　目的要简洁明确，包括实践操作中要掌握的基本技能、技巧和实验设计中要验证的理论知识。

3. 材料与方法

（1）实验动物：动物名称用学名，并注明动物品系、数量、性别、体重及来源。

（2）实验器材与试剂：用于实验的主要器材和试剂，并器材注明其型号、生产厂家；药品试剂注明其厂商、纯度、浓度等。

（3）实验方法与步骤：按实验中实际操作步骤写，不要一味照抄实验指导。从实验准备阶段、实验操作阶段和实验数据的获得等三个大方面铺叙。

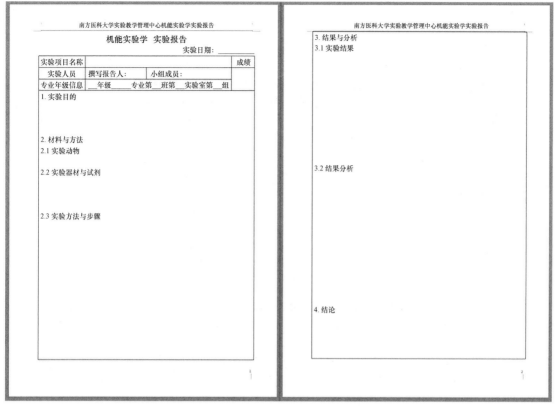

图 8-4-1　机能实验学实验报告模板

4. 结果与分析　实验中获得的实验结果，可以通过文字叙述、表格或简图表述。在实验报告中常常文字、表格和简图三种形式并用（无论以何种方式表示，一定要附带文字说明，切忌仅以一张简图、一个表格作为实验结果）。

（1）文字叙述：对实验中记录的各观察指标数据进行分类整理，描述其在实验过程中的变化规律。

（2）表格表述：将实验中不同观察项目分类列表，以表格形式记录的原始数据，能较为清楚地反映观察内容，有利于互相对比。

表格格式：

1）表格上方要有表题，反映该表格所表述的为何实验结果。

2）表格用三线表，必要时可加辅助短线。第一栏为表头，标明结果内容和计量单位。第二栏为实验采集的原始数据（图 8-4-2）。

3）表格后要用文字表述，对表格中所记录的关键指标变化趋势加以说明。

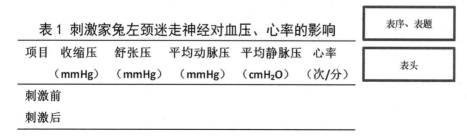

图 8-4-2　三线表书写格式模式图

（3）简图表述：实验报告中，简图可以是经过编辑标注的原始记录曲线，也可以是经过统计处理后的统计图。

简图表述格式：

1）无论是原始记录截图还是统计图，都要标注坐标单位。

2）简图下方要有反映该图为何实验结果的图题（图 8-4-3）。

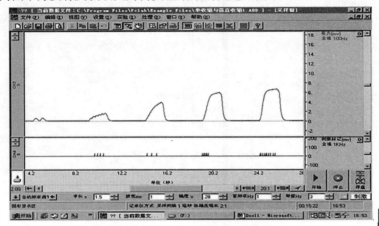

图1 蟾蜍腓肠肌单收缩、不完全强直收缩和完全强直收缩

图序、图题

图 8-4-3　简图书写格式模式图

结果分析是以实验和观察的结果为依据，综合性地运用所掌握的专业知识，对实验中各项结果的数据、现象等进行分析、解释，阐明其发生的机制。当出现非人为操作失误的与预想不一致结果时，要分析问题产生的可能原因，思考进一步验证自己推论的方法。实验结果分析应包括以下基本内容。

1）以专业知识的理论解释、说明实验结果。

2）用实验结果回答实验目的是否已经达到。

3）当出现非人为操作失误的"异常结果"时，应加以分析。

4）用实验结果说明本实验存在的问题和不足。

5）用实验结果提出进一步研究的依据和必要性。

5. 结论　结论要与实验目相呼应，简略归纳实验中出现的一般性规律与特殊性规律的概括性判断。

（二）实验报告的书写格式与排版要求

1. 页面设置　版面为 A4，使用默认边距（上、下 2.54cm，左、右 3.18cm），双面打印。

实验报告采用三级标题顶格排序。

一级标题为小 4 号宋体加粗，如 1、2、3……排序。

二级标题为小 4 号宋体加粗，其后内容另起一行，如 1.1，1.2，1.3……排序。

三级标题为 5 号宋体加粗，其后内容空一格，如 1.1.1，1.1.2，1.1.3……排序。

2. 实验项目名称　用小三号黑体加粗，居中，字符间不空格。

3. 基本信息　内容用 5 号宋体。

4. 实验目的　内容用 5 号宋体。

5. 材料与方法　内容用 5 号宋体。

6. 实验结果与分析　内容用 5 号宋体，结果中的图、表中内容用小 5 号宋体，数字、单位用小 5 号 "Times New Roman" 字体。表题位于表上居中，由表序号和该表名称组成，使用 5 号黑体加粗。图题位于图下居中，由图序号和该图名称组成，使用 5 号黑体加粗。

7. 结论　内容用 5 号宋体。

二、科技论文的书写内容与格式

（一）科技论文简介

科技论文是在科学研究、科学实验的基础上，对自然科学和专业技术领域里的某些现象或问题进行专题研究，运用概念、判断、推理、证明或反驳等逻辑思维手段，对研究结果进行科学分析和阐述，从而揭示出这些现象和问题的本质及其规律性而撰写成的论文。

科技论文写作的基本特点，是以理论性、实验性或观测性新知识的科学记录为基础，将已知原理应用于实践中取得的创新性科学技术研究工作成果，并对其进行科学论述和总结。因此，完备的科技论文应该具有科学性、首创性、逻辑性和有效性。

科技论文按其写作目的，分为学术性论文、技术性论文、学位论文。

机能实验学课程要求在完成综合性和探索性实验的基础上，模拟学术性科技论文书写的组织架构，撰写一篇格式规范的，以"学术研究"为主要内容的科技论文。

（二）科技论文的组织架构、书写内容及具体格式要求

1. 科技论文的组织架构　科技论文的基本结构有一种相对固定的格式，通常包括四大部分。

第一部分：题名、作者、中英文摘要、中英文关键词。

第二部分：引言。

第三部分：正文（材料和方法、结果、讨论和结论）。

第四部分：参考文献。

2. 科技论文的书写内容、要求

（1）题名：题名（题目、篇名）即论文的总纲，是能反映论文最重要的特定内容的最恰当、最简明的逻辑组合短语（例如，虎杖苷对正常人血管平滑肌细胞内钙和膜电位的调节作用）。

题名书写要求：准确得体。准确地表达论文的中心内容，恰如其分地反映研究的范围和达到的深度；简短精练。标准规定，中文题名一般不宜超过 20 字；便于检索。题名所用词语必须有助于选定关键词和编制题录、索引等二次文献；容易认读。题名中应当避免使用非共知共用的缩略词、首字母缩写字、字符、代号等；语序正确。

（2）作者与工作单位：著作权属于作者，受到国家法律的保护，作者署名表示文责自负的承诺。署名者只限于那些参与课题研究和制定研究方案，以及参加论文撰写并能对内容负责，同时对论文具有答辩能力的人员。集体署名时，按对研究工作贡献的大小排列名次，第一作者应负主要责任。

作者单位为论文研究工作实际完成单位的名称，并标示第一作者所在单位的地址、邮政编码、邮箱等信息，便于读者同作者联系。

（3）摘要：摘要是对论文的内容不加注释和评论的简短陈述。首先，可以让读者尽快了解论文的主要内容，以补充题名的不足；其次，为科技情报人员和计算机检索提供方便。

1）摘要的书写方法：摘要一般包括研究工作的目的（objective）、方法（methods）、结果（results）和结论（conclusions）四要素。

a. 目的：该项研究工作的内容、目的及其重要性。

b. 方法：该项研究所使用的实验技术手段和实验方法。

c. 结果：总结研究结果，重点突出作者的新发现、新见解。

d. 结论：研究结论及其意义。

2）摘要的写作要求：摘要用第三人称写。文字表达上应符合简短精练、明确具体、语言通顺、

结构严谨、标点符号准确的要求。一般中文摘要要求在 200 ～ 300 字，英文摘要在 100 ～ 200 词。摘要的书写格式要规范，不使用插图、表格及参考文献序号，不要分段。

（4）关键词：关键词是为了满足文献标引或检索工作的需要而从论文中提取出的、表示全文主题内容信息条目的单词、词组或术语。包括主题词（从收录在各学科主题词表中选取的词）和自由词（未收录在主题词表中，在文中重要的词）两部分。每篇论文可专门列出 3 ～ 6 个能反映论文主题内容的关键词。

（5）引言（前言）：论文的引言又称前言、导言或绪论，目的是向读者交代本研究的来龙去脉，使读者对论文先有一个总体的了解。引言的内容包括该研究的历史背景，相关研究进展及目前研究存在的问题。从而引出本文的主要研究方向及创新点所在，并推测本研究预期的实验结果及该研究的作用和意义。

引言的写作要求言简意赅，逻辑明确，创新点突出，实事求是，如实评述，防止吹嘘自己和贬低别人。科技论文的引言根据论文篇幅的大小和内容的多少而定，一般为 200 ～ 600 字。

（6）正文：正文是科技论文的核心部分，引言引出问题后，作者要在正文中主要回答"怎么进行研究"这个问题。因此，正文应充分阐明该科技论文的研究观点、原理、方法及具体达到预期目标的整个过程，并且突出一个"新"字，以反映科技论文具有的首创性。这一部分是学术性和创造性的集中表现，它占论文的主要篇幅。

正文的论述方式有两种形式：一种是将科学研究的全过程作为一个整体，对有关各方面作综合性论述；另一种是将所研究的全过程按研究内容的实际情况划分为几个阶段，再对各阶段的成果依次进行论述。

正文包括材料和方法、结果、讨论和结论三部分。

1）材料和方法：这一部分是说明"如何进行研究"，让读者知道论文的结果是用什么材料和方法做出来的。材料的表达，主要指对材料的来源、性质和数量，以及材料的选取和处理等事项的阐述。实验动物应写明来源、种系、性别、体重。重要的仪器设备要写明生产厂商、型号。药品试剂要写明生产厂商、纯度和浓度。

研究方法的表达，主要指实验动物模型建立和实验流程及操作要点。这一部分的阐述应包含详细有效的细节，借鉴他人的方法时要说明文献出处，作者创新建立的方法必须详细写明，以便能够让读者进行复现并获得近似的结果。"可重复性原则"是检验研究方法是否具有科学性的重要原则。

2）结果：得到什么样的结果是全文的中心内容。在科技论文中，不能把原始结果简单照搬出来，对原始资料必须以理论为基础，以事实为依据，认真仔细地推敲，作定量或定性分析。既要肯定结果的可信度和再现性，又要进行统计学处理，进行误差分析。

实验结果的写作要点：以统计绘图和列表等手段整理实验结果，通过数理统计和误差分析，用文字说明分析结果的可靠性、再现性和普遍性。结果的整理和分析要有很强的针对性，要对能说明论文的创新点和支持新见解的资料详加介绍。结果分析是作者对自己实验或观察所得结果的说明，不宜引用文献，也不必展开讨论，只是为讨论部分准备提出的创新点、关键点、新见解、新方案提供翔实的材料和充分的依据。

图要用统计图，不能用某一个原始数据的截图，表格用三线表（格式见实验报告书写内容），要标注图题和表题。

3）讨论和结论：讨论是解释所取得的研究成果，说明成果的意义，指出自己的成果与前人研究成果或观点的异同，针对尚未定论之处和相反的结果，提出研究的方向和问题，突出该研究的新发现、新发明，从而使研究成果得到理论上的升华。因此，讨论是作者展示其学术思路和才华的用武之地，是一篇科技论文的精华所在，也是科技论文中最灵活多样、最难写好的一栏。

讨论要有明确的目的性，不要只是针对结果进行简单的分析解释。应分层深入，逐层剖析，凡是作者认为有必要讨论的内容，均可在此展开。在阐述自己的新发现、新认识时，内容务求客观、科学、完备，要尽量让事实和数据说话，同时允许作适当推理，但必须言之有据。引用他人的观点成果，目的是印证和比较自己的研究成果，切忌写成与立题无关的综述。

结论，是本研究工作结论性、概要性的总论点。格式不拘，在讨论最后提出。

（7）参考文献：科技论文中，凡是引用他人或作者自己已发表的文献中的观点、数据和材料等，都要对它们在文中出现的地方予以标明，并在文末列出参考文献表。

（三）科技论文的书写格式与排版要求

1. 页面设置 版面为 A4，使用默认边距（上、下 2.54cm，左、右 3.18cm），双面打印。

论文采用三级标题顶格排序：

一级标题为小 4 号黑体加粗，如 1、2、3……排序。

二级标题为 5 号楷体，其后内容另起一行，如 1.1，1.2，1.3……排序。

三级标题为 5 号楷体，其后内容空一格，如 1.1.1，1.1.2，1.1.3……排序。

2. 题名 论文题名，采用二号黑体加粗，居中，字符间不空格。英文论文题名用 3 号加粗"Arial"体居中排列。

3. 作者与工作单位 作者姓名用小 4 号楷体通栏居中排列，多个作者间以逗号间隔。作者单位用小 4 号楷体通栏居中排列，单位与地址间以逗号间隔，地址、邮编间空一格。英文作者姓名用小 4 号"Times New Roman"斜体，英文单位用小 5 号"Times New Roman"斜体。

4. 摘要与关键词 摘要正文首尾缩进四个字符空格，标点符号用全角。中文摘要不转行，其中"摘要：""目的""方法""结果""结论"用小 5 号黑体加粗，摘要内容用小 5 号楷体。英文摘要中"Abstract""Objective""Methods""Results""Conclusions"用小 5 号加粗"Arial"字体，内容用小 5 号"Times New Roman"字体。

中文关键词另起一行，其中"关键词："用 5 号黑体加粗，内容用小 5 号楷体，各词之间用分号间隔。英文关键词"Key words"用小 5 号加粗"Arial"字体，内容用小 5 号"Times New Roman"字体，各词之间用分号间隔。

5. 引言 引言不用序号、标题，另起一段，用 5 号宋体。

6. 正文 正文中，"材料与方法""结果""讨论"为一级标题，按照一级标题格式要求书写排版。其余分类二、三级标题，按照相应格式要求书写排版。正文内容用 5 号宋体。

图、表中内容用小 5 号宋体，数字、单位用小 5 号"Times New Roman"字体。表题位于表上居中，由表序号和该表名称组成，使用 5 号黑体加粗。图题位于图下居中，由图序号和该图名称组成，使用 5 号黑体加粗。

结论通常不用标题，在讨论最后另起一段，以"综上所述"提出该论文的总论点。

7. 参考文献 参考文献不用标题序号，"参考文献"用 5 号黑体加粗，内容用小 5 号宋体，正文首字缩进四个字符，按序排列，序号用"[1]、[2]…"的形式编排。

参考文献的类型以单字母方式标识如下：M—专著，C—论文集，N—报纸文章，J—期刊文章，D—学位论文，R—报告，S—标准，P—专利；其他的文献类型都用字母"Z"标识。

主要参考文献的格式如下：

（1）连续出版物：作者 . 题名 . 刊名 [J]. 年，卷（期）：起始页码-终止页码 .

（2）专著（或译著）：作者 . 书名 [M]. 译者 . 出版地：出版者，出版年 .

（3）论文集：作者 . 题名 [A]. 编者 . 文集名称 [C]. 出版地：出版者，出版年 .

（4）学位论文：作者 . 题名 [D]. 所在城市：保存单位，发布年 .

（5）专利文献：申请者 . 专利名 [P]. 国名及专利号，发布日期 .

（6）技术标准：技术标准代号 . 技术标准名称 [S].

（7）技术报告：作者．题名 [R]．报告代码及编号，地名：责任单位，年份．

（8）报纸文章：作者．题名 [N]．报纸名，出版日期（版次）．

（9）在线文献（电子公告）：作者．题名 [EB/OL]．http://…，浏览日期．

（10）光盘文献（数据库）：作者．题名 [DB/CD]．出版地：出版者，出版日期．

（11）其他文献：作者．题名 [Z]．出版地：出版者，出版日期．

（张　犁）

第二部分 机能学人体实验

第九章 人体生理学实验

实验一 人体动脉血压测定

一、观察现象并提出问题

1. Observation/Background or Case The medical practice of measuring blood pressure by constricting the upper arm and listening with a stethoscope to assess when the first sound and final sound are audible dates back to over 100 years ago. This method is still considered the gold standard for noninvasive blood pressure measurement. While there have been advancements in the technique for upper arm constriction, the quality of stethoscopes, and most recently fully automatic blood pressure devices– the overall process has not changed significantly. The discovery and utilization of Korotkoff sounds (KorS) allow physicians to check patients' blood pressures and provide appropriate medical treatments. Understanding the underlying physiology and proper measurement techniques is important for quality patient care and appropriate medical therapy.

2. 问题 人体生理情况下，动脉血压会受哪些因素影响？

二、形成假说

人体可能会由于精神情绪变化或运动使心率加快而引起血压生理性波动，并且可能受测量时的肱动脉位置影响。

三、实验设计思路与实验目的

（一）实验目的

1. 掌握动脉血压的形成条件和影响因素；掌握动脉血压测定的原理及其正常值和高血压的诊断标准。

2. 学习与训练的实验知识技能 熟悉血压计的主要结构和使用方法；掌握正确使用科罗特科夫音听诊法间接测量动脉的收缩压和舒张压。

3. 素质培养 养成认真观察、客观记录实验结果的行为习惯；培养良好的医患沟通能力，关爱患者、尊重生命的人文素养；引导学生实验联系理论和总结分析影响测量结果的因素；培养临床思维能力和融会贯通的能力。

（二）实验思路

人体血压通常采用科罗特科夫音（Korotkoff sound）听诊法间接测量肱动脉血压（收缩压/舒张压）（图9-1-1）。本实验中拟通过以下两种方式来探讨影响血压的生理性因素。

1. 观察肱动脉袖带位置改变对血压测量的影响。

2. 通过运动使心率加快，观察对血压测量值的影响。

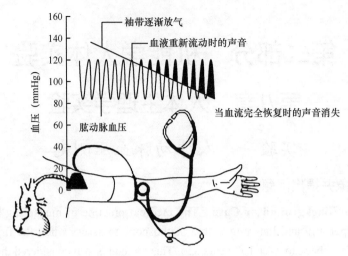

图 9-1-1 科罗特科夫音动脉血压测量的原理示意图

（三）实验设计

1. 受试对象 健康受试大学生志愿者，年龄 18～25 岁，男生 10～15 人，女生 10～15 人。

2. 分组 分为男生、女生两个组，两组都进行下面 3 种条件下的血压测量。

处理因素：（1）抬高和降低上臂（即肱动脉）位置，观察血压测量值的变化。

（2）分别在左上臂和右上臂测量血压，观察血压值有无差别。

（3）观察运动对心率、血压的影响。

四、材料与方法

（一）实验器材

水银血压计，听诊器，桌椅等。

（二）实验步骤和观察项目

1. 熟悉血压计的结构 目前常用的血压计有两种类型，即水银血压计和电子血压计（图 9-1-2）。

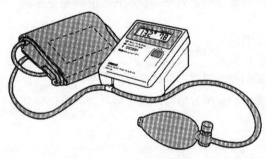

图 9-1-2 电子血压计

水银血压计由袖带、橡皮气球和水银检压计三部分组成。水银血压计的水银检压计是一个标有 0～40kPa（0～300mmHg）刻度的玻璃管，上端与大气连通，下端与水银储槽相通。袖带是一个外包布套的长方形橡皮囊，借由橡胶管分别和水银检压计的水银槽及橡皮球相连通。橡皮球带有螺旋阀，供充气和放气使用。电子血压计也有袖带和橡皮球部分，而检压计由数字模块整合形成。

2. 听诊法测量人体动脉血压的方法——水银血压计测定动脉血压

（1）学生将配对完成实验。学生志愿受试者静坐 5min，脱去右侧上肢衣袖，全身放松，右肘关节轻度弯曲平放在实验桌上，手掌向上，上臂中心部以及水银槽应与心脏在同一水平。

（2）打开血压计，松开血压计橡皮球的螺旋阀，排尽袖带内残留气体，再将螺旋阀旋紧。打开水银槽开关。

（3）将袖带缠绕于右上臂，使袖带下缘至少位于肘关节上 2～3cm 处，袖带松紧适宜（松紧以能伸进一根手指到袖带内为宜，开启水银槽开关）。

（4）在肘窝内侧先用食指和中指触及肱动脉搏动，再将听诊器胸件贴在搏动明显处。将听诊器耳件塞入外耳道，注意调整弯曲方向与外耳道一致。

（5）测量收缩压：旋紧螺旋阀，挤压橡皮球使袖带充气，边充气边注意听诊，待检压计内水银柱逐渐上升到听诊器听不到脉搏音，再继续充气使水银柱上升 2.7 ～ 4.0kPa（20 ～ 30mmHg），随即慢慢松开螺旋阀徐徐放气，使水银柱的液面匀速下降，在观察水银柱下降的同时仔细听诊，当听到第一声"咚"样的声音时，检压计内水银柱的液面所示高度即代表收缩压。

（6）测量舒张压：继续使袖带徐徐放气，这时声音先依次增强，后又逐渐减弱，最后完全消失。在声音突然由强变弱（或声音消失）瞬间，检压计内水银柱的液面对应数值代表舒张压。

（7）血压记录常以收缩压/舒张压（kPa 或者 mmHg）表示，如收缩压、舒张压分别为 14.63kPa（110mmHg）和 9.31kPa（70mmHg），则记为 14.63/9.31kPa（110/70mmHg）

（8）观察改变上臂位置对血压的影响：改变学生志愿受试者上臂的位置，分别观察其在心脏水平以上或以下时血压值有何改变。

（9）比较同一个学生志愿受试者的两上肢血压是否相同。

（10）观察运动对动脉血压和心率的影响：测量学生志愿受试者进行体育运动（跳台、跳绳、跑步、快速登楼梯等）5 ～ 10min 前后的血压和心率变化。

（11）列表记录所测得的血压数值（表 9-1-1）。

表 9-1-1　不同因素对血压的影响

	男生组	女生组
	收缩压/舒张压（mmHg）	收缩压/舒张压（mmHg）
正常左上肢		
正常右上肢		
改变上臂位置		
运动后		

五、实验结果记录与分析

准确记录实验数据，计算均数 ± 标准差，用统计学方法进行显著性分析。

六、讨论与结论

根据上述不同处理的两组数据，分析收缩压和舒张压的产生机制及临床意义并探讨对血压测量的影响因素。验证本实验的结果是否符合假说，给出实验结论。

七、注意事项

1. 实验室内务必保持安静，测量血压前需嘱受试者静坐放松，以排除体力活动、精神紧张因素对血压的影响。

2. 袖带缠绕不能太紧或太松。听诊器胸件安放时既不能压得太重，也不能接触过松，切勿将听诊器直接压在袖带底下进行血压测量。

3. 如果发现测得的血压值超过正常范围时，应将袖带解下，让受试者休息 10min 后再测。

4. 动脉血压测定通常连续测定 2 ～ 3 次，间隔 3 ～ 5min，一般取 2 次较为接近的数值为准。重复测定前，袖带内压力须降至零后再打气。

5. 结束测量后，应将袖带内气体驱尽卷好放置盒内，以防玻璃管折断；将血压计向右倾斜 45°，确保管内水银退回到水银槽内再关闭开关，防止水银泄漏。

八、思考题

1. 如何确定收缩压和舒张压的数值？原理是什么？

2. 正常男女成人的血压值范围是多少？你测得的同学血压值是否正常？

3. 测量血压时，听诊器的胸件为何不能插入袖带下？

4. 为什么测量血压时，水银槽应与心脏在同一水平？正常人每日血压波动有何特点？

（王丹妹）

实验二　人体心电图描记

一、观察现象并提出问题

1. Observation/Background or Case　Since ECG was invented in 1903, this is the first time in history that a full information multi-band and multi-linear electrophysiological cardiogram has been used to successfully scan and record the human body surface. Since it is able to record various multi-band, multi-track linear electric signals of cardiac electrophysiological activities that correspond to different regions of the entire heart, it has thus been denominated as electrophysiocardiogram (EPCG). A traditional ECG is always represented by a characteristic wave form, which resembles a string. For a long period of time, ECG has had a lot of mysteries surrounding it, maybe because ECG has a lot of mixed signals buried in such convolutionary forms, which limits the amount of the signals that are discernable and determinable. For the first time, the EPCG technology has allowed cardiac signals to be convoluted into the linear wave form, which is then processed through various new approaches featuring multiple frequency bands, multiple dimensions and multiple patterns, and consequentially recorded as the following types of signals within the ranges of P wave and T wave: multiple frequency band signals, signals of different regions and different locations, forward waves and negative waves. Therefore, EPCG may help to solve many puzzling scientific questions regarding heart. For example, exactly how many electric signals are involved in heart excitation, pacing, conduction and action, as well as many other intriguing questions about heart, and thus would become a very helpful tool in clinical practice.

2. 问题　心脏疾患病人与正常人相比，其心电图可能出现哪些异常改变？

二、形成假说

心脏疾患病人由于心肌缺血等原因，可能会使细胞膜离子通道功能改变、心肌细胞膜电位变化，引起心肌细胞兴奋性、传导性和自律性等发生改变，从而使心电图的 P 波、QRS 波群和 T 波，以及 P—R 间期、Q—T 间期、ST 段等出现异常，甚至出现异位心律（期前收缩）。

三、实验设计思路与实验目的

（一）实验思路

1. 学习正常人做常规标准肢体导联和胸导联心电图检查描记的方法，了解正常心电图的波形特点。

观察指标：同学们的正常心电图 P 波、QRS 波群、T 波形状，P—R 间期、Q—T 间期时程及 ST 段。

2. 分析冠心病病人或其他心电图异常病人的临床心电图改变，与正常人的心电图进行比较分析，探讨心脏疾患病人心电图改变的发生机制。

观察指标：临床病人心电图。

（二）实验目的

1. 掌握正常人体心电图三个波形及两个间期的生理意义及临床应用，协助判断心跳频率、节律及心脏兴奋起源、传导和恢复过程中有无异常现象。

2. 学习与训练的实验知识技能　掌握人体体表心电图的记录方法；学会辨认正常心电图的波形并掌握心电图各波形的测量和分析方法。

3. 素质培养　培养良好的职业素养，注意保护患者隐私和关爱患者；培养"工欲善其事，必先利其器"的科学素养。

（三）实验设计

1. 受试对象　健康受试大学生志愿者，年龄 18 ～ 25 岁。

2. 实验内容

（1）描记前的准备（心电图机使用方法）：连接好心电图机的电源线、地线和导联线，并接通电源，预热 5min。在此期间安放标准肢体导联和胸导联电极。按规定连接好导联线。

（2）心电图描记：描记前校正输入信号电压放大倍数，使 1mV 标准电压的描笔振幅为 10mm（记录纸上纵坐标为 10 小格）。走纸速度定为 25mm/s。

（3）心电图分析：辨认 P 波、QRS 波群、T 波及 P—R 间期、Q—T 间期和 ST 段；测量 P 波、QRS 波群及 T 波的电压幅值和时长及 P—R 间期、Q—T 间期；将相邻两个心动周期的 R—R 间期测定值（s）代入下述公式，以求得心率。

$$心率（次/分）=60/[R—R 间期（s）]$$

四、材料与方法

（一）实验器材和药品

1. 仪器　心电图机（或人体生理实验系统，HPS），检查床，圆规。

2. 药品　酒精棉球，电极膏。

（二）实验操作和观察

在正常人体内，心肌在发生兴奋时，首先出现电位变化，此电位的变化由窦房结发出，按照一定的传导途径和时程传播，依次传播至心房和心室，引起整个心脏的兴奋。人体是个容积导体，心脏兴奋时产生的生物电变化，可通过周围的导电组织和体液等容积导体传导到体表。如在体表按一定的引导方法，可将心脏电活动所致的电位变化曲线记录下来，即心电图。心电图反映了心脏内综合电位变化的产生、传播及恢复过程，与心肌的收缩活动无直接关系。根据引导电极放置的位置和导联方式不同，测得的心电图波形也可有所不同。正常心电图的基本波形有 P 波、QRS 波群和 T 波及 P—R 间期、Q—T 间期。P 波反映的是左、右心房的去极化过程；QRS 波群反映左、右心室去极化过程；T 波则反映的是心室的复极化过程。P—R 间期代表窦房结产生的兴奋由心房传导至心室，并引起心室兴奋所需的时间；Q—T 间期则代表心室开始去极化到完全复极化所需要的时间。

常用的标准肢体导联（Ⅰ、Ⅱ、Ⅲ导联）记录的是两点平均电压差产生的电流，不代表某一肢体的电压变化，而是两点电压之差，故属双极导联。例如，标准肢体Ⅰ导联（lead Ⅰ）检测左臂、右臂间电位差；Ⅱ导联（lead Ⅱ）检测左腿、右臂间电位差；Ⅲ导联（lead Ⅲ）检测左腿、左臂间电位差。

单极胸导联是将右上肢、左上肢和左下肢三点连接在一起并各加 500Ω 电阻，使电压变化为零，称为中心电端，作为无关电极。另一探查电极放在心前区胸壁上，如 V_1 ～ V_6 导联分别将电极安放在胸前壁第 4 ～ 5 肋间从右到左的 6 个位置上，分别反映右心室壁外和左心室壁外的电压变化。也就是反映胸前（V_1 ～ V_6）任一点与无关电极间的电位差。

加压单极肢体导联，即在描记某一肢体的单极导联的心电图时，将该肢体的单极导联与中心电端的联系中断，记录得到该肢体的加压单极肢体导联心电图。加压单极肢体导联：aVR—右上肢；aVL—左上肢；aVF—左下肢；右上肢、左上肢和左下肢三点连接一起作为无关电极。

实验步骤：

1. 仪器连接

（1）连接好心电图机的电源线、地线和导联线，并接通电源，预热 5min。

（2）让受试者去掉手表、项链等金属物品，静卧在检查床上，全身肌肉放松。

（3）把准备安放电极的位置先用酒精棉球擦拭去脂，涂上少许电极膏，以降低皮肤电阻，然后安放标准肢体导联和胸导联电极，连接导联线。标准肢体导联线（图9-2-1）：红色—右手；黄色—左手；绿色—左足；黑色—右足。安放胸部 V_1、V_2、V_3、V_4、V_5、V_6 这 6 个胸导联电极。

胸部电极部位（图9-2-1）：

V_1　胸骨右缘与第 4 肋间隙交叉处。

V_2　胸骨左缘与第 4 肋间隙交叉处。

V_3　V_2 与 V_4 之间。

V_4　在第 5 肋间与左锁骨中线交叉处。

V_5　在左腋前线与 V_4 同一水平。

V_6　在左腋中线与 V_4 同一水平。

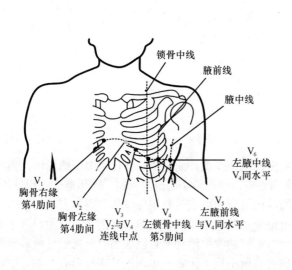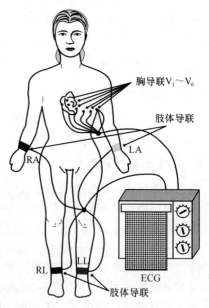

图 9-2-1　心电图电极安放示意图

RA：右臂；LA：左臂；RL：右腿；LL：左腿

2. 心电图描记

（1）描记前需校正输入信号电压放大倍数，使 1mV 标准电压的描笔振幅为 10mm（记录纸上纵坐标为 10 小格）。将基线调至中央。设置走纸速度为 25mm/s。

（2）先后描记标准肢体导联Ⅰ、Ⅱ、Ⅲ，加压单极肢体导联 aVR、aVL、aVF，以及胸导联 V_1、V_2、V_3、V_4、V_5、V_6。

（3）打印结果并注明受试者姓名、性别、年龄及记录日期。

3. 心电图分析

（1）在心电图纸上辨认各导联的 P 波、QRS 波群、T 波，以及 P—R 间期和 Q—T 间期（图9-2-2）。

（2）波幅和时程测量：在心电图记录纸上，纵坐标代表电压［波幅，每一小格（1mm）］代表 0.1mV。测量波幅时，凡是向上的波形，其波幅应从基线的上缘垂直测量至波峰的顶点；凡是向下的波形，其波幅从基线下缘垂直测量至波谷的底点。横坐标代表时间，当心电图纸的走速为 25mm/s 时，每一小格（1mm）代表 0.04s。测量两个波间期时，从第一个波起始部内缘测量至另一个波内缘，并且正向波测量基线下缘，负向波测量基线上缘。根据上述方法，测量 P 波、QRS 波群、T 波的电压幅值和时间并测量 P—R 间期、Q—T 间期。

（3）心率测定：测定相邻两个 P—P 间期或 R—R 间期所经历的时间，用以下公式计算心率。

心率（次/分）=60/［R—R 间期（s）］

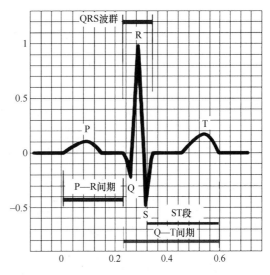

图 9-2-2　心电图波形示意图

（4）心律的分析：包括主导节律的判定，心律是否规律整齐，有无期前收缩或异位节律。窦性心律的心电图表现：P 波在 Ⅱ 导联中直立、aVR 导联中倒置，P—R 间期大于 0.12s。如果心电图中最大的 P—P 间隔和最小的间隔相差在 0.12s，称为窦性心律不齐。

（5）比较正常人 ECG 与以下两患者 ECG（图 9-2-3、图 9-2-4）波形的差别。

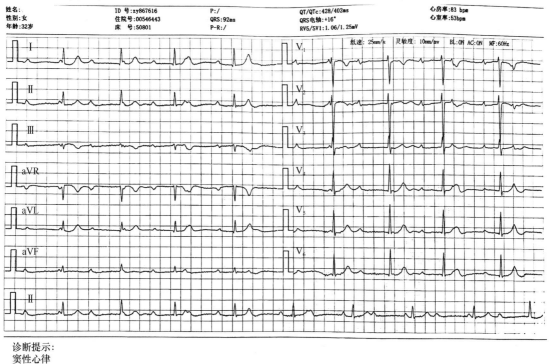

图 9-2-3　房室传导阻滞患者心电图

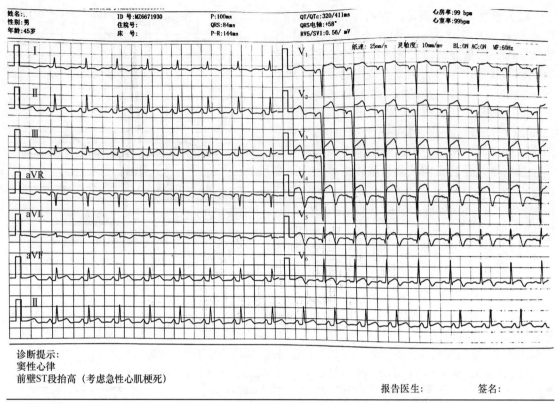

本报告仅供临床医生参考，报告医生签字有效

图 9-2-4　心肌缺血患者心电图

五、实验结果记录与分析

1. 准确记录同学们的正常 ECG 实验数据，将受试者检测结果记录于表 9-2-1 中。

2. 分析测量心脏疾患病人的 ECG 结果，也记录于表 9-2-1 中。

3. 心电图结果分析　根据上述结果，比较分析 P 波、QRS 波群、T 波，以及 P—R 间期、Q—T 间期及心率是否正常，分析探讨心电图波形产生及改变的机制与临床意义。

表 9-2-1　心电图描记结果记录表

受试者	心率（次/分）	心律	P 波	QRS 波群	T 波	P—R 间期	Q—T 间期
			电压幅值（mV）	电压幅值（mV）	电压幅值（mV）	时间（ms）	时间（ms）
1							
2							
3							
4							
⋮							
患者 1							
患者 2							

六、讨论与结论

根据上述心电图结果，判断是否为窦性心律；与正常人心电图相比，患者心电图发生了哪些变化，是否符合假说。

七、注意事项

1. 受试者应尽量放松。电极要紧贴皮肤,防止记录过程中电极脱落。避免以下因素对记录结果的影响:室温过低,身体移动、深大呼吸、精神紧张等。

2. 基线不稳或有干扰时,应排除后再进行描记。

3. 测量波幅幅值时,注意向上波应测量基线上缘至波峰顶点距离;向下波测量基线下缘至谷底距离。

八、思考题

1. 正常心电图有哪三个波和哪两个间期?它们各表示什么生理意义?

2. 为什么不同导联引导出来的心电图波形有所不同?

3. 为什么正常心电图中 T 波方向和 QRS 波群主波方向一致?

（王丹妹）

实验三　人体心音听诊

一、观察现象并提出问题

1. Observation/Background or Case　Heart sounds are created from blood flowing through the heart chambers as the cardiac valves open and close during the cardiac cycle. Vibrations of these structures from the blood flow create audible sounds—the more turbulent the blood flow, the more vibrations that get created. The same variables determine the turbulence of blood flow as all fluids. These are fluid viscosity, density, velocity, and the diameter of the column through which the fluid is traveling. Auscultation of the heart sounds with a stethoscope is a cornerstone of physical medical exams and a valuable first-line tool to evaluate a patient. Some sounds are very characteristic of significant pathological lesions that have major pathophysiological consequences, and these first present on auscultation. These types of lesions can be heard in systole, diastole, or continuously through the cardiac cycle.

2. 问题　第一心音和第二心音主要是由什么心脏瓣膜开关引起?瓣膜功能异常对心音有什么影响?

二、形成假说

心音听诊是临床评估心脏功能（特别是瓣膜功能）状态的最基本方法。当心脏收缩性、节律性改变或瓣膜开关异常时可引起心音强弱、音调、节律的变化,听诊表现为心律绝对不齐、听起来杂乱无章,心音强弱改变,甚至出现杂音等。

三、实验设计思路与实验目的

（一）实验目的

1. 了解心音产生的原理;掌握第一心音（S1）与第二心音（S2）的特点。

2. 学习与训练的实验知识技能　熟悉听诊器的主要结构和使用方法;掌握心音听诊的方法;准确分辨 S1 与 S2。

3. 素质培养　受法国名医雷奈克发明听诊器的启迪,善于观察生活、勇于创新;培养关爱患者,尊重生命的人文素养,做一名有温度的医务工作者。

（二）实验思路

心音听诊是心脏功能检查的重要方法之一，是临床评估心脏（瓣膜）功能状态的最基本手段，并可作为临床诊断的依据。

1. 了解不同心脏瓣膜的体表听诊部位。

2. 首先在心尖部二尖瓣听诊区，认真倾听和体会 S1、S2 的声音特点。

观察指标：心律是否齐，S1、S2 的特点，强弱程度、心率等。

3. 再分别在三尖瓣、主动脉和肺动脉听诊区认真听诊，比较不同部位 S1、S2 的区别。

4. 听诊心脏瓣膜有病变的患者的心音（预先录制），与正常人心音进行比较。

观察指标：心音强弱、音调、节律变化，是否有期前收缩、杂音、心包摩擦音等。

风湿性心脏病二尖瓣狭窄是心房颤动发生的常见原因之一，此时可在心尖部听到隆隆样的舒张期杂音。

（三）实验设计

1.受试对象 健康学生志愿者，年龄 18 ～ 25 岁，男生 10 ～ 15 人，女生 10 ～ 15 人。

2.实验内容 确认听诊部位、听诊顺序、心音听诊（心率、心律及 S1 和 S2）。

四、材料与方法

（一）实验器材

听诊器。

（二）实验操作和观察

1. 确定听诊部位

（1）受试者解开上衣，面向亮处静坐在检查者对面。

（2）以胸骨角（平对第 2 肋）、锁骨等体表标志，确定听诊部位（图 9-3-1）。听诊区包括二尖瓣听诊区 M：左锁骨中线内侧第 5 肋间处（心尖搏动处）；三尖瓣听诊区 T：胸骨左缘第 4 肋间处或胸骨剑突下；主动脉瓣听诊区：胸骨右缘第 2 肋间处（主动脉瓣第一听诊区 A）或胸骨左缘第 3、4 肋间（主动脉瓣第二听诊区 E）；肺动脉瓣听诊区 P：胸骨左缘第 2 肋间处。

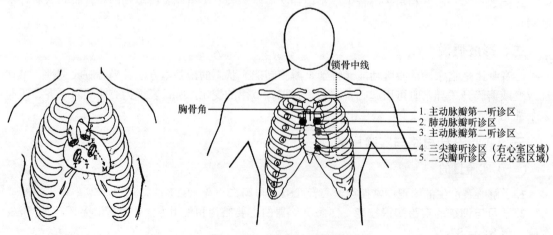

图 9-3-1 心音听诊部位图

2. 听取心音

（1）检查者戴好听诊器，以右手拇指、食指和中指轻持听诊器的胸件，紧贴于受试者胸壁皮肤上，按照二尖瓣听诊区→主动脉瓣第一听诊区→肺动脉瓣听诊区→主动脉瓣第二听诊区→三尖瓣听诊区顺序依次听诊心音。

（2）在每个听诊区，注意区分 S1 和 S2。可以根据心音的性质（音调高低、持续时间）和间隔时间的长短来辨别 S1 和 S2。若难以区别时，可在听心音的同时，结合触诊心尖搏动或颈动脉搏动帮助辨别 S1 和 S2，与搏动同时出现的心音为 S1。

（3）比较不同听诊部位两个心音的声音强弱、性质等特点，记录心率。进一步辨别听诊有无期前收缩、杂音、心包摩擦音等。

五、实验结果记录与分析

1. 准确记录心率和心音。
2. 区别 S1 和 S2（表 9-3-1）。

在以上几个部位听诊区，每个心动周期均可听见两个心音。

表 9-3-1　两种心音的区别

	S1	S2
音调		
持续时间		
产生主要原因		
意义		

六、讨论与结论

根据心音听诊结果，分析心音产生的机制。S1 和 S2 两种心音异常各有什么临床意义，判断结果是否证明了假说？

七、注意事项

1. 听诊时环境应保持安静，如果呼吸音影响听诊时，可嘱咐受试者暂停呼吸。
2. 正确使用听诊器，听诊器的耳件方向应与外耳道方向一致（斜向前方）。听诊器的胸件要不紧不松地紧贴胸壁皮肤，不要隔着衣服听诊。橡胶管不可交叉、扭曲或打结，勿与其他物体摩擦，以免影响听诊。

八、思考题

1. 你所听到的 S1 和 S2 有什么不同？
2. 各瓣膜的听诊区是否就在各瓣膜体表投影位置上？

（王丹妹）

实验四　人体呼吸运动的描记及影响因素

一、观察现象并提出问题

1. Observation/Background (or Case)　Chronic obstructive pulmonary disease (COPD) is a preventable and treatable disease, but it often remains undetected in its mild and moderate forms. Patients frequently remain undiagnosed and untreated until the disease has become severe and debilitating, greatly impacting their quality of life. Primary care physicians (PCPs) are most often the first point of contact, and therefore they are in the best position to identify patients at risk of COPD in the early stages. Consequently, they play a critical role in the management of the disease, particularly smoking cessation. One of the earliest symptoms is activity-related dyspnea and subsequent exercise intolerance, often compensated for by reduction in physical activity. This review addresses the approaches used to identify COPD in the primary care setting, including simple tools such as handheld spirometers and questionnaires. A recent study demonstrated that, compared with usual care, use of the COPD Population Screener questionnaire alone and in combination with the COPD-6 handheld spirometer significantly improved the odds of referral of patients with suspected COPD for pulmonary function testing or to a pulmonologist. Identification of patients suspected of having the disease and differentiation of COPD from asthma are important in order that treatment can be initiated in the mild stages to slow or prevent disease progression and reduce the risk of exacerbations. The review also discusses the evidence to date on pharmacologic treatment using short-acting and long-acting anticholinergics and β_2-agonists, and nonpharmacologic interventions, such as smoking cessation, pulmonary rehabilitation, and influenza and pneumococcal vaccination in patients with mild and moderate COPD.

2. 问题 哪些因素可能会影响和调节呼吸运动的深度或节律？

二、形成假说

人体对氧的摄入减少或对氧的需求改变以及精神情绪变化，可能是调节人体呼吸运动的重要因素。

三、实验设计思路与实验目的

（一）实验目的

1. 掌握人体呼吸运动的描记方法；观察正常情况下，延髓对呼吸运动的作用；分析影响呼吸运动的若干因素。

2. 学习与训练的实验知识技能 运用呼吸传感器描记人体呼吸时胸廓的变化。

3. 素质培养 了解人体实验的伦理学原则，医者仁心，敬畏生命、关爱生命。

（二）实验思路

可以从以下三个方面去验证假说：

1. 精神情绪变化对呼吸运动的影响 ①有意识地改变呼吸深度和频率（过度通气）；②精神集中时对呼吸运动的影响；③开心大笑对呼吸运动的影响。

2. 增加机体氧需求（体育运动）对呼吸运动的影响 观察跑步、踏台等运动后的呼吸变化。

3. 机体对氧的摄入不足对呼吸运动的影响 造成气道狭窄或无效腔增大时的呼吸变化。

（三）实验设计

1. 受试对象 健康受试大学生志愿者，年龄 20 ～ 25 岁。男生 10 ～ 15 人，女生 10 ～ 15 人。

2. 分组 将健康受试大学生志愿者分成两组，即 A 组为男性组，B 组为女性组。

3. 实验内容 记录正常呼吸运动曲线；记录不同状态下呼吸的变化。

四、材料与方法

（一）实验器材

Powerlab 或 HPS 人体生物信号采集处理系统、围带式呼吸换能器、纸袋、碱石灰、台阶、计时器、节拍器等。

（二）实验方法与实验步骤

实验前准备：受试者采取坐位或卧位或站立位的舒适体位，为受试者系上呼吸描记器的胸带，位置在腋下约第6肋水平。围绕胸腔不要太紧，为胸腔扩张留出空间，但也要将带子固定好，以防滑脱。

1. 观察描记正常呼吸运动曲线　受试者在安静状态下平静呼吸，先快速呼吸几秒钟，然后再缓慢呼吸，记录2～3min平静状态下的正常呼吸。选择一段正常呼吸频率的区域，计算出平均每分钟呼吸次数（breaths per minute，BPM）。

2. 有意识通气过度　记录一段平静呼吸运动曲线。受试者听到口令，令受试者连续做极快和极深的呼吸20次，等待受试者恢复正常呼吸，观察并记录深呼吸后呼吸运动曲线，标记为"通气过度"，计算出BPM。注意观察深呼吸后呼吸运动的暂停现象。注意暂停的持续时间与恢复过程。

3. 精神集中对呼吸运动的影响（观察延髓以上高级中枢对呼吸活动的作用）　先记录平静呼吸运动曲线。再让受试者穿针或计算一道难题，记录精神集中时的呼吸运动曲线，标记为"精神集中"，观察精神集中时的呼吸运动曲线，计算出BPM。

4. 大笑对呼吸运动的影响　先记录一段平静呼吸运动曲线。让受试者大笑时记录其呼吸运动曲线，比较与平静呼吸时曲线的区别，标记为"大笑"并计算出BPM。

5. 体育运动对呼吸运动的影响　先记录一段平静呼吸运动曲线。令受试者进行踏台（男：40cm高，女：35cm高）运动3min，上下台阶的频率为30次/分，或原地跑200步后，记录呼吸运动后的变化。标记为"体育运动"。观察体育运动后1min内的呼吸运动曲线，计算出BPM。

6. 增加呼吸道阻力　先记录一段平静呼吸运动曲线。用鼻夹夹住受试者的大部分鼻孔，闭口呼吸30s，记录呼吸道阻力增加时的呼吸运动曲线变化。标记为"增加呼吸道阻力"。观察呼吸道阻力增加时的呼吸运动曲线，计算出BPM。

7. 缺（低）氧呼吸　先记录一段平静呼吸运动曲线，用中等大小的纸袋罩住受试者口鼻，袋内放入一小包碱石灰，吸收呼出气中的CO_2和水，让受试者对着袋内做深呼吸60s并标记为"缺氧呼吸"。观察缺（低）氧呼吸后呼吸运动曲线，计算出BPM。若受试者感觉呼吸困难，应立刻停止实验。

五、实验结果记录与分析

将男女受试者检测结果记录于表9-4-1中。准确记录实验数据，计算出BPM等数据，尝试进行统计学显著性分析。

表9-4-1　大学生不同状态下呼吸运动变化情况

实验状态	基本情况				检查项目				
	性别	年龄（岁）	身高（cm）	体重（kg）	最大值（cmH_2O）	最小值（cmH_2O）	峰值（cmH_2O）	平均值（cmH_2O）	BPM（次/分）
平静									
通气过度									
精神集中									
大笑									
体育运动									
增加呼吸道阻力									
缺氧呼吸									

六、讨论与结论

根据实验所记录的呼吸运动曲线情况，分析人体在不同状态下呼吸运动的变化，探讨呼吸运动调节的机制。是否验证了假说。

七、注意事项

1. 呼吸运动描记时，呼吸传感带应缠在胸部呼吸起伏较明显的水平位置，且松紧适当，即使受试者完全将气呼出，系带也不能留有空隙。以免太松测不到呼吸的变化，太紧容易损坏胸带并影响呼吸。

2. 记录正常呼吸时，要求受试者远远地朝向计算机屏幕，并且保持非刻意的呼吸状态。

3. 每项实验后要记录一段恢复过程的曲线。

4. 在实验过程中，如果出现呼吸困难，或者呼吸性酸中毒或者碱中毒的早期体征，则需要立刻停止实验，请受试者调整呼吸，直到身体恢复稳态。

八、思考题

1. 实施人工呼吸前，如何快速、有效识别患者的呼吸是否停止？

2. 分别解释不同状态下呼吸变化的原因。

（王丹妹）

实验五　人体肺功能测定

一、观察现象并提出问题

1. Observation/Background (or Case)　175 years have elapsed since John Hutchinson introduced the world to his version of an apparatus that had been in development for nearly two centuries, the spirometer. Though he was not the first to build a device that sought to measure breathing and quantify the impact of disease and occupation on lung function, Hutchison coined the terms spirometer and vital capacity that are still in use today, securing his place in medical history. As Hutchinson envisioned, spirometry would become crucial to our growing knowledge of respiratory pathophysiology, from Tiffeneau and Pinelli's work on forced expiratory volumes, to Fry and Hyatt's description of the flow-volume curve. In the 20th century, standardization of spirometry further broadened its reach and prognostic potential. Today, spirometry is recognized as essential to respiratory disease diagnosis, management and research. However, controversy exists in some of its applications, uptake in primary care remains sub-optimal and there are concerns related to the way in which race is factored into interpretation. Moving forward, these failings must be addressed, and innovations like Internet-enabled portable spirometers may present novel opportunities. We must also consider the physiologic and practical limitations inherent to spirometry and further investigate complementary technologies such as respiratory oscillometry and other emerging technologies that assess lung function. Through an exploration of the storied history of spirometry, we can better contextualize its current landscape and appreciate the trends that have repeatedly arisen over time. This may help to improve our current use of spirometry and may allow us to anticipate the obstacles confronting emerging pulmonary function technologies.

2. 问题　影响肺功能的生理性因素主要是什么？

二、形成假说

影响正常人肺功能的生理性因素可能主要是性别、胖瘦及是否经常运动等。

三、实验设计思路与实验目的

（一）实验目的

1. 掌握测定人体肺通气功能的几种方法及原理；结合临床案例，理解掌握肺通气功能的评估方法及其应用价值；通过人体肺功能实验，引导学生将生理学、病理生理学、药理学等基础医学知识与临床实际相结合，学会融会贯通。

2. 学习与训练的实验技能　肺功能的测定方法。

3. 素质培养　培养学生临床思维和辩证能力。

（二）实验思路

将学生按下述三种处理因素分组，测定其肺功能有无差异，分别探讨性别、胖瘦及运动对肺活量等肺功能参数的影响。

胖瘦以体重指数（body mass index，BMI）判断，BMI=体重（kg）/身高^2（m^2）。

中国人的 BMI 正常范围为 18.5 ～ 23.9kg/m^2。

是否经常运动根据学生自述。

观察指标：肺活量（VC）、用力肺活量（FVC）、最大通气量（MVV）、第一秒用力呼气量（FEV$_1$）、最大呼气中期流量（MMEF）等。

（三）实验设计

1. 受试对象　健康受试大学生志愿者，年龄 18 ～ 25 岁，每组约 10 人。

2. 分组　将健康受试大学生志愿者按以下三种处理因素分组。

（1）按性别分组：A 组为男生组，B 组为女生组。

（2）按胖瘦（BMI）分组：BMI > 24kg/m^2 为一组，BMI < 18.5kg/m^2 为一组（根据学生具体 BMI 分布调整）。

（3）按是否经常运动分组：常运动组，少运动组。

3. 实验内容　肺活量检测、用力肺活量检测、最大自主通气量检测、气道阻力增大实验（模拟慢性阻塞性肺疾病、支气管哮喘的疾病模型）、限制性肺疾病模型（限制胸廓活动幅度）实验。

四、材料与方法

（一）实验器材和药品

Powerlab tutor/Labstation 人体生理学实验系统或 HPS 人体生理学实验系统，一次性纸吹气嘴，鼻夹，75% 乙醇溶液，棉球，15 ～ 20cm 宽束腹带或束胸带（宽布带也可），止血钳或夹子。

仪器设备和使用方法：所有实验项目均可使用 HPS 人体生理学实验系统或 Powerlab tutor/Labstation 人体生理学实验系统来完成。将一次性纸吹气嘴与实验系统的通气管相连，并与呼吸转换器连接，将其插到人体生理学实验系统的信号采集通道插口中，连接电脑，打开信号数据采集处理软件，选择呼吸系统实验，先做简单的测试，即嘱受试者进行简单的吸气、呼气运动，记录曲线并进行调试，待曲线显示稳定且良好后即可进行实验。

（二）实验方法

1. 肺活量检测　受试者取站立位，紧咬一次性纸吹气嘴，竭力深吸气后，随即作最大限度的深呼气，通过仪器所记录的呼出的气体量即为肺活量，记录数据，连续测量 3 次，取最大一次的数值作为肺活量值。

2. 用力肺活量检测　受试者取站位，在放松状态下，用鼻夹将鼻孔夹紧，同时紧咬一次性纸吹气嘴并与外界相通，防止口角和鼻孔漏气；在进行数次平静呼吸之后，发出指令，受试者即作最大限度地吸气,吸气末屏气 $1 \sim 2s$,然后立刻用最快速度用力深呼气,直至不能再呼为止,通过生物信号采集软件记录曲线,并测定第1、2、3秒末呼出的气体量,计算出它们各占肺活量的百分比(图 9-5-1)。结果评价标准:健康成年人 FEV_1/FVC 为 83%,FEV_2/FVC 为 96%,FEV_3/FVC 为 99%。用力肺活量是测定呼吸道有无阻力的重要指标。

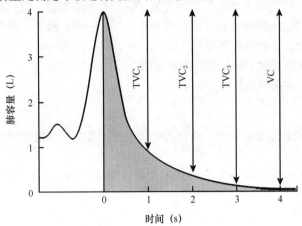

图 9-5-1 用力肺活量示意图

TVC(timed vital capacity):时间肺活量;VC(vital capacity):肺活量

3. 最大自主通气量检测 受试者取站立位,在放松状态下,发出指令,受试者在15s内尽力作频率最快且幅度最深的最大自主呼吸。记录呼吸运动曲线并计算15s内呼出或吸入的气体总量,然后乘以4,即为每分钟的最大通气量(MVV)。

4. 气道阻力增大实验(模拟慢性阻塞性肺疾病等) 实验方法与用力肺活量检测的方法基本相同。方法同上。在测定完成正常的受试者的用力肺活量后,将测试用的通气管用棉球阻塞通气管,或止血钳或夹子夹闭通气,使得通气管管径减小为原来的1/2,模拟气道狭窄,再进行上述同样的测试,记录并测量用力肺活量并与正常的用力肺活量比较分析,然后将阻塞的通气管恢复原状,再次测定用力肺活量。

肺活量减低可提示有限制性肺通气功能障碍及其他严重的阻塞性通气功能障碍。本实验通过限制胸廓活动度,观察类似限制性肺通气功能障碍对肺活量的影响。限制性通气障碍时,如弥漫性肺间质疾病、胸廓畸形等,用力肺活量可能正常,因为虽然此时吸气受到限制,但呼出气流不受限制,使肺活量的绝大部分在极短时间迅速呼出。

常用的肺活量和肺活量指标及缩略语见表 9-5-1。

表 9-5-1 常用的肺活量和肺活量指标及缩略语

肺功能指标	缩略语/符号	正常参考值及临床意义
肺通气指标		
呼吸频率	f	14 次/分或 BPM,中枢抑制时可减慢,肺部病变时常增快
每分通气量	$VE = f \cdot VT$	6L/min,人工通气常用指标
无效腔通气量	VD	包括解剖无效腔和生理无效腔,肺部疾病时常增加
肺泡通气量	VA	4L,反映有效的通气量
最大通气量	MVV	$80 \sim 106$L/min,反映呼吸系统的整体效能,阻塞性通气障碍和限制性通气障碍均可致其下降
通气储量	VR%=(MVV–VE)	$\geqslant 93\%$,$< 60\% \sim 70\%$ 可见明显气促

续表

肺功能指标	缩略语/符号	正常参考值及临床意义
肺容量		
潮气量	VT 或 TV	0.5L，用于计算每分钟通气量和调节呼吸机
补吸气量	IRV	与通气储备有关
补呼气量	ERV	1.68L，与通气储备有关
残气量	RV	1.55L，限制性病变时减少，阻塞性病变时增加
深吸气量	IC=VT+IRV	与通气储备有关
肺活量	VC=IRV+VT+ERV	4.13L，为临床上最常用的指标之一，减少见于限制性病变和严重的阻塞性病变
功能残气量	FRC=ERV+RV	意义同 RV
肺总量	TLC=VC+RV	5.67L，限制性病变时减少，阻塞性病变时增加
肺功能测试		
最大吸气量	PIF	
最大呼气量	PEF	
用力肺活量	FVC	4.13L，正常应等于 VC，下降见于限制性通气障碍和严重的阻塞性通气障碍
第一秒用力呼气量（一秒量）	FEV_1	3.65L，阻塞性通气障碍和限制性通气障碍均可下降
一秒率	$FEV_1/FVC \cdot 100\%$	$> 75\%$，下降见于阻塞性通气障碍，$> 90\%$ 提示限制性通气障碍

注：正常值采用中国人正常预计值公式预测，以30岁男性、身高170cm、体重60kg为例，供参考。若采用欧洲呼吸学会（ERS）推荐的预计公式预测国人预计值，建议男性减少 8%，女性减少 6%。

五、实验结果记录与分析

1. 结果记录　将男女受试者检测结果记录于表 9-5-2 中。

表 9-5-2　大学生肺功能检查记录表

受试者	基本情况				检查项目					
	性别	年龄（岁）	身高（cm）	体重（kg）	BPM（次/分）	VC（ml）	FVC（ml）	FEV（ml）	MMV（ml）	MMEF（ml/min）
1										
2										
3										
4										
5										
⁝										

2. 结果数据统计分析　将各实验组结果分别汇总，算出均数和标准差，采用统计方法 *t* 检验比较三种处理因素两组间的肺活量、用力肺活量、最大自主通气量等参数有无显著性差异。

六、讨论与结论

根据上述数据的统计分析，判断影响肺功能的因素是否与性别、胖瘦和运动有关，是否符合假说，给出你的结论。

七、注意事项

1. 测试前，受试者可做必要的练习，掌握测试方法。

2. 受试者应尽量采取自愿方式，对参与实验的志愿受试学生进行实验情况告知。

3. 实验时采用一次性纸吹气嘴，并对通气管用 75% 乙醇溶液进行消毒，以防止交叉感染。

4. 测定时，受试者要咬紧一次性纸吹气嘴，防止从嘴角漏气，并用鼻夹夹紧鼻子以防止从鼻孔漏气。

5. 测定最大通气量前，受试者最好先练习一下如何进行最深而又最快的呼吸。

6. 每一单项指标测定完后，令其平静呼吸几次，然后再测下一个指标。

7. 实验室环境要求相对清洁、无尘，并做简单消毒处理，不得与动物实验室混用，并保持室温在 22 ~ 25℃。

八、思考题

1. 测得正常男、女大学生的肺通气功能有何差异？原因何在？

2. 为什么说用力肺活量（时间肺活量）是评价肺通气功能的较好的指标？与肺活量相比，它的优点是什么？

3. 临床进行肺通气功能检测，通常会在给予支气管扩张剂前后分别检测，试分析讨论其意义。

4. 慢性阻塞性肺疾病患者的时间肺活量会如何变化？为什么？

（王丹妹）

实验六　人体视敏度、视野、盲点及色觉的测定

一、观察现象并提出问题

1. Observation/Background (or Case)　High myopia (近视), defined by a refractive error (屈光不正) of at least −5.00 diopters (D) or −6.00D, has increasingly been highlighted as a public health problem in many countries. Severe myopia, which is commonly defined as a refractive error exceeding −10.0D, is a more severe form of myopia. The characteristics of the visual field in severe myopia include a general decrease in sensitivity, enlargement of the physiological blind spot, reduction of the peripheral visual field, and related central scotoma (盲点) and/or paracentral scotoma. Visual field defects caused by myopic crescents may be similar to glaucomatous visual field defects, or may gradually develop into focal retinal detachment near the optic disc.

2. 问题　近视的人视野正常吗？盲点会出现变化吗？

二、形成假说

高度近视的人视野可能缩小，盲点范围可能扩大。

三、实验设计思路与实验目的

（一）实验目的

1. 了解视力的测定原理，学习视野的测量方法及其生理学意义。了解盲点测定的原理及如何测定人的盲点范围。

2. 学习与训练的实验技能　学习视野计的使用方法，视野与盲点的测定方法。

（二）实验思路

1. 视力（视敏度）的测定，判断有无近视，近视的程度。

观察指标：视力。

视敏度是指眼对物体细小结构的分辨能力，又称为视力或视锐度，通常用视角的倒数表示。视角是从物体的两个端点各引一直线到眼节点的夹角，正常人眼的视敏度以所能看清的最小视网膜像的大小为指标，其大致相当于视网膜中央凹处一个视锥细胞的平均直径（4～5μm），临床应用的视力表就是根据此原理设置的。国内检查视力常用的视力表包括标准对数视力表和国际标准视力表，它们的视标由一组由上到下依次变小、方向不同的字母"E"组成。各排字母的大小在规定的距离上，对眼都形成 5′ 视角。字母中每一笔画的宽度及其之间的距离，都与眼形成 1′ 视角（图 9-6-1）。

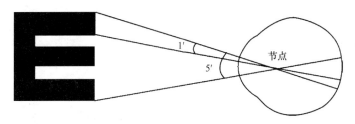

图 9-6-1 视力表原理图

检查视力一般分为远视力和近视力两类，在我国主要使用标准对数视力表（已于 2012 年 5 月施行第二代），此表由 12 行大小不同、开口方向各异的"E"字所组成；测量值从 0.1 至 1.5（或从 4.0 至 5.2）；每行有标号，被检者的视线要与 1.0 的一行平行，距离视力表 5m，视力表与被检查者的距离必须正确固定。如室内距离不够 5m 时，则应在 2.5m 处放置平面镜来反射视力表。进行检测时先遮盖一眼，单眼自上而下辨认"E"字缺口方向，直到不能辨认为止，记录下来即可。

视力表上的视力与屈光度（近视度数）这两个概念是彼此独立的，它们之间没有绝对准确的换算关系。1 屈光度被定义为光线通过镜片在镜片后 1m 处形成焦点。以 D 表示屈光度、f 表示焦距就有公式 $D=1/f$。如果镜片焦距是 0.5m 那么这个镜片的屈光度就是 $1/0.5=2$，习惯上人们喜欢把这个叫作 200°。视力表与近视度数的换算一般是以五分法来进行大致推算的，从 5.0，4.9，4.8，4.7，4.6，4.5……当每下降 0.1 的视力，近视度数就会增加 $50D$ 左右，下降的度数越多，视力越低。

2. 根据近视程度，检测各组人员的视野范围，分析近视是否引起了视野变化。

观察指标：测定不同眼的白、黄或蓝、红和绿色视野。

视野是指单眼固定注视前方一点时，该眼所能看到的空间范围。单眼注视外界某一点时，此点的像正好在视网膜黄斑中央凹处，连接这两点的假想连线称为视轴。视野的最大界限以其与视轴形成的夹角大小表示。正常人由于面部的结构（鼻和额）可阻挡视线，从而影响了视野的大小及形状，使得颞侧和下方的视野较大，而鼻侧和上方的视野较小。在光照条件相同时，不同颜色目标物测得的视野也大小不一，白色视野最大，黄绿色次之，再次为红色，绿色的视野最小。临床上对视野的测定有助于了解视网膜、视神经或视觉传导通路和视觉中枢的功能。

眼睛视野范围突然变小的原因有很多，比如青光眼、视网膜色素变性、视神经萎缩等疾病，以及奎宁中毒；患者如果是近期短暂性出现这种情况，那有可能是因为最近压力大，过度疲劳，熬夜用眼过度导致的视疲劳。

3. 测定各组人员的盲点范围，分析近视程度不同，其盲点大小是否也不同。

观察指标：不同视力眼睛的视野盲点范围。

视网膜上的光感受器是视锥细胞和视杆细胞。视网膜由中央凹向鼻侧约 3mm 处有一直径为 1.5mm 境界清楚的淡红色圆盘状结构，称为视神经乳头。这是视网膜上视神经纤维汇集穿出眼球的部位，是视神经的始端。由于该处没有感光细胞存在，所以外来光线在此处成像后不能引起视觉，称为生理盲点。根据无光感现象，可找出盲点所在位置和范围，依据相似三角形各对应边成比例的关系，则可计算出盲点的大小。

（三）实验设计

实验分以下三组：正常对照组，中度近视组，高度近视组，每组例数 $n \geqslant 3$。

1. 正常对照组 视力高于或等于 5.0（无近视）。

2. 中度近视组 视力高于或等于 4.5，低于 5.0（或 300 ~ 600 度的近视）。

3. 高度近视组 视力低于 4.5（或 600 度以上的近视）。

四、材料与方法

（一）实验对象

健康受试大学生志愿者，年龄 18 ~ 25 岁，9 人以上。

（二）实验材料

标准对数视力表、指示棒、遮眼板、米尺、视野计、各色视标（白、黄或蓝、红及绿）、视野图纸、白纸、铅笔、记号笔等。

（三）实验步骤

1. 视力的测定 将视力表挂在光线均匀、充足的墙壁上，视力表第 11 行视标的高度应与受试者的眼在同一水平上。受试者应站在距离视力表 5m 远处。受试者检查时，用遮眼板挡住一只眼，测试由表的上端依次向下，受试者应准确说出视标的缺口方向。如此循序渐进，直到受试者不能辨识为止。能分辨清楚的最小一排视标旁所标注的数字即为受试者的视力。用同样的方法测试另一眼的视力。先查右眼，后查左眼。如果视力低于 4.0，即站在 5m 处不能辨认最大视标时，可令被检者向视力表方向移动，直到能辨认最大视标时止步。测定其与视力表的距离，按照如下公式推算：

$$1/视角（a）=受试者距视力表的距离（d）/能辨清字母排数的设计距离（D）$$

$$视力=5-\log(a)=5-\log(D/d)$$

如果在距离视力表 1m 处仍看不清楚最大视标，则检查指数，并从 1m 处逐渐靠近视力表，直到正确辨认为止。如果 5cm 处仍不能识别，则检查手动。手动不能识别，则检查光感，记录看到光亮的距离，一般到 5m 为止。

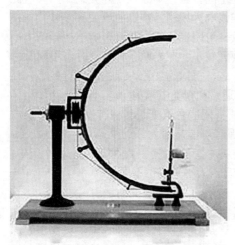

图 9-6-2 弧形视野计

2. 视野的测定

（1）熟悉视野计的结构：视野计的样式较多，最常用的是弧形视野计（图 9-6-2）。主要包括视野弓、刻度盘、眼眶架和托颌架。它是一个安装在支架上的半圆弧形金属板，可绕水平轴旋转 360°。圆弧板侧面有刻度，它表示该点射向视网膜周边的光线与视轴的夹角，视野的外周界限以此角度来表示。

（2）视野测定：将视野计安放于光照充足的实验台上，受试者背光而坐，面对视野计，把一侧眼眶下缘靠在眼眶托上，调整托颌架的高度，使其能托住下颌，并使受试者的眼与视野弓的中心点在同一高度。用遮眼板遮住一眼，另一眼凝视视野弓的中心点。

将视野弓调成水平位，检查者持视标（从白色开始）

从周边向中心慢慢移动，随时询问受试者能否看到视标，当刚能看到视标时，将视标移回一些，然后再次向前移动，重复一次。待得出一致结果后，记下弧架上相应的度数，在视野图的对应位置上标记该点。用同样的方法，测定对侧的视野，并标记在视野图纸（图 9-6-3）的相应位点上。将视野弓依次转动 45°，重复上述操作步骤，测得 8 个度数，将它们都标记在视野图纸的相应位置上，并顺次连接，就得到了白色视野的范围。

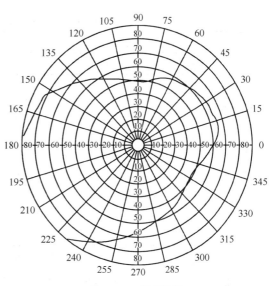

图 9-6-3　视野图纸

按照上述的检查方法，分别测定红、黄或蓝、绿各颜色的视野。然后按同样的方法，检测另一眼的视野。

3. 盲点的测定

（1）测定盲点投射区域：取一张白纸，粘在受试者对面的墙上，其中心与受试者的眼睛在同一水平。受试者站在纸前 50cm 处，用遮眼板遮住左眼，在白纸上与右眼相平行处画一"+"字记号，令受试者右眼注视"+"。

检测者将铅笔尖由"+"符号开始沿水平线由鼻侧向颞侧慢慢移动。当受试者刚刚看不到笔尖时，在白纸上做下标记，然后将笔尖继续向颞侧慢慢移动，当受试者又看见笔尖时，再作一记号。由记下的两个记号的中心点起，沿各个方向向外移动笔尖，找出并记下各方向笔尖又被看见的各点（一般取 8 个点）。

将所标各点依次连接起来，形成一个大致呈圆形的圈。此圈所包含的区域即为受试者被测眼盲点的投射区域。按照此方法测出另一只眼盲点的投射区域。

（2）计算盲点的直径及其与中央凹的距离：如图 9-6-4 所示，根据相似三角形两个相对应边成正比的定理，按下列公式进行计算。

盲点与中央凹的距离（mm）=盲点投射区到"+"字的距离×（15/500）

盲点的直径（mm）=盲点投射区直径×（15/500）

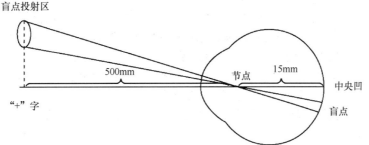

图 9-6-4　盲点与中央凹的距离和盲点的直径示意图

五、实验结果记录与分析

准确记录实验数据（表 9-6-1、表 9-6-2），计算均数与标准差，尝试进行统计学显著性分析。

表 9-6-1　不同视力的眼睛白色视野的比较

观察指标	正常对照组（A）			中度近视组（B）			高度近视组（C）		
	1	2	3	1	2	3	1	2	3
0° 视野									
45° 视野									
90° 视野									
135° 视野									
180° 视野									
225° 视野									
270° 视野									
315° 视野									

可设计同上表格，比较不同眼睛其他颜色的视野（红或黄或绿）。

表 9-6-2　不同视力的眼睛盲点范围的比较

观察指标	正常对照组（A）			中度近视组（B）			高度近视组（C）		
	1	2	3	1	2	3	1	2	3
盲点与中央凹的距离									
盲点的范围									

六、讨论与结论

根据上述三方面的数据来进行分析讨论，判断结果是否证明了假说，如果不符，根据结果修正假说。

七、注意事项

1. 视力表必须有适当、均匀、固定的照明度，且必须避免侧方照来的光线及直接照射到受试者眼部的光线。

2. 用遮眼板挡眼时，勿压迫眼球。屈光不正的受试者喜欢眯眼视物，检查发现时应予以阻止。

3. 受试者与视力表的距离要测量准确。

4. 视野检查过程中，测试眼要始终注视视野弓的中心点，眼球不能随意转动。

5. 测定白色视野时，只要求受试者能看见视标的影子；测定其他有色视野时，则必须要能辨清视标的颜色，且避免受试者提前看见视标的颜色。

6. 视野测定的实验过程中，可以让受试者适当休息，避免因眼疲劳而影响实验结果。

7. 盲点测试时，受试者的眼睛在实验中要与"+"字一直处于同一水平高度；与白纸保持50cm 的距离不变。而且测试眼在实验中要始终注视"+"字，不能随笔尖的移动而移动。

八、思考题

1. 分辨物体的精细结构时，为什么眼睛必须直视而不能斜视？试从视网膜的组织结构特点加以说明。

2. 为什么用不同颜色的视标检测出的视野范围各不相同？

3. 夜盲症患者的视野有无变化？为什么？

4. 如果视网膜、视神经或视觉传导通路和视觉中枢功能发生障碍，对视野有何影响？为什么？

5. 为什么在日常生活中我们感觉不到生理盲点的存在？

九、补充内容：色觉测定

色觉是眼在明亮处视网膜视锥细胞的主要功能。正常人能分辨各种颜色，凡不能辨别各种颜色者为色觉障碍。临床上按照色觉障碍的程度不同，可分为色盲与色弱。色盲中以红绿色盲较为多见，蓝色盲及全色盲较少见。色盲分为先天和后天两种，先天性者由遗传而来，后天性者为视网膜或视神经等的疾病所致。色弱是辨色能力较差，主要表现为辨色能力迟钝或易于疲劳，是一种轻度色觉障碍。色盲本是利用色调深浅程度相同而颜色不同的点组成数字或图形，在自然光线下识读。

本补充内容的学习目的是学习和了解检查色盲、色弱的方法。

【实验材料】色盲检查本。

【实验方法】

1. 使用色盲检查本应处于充足、均匀自然光线下，受试者与色盲检查本距离为50～70cm，双眼同时注视，检查者翻开检查图，让受试者尽快（≤10s）读出所见的数字或图形。

2. 按照色盲检查本所附的说明，判定是否正确，若不正确则分辨是哪一种色盲或色弱。

【注意事项】

1. 为避免受试者背诵色盲检查本内数字和图案，检查时应不按任何顺序随意翻阅各图抽查。

2. 有时可用几本不同的色盲检查本检查，以得出正确结论。

（仇欣霞）

实验七 人眼近反射调节和瞳孔对光反射

一、观察现象并提出问题

1. Observation/Background (or Case) The role of accommodation in myopia (近视) development and progression has been debated for decades. Convergence is synergistically linked with accommodation and the impact of this on myopia has also been critiqued. Specific topics reviewed included accommodation and myopia, role of spatial frequency, and contrast of the task of objects in the near environment, color cues to accommodation, lag of accommodation, accommodative-convergence ratio, and near phoria status. Aspects of retinal blur from the lag of accommodation, the impact of spatial frequency at near and a short working distance may all be implicated in myopia development and progression. The response of the ciliary body and its links with changes in the choroid remain to be explored. Further research is critical to understand the factors underlying accommodative and binocular mechanisms for myopia development and its progression and to guide recommendations for targeted interventions to slow myopia progression.

2. 问题 近视人群的视觉调节反射功能究竟如何？

二、形成假说

人眼视物原理类似于照相机成像原理。应用球面镜成像规律证明，人眼看近物体时晶状体凸度增加，使得进入眼内的光线折射较强；当看远物时，晶状体形状相对变扁平，光线折射减弱。人眼的视觉调节即是通过晶状体的形状改变来实现物体在视网膜上的清晰成像。

人眼近反射调节主要表现为集合反射，即包括调节反射和辐辏反射。正常人眼由看远处转向看近物时，两侧瞳孔会缩小，晶状体曲率变大（调节反射），两侧眼球会出现同时向鼻内侧移动（辐辏反射又称会聚反射）。当动眼神经出现功能损害，或者有睫状肌和双眼的内直肌麻痹时，会出现集合反射消失或者受损。另外，正常人视觉调节功能还包括瞳孔受到强光刺激时会缩小（对光反射）。

　　已知近视是屈光不正的一种，近视人群通常存在一定程度的晶状体曲度调节和位置的异常。为了检测晶状体调节变化，可以观察一个发光物体在眼角膜范围内的成像情况。正常情况下，眼角膜范围内可形成三个像：其中最亮的中等大小的正像是由角膜前表面反射而成；通过瞳孔可见到一个较暗而大的正立像，系由晶状体前表面反射而成；另一个较亮而最小的倒立像，则是晶状体后表面的反射而形成。当眼内角膜表面曲率和晶状体表面曲率及其位置发生改变时，眼角膜范围内的物体成像情况亦会相应改变。

　　假说：由上可以设想，近视者相对正常人可能在眼近反射调节和瞳孔对光反射方面具有一定差异。近视人群可能由于晶状体屈光度的增加，其视觉对物体的远近和亮度变化的调节能力也会发生变化。

三、实验设计思路与实验目的

（一）实验目的

　　1. 初步了解近视群体视觉调节情况以及与正常人的差异性；熟悉和掌握眼科常规检查中的近反射调节测试和瞳孔对光反射的基本方法和原理；了解视力减退的危险因素和预防方法。

　　2. 学习与训练的实验知识技能　　近反射调节测试方法的评估和模拟，瞳孔对光反射检测方法。

（二）实验思路

　　1. 引导学生进行视觉调节功能测试。

　　观察指标：发光物眼内成像情况，瞳孔大小及其变化。

　　利用人眼角膜范围内物体成像原理，观察和分析在视近物时发光物在眼内成像情况及其变化。让受试者观察暗室中远处某一目标，并在其眼前外方放置一个发光物体，描述并记录受试者眼内出现的发光物成像特点和瞳孔大小。当受试者由远处看近物时，观察其眼中的发光物的成像和瞳孔大小又有什么变化，记录下来并讨论分析原因。

　　2. 检测正常人与近视者的视觉调节反射功能的区别。

　　观察指标：调节反射，辐辏反射，瞳孔对光反射。

　　调节反射（accomodation reflex）：是人眼近反射调节的一种。指人眼视近物时引起的反射性双侧瞳孔缩小和晶状体曲率变大的一种生理调节反射。

　　辐辏反射（convergence reflex）：是正常人眼由远处转向视近物时，引起的反射性两侧眼球同时向内侧移动会聚的现象。

　　瞳孔对光反射（pupillary light reflex）：指正常人瞳孔大小随光线的强弱而改变，遇强光时会缩小的一种生理反射。对光反射是检查瞳孔功能活动的指标，分直接对光反射和间接对光反射。直接对光反射通常用手电筒直接照射瞳孔并观察其动态反应。正常人眼受到光线刺激后瞳孔立即缩小，移开光源后瞳孔迅速复原。间接对光反射是指光线照射一眼时，另一眼瞳孔立即缩小，光线移开后瞳孔扩大。由于瞳孔对光反射的中枢在中脑顶盖前区，临床上常用以判断中枢神经系统病变部位、麻醉的深度和病情危重程度。

（三）实验设计

　　1. 实验对象　　健康受试大学生志愿者，年龄 $18 \sim 25$ 岁，9人以上。

　　2. 实验分组　　根据视力情况分成 3 组（可仅选 1 个实验组），每组例数 $n \geqslant 3$。

　　（1）正常对照组：视力高于或等于 5.0（无近视）。

　　（2）轻中度近视组：视力高于或等于 4.5，低于 5.0。

　　（3）高度近视组：视力低于 4.5。

四、材料与方法

（一）实验器材

瞳孔尺、手电筒、三角形荧光棒（或点燃的蜡烛）、暗室、记录笔等。

（二）实验步骤与方法

1. 实验前准备

（1）保持室内安静及暗室环境，受试者取坐位。

（2）受试者开始测试前避免用眼疲劳，闭目休息 3min。

2. 测定方法

（1）正常对照组和实验组各成员分别进行下列的测试分析。

（2）在暗室内进行实验。三角形荧光棒（或点燃的蜡烛）放于受试者眼的前外方，让受试者注视 1m 外的某一目标，这时注意观察受试者眼中发光物体的成像情况，并用瞳孔尺测量其瞳孔大小，记录数据和分析。

（3）让受试者转而注视 15cm 处的近物，再仔细观察受试者眼中的三角形荧光棒（或点燃的蜡烛）成像变化、眼球变化及瞳孔大小变化。详细记录结果并讨论分析。

（4）让受试者正视前方约 30cm 以外，检查者在该处竖起食指，让受试者将视线集中在食指上，逐渐移动食指靠近受试者鼻根部（10cm 以内）。观察受试者双眼球运动变化和瞳孔大小变化。

（5）让受试者注视远方，观察并测量其瞳孔大小。再用手电筒照射受试者一眼，其另一只眼用手在鼻侧挡住以防止光线照射，重复上述实验，观察受试者双眼瞳孔变化。

五、实验结果记录与分析

准确记录实验数据（表 9-7-1），尝试进行统计学显著性分析。

表 9-7-1　两组学生的视觉调节反应比较

观察指标	正常对照组		实验组	
	实验前	实验后	实验前	实验后
发光物眼内成像情况*				
瞳孔大小（mm）				
调节反射#				
辐辏反射#				
对光反射#				

　*用文字描述发光物在眼内成像的数量、大小、形状及分布情况；#三个反射指标用五级反应敏感度（无、迟钝、稍迟钝、正常、灵敏）对应表达。

六、讨论与结论

根据上述三方面的数据来分析讨论近视对视觉调节反射的影响，判断结果是否证明了假说，如果不符，根据结果修正假说。

七、注意事项

1. 测试光线不能太强，反复测试时需要有间隔时间。

2. 用手电筒照射受试者时，手电筒光线应从颞侧向鼻侧扫入，并且是间断式短时间照射，不可持续直照。

八、思考题

1. 正常人眼的调节反射是怎么引起的？

2. 临床上怎样筛查早期近视患者？

3. 有关视力减退的因素还有哪些？应如何避免？

（傅　娟）

实验八　你对听力知多少

一、观察现象并提出问题

1. Observation/Background (or Case)　The occurrence of noise-induced hearing loss (NIHL) can be detrimental to the future careers of student musicians. Few studies have focused on the noise exposure of student musicians within an indoor pep band as they performed during university basketball games. The purpose of this longitudinal study was to assess: (a) the status of noise dosages acquired via personal noise dosimeters from two pep band players as they performed over nine men's basketball games spanning three seasons, (b) perceived effectiveness of earplugs on the primary participants, and (c) the status of all band member knowledge of hearing loss and hearing loss prevention. The noise dosages accrued by primary participants in each game over the three seasons greatly exceeded the National Institute for Occupational Safety and Health's recommendation regarding safe daily noise exposure time. Participants occasionally reported that the earplugs did not provide sufficient protection from noise or contributed to communication and intonation issues. Questionnaire responses from band members demonstrated a mild deficiency in hearing loss knowledge. Two-thirds of pep band members reported that they did not always wear hearing protection at pep band functions. Exceeding standard noise dosage recommendations without hearing protection potentially leaves these individuals at a high risk for permanent hearing loss.

2. 问题　不恰当使用耳机对听力有影响吗？

二、形成假说

听力减退是全球伤残的第四大原因。目前全球约 6.8% 的人患有急性听力损失（hearing loss，HL），其中大部分是噪声诱导性感觉神经性耳聋（sensorineural hearing loss，SNHL）。由于听力损失一般是渐进性的，不容易被察觉，因而常被人忽视。

假说：长时间使用耳机或耳机音响过大可能会使人体听觉系统（耳蜗螺旋器毛细胞、听神经、听觉传导通路或各级神经元）受到损害，导致声音的感受阈值或声音传导能力改变，使听力发生暂时性或永久性减退。

三、实验设计思路与实验目的

（一）实验目的

1. 初步了解个人听力情况和群体听力的差异性；熟悉和掌握临床上鉴别传导性或神经性耳聋的基本方法和原理；了解听力减退或损失的危险因素和听力功能检查的几种常规方法。

2. 学习与训练的实验知识技能　音叉检测听力的方法，听力测试结果的评估。

（二）实验思路

1. 测定学生每个耳对单一频率声音的敏感性（听阈）。

观察指标：纯音听阈。

利用纯音听力计对受试者的听力进行检查，以单侧耳朵能听到的单一频率中最小的声音分贝数为该耳的听阈（auditory threshold）。

听力学中，将正常青年的听阈平均值定为基准阈声压级，即"0dB"，并将这种声压级称为听力级（hearing level，HL）。噪声诱发的听力减退可以是暂时的或永久的，取决于暴露的强度和持续时间。

轻度听力障碍：一耳纯音气导言语频率听阈级达 26 ～ 40dB；一耳听觉诱发电位言语频率反应阈经修正后相当于 26 ～ 40dB nHL。

中度听力障碍：一耳纯音气导言语频率听阈级达 41 ～ 60dB；一耳听觉诱发电位言语频率反应阈经修正后相当于 41 ～ 60dB nHL。

中等重度听力障碍：一耳纯音气导言语频率听阈级达 61 ～ 80dB；一耳听觉诱发电位言语频率反应阈经修正后相当于 61 ～ 80dB nHL。

重度听力障碍：一耳纯音气导言语频率听阈级达 81 ～ 90dB；一耳听觉诱发电位言语频率反应阈经修正后相当于 81 ～ 90dB nHL。

极重度听力障碍：一耳纯音气导言语频率听阈级≥ 91dB；一耳听觉诱发电位言语频率反应阈经修正后相当于 91dB nHL 以上。

暂时性阈移的主观特征是听力敏感度下降、耳朵饱胀感、耳鸣及声音闷的感觉。长时间或重复暴露于噪声可能导致感觉毛细胞死亡和永久性听力减退，即永久性阈移。我们的听力是否正常不仅可以通过以上自我感觉评估，还可以通过以下气导和骨导的听阈大小来判断。

2. 鉴别听力降低者是否为传导性或感音神经性听力损失。

观察指标：林纳试验结果、韦伯试验结果、施瓦巴赫试验结果。

（1）林纳试验（Rinne test，RT）：又称气骨导对比试验，是比较同侧气导和骨导的一种检查方法。取 C256 的音叉，振动后置于受检者乳突鼓窦区测其骨导听力，待听不到声音时记录其时间，立即将音叉移置于外耳道口外侧 1cm 外，测其气导听力。若仍能听到声音，则表示气导比骨导时间长（AC > BC），称林纳试验阳性（RT "+"）。反之骨导比气导时间长（BC > AC），则称林纳试验阴性（RT "–"）。这是反映同侧耳声音传导途径最常用的筛选试验。

（2）韦伯试验（Weber test，WT）：又称骨导偏向试验，是比较两耳骨导听力强弱的常用方法。取 C256 或 C512 振动的音叉柄底置于受检者前额或头顶正中，让受检者比较哪一侧耳听到的声音较响，若两耳听力正常或两耳听力损害性质、程度相同，则感声音在正中，是为骨导无偏向；由于气导有抵消骨导作用，当传导性耳聋时，患耳气导有障碍，不能抵消骨导，以致患耳骨导要比健耳强，而出现声音偏向患耳；感觉神经性耳聋时，则因患耳感受器官有病变，故健耳听到的声音较强，而出现声音偏向健耳。记录时除文字说明外，可用"→或←"表示偏向侧，用"="表示无偏向。

（3）施瓦巴赫试验（Schwabach test，ST）：又称骨导对比试验，为比较正常人与患者骨导的时间，将振动的 C256 音叉柄底交替置于患耳和正常耳的乳突部鼓窦区加以比较，正常者两者相等；若患耳骨导时间较正常耳延长，为施瓦巴赫试验延长（ST "+"），为传导性耳聋；若患耳骨导时间较正常者短，则为施瓦巴赫试验缩短（ST "–"），为感觉神经性耳聋。

3. 引导学生分析讨论耳机使用情况对个人听力的影响情况。

根据听力损失风险量表数值及上述的听力实验测试结果来分析讨论耳机噪声是否对听力产生了有害影响及其相关机制（也可根据听力损失风险量表中的评价指标进一步分析影响听力的其他有关因素及其机制）。

（三）实验设计

1. 实验对象 健康受试大学生志愿者，年龄 18 ～ 25 岁，6 人以上。

2. 实验分组 通过个人对照听力损失风险量表（表 9-8-1）评估后分成对照组和实验组，每组 3 ～ 5 人（可根据上课班实际人数及听力损失风险量表实际数值分布情况而定）。

对照组：评分小于等于 3 分。

实验组：评分大于等于 6 分。

表 9-8-1　听力损失风险量表

评价指标	没有	有/偶尔	经常	总是/每天
	0 分	1 分	2 分	3 分
家族遗传史				
耳部感染病史				
强噪声暴露后耳鸣耳痛史				
耳毒性药物史				
耳机使用				
喜欢嘈杂环境佩戴（3 分）				
≤ 1 年，且≤ 2h/d（3 分）				
1 ～ 5 年，且 2 ～ 6h/d（4 分）				
＞ 5 年，且＞ 6h/d（5 分）				

四、材料与方法

（一）实验器材

纯音听力计、音叉（256Hz 或 512Hz）、棉球、耳塞、胶管、记录笔、计时器等。

（二）实验步骤与方法

1. 实验前准备

（1）保持室内安静，受试者取坐位。

（2）受试者认真完成听力损失风险量表的评估分组。

2. 测定方法

（1）按评估分组方案，对照组和实验组各 3 ～ 5 人分别进行下列测试分析。

（2）按《声学　纯音气导听阈测定　听力保护用》（GB7583—1987）规范测定 0.5 ～ 8kHz 纯音气导听阈。取测试频率，每倍频 2 个测试点，按上升法进行测试。记录受试者双侧听阈。

（3）检查者敲击音叉后，立即将音叉柄置于受试者一侧颞骨乳突部，受试者可听到音叉振动的声音，此后随时间逐渐减弱。当声音刚听不到时，立即转移音叉至外耳道口继续测试，并记录受试者的主观感觉结果，以及听到声音的持续时间。

（4）用棉球塞住受试者同侧耳孔，重复上述实验步骤，并记录受试者的感觉和分析判断林纳试验结果。

（5）将发音的音叉柄置于受试者前额正中发际处，记录并比较两耳的声音强度。

（6）用棉球塞住受试者一侧耳孔，重复上项操作步骤，询问受试者声音的偏向问题，记录结果。

（7）取出棉球，将胶管一端塞入耳孔，胶管的另一端连接同组的另一人耳孔，然后将发音的音叉置于受试者同侧乳突上，询问并记录另一人的感觉。

（8）对照组和实验组人群完成以上实验步骤，进行汇总分析和讨论实验结果。

五、实验结果记录与分析

准确记录实验数据（表 9-8-2），尝试进行统计学显著性分析。

表 9-8-2　两组学生的听力情况比较

观察指标	对照组					实验组				
	1	2	3	4	5	1	2	3	4	5
纯音听阈										
林纳试验										
韦伯试验										
施瓦巴赫试验（可选）										

六、讨论与结论

根据上述几方面的数据进行分析讨论，判断结果是否证明了假说，如果不符，根据结果修正假说。

七、注意事项

1. 使用音叉时，避免过分用力敲击，并在振动时勿与其他物品接触，音叉振动方向应正对外耳道口。

2. 在测听力过程中，要全程保持安静，并且尽量减少人员走动。

八、思考题

1. 人正常情况下的林纳试验结果是怎样的，为什么？

2. 临床上怎样筛查听力损失早期患者？

3. 有关听力损失的因素还有哪些？如何避免？

4. 林纳试验和韦伯试验有何临床意义？

（傅　娟）

实验九　光对人体脑电和肌电信号的影响

一、观察现象并提出问题

1. Observation/Background (or Case)　The possible biological effects of fluorescent tube lights are still a controversial subject. Some experiments showed that fluorescent tube light can evoke a high degree of modulation of neuronal responses. But it is also believed not to exert any significant influence on human health. Electroencephalograph (EEG) and electromyogram (EMG) signals are very important information about brain and muscle functions respectively. Spontaneous brain activity takes the form of rhythmic waves, also known as oscillations. In a person who is awake and relaxed, EEG mainly consists of slow oscillations called alpha and beta waves. Sensory input, such as images or a sounds, trigger changes in brain activity, which is called an event-related potential, and consists of characteristic patterns of peaks and throughs in EEG. Electrical activity in the brain, whether spontaneous or in response to sensory input, can be measured using electrodes close to the scalp. Involuntary eyelid closures evoked by light flashes could give rise to orbicularis oculi EMG (OOemg) activity, including the timing and pattern of OOemg signals alteration. The effects of different light stimulation EEG and EMG signals are not clear.

2. 问题　光对人体脑电和肌电信号有影响吗？

二、形成假说

大脑和肌肉均具有自发电活动，即在安静情况下，大脑皮质和肌肉组织所具有的持续的节律性的电活动。这种电活动可从人的头皮引导并记录出来，即脑电图（EEG），而从人的肌肉表面引导并记录出来，即肌电图（EMG）。EEG的波形按其频率和振幅的不同分为四类：α波（8～13次/秒，20～100μV），β波（14～30次/秒，5～20μV），θ波（4～7次/秒，100～150μV）和δ波（1～3.5次/秒，20～200μV）。α波是EEG的基本节律，主要出现于枕叶和顶叶后部，在安静闭目时即出现，持续1～2s。而在睁眼、思考问题时消失，并呈现快波，此即为"α波阻断"。肌细胞与神经元一样，也属于可兴奋细胞。一般情况下，肌细胞总是在神经系统控制下产生兴奋而发生收缩活动，运动神经-肌肉接头处兴奋-收缩耦联时产生肌纤维的生物电现象。

假说：光可以通过刺激视神经，使光信号传入到大脑枕叶的视觉中枢，从而引起枕叶皮质神经电活动改变而被EEG检测出；而强光也可刺激视神经兴奋引起瞳孔对光反射和眨眼（瞬目反射）等活动，因此，也有可能使眼部肌群的电活动改变而被EMG记录。因此，对于我们环境中某些频率和一定强度的光线刺激有可能会对人体神经系统产生某些影响，并可以通过脑电和肌电信号得以反映和记录下来。

三、实验设计思路与实验目的

（一）实验目的

1. 初步了解光线对人体神经生物电信号的影响；熟悉和掌握脑电和肌电常规检查的基本方法和原理。

2.学习与训练的实验知识技能 脑电和肌电的检测方法及结果记录和分析。

（二）实验思路

1. 静息状态下，正常EEG和眼部EMG的观察与记录。

排除个人心理等因素干扰的受试者，平静呼吸状态下记录EEG和面部EMG的样式。

观察指标：EEG和EMG波形形状与频率。

2. 不同实验条件下，受试者的EEG和眼部EMG波形的变化（可选做）。

（1）眨眼（睁眼和闭眼）对EEG和眼部EMG波形的影响。

观察指标：脑电波α波和β波，眼轮匝肌电信号，瞬目反射[早发动作电位（R1波）和晚发动作电位（R2波）潜伏期]。

（2）不同强度光照对EEG和面部眼轮匝肌EMG波形的影响：给予5W和15W LED灯泡分别光照3～5s，观察记录光照前后EEG和EMG波形的变化。

（3）不同波长（颜色）光照对EEG和面部眼轮匝肌EMG波形的影响：给予相同功率（5～9W）不同颜色（白光、红光、蓝光、绿光）的LED灯泡分别光照3～5s，观察记录不同颜色光光照前后EEG和EMG波形的变化。

（4）不同频率的光照对EEG和面部眼轮匝肌EMG波形的影响：分别给予高频率（100Hz）和低频率（50Hz）光线照射3～5s，观察EEG和EMG波形变化。

观察指标：脑电波波形，眼轮匝肌电信号。

（三）实验设计

1.实验对象 健康大学生志愿者，年龄18～25岁，10人以上。

2.实验分组 根据同学人数随机分成对照组、实验组（光强度组、光波长组、光频率组）（可选做），每组例数 $n \geqslant 5$。

3.实验操作　记录不同干预条件下，各组实验受试者干预前后的 EEG 和 EMG 波形的变化情况。

（1）对照组：静息状态+眨眼前后+5W 白光照射 3 ～ 5s。

（2）光强度组：静息状态+眨眼前后+5W 白光照射 3 ～ 5s+15W 白光照射 3 ～ 5s。

（3）光波长组：静息状态+眨眼前后+5W 白光、红光、蓝光、绿光依次照射 3 ～ 5s。

（4）光频率组：静息状态+眨眼前后+高频、低频荧光灯各照射 3 ～ 5s。

以上实验操作不同处理前后须间隔 1 ～ 2min。

四、材料与方法

（一）实验器材

生物机能实验系统（或脑电图仪和肌电图仪）、引导电极、导电糊、酒精棉球、LED 或节能灯泡（不同功率、颜色，表 9-9-1）若干、记录笔等。

LED 灯（芯片）各个颜色波段如下：红光 615 ～ 650nm，橙色 600 ～ 610nm，黄色 580 ～ 595nm，黄绿色 565 ～ 575nm，绿色 495 ～ 530nm，蓝光 450 ～ 480nm，紫色 370 ～ 410nm，白光 450 ～ 465nm。

表 9-9-1　飞利浦照明（PHILIPS）LED 螺口灯泡功率与亮度换算

瓦数	螺口	光色	尺寸	能效等级	流明（lm）	建议替换白炽灯瓦数	建议替换节能灯瓦数
5W	E27	3000K 黄光/6500K 冷白	$\phi 58 \times 104$	3	500	40W	9W
7W	E27	3000K 黄光/6500K 冷白	$\phi 58 \times 104$	3	650	50W	11W
9W	E27	6500K 冷白	$\phi 58 \times 104$	3	900	66W	15W
11W	E27	6500K 冷白	$\phi 58 \times 104$	3	1200	85W	18W
12W	E27	6500K 冷白	$\phi 58 \times 104$	3	1200	85W	18W
15W	E27	6500K 冷白	$\phi 68 \times 132$	2	1800	120W	27W

（二）实验步骤与方法

1.实验前准备

（1）保持室内安静及暗室环境，受试者取坐位。

（2）受试者开始测试前闭目休息几分钟。

2.实验方法

（1）脑电信号记录方法

1）对照组和实验组受试人数各大于等于 5 人，保持安静、闭目、全身肌肉放松，排除杂念。

2）电极安放前，将该处头发拨开，用酒精棉球将头皮擦净，再将涂有导电糊的杯形电极置于其上，接触良好后用专用的橡皮带帽压在电极横梁上。一般选择左右额叶和枕叶为安放引导电极的位置，接地参考电极放在耳垂部位，然后连接生物机能实验系统相应通道（或脑电图仪）。

3）记录时所用的导联分为双极导联（所记录的是每对电极之间的电位差）和单极导联（是待测部位的有效电极与耳垂部位的参考电极之间的电位差）。两者均可反映有效电极部位的电位变化。当电极阻值的测量电极安放完毕后，依次测量每对电极的阻值。要求每对电极的阻值在 5000Ω 以下，否则为接触不良，需取下电极重新安放。

4）调节脑电图仪的工作参数："时间常数"为 0.1 ～ 0.3s；"频率调节"为 75 周/秒；"定标微伏"为 50μV；高频滤波为 30Hz；走纸速度为 3cm/s。

5）开始走纸记录，先观察短时间的脑电图波形（正常脑电波类型见图 9-9-1），记录脑电并注意有无 α 波出现。

6）在上述状态下嘱受试者睁开眼睛，其中不同处理实验组分别给予相应条件下的 LED 灯光刺激 3 ～ 5s。观察 α 波、β 波的变化，并注意观察有无"α 波阻断"现象。

7）按实验分组，分别记录不同处理前后 EEG 波形的变化。

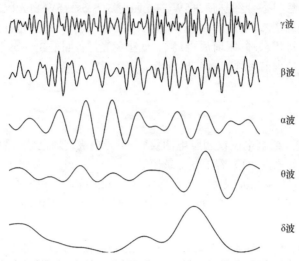

γ波

β波

α波

θ波

δ波

图 9-9-1　正常人体脑电波类型

8）实验完毕，先将记录笔关闭，将有关旋钮扳至"关"的位置，最后切断电源。

（2）肌电信号记录方法

1）该方法第一步同脑电信号测试方法。

2）在上述脑电图测试同时应用双电极记录面部肌电波，记录电极分别放在两侧眼轮匝肌下缘和瞳孔下方。参考电极在记录电极的外侧。电极安放前先用酒精棉球小心清洗面部安置电极的部位，再用特定的黏胶去除该部位死皮，再用酒精擦布将该黏胶拭去，将涂有导电糊的电极粘贴上去，然后再依次检测其电极位置的电阻大小，确保其电阻小于等于 10Ω 后方可连接生物机能实验系统相应通道（或肌电图仪）进行下一步测试。

3）开始走纸记录，先观察短时间的肌电图波形，分别记录左、右眼经光照前后的肌电信号（图 9-2-2）。

4）观察瞬目反射，记录双侧眼部肌肉的早发动作电位（R1 波）和晚发动作电位（R2 波）潜伏期。

5）按实验分组，分别记录不同处理前后 EMG 波形的变化。

Generic	Left	Orbicularis oculi	Spontaneous #9
			Record 16:21:44
100 uV		Amp 1: 2-10kHz	50 ms

a

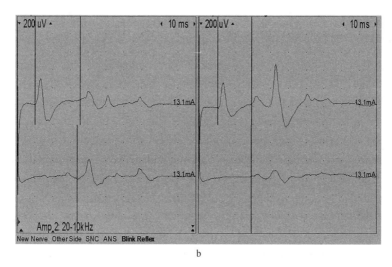

图 9-9-2 正常静息状态（a）及瞬目反射（b）的眼轮匝肌肌电图
（广东省第二人民医院张万明医生协助提供）

五、实验结果记录与分析

准确记录实验数据（表 9-9-2），尝试进行统计学显著性分析。

表 9-9-2 不同组别受试者光照前后脑电图和肌电图变化比较

观察指标	实验组别 1		实验组别 2	
	光照前	光照后	光照前	光照后
脑电图				
脑电波 α 波				
脑电波 β 波				
肌电图				
瞬目反射				
早发动作电位（R1 波）				
晚发动作电位（R2 波）				

六、讨论与结论

根据上述几方面的数据来进行分析讨论，判断结果是否证明了假说，如果不符，根据结果修正假说。

七、注意事项

1. 实验最好在屏蔽室进行，避免外界干扰。

2. 受试者要求呼吸均匀，肌肉放松，停止咀嚼或吞咽等动作。

3. 更换导联时，应先将记录笔关闭，避免损害记录笔。

4. 不同组受试者实验处理前后间隔有 1 ～ 2min 休息时间。

八、思考题

1. 瞬目反射的临床意义是什么？

2. 光照条件下脑电波和肌电信号的变化有哪些？

3. 对脑电波和肌电信号的影响因素各还有哪些？

（傅 娟）

实验十　咖啡对健康成人血压和心率变异性的影响

一、观察现象并提出问题

1. Observation/Background (or Case)　Coffee is one of the most widely consumed beverages worldwide. Despite concerns with respect to a potentially increased cardiovascular risk associated with coffee consumption in the past, more recent meta-analyses show that regular coffee consumption is associated with reduced risks of type 2 diabetes, cardiovascular disease, and all-cause mortality. Effects of caffeine on autonomic nervous system activity are mostly described as sympathomimetic. Caffeine acutely increases sympathetic nerve outflow, circulating catecholamine concentrations, plasma renin activity, and blood pressure. Heart rate variability (HRV) is a non-invasive measure of markers of cardiac autonomic modulation. With power spectral analysis, R-peak to R-peak intervals of consecutive heart beats can be divided into low frequency (LF) and the high frequency (HF) power. Because a number of previous studies indicate changes of HRV related to caffeine consumption, potential effects of caffeine on HRV may be an important pathway by which coffee consumption affects health. Caffeine increases sympathetic nerve activity in healthy individuals. Such modulation of nervous system activity can be tracked by assessing the heart rate variability.

2. 问题　过量喝咖啡会影响健康成人的血压和心率吗？

二、形成假说

咖啡中的主要活性成分咖啡因可能通过调控自主神经紧张性影响心率和血压。

三、实验设计思路与实验目的

（一）实验目的

1. 通过学习咖啡对人体血压及心率的影响，进一步加深学生对人体血压及心率影响因素的理解，了解人体机能实验设计的方法和相应实验设备的使用，并为启发学生进行自主实验设计提供思路。

2. 学习与训练的实验知识技能　学习动态心电图的描记和无线测血压。

（二）实验思路

1. 证明咖啡对血压的影响　观察指标：右上臂收缩压和舒张压。

2. 证明咖啡对心率变异性（HRV）的影响　观察指标：主要包括时域分析参数、频域分析参数、非线性分析参数。其中临床最常用的是时域分析参数。

（1）时域分析参数：在心脏和非心脏疾病患者中基于时域的 HRV 参数通常降低，可能反映随访过程中更高的死亡风险。建议使用至少 18h 的长时心电图记录。记录的长度对总体变异值有显著影响，因此需要强调的是，不应该比较从不同时间段获得的时域 HRV 参数。

正常窦性 R—R 间期总体标准差（standard deviation of all normal-to-normal intervals，SDNN），单位 ms，是最简单、应用最广的 HRV 参数，反映交感神经和副交感神经的总体活性。

相邻 R—R 间期差值的均方根值（root mean square of successive differences，RMSSD），单位 ms，主要反映副交感神经对心脏的调节。

pNN_{50}（%）：相邻的 R—R 间期之差大于 50ms 的心搏数占总心搏数的百分比。主要反映副交感神经对心脏的调节。

（2）频域分析参数：是通过计算机快速傅里叶变换或自动回归法，将心搏间期转变成频谱，计算功率谱密度的分析方法。频域分析分为短程（5min）分析与长程（24h）分析。在心血管病的预后方面，长程分析比短程分析更具有预测价值，其中超低频功率（ULF）、极低频功率（VLF）比 HF、LF 价值更高。

低频功率（low frequency power，LF），单位 ms×ms，作用尚不完全清楚，可能反映压力感受器反射和血压调节引起的心脏功能改变，此作用大于交感神经调节。

高频功率（high frequency power，HF），单位 ms×ms，由副交感神经单独调节。

LF/HF：低频功率与高频功率的比值。可反映交感神经和迷走神经的平衡性。在静息状态下，健康受试者表现出轻微的 LF 高于 HF，因此 LF/HF 通常在 1 ～ 2。由于 LF 与压力感受器反射的关系，LF/HF 代表了压力反射敏感性和副交感神经调节之间的相互关系。

极低频功率（very low frequency power，VLF），单位 ms×ms。VLF 代表了影响心脏的几个因素，如温度调节、肾素-血管紧张素系统和内皮生长因子，也反映交感神经活性。

3. 实验设计　实验分组：自愿参与的学生对半随机分为低剂量组和高剂量组，每组例数 $n \geqslant 10$。

（1）低剂量组：150mg 咖啡因（≈ 2 袋咖啡）。

（2）高剂量组：300mg 咖啡因（≈ 4 袋咖啡）。

受试者喝咖啡前后进行自身对照。喝咖啡前先记录正常血压并描记 10min 心电图。按分组单次饮用咖啡，记录饮用咖啡后 65min 心电图，同时每隔 10min 测量血压。

四、材料与方法

（一）实验材料

1. 实验对象　在参与本次课程的学生中招募健康志愿者，填写调查问卷，内容包括性别、年龄、身高、体重、体重指数等身体指标，咖啡饮用、运动、吸烟、饮酒等饮食运动嗜好，有无咖啡过敏既往史，有无心血管、胃肠道、泌尿、神经内分泌系统等可能影响实验的相关疾病。

2. 仪器　HPS-100 人体生理学实验系统，BL-420N 生物信号采集和分析系统，人体生理信号采集系统，无线信号接收器，心电信号输入线，贴片电极，电子血压计等。

3. 药品与试剂　75% 乙醇溶液，咖啡（1.8g/袋 ≈ 75mg 咖啡因/袋），纯净水等。

（二）实验步骤与方法

1. 实验前准备

连接无线信号接收器：将无线信号接收器接入 BL-420N 生物信号采集和分析系统硬件的 CH1 通道，待无线信号接收器指示灯常亮时，表明 BL-420N 生物信号采集和分析系统硬件对其识别成功。启动人体生理信号采集系统：长按电源键，在听到"嘀"声后松开，待主机"电量"指示灯常亮，"通讯中"指示灯闪烁，表明无线信号采集器与无线信号接收器通讯成功。

连接心电信号输入线：将心电信号输入线接入人体生理信号采集系统的 CH1 通道。连接一次性心电电极：将心电信号输入线的纽扣式接口与贴片电极背侧铜扣相连。

皮肤处理：使用酒精棉球擦拭电极安放处皮肤。电极安放位置如图 9-10-1 所示。右上臂绑电子血压计袖带。

双击电脑桌面软件快捷键打开"HPS-100 人体生理学实验系统"。在"首页"中点击"循环系统实验"→"人体心率变异分析"→"实验项目"→输入受试者信息→"确定"。

2. 实验方案及步骤　每组一名受试者和一名仪器操作者，受试者和操作者上午 9：00 到达人体机能实验室，按上述方法佩戴心

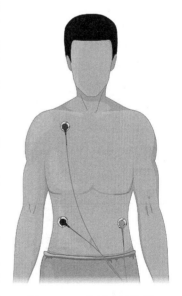

图 9-10-1　电极安放位置

电和血压装置，受试者采取舒适自然状态仰卧在检查床上，右上肢自然伸直置于身旁并使右臂与心脏等高，同时采取自主呼吸，休息 10min。

操作者点击软件中"开始实验"，连续描记 10min 静息时心电图（为Ⅱ导联心电图），在最后 3min 启动电子血压计按钮测量正常血压，共测量 2 次，间隔 1min，将血压值记录在原始记录本上。

由教师提前在一次性纸杯杯底标注"1"或"2"，1 代表低剂量组，2 代表高剂量组，该代号不能告知学生。用 250ml 纯净水冲调咖啡，由操作者随机拿取纸杯给受试者一次性饮用。随后操作者将杯底数字记录在记录本上，且不能告知受试者。

饮毕，继续记录 65min 心电图，并同上述方法每隔 10min 测量血压。到达时间点后点击软件界面右上角暂停按钮，保存心电图数据并命名文件。

测试结束后，取下心电图装置和血压计，按原来摆放位置收纳好。

点击软件界面"文件"→打开上述心电图数据文件→"工具"→"心率变异分析"，在"HRV Analysis"对话框中点击"分析参数"→设置"分析起始时间"，如"1min"→分析时间长度 "10min"→点击"应用"按钮→"分析报告"→"分析结果导出"即可将"时域分析参数""频域分析参数""非线性分析参数"相关数据导出到 Excel 表中，文件可命名为 rest（静息时心电图）。随后可将"分析起始时间"分别设置为 10min、25min、55min，分析时间长度均为"10min"，导出数据分别命名为 coffee10、coffee30、coffee60，分别对应饮用咖啡后 10min、30min、60min 时间点的数据。

五、实验结果记录与分析

准确记录实验数据（表 9-10-1、表 9-10-2），计算均数与标准差，尝试进行统计学显著性分析。可采用 SPSS 软件进行数据统计学分析。描述性结果采用均数 ± 标准差形式表示。原始记录本只记录本组数据，数据分析时可用全部受试者数据。

表 9-10-1　饮用咖啡后各时间点血压（mmHg）

观察指标	rest	coffee 10	coffee 20	coffee 30	coffee 40	coffee 50	coffee 60
低剂量组血压							
高剂量组血压							

表 9-10-2　饮用咖啡后各时间点主要 HRV 参数

观察指标	rest	coffee 10	coffee 30	coffee 60
平均 HR（次/分）				
SDNN（ms）				
RMSSD（ms）				
pNN_{50}（%）				
LF（ms×ms）				
HF（ms×ms）				
LF/HF				
VLF（ms×ms）				

六、讨论与结论

根据上述数据进行分析讨论，判断结果是否证明了假说，如果不符，根据结果修正假说。

七、注意事项

1. 受试者应如实告知身体健康状况，对咖啡敏感或不愿参与的同学可不参与测试，但可作为仪器操作和数据记录者参与实验过程并参与数据分析和结果讨论。

2. 自愿参与测试的同学测试前至少 48h 内禁止摄入任何含咖啡因的饮品或食物（咖啡、可乐、红牛等），并避免剧烈运动，实验前一晚不能熬夜，实验当天正常进食早餐。

3. 要正确放置电极，正确绑定血压计袖带。

4. 规范操作仪器设备，如实记录实验数据，实验途中受试者若有不适要及时告知，及时处理并记录。

八、思考题

1. 咖啡因对心血管系统有哪些主要的药理作用？其机制如何？

2. 过量饮用咖啡容易造成哪种电解质紊乱？为什么？

3. 本次实验设计有何不足之处，如何改进？

4. 本实验对我们的日常生活有何启示？

（项　静）

参 考 文 献

Busch NA, VanRullen R, 2010. Spontaneous EEG oscillations reveal periodic sampling of visual attention. Proc Natl Acad Sci USA, 107(37): 16048-16053.

Cao Q, Li L, Zhong Z, et al, 2020. Changes to central visual fields in cases of severe myopia in a Chinese population. Ann Palliat Med, 9(5): 2616-2622.

Casaburi R, Duvall K, 2014. Improving early-stage diagnosis and management of COPD in primary care. Postgrad Med, 126(4): 141-154.

Chen G, Yao LL, Zhao RP, et al, 2016. Electrophysiocardiogram: For the first time EPCG has been recorded on human body surface. Int J Cardiol, 222: 499-503.

Edwards E, 2019. Fight Song on Mute: University Pep Band Member Noise Dosages and Noise-Induced hearing Loss knowledge. Med Probl Perform Art, 34(2): 72-78.

Flueck JL, Schaufelberger F, Lienert M, et al, 2016. Acute effects of caffeine on heart rate variability, blood pressure and tidal volume in paraplegic and tetraplegic compared to able-bodied individuals: A randomized, blinded trial. PLoS One, 11(10): e0165034.

Kouri A, Dandurand RJ, Usmani OS, et al, 2021. Exploring the 175-year history of spirometry and the vital lessons it can teach us today. Eur Respir Rev, 30(162): 210081.

Logan NS, Radhakrishnan H, Cruickshank FE, et al, 2021. IMI accommodation and binocular Vision in Myopia Development and Progression. Invest Ophthalmol Vis Sci, 62(5): 4.

Rahman M, Okamoto K, Thompson R, et al, 2014. Trigeminal pathways for hypertonic saline- and light-evoked corneal reflexes. Neuroscience，277: 716-723.

Zimmermann-Viehoff F, Thayer J, Koenig J, et al, 2016. Short-term effects of espresso coffee on heart rate variability and blood pressure in habitual and non-habitual coffee consumers—A randomized crossover study. Nutritional Neuroscience, 19(4): 169-175.

第三部分　机能学动物实验

第十章　神经系统实验

实验十一　骨骼肌的收缩特征

一、观察现象并提出问题

1. Observation/Background (or Case)　Muscle Contractions of summation mean the adding together of individual twitch contractions to increase the intensity of overall muscle contraction. Summation occurs in two ways: ① by increasing the number of motor units contracting simultaneously, which is called multiple fiber summation; and ② by increasing the frequency of contraction, which is called frequency summation and can lead to tetanization.

Individual twitch contractions occurr one after another at low frequency of stimulation. As the frequency increases, there comes a point when each new contraction occurs before the preceding one is over. As a result, the second contraction is added partially to the first, and thus the total strength of contraction rises progressively with increasing frequency. When the frequency reaches a critical level, the successive contractions eventually become so rapid that they fuse together, and the whole muscle contraction appears to be completely smooth and continuous. This process is called tetanization. At a slightly higher frequency, the strength of contraction reaches its maximum, so any additional increase in frequency beyond that point has no further effect in increasing contractile force.

2. 问题　运动神经兴奋对骨骼肌收缩有什么影响?

二、形成假说

运动神经支配骨骼肌,当刺激强度足够引起运动神经产生动作电位时,则可引起所支配的骨骼肌细胞兴奋,通过兴奋-收缩耦联而使肌细胞收缩;当兴奋的神经纤维越多,则有更多肌细胞产生收缩,使骨骼肌总收缩力增强;当神经兴奋使所有肌细胞都兴奋收缩时,则整块骨骼肌收缩的力度和幅度将达到最大。此时再加大神经兴奋的强度,也不会引起此骨骼肌产生更大的收缩。

三、实验设计思路与实验目的

(一)实验目的

1. 通过观察刺激强度对肌肉收缩的影响,理解阈刺激、阈上刺激和阈下刺激等概念,并通过观察不同刺激频率对肌肉收缩形式的影响,了解骨骼肌不同的收缩形式。

2. 学习与训练的实验技能　坐骨神经-腓肠肌标本的制备方法,骨骼肌收缩实验方法。

(二)实验思路

1. 给予坐骨神经预定强度的电刺激,看是否能引起所支配的腓肠肌收缩。

2. 降低和增加刺激坐骨神经的电信号强度,观察引起最小和最大肌肉收缩时的电刺激强度。

3. 观察给予坐骨神经不同频率的电刺激对肌肉收缩形式有何影响。

四、材料与方法

（一）实验对象

蟾蜍或青蛙。

（二）实验器材与溶液

蛙类手术器械、林格液、支架、张力换能器、微调固定器、培养皿、BL-420 或 Pclab-530C 生物机能实验系统等。

（三）实验方法

1. 坐骨神经-腓肠肌标本制备

（1）破坏脑和脊髓：取蟾蜍或蛙一只，用自来水冲洗干净。一只手握住蟾蜍，食指置于其鼻尖部，拇指按压其背部，另一只手持金属探针自头部前端沿后正中线向尾部划，至凹陷处即枕骨大孔处，垂直刺入枕骨大孔进入颅腔并左右搅动破坏脑组织。再将探针抽回至进针处，折向后进入椎管破坏脊髓。这时蟾蜍四肢肌张力消失，下颌呼吸运动消失表明脑和脊髓已被破坏完全。

（2）剪除上部躯干、上肢及内脏：一只手捏住蟾蜍的脊柱，另一只手持粗剪刀在骶髂关节靠头端 0.5 ～ 1cm 处剪断脊柱，再靠脊柱两侧剪开腹壁。剪去上部躯干、上肢及所有内脏，保留部分脊柱及两侧的坐骨神经、髂骨和下肢。

（3）剥皮及分离双肢：一只手捏住脊柱的断端（小心不要伤及两侧的坐骨神经），另一只手捏住皮肤边缘，向下剥去全部下肢皮肤。将标本放在干净的林格液中，然后清洗用过的手术器械和手。用粗剪刀沿正中线剪开脊柱及耻骨联合将双下肢分离，后置于盛有林格液的培养皿中备用。

（4）游离坐骨神经和腓肠肌：取蟾蜍一侧下肢置于蛙板上，腹面朝上，将标本展开用蛙钉固定。用玻璃分针沿着脊柱旁游离坐骨神经，然后在背侧面沿股二头肌和半膜肌之间分离筋膜，分离和暴露坐骨神经，一直向下分离到腘窝处，用手术剪剪去坐骨神经干沿途细小分支，之后用玻璃分针分离腓肠肌至跟腱处穿线、结扎。用粗剪刀将坐骨神经连同 2 ～ 3 节脊柱一同剪下，将其搭放在腓肠肌上，剪去膝关节周围大腿肌肉，将股骨刮干净，然后在股骨下 1/3 处剪断，制备坐骨神经-腓肠肌标本，并将其置于林格液中 5 ～ 15min，以稳定其兴奋性。

2. 仪器连接　将肌动器固定在铁支架上，把标本中预留的股骨残端固定在肌动器上。腓肠肌跟腱结扎线固定在张力换能器的簧片上，使肌肉处于自然拉长的状态，保持一定的前负荷。把坐骨神经置于刺激电极上，保持神经与电极接触良好。启动 BL-420 或 Pclab-530C 生物机能实验系统，选择"实验项目"菜单中的"肌肉神经实验"，子菜单中选择"刺激频率与反应的关系"实验模块。

3. 观察不同刺激强度和刺激频率对肌肉收缩的影响

（1）给坐骨神经预设刺激强度，观察肌肉有无收缩：选用单刺激，刺激强度 1V，时长 1ms，刺激坐骨神经，观察肌肉是否收缩。

（2）阈刺激与最适刺激强度：刺激方式采用单刺激，时长 0.1 ～ 10ms，刺激电压初始值设为 0V，将刺激强度逐步增大，观察肌肉刚开始出现收缩反应的电压（阈刺激）和引起最大收缩时的最小电压（即最适刺激强度）。

（3）观察不同刺激频率对腓肠肌收缩的影响（单收缩和强直收缩）：选用串刺激，串脉冲数选"1"，用最适刺激强度采样，观察波形的高度与宽度。逐渐增加串刺激脉冲数（2, 4, 8, 12……），观察肌肉收缩形式的变化（辨识单收缩、不完全强直收缩和完全强直收缩，一般脉冲数十几即可引起完全强直收缩）。

五、实验结果记录与分析

将实验结果记录于表 10-11-1 中，并进行数据分析。

表 10-11-1 不同刺激强度和频率对腓肠肌收缩形式的影响

标本编号	阈刺激（V）	最适刺激强度（V）	引起不完全强直收缩的刺激频率	引起完全强直收缩的刺激频率	刺激时长（ms）
1					
2					
3					
4					
5					
⋮					

六、讨论与结论

讨论什么是阈刺激、阈下刺激、阈上刺激，以及肌肉的单收缩、不完全强直收缩和完全强直收缩。根据实验结果进行分析，判断是否验证了假说。

七、实验注意事项

1. 制备离体神经肌肉标本和实验过程中，要不断滴加林格液湿润标本，以保持神经肌肉良好的兴奋性。

2. 分离坐骨神经-腓肠肌标本时应避免过度牵拉神经。

3. 每次刺激后要让肌肉休息一段时间，以防标本疲劳。

八、思考题

1. 为什么在一定范围内增加刺激强度，肌肉的收缩力会增强？

2. 为什么刺激频率增加时，肌肉收缩幅度也增大？

（闫福曼）

实验十二 骨骼肌前负荷和后负荷对肌肉收缩的影响

一、观察现象并提出问题

1. Observation/Background (or Case)   When the muscle is at its normal resting length, which is at a sarcomere length of about 2 micrometers, it contracts on activation with the approximate maximum force of contraction. However, the increase in tension that occurs during contraction, called active tension, decreases as the muscle is stretched beyond its normal length—that is, to a sarcomere length greater than about 2.2 micrometers.

A skeletal muscle contracts rapidly when it contracts against no load to a state of full contraction in about 0.1 second for the average muscle. When loads are applied, the velocity of contraction decreases progressively as the load increases. When the load has been increased to equal the maximum force that the muscle can exert, the velocity of contraction becomes zero, and no contraction results, despite activation of the muscle fiber. This decreasing velocity of contraction with load occurs because a load on a contracting muscle is a reverse force that opposes the contractile force caused by muscle contraction. Therefore, the net force that is available to cause the velocity of shortening is correspondingly reduced.

2. 问题   肌肉在收缩之前的长度和收缩后遇到的负荷会影响肌肉收缩力吗？

二、形成假说

肌肉收缩前所承受的负荷称为前负荷，前负荷决定肌肉在收缩前的初长度。在一定范围，肌肉收缩力可随着前负荷的增加而增加。初长度影响肌肉收缩的张力。肌肉收缩后所承受的负荷称为后负荷。它可使肌肉收缩时产生相应的张力。后负荷会影响肌肉收缩的速度。

三、实验设计思路与实验目的

（一）实验目的

1. 通过观察肌肉的初长度（前负荷）和后负荷对骨骼肌收缩的影响，了解肌肉收缩产生的张力与前负荷的关系，以及肌肉缩短速度与后负荷的关系。

2. 学习与训练的实验技能　坐骨神经-腓肠肌标本的制备方法，骨骼肌收缩实验方法。

（二）实验设计思路

1. 制备坐骨神经-腓肠肌标本。

2. 逐渐改变肌肉的初长度（前负荷），观察肌肉收缩张力与初长度的关系，做出长度-张力曲线。

3. 固定初长度，逐渐增加肌肉收缩时的后负荷，观察肌肉收缩速度、张力与后负荷的关系，做出张力-速度曲线。

四、材料与方法

（一）实验器材与试剂

1. 实验对象　蟾蜍或青蛙。

2. 实验器材与溶液　蛙类手术器械、林格液、支架、张力换能器、微调固定器、培养皿、BL-420 或 Pclab-530C 生物机能实验系统等。

（二）实验方法

1. 制备坐骨神经-腓肠肌标本　见实验十一实验方法部分。

2. 连接仪器　将坐骨神经放在刺激电极上，刺激电极与生物机能实验系统的刺激输出端连接，张力换能器与生物机能实验系统的信号输入端连接。

3. 开始实验　进入 BL-420 或 Pclab-530C 生物机能实验系统，选择"实验项目"菜单中的"肌肉神经实验"，子菜单中选择"刺激频率与反应的关系"实验模块。

（1）找出单个最适刺激强度：把标本固定在肌动器上，用单脉冲刺激，刺激强度从小到大，直到肌肉产生最大收缩。

（2）前负荷对肌肉收缩的影响：用最适刺激强度刺激肌肉，记录肌肉收缩曲线。调节肌动器上的旋钮逐渐拉长肌肉，改变肌肉的初长度（前负荷），在不同的前负荷下刺激肌肉，观察、记录肌肉收缩波形，做出长度-张力曲线。

（3）后负荷对肌肉收缩的影响：将坐骨神经腓肠肌标本固定在肌动器和换能器杠杆的右端，左端悬挂砝码（1～2g），给肌肉一个固定的前负荷。之后在杠杆左端增加不同质量的砝码，即给予不同的后负荷，观察肌肉收缩的张力和缩短速度的变化，做出张力-速度曲线。

五、实验结果记录与分析

将实验结果记录于表 10-12-1 中，并进行数据分析。

表 10-12-1　前后负荷对腓肠肌收缩的影响

编号	最适刺激强度 （V）	前负荷 [肌初长度（cm）]	肌张力 [波高（cm）]	后负荷（g）	收缩张力 [波高（cm）]	收缩速度 [波宽（cm）/时间（s）]
1						
2						
3						
⋮						

六、讨论与结论

根据实验结果进行讨论分析，是否验证了假说。讨论什么是初长度和前负荷，前负荷对肌肉收缩张力有何影响；什么是后负荷，当后负荷逐渐增大时，肌肉收缩的张力和收缩速度怎么变化。

七、实验注意事项

1. 实验过程中，保持刺激参数不变。

2. 经常用林格液湿润标本，以保持其兴奋性。

3. 不要连续刺激肌肉，应有一定间隔（1～2min），让肌肉充分舒缓休息。

八、思考题

1. 肌肉的前负荷和肌肉收缩的关系是什么？

2. 施加在肌肉上的后负荷与肌肉收缩速度关系如何？

（闫福曼）

实验十三　骨骼肌兴奋-收缩耦联现象

一、观察现象并提出问题

1. Observation/Background (or Case)　The initiation and execution of muscle contraction occur in the following sequential steps. ①An action potential travels along a motor nerve to its endings on muscle fibers. ②At each ending, the nerve secretes a small amount of the neurotransmitter acetylcholine. ③Acetylcholine acts on a local area of the muscle fiber membrane to open acetylcholine-gated cation channels through protein molecules floating in the membrane. ④The opening of acetylcholine-gated channels allows large quantities of sodium ions to diffuse to the interior of the muscle fiber membrane. This action causes a local depolarization that in turn leads to the opening of voltage-gated sodium channels, which initiates an action potential at the membrane. ⑤The action potential travels along the muscle fiber membrane in the same way as the action potential travels along nerve fiber membranes. ⑥The action potential depolarizes the muscle membrane, and much of the action potential electricity flows through the center of the muscle fiber. Here it causes the sarcoplasmic reticulum to release large quantities of calcium ions that have been stored within this reticulum.

2. 问题　给骨骼肌一个电刺激为什么会引起其机械收缩呢？

二、形成假说

当给骨骼肌或者支配它的运动神经一个电刺激，将会引起肌肉产生动作电位，并触发其产生机械收缩。这种将骨骼肌细胞动作电位的电兴奋过程和肌丝滑行的机械收缩联系起来的中介机制称为兴奋-收缩耦联。

三、实验设计思路与实验目的

(一)实验目的

1. 通过观察骨骼肌的动作电位和机械收缩的关系,了解肌肉的兴奋-收缩耦联现象。

2. 学习与训练的实验技能 坐骨神经-腓肠肌标本的制备方法,骨骼肌动作电位和收缩的检测方法。

(二)实验设计思路

1. 制备坐骨神经-腓肠肌标本。

2. 同步记录骨骼肌动作电位和肌肉的机械收缩,观察二者的耦联关系。

3. 破坏骨骼肌的横管系统,观察兴奋-收缩脱耦联现象。

四、材料与方法

(一)实验对象

蟾蜍或青蛙。

(二)实验器材与溶液

蛙类手术器械、林格液、支架、神经屏蔽盒、张力换能器、微调固定器、培养皿、BL-420 或 Pclab-530C 生物机能实验系统,20% 高渗甘油(破坏肌细胞的横管系统)等。

(三)实验方法

1.制备坐骨神经-腓肠肌标本 见实验十一实验方法部分。

2.连接仪器 将坐骨神经置于神经屏蔽盒的刺激电极上,刺激电极与生物机能实验系统的输出端相连。腓肠肌结扎线固定于张力换能器的应变片上,后者与生物机能实验系统输入端中的一个通道(通道 2)相连。将一个引导电极置于腓肠肌上,另一端接入生物机能实验系统的通道 1,用于引导腓肠肌的动作电位。另一个引导电极连接肌腱,让标本接地。

3.开始实验 进入 BL-420 或 Pclab-530C 生物机能实验系统,选择"实验项目"菜单中的"肌肉神经实验",子菜单中选择"生物电-机械变化同步描记"实验模块。

(1)同步观察腓肠肌的动作电位和收缩曲线:给坐骨神经一个单刺激,观察腓肠肌动作电位波形、肌肉收缩波形和刺激标记,以及三者之间的时间关系,计算从动作电位的起始到产生肌肉机械收缩起始的时间差,了解肌肉兴奋-收缩耦联的关系。

(2)观察肌肉的兴奋-收缩脱耦联:将坐骨神经-腓肠肌标本取下,把腓肠肌置于含 20% 高渗甘油的林格液中浸泡 15 ~ 20min,当肌肉表面出现皱褶时,再将标本置于仪器上,重复上述实验步骤。观察刺激坐骨神经后,肌肉的电兴奋、机械收缩是否如上述变化。

五、实验结果记录与分析

将实验结果记录于表 10-13-1 中,并进行数据分析。

表 10-13-1　腓肠肌兴奋与收缩情况

编号	刺激参数	动作电位	肌收缩	动作电位到肌收缩
	电压(V)–时长(ms)	波高(mV)–波宽(ms)	波高(cm)–波宽(cm)	间隔时间(ms)
1				
2				

续表

编号	刺激参数		动作电位	肌收缩	动作电位到肌收缩间隔时间（ms）
	电压（V）–时长（ms）		波高（mV）–波宽（ms）	波高（cm）–波宽（cm）	
3					
4					
5					
⋮					

六、讨论与结论

根据实验结果进行分析，讨论影响骨骼肌兴奋-收缩耦联的因素与机制。判断结果是否验证了假说。

七、实验注意事项

1. 实验过程中，用林格液保持神经肌肉标本湿润。

2. 用 20% 高渗甘油浸泡腓肠肌的时间不宜过长。

八、思考题

1. 简述骨骼肌兴奋-收缩耦联的基本过程。

2. 为什么用含甘油的高渗林格液浸泡腓肠肌，其作用是什么？

3. 刺激坐骨神经后，为什么骨骼肌会出现收缩？

（闫福曼）

实验十四　神经干的兴奋性及动作电位传导速度测定

一、观察现象并提出问题

1. Observation/Background (or Case)　It is normal for most cells to possess an electrical potential (voltage) gradient across the plasma membrane, such that the interior is electrically negative to the exterior. In excitable (nerve and muscle) cells this potential difference, together with the operation of specialized membrane ion channels, is used to generate action potentials.

The rate of action potential propagation is a particularly critical feature in neurones. Information must be transferred quickly along neuronal axons in order to process information rapidly (in the brain) or to control voluntary muscle contraction (e.g. some axons of sciatic nerve motor neurones must transfer instructions for contraction of the leg muscles over a distance of more than a metre).

2. 问题　神经干能否发生兴奋，有何特点？

二、形成假说

神经干受到有效刺激后，才能出现兴奋反应，产生动作电位，其动作电位会沿着神经干以一定的速度传播。

三、实验设计思路与实验目的

（一）实验目的

1. 了解神经干动作电位特点；掌握神经干动作电位传导速度的测定方法；了解神经兴奋性的周期变化规律。

2. 学习与训练的实验知识技能 蛙类坐骨神经干标本的制备、电生理信号的采集、记录及分析方法。

（二）实验思路

1. 证明神经干受到有效刺激后，可以产生动作电位。

观察指标：双相动作电位波形及神经干动作电位的幅度，阈刺激和最大刺激数值。

动作电位是可兴奋细胞受到有效刺激后，在静息电位的基础上，细胞膜两侧发生的迅速而短暂的、可扩布的电位变化。神经干包含许多神经纤维，当冲动传来时，神经纤维的兴奋部位相对于静息部位呈负电位，两者之间的电位差可以被采集并记录。神经干所呈现的动作电位是所包含神经纤维产生动作电位的总和，称为复合动作电位。在一定范围内，动作电位的幅度随着刺激的增强而增大。能产生动作电位的最小刺激强度称为阈强度，又称阈值，把刚达到阈强度的刺激称为阈刺激。

2. 证明兴奋可以沿着神经干传导（测定动作电位传导速度）。

测量指标：两对引导电极之间的距离、刺激传导到两个引导电极之间的时间差。

神经纤维兴奋的标志是产生一个可以传导的动作电位。神经干一端受到刺激后，产生的动作电位像脉冲一样向远处传播，传播的速度和温度、神经干的直径及有无髓鞘等因素有关。通过测定动作电位在神经干上的距离（s）以及通过这段距离所用的时间（t），利用物理学原理 $v=s/t$，即可测定兴奋传导速度。蛙类坐骨神经干中以 Aα 类纤维为主，传导速度为 35 ～ 40m/s。

3. 证明兴奋的周期性变化（存在不应期）。

观察指标：两次刺激引发的双相动作电位波形。

可兴奋的组织在经历一次有效刺激后，其兴奋性会发生一个规律性的时相变化，依次经历绝对不应期、相对不应期、超常期和低常期，然后恢复到正常水平。利用双刺激可以检查神经干对第二个刺激的反应，从而判断神经的兴奋性变化。将两次刺激的时间间隔逐渐缩短，两次动作电位的图像就会逐渐靠近。当后者的波幅突然变小时，表示第二次刺激就落在第一次刺激的相对不应期内；当后者波幅突然消失，只能看到前一次刺激的动作电位时，表示第二次刺激就恰好落在第一次刺激的绝对不应期内，此时，再次刺激不会引起神经干的兴奋。

4. 证明如果神经有损伤，动作电位不能传导。

观察指标：单相动作电位波形。

如果两个引导电极之间的神经有损伤，那么兴奋只能通过第一个引导电极，而不能通过第二个引导电极，此时在屏幕上只能看到的是 1 个方向的电位偏转，这称为单相动作电位。

（三）实验设计

分离蛙的坐骨神经干标本，对标本进行电刺激，引发动作电位，观察双相动作电位的波形；找到刺激强度的阈值和最大刺激强度；对动作电位传导的速度进行测量。给予坐骨神经干标本两次连续的刺激，并逐渐缩短两次刺激间隔，观察兴奋的周期性变化（找到绝对不应期和相对不应期）。最后，将两个引导电极之间的神经干制造损伤，观察神经干动作电位的变化（单相动作电位）。

四、材料与方法

（一）实验材料

1. 动物 牛蛙。

2. 器材 BL-420N 或 Pclab-530C 生物信号采集和分析系统、神经屏蔽盒、蛙手术器械、蛙板、培养皿、滴管、滤纸、丝线等。

3. 药品与试剂 林格液、1% 普鲁卡因等。

（二）实验步骤与方法

1. 实验前的试剂准备 林格液配制：取氯化钠 6.5g，氯化钾 0.14g，氯化钙 0.12g，碳酸氢钠 0.2g，磷酸二氢钠 0.01g，葡萄糖 2g，蒸馏水加至 1000ml。配制时，先将除氯化钙、葡萄糖以外的试剂按比例倒入容器中，然后加蒸馏水至所配溶液体积的 2/3，最后滴加氯化钙母液，同时要边加边搅拌，防止形成钙盐沉淀，加蒸馏水至刻度线。葡萄糖临用时加入，因为加入葡萄糖的林格液不能久贮。

2. 实验步骤

（1）牛蛙坐骨神经干标本的制备：取牛蛙一只，冲洗干净，用左手无名指和小指夹住牛蛙后肢，中指夹住前肢，拇指抵住背部，食指压住头部并使其向下弯曲。右手持金属探针由枕骨沿脊柱方向向下触滑，凹陷的地方即枕骨大孔。金属探针垂直刺入椎管，再向上插入颅腔，左右搅动金属探针破坏大脑神经中枢。然后将针退至枕骨大孔并反向刺入椎管中，上下移动破坏脊髓。牛蛙出现四肢松软、呼吸消失，表示中枢神经系统已经被完全破坏，否则重复上述操作。

在牛蛙骶髂关节水平上 1.0cm 左右用粗剪刀剪断牛蛙脊柱，提起脊柱部分，把自然下垂的头部和内脏剔除，向下剥离全部后肢皮肤。之前用过的手术器械全部清洗干净后，用剪刀沿脊柱正中线将脊柱剪开并在耻骨联合处剪开两侧大腿，使两腿完全分离，将标本放置于盛有林格液的平皿中。

取蛙腿一条，用玻璃分针沿着脊柱分离坐骨神经，并在近脊柱处穿线结扎，在坐骨神经沟中找出坐骨神经并向下分离至腘窝处。坐骨神经在腘窝上方分为胫神经和腓神经，如神经不够长，继续向下分离两神经至足部剪断，并逐级向上抽出坐骨神经，剪断脊柱的结扎处，将制作好的标本放入林格液中备用。

（2）连接实验装置：用镊子夹住坐骨神经上的结扎线，将标本放置于神经屏蔽盒内的电极上，注意不要缠绕、折叠神经干。其中，引导电极与 BL-422I 信息化集成化信号采集与处理系统上的第 1、2 通道连接（注意接地），刺激电极与系统的刺激输出端连接。

（3）观察和测定双相动作电位波形：打开桌面上的 BL-420N 或 Pclab-530C 生物信号采集和分析系统图标，进入主页面，从"实验模块"中选择实验项目"神经干动作电位引导"进入实验。在屏幕下方"刺激参数调节"中，把"刺激幅度"由小到大进行调节，观察刺激强度和动作电位幅度的关系。当刚出现一个微小的双相动作电位时，此时的刺激强度称为阈值；当双相动作电位的幅度不再随着刺激强度的增大而增大时，此时的刺激强度称为最适（或最大）刺激强度。仔细观察神经干动作电位的双动作电位波形。

（4）测定动作电位传导速度：在"实验模块"中选择实验项目"神经干兴奋传导速度测定"，输入两对传导电极之间的距离（C1 到 C3 之间的距离），然后开始实验。给予神经一个最适刺激，此时屏幕上会出现两个动作电位波形，点击界面右下角"专用信息显示区"按钮，系统显示出自动测量的神经传导速度。

（5）观察兴奋的周期性变化：在"实验模块"中选择实验项目"神经干兴奋不应期测定"，在参数设置中，输入起始间隔 8ms；波间隔减量 0.5ms；刺激时间间隔 2s，开始实验，依次在通道中观察和测定相对不应期和绝对不应期。

（6）观察单相动作电位：将一对记录电极之间的神经干用镊子夹伤或者涂抹药物（1% 普鲁卡因）阻断，观察动作电位波形，可见双相动作电位变为单相动作电位。

五、实验结果记录与分析

将实验结果记录于表 10-14-1 中，并进行数据分析。

表 10-14-1 坐骨神经干兴奋性特点与传导速度

标本编号	阈值		最适刺激强度		相对不应期（ms）	绝对不应期（ms）	传导速度（m/s）
	强度（V）–时长（ms）		强度（V）–时长（ms）				
1							
2							
3							
⋮							

六、讨论与结论

根据上述四方面的数据来进行分析讨论，判断结果是否证明了神经干可以发生兴奋。

七、注意事项

1. 分离神经时切勿用力牵拉标本，神经干标本分离应该尽量干净，并随时在标本上滴加林格液，以防标本干燥。

2. 神经屏蔽盒内不要加入过多的林格液，以防电解质在刺激电极和记录电极之间形成"短路"。

3. 神经组织或两端的结扎线不可与神经屏蔽盒壁接触，神经干也不可折叠放在电极上，以免影响动作电位的大小及波形。

4. 刺激强度调节刚开始不应过强，以免损伤神经，需要由弱到强进行调节，刺激持续的时间也不宜过久。

八、思考题

1. 简述神经干双相动作电位和单相动作电位产生的原理。

2. 神经干动作电位为什么在一定范围内，动作电位的幅度随着刺激的增强而加大？

3. 为什么在绝对不应期内，神经对任何强度的刺激都不再发生反应？

4. 测定兴奋的传导速度时，为什么两对电极的距离相距越远测定结果越准确？

（窦 岩 贾凤琴）

实验十五 反射弧分析及反射中枢活动的某些基本特征

一、观察现象并提出问题

1. Observation/Background (or Case) Spinal cord injury (SCI) affects more than 6 million people worldwide, with an estimated global prevalence of 23 cases per one million people, based on regional data from the World Health Organization. Although mortality is relatively low, SCI is associated with high morbidity, high complication rates, and high cost of treatment and rehabilitation. It is well known SCI can lead to both sensory and motor dysfunction below the plane of injury, and to sexual dysfunction and incontinence. Neurogenic bowel dysfunction (NBD) following SCI is associated with dysuria, abdominal distension, fecal impaction, and fecal incontinence. These conditions severely affect patient quality of life and are a primary healthcare challenge for SCI patients. Treating defecation dysfunction caused by trauma-related SCI or disease remains a clinical challenge.

2. 问题 为什么脊髓损伤会导致受损平面以下的运动功能障碍，以及感觉、泌尿和性功能等障碍？

二、形成假说

脊髓反射是指脊髓固有的反射，完成反射的中枢为脊髓灰质，脊髓反射弧一般由感觉性的后根进入脊髓，由运动性的前根离开脊髓。脊髓反射可分为躯体反射和内脏反射。躯体反射指骨骼肌的反射活动，如牵张反射、屈曲反射等。内脏反射的一些中枢也在脊髓内，包括直肠排便反射中枢（肛门脊髓中枢），膀胱排尿反射中枢（膀胱脊髓中枢），勃起、射精、分娩等反射中枢（生殖脊髓中枢）等。

脊神经反射活动存在一定规律，而反射弧是反射活动的结构基础，其任一部分受到损伤破坏，反射活动都不能进行。脊髓损伤可能会引起脊髓反射中枢及传入、传出神经的损伤，使受损平面以下的脊神经躯体反射和内脏反射都发生障碍，从而导致运动、感觉、排便及性功能都发生障碍。

三、实验设计思路与实验目的

（一）实验目的

1. 观察脊髓反射活动的某些基本特征，分析反射弧的组成部分并探讨反射弧完整性与反射活动的关系。

2. 学习与训练的实验知识技能 学习脊蟾蜍（或脊蛙）的制备方法，学习躯体反射的诱导与观察方法。

（二）实验思路

1. 观察脊髓反射活动的某些基本特征 在脊蟾蜍模型上，通过改变刺激的方式、刺激的强度及刺激的作用时间等，记录脊动物的反射现象及持续时间等，观察脊髓反射活动的一些基本特征（总和现象、后发放现象、扩散现象、抑制现象）。

2. 通过破坏脊髓反射弧的完整性，观察脊髓和脊神经损伤对躯体反射活动的影响 通过分别破坏反射弧的感受器、传入神经、传出神经、神经中枢和效应器，观察脊蟾蜍的躯体反射（屈反射、搔抓反射）的发生情况，验证反射弧是神经反射的结构基础，其任一部分受到破坏，均不能出现反射现象。

（三）实验设计

制备好脊蟾蜍模型后，通过给予不同的刺激的方式、刺激的强度及刺激的作用时间等，观察脊动物的反射现象及持续时间等；通过逐一破坏反射弧各个部分，观察其出现的实验现象的差异。

四、材料与方法

（一）实验材料

1. 动物 蟾蜍或蛙。

2. 器材 蛙手术器械1套、铁支架、肌夹、烧杯、蛙板、滤纸、血管钳、秒表、玻璃平皿、刺激器、刺激电极2个、纱布等。

3. 药品与试剂 0.5% 硫酸溶液，1% 硫酸溶液等。

（二）实验步骤与方法

1. 脊蟾蜍模型的制备 取蟾蜍（或牛蛙）一只，用刺蛙针由枕骨大孔刺入颅腔，捣毁脑组织，注意保留脊髓，制备好脊蟾蜍模型。再用肌夹夹住脊蟾蜍下颌，悬挂在铁支架上。

2. 反射时间的测定

（1）用 0.5% 硫酸溶液浸泡蟾蜍一侧后肢中趾趾尖，观察反应，并记录自浸入起至后肢屈曲所需时间。出现反应后，立即用盛有清水的烧杯清洗该足趾，然后用纱布拭干。重复 3 次，并计算 3 次所测时间的平均值，即为此反射的反射时间。

（2）再以 1% 硫酸溶液重复上述测定，比较两种不同浓度硫酸所测反射时间是否相同。

3. 观察脊髓反射活动的某些特征（结果记录到表 10-15-1 中）

（1）总和现象：将两个各自连入不同刺激器的刺激电极分别与蟾蜍同一后肢相同的皮肤区域相接触，先用单个电刺激寻找其产生屈反射的阈值，再用略低的阈下刺激分别给予单个电刺激，不引起屈反射；然后保持强度不变，同时给予刺激，观察可否引起屈反射。

只用一个电极置于后肢皮肤，给予单个阈下刺激不能引起屈反射，再给予连续刺激，并依次增加刺激频率，观察最早引起屈反射的频率，记录该频率刺激的时间间隔。

（2）后发放现象：用适宜强度的连续阈上刺激作用于蟾蜍后肢皮肤，观察每次刺激停止后，反射活动是否立即停止。如发生未停止的后发放现象，并记录自刺激停止至反射活动结束的持续时间。并注意观察随刺激强度的增加，后发放的持续时间有何变化。

（3）扩散现象：将一个电极放在蟾蜍后肢的足面皮肤上，先给予弱的连续电刺激，观察发生的反应，然后依次增加刺激强度，观察每次增加强度所引起反射的空间范围有何变化。

（4）抑制现象：用 0.5% 的硫酸溶液测定反射时间，然后用止血钳夹住一侧前肢，给一个较强的刺激，待动物安静后再测反射时间，观察其有无延长。

4. 反射弧的分析（结果记录到表 10-15-2 中）　将脊蟾蜍俯卧固定在蛙板上，剪开左侧大腿背部皮肤。用玻璃分针分离股二头肌和半膜肌，暴露坐骨神经并在神经下穿一条丝线和垫一片浸蜡滤纸待用。

（1）用培养皿所盛的 0.5% 硫酸分别刺激两后肢中趾趾端，均出现屈反射。之后立即用清水（盛烧杯中）洗净脚趾上的硫酸，再用纱布轻轻揩干水（下同）。

（2）在右下腿踝关节上方的皮肤切一环形切口，然后撕掉切口下至趾尖皮肤。稍停，再用 1% 硫酸溶液刺激裸露的右下腿中趾趾端，右下腿不出现屈反射。

（3）将浸过 1% 硫酸的滤纸贴在左后肢皮肤上，左后腿甚至右后腿都出现屈反射。

（4）在左后腿坐骨神经上放一浸了可卡因的小棉球，然后每隔 1min 用 0.5% 硫酸刺激该后腿脚趾，观察其屈反射是否出现。当坐骨神经传入纤维麻醉之后，刺激该腿趾端，则不出现屈反射。

（5）当（4）项观察到左后腿反应刚不能出现时，立刻将浸过 1% 硫酸的滤纸片贴在左侧背部皮肤，同侧后肢可出现搔抓反射。

（6）然后每隔 1min 用浸过 1% 硫酸的滤纸分别刺激身体各部位，直到坐骨神经传出纤维也被麻醉后，刺激身体任何部位都不能引起左后肢反应。

（7）用镊子夹右后肢有屈反射后，用探针损毁脊髓，各种反射均消失。

五、实验结果记录与分析

准确记录以上各步骤出现的实验现象（表 10-15-1、表 10-15-2），并对其进行分析。

表 10-15-1　脊神经反射现象

标本编号	反射时间（s）	总和现象	后发放现象（s）	扩散现象
	正常–抑制	阈值（V）–频率–间隔时间（ms）		
1				
2				
3				
⋮				

表 10-15-2 脊髓反射弧损伤对躯体反射的影响

处理因素	同侧屈反射	对侧屈反射	同侧搔抓反射	对侧搔抓反射
刺激左后肢趾端				
刺激右后肢趾端				
右后肢皮肤破坏，刺激右后肢趾端				
右后肢皮肤破坏，刺激左后肢趾端				
左坐骨神经麻醉，刺激左后肢趾端				
刺蛙针破坏脊髓后				

六、讨论与结论

根据上述实验数据来进行分析讨论，验证相关理论知识，并判断结果是否证明了假说，如果不符，根据结果修正假说。

七、注意事项

1. 毁脑时不可伤及脊髓，以免破坏脊髓反射中枢。

2. 为保护蟾蜍皮肤，要求限制酸刺激时间在几秒钟，并在酸刺激后立即用清水洗去酸溶液。

3. 浸入硫酸溶液的部位应限于一个趾尖，每次浸泡范围也应恒定，勿浸入太多。

八、思考题

1. 反射时间的长短主要取决于哪些因素？

2. 为什么反射的空间范围可随刺激强度的增强而扩大？

3. 为什么反射持续的时间可随刺激强度的增强而延长？

4. 钳夹前肢后，后肢的反射时间是否延长了？为什么？

5. 该实验能否分析出是反射弧的传入神经还是传出神经的作用或损伤？

（杨　蓓）

实验十六　刺激蟾蜍迷走、交感神经对心脏活动的影响

一、观察现象并提出问题

1. Observation/Background (or Case)　The heart is richly innervated by autonomic nerves (ANS). Both sympathetic and parasympathetic systems interact in developing atrial fibrillation (AF) along with cardiac ganglionated plexi (GP). Thus autonomic dysfunction is present in AF. There are methods including selective ablation that reduce autonomic innervation and show to reduce the incidence of spontaneous or induced atrial arrhythmias. Heart rate variability (HRV) is a useful tool to assess sympathetic and parasympathetic influences on disease states. HRV can be improved following intervention and is thus a useful application in assessing autonomic dysfunction in patients with AF. ANS plays a crucial role in the development, propagation and complexity of AF. Assessment of the autonomic involvement in the propagation of AF may help in explaining why certain patients with AF do not benefit from cardioversion or ablation.

2. 问题　支配心脏的自主神经功能异常会引起怎样的心率变化？

二、形成假说

心迷走神经节后纤维末梢释放的乙酰胆碱作用于心肌细胞膜的毒蕈碱型乙酰胆碱受体（M 受

体），可导致心率减慢，心房肌收缩能力减弱，心房肌不应期缩短，房室传导速度减慢，即具有负性变时、变力和变传导作用。心交感节后神经元末梢释放的递质为去甲肾上腺素，其与心肌细胞膜上的 β_1 受体结合，可导致心率加快，房室交界的传导速度加快，心房肌和心室肌的收缩能力加强，即为正性变时作用、正性变传导作用和正性变力作用。

假说：心交感神经和心迷走神经（副交感）相互协调和平衡是维持正常心功能的必要条件，一旦内、外环境因素导致平衡被打破，即会出现各种心律失常。心交感功能占优势时，心率加快，收缩性增强；心迷走功能更强时，心率变慢，收缩性降低。

三、实验设计思路与实验目的

（一）实验目的

1. 了解蟾蜍和蛙的神经支配；观察电刺激蟾蜍迷走交感神经干对心脏活动的影响。

2. 学习与训练的实验知识技能　蟾蜍迷走交感神经干的分离方法，蛙类在体心搏曲线的记录方法。

（二）实验思路

1. 证明蟾蜍的迷走交感神经干对心脏的功能有调节作用。

观察蛙或蟾蜍的心脏迷走交感神经干兴奋后对心肌收缩性及心率有何影响。

蟾蜍的迷走神经和颈交感神经混合成一个神经干，称迷走交感神经干。在正常情况下，迷走神经兴奋时，心脏搏动减弱减慢；交感神经兴奋时，心脏搏动增强加快。

2. 证明不同强度的刺激，可对蟾蜍的心功能产生不同的作用。

迷走神经的兴奋性较高，因而低强度电刺激迷走交感神经干时，多产生迷走效应；高强度刺激时，易产生交感效应。

3. 证明不同频率的刺激，可能对蟾蜍的心功能也有不同的作用。

4. 观察给予 M 胆碱受体阻滞药（阻断迷走神经）后，对心功能的影响。

在蟾蜍心脏处滴加阿托品，可封闭迷走神经对心脏的影响，观察是否表现为单纯的交感兴奋效应。

5. 观察给予 β_1 受体阻滞剂（阻断心交感神经）后，对心功能的影响。

在蟾蜍心脏处滴加普萘洛尔，可封闭心交感神经对心脏的影响，观察是否表现为单纯的迷走兴奋效应。

（三）实验设计

实验分以下四组，每组例数 $n \geqslant 3$。处理方式如下（具体参数可根据预实验确定）。

1. 强度组　蛙心正常搏动曲线+固定 5Hz，1V、2V、5V 等不同强度刺激 2～5s。

2. 频率组　蛙心正常搏动曲线+固定 2V，1Hz、5Hz、10Hz 等不同频率刺激 2～5s。

3. 迷走阻断组　正常搏动曲线+固定 5Hz，2V 刺激加 1% 阿托品后再 5Hz，2V 刺激。

4. 交感阻断组　正常搏动曲线+固定 5Hz，2V 刺激加 0.5% 普萘洛尔后再 5Hz，2V 刺激。

四、材料与方法

（一）实验材料

1. 动物　蟾蜍或牛蛙。

2. 器材　BL-420 或 Pclab-530C 系列生物信号记录系统，张力换能器，刺激电极，蛙类手术器械，蛙心夹，铁架台，双凹夹，滴管，手术丝线等。

3. 药品与试剂　林格液，1% 阿托品溶液，0.5% 普萘洛尔溶液等。

（二）实验步骤与方法

1. 分离迷走交感神经干　取蟾蜍一只，用探针破坏脑和脊髓，将其仰卧位固定于蛙板上。在一侧下颌角与前肢之间剪开皮肤，分离皮下结缔组织，暴露并剪断肩胛提肌，在其下方可见一血管神经束，束内有颈动脉、颈静脉及迷走交感神经干，该神经是由延髓发出的迷走神经和交感神经节发出的交感神经合并而成的混合神经。用玻璃分针小心分离迷走交感神经干并穿线备用。

2. 记录心搏曲线　剪去胸骨下部，小心剪开心包，暴露心脏，在心室处于舒张期时，用蛙心夹夹住心尖。蛙心夹的另一端与张力换能器相连，后者连接生物信号记录系统。刺激电极置于迷走交感神经干下方，并与生物信号记录系统的刺激输出端相连。

3. 观察项目

（1）描记正常的蛙心搏动曲线，通过微调张力换能器的高度，得到幅度合适的心脏收缩曲线，记录心率和心室的收缩强度。

（2）用 5～10Hz，2～5V 的强度，连续脉冲刺激迷走交感神经干 2～5s，观察和记录心搏活动的变化。再不断增强连续刺激的频率和强度，重复试验，观察心搏曲线的变化。

（3）在静脉窦和心房部位加 1% 的阿托品溶液 2～3 滴。5min 后，再重复上述方式刺激神经干，记录心率和心室的收缩强度。

（4）在静脉窦和心房部位加 0.5% 普萘洛尔溶液 2～3 滴。5min 后，再重复上述方式刺激迷走交感神经干，记录心率和心室的收缩强度。

五、实验结果记录与分析

仔细观察和记录实验中的变化，将得到的心率和心肌收缩力记录在表 10-16-1 中。

表 10-16-1　不同强度和频率的刺激作用于迷走交感神经干对心脏功能的影响

	心率（次/分）	心肌收缩力	刺激强度（V）	刺激频率（Hz）
正常（无刺激）				
不同强度刺激 1				
2				
3				
不同频率刺激 1				
2				
3				
阿托品阻断				
普萘洛尔阻断				

六、讨论与结论

讨论不同刺激条件下，心率和心室收缩强度变化的机制，并分析和判断与假说是否相符。

七、注意事项

1. 分离神经时采用玻璃分针，尽量减少对神经及伴行血管的损伤。

2. 适当滴加林格液，保持迷走交感神经干的湿润及活性。

3. 刺激的强度和频率要逐步增加，刺激强度不要过大，持续时间不宜过长。

八、思考题

1. 用较弱的刺激刺激迷走交感神经干时，心搏曲线有何变化？为什么？

2. 不断增加刺激强度和频率，心搏曲线依次出现什么样的变化？为什么？

3. 滴加阿托品后，再施加刺激，结果较正常时有何不同？原因是什么？

（刘　奔　贾凤琴）

实验十七　膈神经放电与呼吸运动调节

一、观察现象并提出问题

1. Observation/Background (or Case)　Forty-two-year-old man presented to our emergency department with exertional dyspnea, orthopnea, and a left lower lobe consolidation treated initially as bronchitis by his primary physician as an outpatient, then subsequently as pneumonia at another institution, with no improvement in symptomatology. After admission to our hospital, CT chest demonstrated only supradiaphragmatic atelectatic changes. Echocardiography was normal. Bronchoscopy was contemplated however the patient could not lie flat. A fluoroscopic sniff test demonstrated diaphragmatic dysfunction and pulmonary function tests revealed restrictive pulmonary disease with evidence of neuromuscular etiology. Nerve conduction studies confirmed bilateral phrenic neuropathy. He was referred to a specialized neuromuscular disease center where subsequent workup did not demonstrate any specific etiology. A sleep study confirmed sleep disordered breathing suggestive of diaphragmatic paralysis and he was discharged on bi-level positive pressure ventilation.

2. 问题　膈神经兴奋性改变会引起呼吸功能变化吗？

二、形成假说

节律性呼吸运动是由呼吸中枢通过其传出神经（膈神经和肋间神经）兴奋，使其支配的呼吸肌（膈肌和肋间肌）产生的节律性收缩活动而引起。膈神经兴奋的强度与频率，可能会影响膈肌的收缩强度与频率，从而引起呼吸运动的改变。

三、实验设计思路与实验目的

（一）实验目的

1. 观察膈神经膈肌放电节律与呼吸运动节律的关系；观察不同因素对膈神经放电、呼吸运动的影响；了解神经系统对呼吸系统的调控机制。

2. 学习与训练的实验知识技能　膈神经放电记录方法，膈肌放电记录方法，呼吸运动记录方法，家兔手术方法，气管插管与迷走神经、膈神经分离技术。

（二）实验思路

1. 观察和证明膈神经传出冲动与呼吸节律的相关性。

观察指标：膈神经放电，膈肌放电，呼吸运动（幅度与频率）。

2. 证明刺激因素对膈神经与膈肌放电和呼吸运动的调节作用。

体内外各种刺激可直接作用于呼吸中枢或通过感受器反射性地调节呼吸运动。

（三）实验设计

自家兔耳缘静脉缓慢输入 20% 氨基甲酸乙酯（5ml/kg），麻醉固定后行气管插管，游离双侧迷走神经和膈神经。连接 BL-420 或 Pclab-530C 生物信号采集与处理系统，记录正常膈神经放电、膈肌放电、呼吸运动曲线。接着施加处理因素——给予 CO_2、N_2、注射乳酸、注射尼可刹米、增大无效腔、切断迷走神经，观察膈神经放电、膈肌放电波形的变化及与呼吸运动曲线的变化是否有相关性。

四、材料与方法

（一）实验材料

1.动物 家兔，雌雄不限，2.0～2.5kg，6 只以上。

2.器材 BL-420 或 Pclab-530C 生物信号采集与处理系统、张力换能器、引导电极、刺激电极、哺乳动物手术器械 1 套、气管插管、50cm 橡胶管、玻璃分针、注射器、CO_2 球囊、N_2 球囊等。

3.药品与试剂 20% 氨基甲酸乙酯、3% 乳酸、生理盐水、液体石蜡、尼可刹米注射液等。

（二）实验步骤与方法

1.实验前的试剂准备

生理盐水制备：实验前取氯化钠 9g，用蒸馏水配成 1000ml（或用氯化钠注射液）。

2.实验方法与观察项目

（1）家兔麻醉与固定：取家兔一只，称重。经耳缘静脉缓慢注射 20% 氨基甲酸乙酯麻醉（5ml/kg），仰卧位固定于兔手术台上。

（2）气管插管：剪去兔颈部被毛，沿颈部正中作一 5～7cm 切口，止血钳钝性分离皮下组织、肌肉，游离气管并穿线。于甲状软骨下第 3～4 气管环间作一倒"T"形切口，沿向心端插入气管插管并用丝线固定。

（3）分离迷走神经：于颈总动脉鞘内，用玻璃分针分离出双侧迷走神经，穿线备用。

（4）分离膈神经：用止血钳在一侧颈外静脉与胸锁乳突肌之间向深处分离至脊柱，可见较粗的臂丛神经，内侧有一条较细的与神经束垂直而与脊柱平行的神经，就是膈神经。用玻璃分针分离 1～2cm 膈神经，穿线提起，搭在引导电极上，同时将接地电极夹在颈部皮肤上，减少干扰。为保护神经，可在神经上滴加少许液体石蜡。

（5）暴露膈肌：沿腹白线在剑突下剪一切口，用止血钳夹持剑突翻转，可见贴附在其内表面的膈肌，将针形电极插入膈肌，恢复剑突至原位。

（6）连接仪器：将系有丝线的蛙心夹夹在胸廓活动最明显的部位，线的另一端连接张力换能器，记录呼吸运动情况。

（7）观察不同处理因素的影响

1）先记录一段正常的呼吸运动曲线及同步的膈神经、膈肌放电曲线作为对照。

2）CO_2 浓度增加对膈肌与膈神经放电、呼吸的影响：将装有 CO_2 的球囊管口靠近气管插管的侧管，使 CO_2 缓慢地随着吸气进入气管，观察曲线变化。待曲线变化明显后移除球囊，使呼吸恢复正常。

3）缺氧对膈肌与膈神经放电、呼吸的影响：将气管插管的侧管与装有 N_2 的球囊相连，观察曲线变化。待曲线变化明显后移除球囊，使呼吸恢复正常。

4）血液酸碱度对膈肌与膈神经放电、呼吸的影响：经耳缘静脉注射 3% 乳酸 2ml，观察曲线变化，待呼吸恢复正常后进行下一项观察。

5）中枢兴奋药物对膈肌与膈神经放电、呼吸的影响：经耳缘静脉注射尼可刹米 50mg，观察曲线变化，待呼吸恢复正常后进行下一项观察。

6）增大无效腔对膈肌与膈神经放电、呼吸的影响：将一长 50cm 的橡胶管与气管插管相连，观察曲线变化。待曲线变化明显后去掉橡胶管，使呼吸恢复正常。

7）迷走神经对膈肌与膈神经放电、呼吸的影响：先切断一侧迷走神经，观察曲线变化，再切断另一侧迷走神经，观察曲线变化，最后用刺激电极刺激一侧迷走神经的中枢端，观察曲线变化。

五、实验结果记录与分析

描记正常的膈肌与膈神经放电波形和呼吸运动曲线，以及施加各影响因素后曲线的变化（表 10-17-1）。

表 10-17-1 膈神经放电与呼吸运动的关系

处理因素	膈神经放电	膈肌放电	呼吸幅度	呼吸频率（次/分）
正常对照				
CO_2 浓度增加				
缺氧				
酸碱度				
注射尼可刹米				
增加无效腔				
切断迷走神经				

六、讨论与结论

根据描记出来的曲线，分析正常状态下和给予刺激因素后，膈肌与膈神经放电与呼吸运动是否具有相关性，讨论和判断结果是否佐证了提出的假说。

七、实验注意事项

1. 分离膈神经时，要动作轻柔，游离干净结缔组织，实验过程中滴加液体石蜡保护神经。

2. 经球囊给予通气时，应根据情况控制流速，出现效应后，立即移除气体。

3. 每一项试验做完后，应待实验动物呼吸平稳后再进行下一步处理，且前后有正常曲线作对照。

八、思考题

1. 吸入 CO_2 后膈肌与膈神经放电有何变化？是通过什么途径实现的？

2. 膈肌在呼吸运动过程中的作用是什么？

3. 切断两侧迷走神经后，膈肌与膈神经放电有何变化？为什么？

（苑 博 贾凤琴）

实验十八 毁损小脑对昆明小鼠躯体运动的影响

一、观察现象并提出问题

1. Observation/Background (or Case) The functional role of the cerebellum in motor control is not the generation but more in the shaping and fine-tuning of movements. Therefore, cerebellar damage does not cause loss of movement, but leads to abnormalities in movement characterized by increased variability and poor accuracy. The modern view is that different cerebellar regions play an integral role in the control of different behaviors including voluntary limb movements, eye movements, balance, locomotion, and now even higher brain (cognitive) functions. This view is based on the anatomy of cerebellar afferent and efferent connections as well as neural recording and lesion studies. It is also clear that the cerebellum exerts control over the flexibility of these behaviors; cerebellar integrity is critical for trial-and error adaptation of motor behaviors to new contexts.

2. 问题　昆明小鼠小脑毁损对其躯体运动有何影响？

二、形成假说

小脑的主要功能是调节肌张力，协助大脑调节骨骼肌随意运动的协调性以及维持躯体的平衡。从小脑中央核发出至红核的神经纤维，再由红核发出神经纤维经网状结构至脊髓，其作用是小脑配合脑干网状结构调节肌紧张与身体姿势；小脑还接受来自前庭感受器及前庭神经核传来的信息，以协调躯体不同部位骨骼肌的张力，使机体在负重行走、直线变速或旋转运动时，保持身体姿势平衡。小脑还对来自大脑皮质的运动信息和来自骨骼肌运动传来的本体感觉反馈信息进行比较，然后再通过小脑传出神经对相关肌肉运动进行调整与矫正，使骨骼肌的随意运动保持准确与协调。因此，小脑损伤可能会使其支配的躯体骨骼肌运动的协调性和平衡性发生障碍。

三、实验设计思路与实验目的

（一）实验目的

1. 观察小鼠小脑损伤对肌肉紧张和身体平衡等躯体运动的影响。

2. 学习与训练的实验技能　学习小鼠小脑毁损的实验方法，了解动物运动行为学的实验方法。

（二）实验思路

1. 观察小鼠在小脑功能正常时，其直线运动的协调性和旋转运动的平衡性情况。

2. 观察小鼠在小脑部分毁损时，是否引起其直线运动协调性和旋转运动平衡性的障碍。

观察指标：损伤侧、未损伤侧肌紧张情况；小鼠直线运动是否偏离或翻滚；旋转运动时是否协调或掉下。

（三）实验设计

实验分组：将小鼠随机分为 3 组：正常组、假手术对照组和小脑毁损组。每组例数 $n \geqslant 3$。正常组动物观察指标后，可作为其他组的动物用。

1. 假手术对照组　麻醉+头部皮肤肌肉切开分离+不损伤小脑+直线运动+旋转运动。

2. 小脑毁损组　麻醉+头部皮肤肌肉切开分离+毁损一侧小脑+直线运动+旋转运动。

3. 正常组　不麻醉+不手术+直接观察直线运动+旋转运动。

四、材料与方法

（一）实验材料

1. 动物　昆明小鼠，雌雄均可，体重 18 ～ 22g，9 只以上。

2. 器材　哺乳动物手术器械 1 套，小鼠手术台，200ml 烧杯，棉球，纱布等。

3. 药品与试剂　乙醚等。

（二）实验步骤与方法

1. 乙醚麻醉　将一只昆明小鼠置于实验台上，首先观察其一般状态（小鼠运动姿态、活泼程度、肌张力等），然后将昆明小鼠置于烧杯内，放入一浸有乙醚的棉球使其麻醉，注意仔细观察呼吸，若呼吸变慢时则表示动物已麻醉，将其取出，置于小鼠手术台上（同时需注意不可麻醉过深，烧杯不可完全密闭，否则昆明小鼠会因麻醉而窒息死亡）。

2. 暴露"人"字缝　沿头部正中线剪开头皮至耳后部，暴露头骨和顶间骨以及它们之间的"人"字缝（图 10-18-1）。

3. 分离肌肉　用左手拇指、食指捏住头部两侧，用棉花将顶间骨上一层薄薄的皮下肌肉轻轻向后推压分离，充分暴露顶间骨，透过颅骨即可看清小脑的位置。

4. 小脑毁损组动物　用大头针在"人"字缝下 1mm，距离中线 2 mm 处穿透顶间骨，刺入小脑，进针深度 2～3mm，将针自前向后或自后向前将一侧小脑毁损，然后将针取出，以棉球压迫止血。假手术对照组不做此处理。

5. 观察术后小鼠的运动情况　待昆明小鼠清醒后，检查小鼠上下肢肌肉的紧张度变化，再观察以下运动时的肌肉协调性与平衡性。

（1）直线运动的协调性：每次取 1 只小鼠放在一直径 2～3cm，长 50～80cm 的圆木棍上，观察其是否能沿着木棍直线走过，或中途翻滚掉下的次数，以观察其直线运动的协调性。

（2）旋转运动的平衡性：每次取 3 只小鼠放在转棒疲劳仪的转动杆上，打开电源，设置转速（5r/min、10r/min、20r/min），观察小鼠在不同转速时的肢体平衡协调性，记录小鼠翻滚掉下的时间和次数，以观察小鼠旋转运动的平衡性。

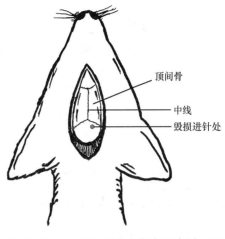

图 10-18-1　小鼠小脑毁损部位示意图，圆点为毁损进针处

五、实验结果记录与分析

将结果记录于表 10-18-1 中，并进行数据分析。

表 10-18-1　小鼠一侧小脑损伤对其躯体运动行为的影响

观察指标	假手术对照组			小脑毁损组		
	1	2	3	1	2	3
健侧肌紧张性						
伤侧肌紧张性						
直线运动 1. 正常时						
2. 毁损后						
旋转运动 1. 正常时						
2. 毁损后						

六、讨论与结论

根据上面数据进行分析讨论，判断结果是否证明了假说。

七、注意事项

1. 损伤昆明小鼠一侧小脑蚓部（抑制区），损伤侧肌紧张增强，而未损伤侧肌紧张相对减弱，因此会引起昆明小鼠向未损伤侧旋转或翻滚；损伤一侧小脑蚓旁部（易化区），损伤侧肌紧张减弱，而未损伤侧肌紧张相对增强，因此会引起昆明小鼠向损伤侧旋转或翻滚。

2. 为了避免麻醉过深导致昆明小鼠死亡，在麻醉时要密切注意动物的呼吸变化，手术过程中如动物苏醒挣扎，可随时用乙醚棉球追加麻醉。

3. 捏昆明小鼠头部时，切勿用力过大，否则易造成颈椎脱臼死亡，分离肌肉时也不可用力过大。

4. 捣毁小脑深度要适宜，不可刺入过深，以免损伤延髓而使动物立即死亡，不可刺入过浅，以免未对小脑产生破坏作用。

八、思考题

1. 损伤昆明小鼠一侧小脑，昆明小鼠清醒后观察其姿势与行为出现哪些改变？为什么会出现此类改变？

2. 小脑的主要功能是什么？

（张秀萍）

参 考 文 献

Ahsan A, Gregory Y, Alena S, 2019. Heart rate variability in atrial fibrillation: The balance between sympathetic and parasympathetic nervous system. Eur J Clin Invest, 49(11): e13174.

Bao BB, Fu K, Zheng XY, et al, 2020. Novel method for restoration of anorectal function following spinal cord injury via nerve transfer in rats. J Spinal Cord Med, 43(2): 177-184.

Fletcher A, 2008. Action potential: generation and propagation. Anaesthesia & Intensive Care Medicine, 9(6): 204-208.

Hall JE, Michael E, 2021. Guyton and Hall Textbook of Medical Physiology. 14th Edition. Pennsylvania: Elsevier. 81, 85, 88, 89.

Ilg W, Dagmar T, 2013. Gait ataxia-specific cerebellar influences and their rehabilitation. Mov Disord, 28: 1566-1575.

Morton SM, Bastian AJ, 2004. Cerebellar control of balance and locomotion. Neuroscientist, 10(3): 247-259.

Rafiq A, Ijaz M, Tariq H, 2016. Failing phrenics: an obscure cause of exertional dyspnea: Case report and literature review. Medicine (Baltimore), 95(29): e4263.

第十一章　循环系统实验

实验十九　期前收缩、代偿间歇和蛙心起搏点的观察

一、观察现象并提出问题

1. Observation/Background (or Case)　A premature contraction is a contraction of the heart before the time that normal contraction would have been expected. This condition is also called extrasystole, premature beat, or ectopic beat.

The P wave of this beat occurred too soon in the heart cycle; the P—R interval is shortened, indicating that the ectopic origin of the beat is in the atria near the A-V node. Also, the interval between the premature contraction and the next succeeding contraction is slightly prolonged, which is called a compensatory pause. One of the reasons for this is that the premature contraction originated in the atrium some distance from the sinus node, and the impulse had to travel through a considerable amount of atrial muscle before it discharged the sinus node. Consequently, the sinus node discharged late in the premature cycle, and this made the succeeding sinus node discharge also late in appearing.

2. 问题　如何判断蛙心起搏点的位置？期前收缩与正常起搏的收缩有何不同？

二、形成假说

心脏不同部位都有自律性，自律性最高的部位称为起搏点。蟾蜍或蛙心脏的静脉窦自律性最高，可能为正常起搏点。

对蟾蜍心室给予提前刺激有可能出现期前收缩；期前收缩根据其产生的位置，由于其兴奋传导的方向、速度和距离不同，使得心肌收缩的幅度和心电波形大小和间隔与正常起搏产生的波形有差别。

三、实验设计思路与实验目的

（一）实验目的

1. 学习在体蛙心心跳曲线的记录方法；通过结扎方法了解蛙心起搏点和心脏不同部位的自律性高低差异，了解期前收缩与代偿间歇产生机制。

2. 学习与训练的实验知识技能　学习在体观察蛙心心跳曲线记录及起搏点观察的操作方法。

（二）实验思路

1. 观察并证明静脉窦是蟾蜍心脏的正常起搏点　通过进行斯氏第一、第二结扎，阻断静脉窦向下传导，分别观察阻断前与阻断后静脉窦、心房、心室收缩顺序和跳动频率，并计数它们在单位时间内的跳动次数。寻找搏动频率最高的位置为心脏正常起搏点。通常静脉窦自律性最高，为蟾蜍心脏的正常起搏点，它可通过抢先占领和超速驱动阻抑等机制控制其他潜在起搏点。

2. 观察和比较蟾蜍心脏正常收缩和期前收缩波形的差异　通过对蟾蜍心室进行电刺激，观察其期前收缩波形的特点及有无代偿间歇的出现。

（三）实验设计

将蟾蜍刺毁脑和脊髓后，通过采用斯氏第一、第二结扎的方法，阻断蟾蜍心脏起搏点的正常传导，从而观察并记录蟾蜍心脏静脉窦、心房、心室各部分搏动的频率，寻找到正常起搏点。并

通过电刺激蟾蜍心室的方法观察其期前收缩出现的时期、波形特点及有无代偿间歇。

四、材料与方法

（一）实验材料

1. 动物 蟾蜍或蛙。

2. 器材 蛙手术器械 1 套、铁支架、烧杯、蛙板、生物信号采集处理系统、张力换能器、蛙心夹、试管夹、双凹夹、滴管等。

3. 药品与试剂 林格液等。

（二）实验步骤与方法

1. 蛙心起搏点的观察

（1）取蟾蜍 1 只，用探针刺毁脑和脊髓后，将蟾蜍仰卧固定在蛙板上。用镊子提起胸骨后端腹部的皮肤，剪一小口，然后将剪刀由切口处伸入皮下，向左右两侧锁骨外侧方向剪开皮肤，并向头端掀开皮肤。用镊子提起胸骨后端的腹肌，在腹肌上剪一小口，将大剪刀伸入胸腔内，紧贴胸壁（以免损伤下面的心脏和血管），沿皮肤切口方向剪开肌肉，剪断左右喙骨和锁骨，使创口呈"V"形。用小镊子提起心包膜，用小剪刀将心包膜剪开，暴露出心脏。

（2）从心脏的腹面可看到一个心室，左右两个心房、动脉圆锥和左、右主动脉干。房室之间有一房室沟。用玻璃分针将心室翻向头侧，就可看到两心房的下端有与两心房相连的静脉窦。心房和静脉窦之间有一半月形白色条纹，称窦房沟。静脉窦与前后腔静脉相连。

（3）观察静脉窦、心房、心室收缩顺序，并计数它们在单位时间内的跳动次数。

（4）用细镊子在主动脉干下穿一线备用，用玻璃分针将心尖翻向头端，暴露心脏背面，然后将主动脉干下的那一条线在窦房沟处打一结，当线准确落到半月形白色条纹（窦房沟）上时，迅速扎紧，以阻断静脉窦和心房之间的传导，此为斯氏第一结扎。于是心房、心室立即停止跳动，而静脉窦照常在跳动。计数静脉窦在单位时间内的跳动次数。

（5）待心房、心室恢复跳动后，再取一线绕在房室沟作一紧结，即斯氏第二结扎。阻断房室之间的传导后观察心房和心室跳动情况，分别计数单位时间内静脉窦、心房、心室频率。

2. 期前收缩和代偿间歇的观察

（1）取蟾蜍 1 只破坏脑和脊髓，同前暴露心脏。将蛙心夹上的连线缚于张力换能器弹性悬梁臂的着力孔上，刺激电极一端与生物信号采集处理系统刺激输出线相连，另一端固定于铁支架上，并使心室恰好处于电极的两极之间，无论心室在收缩还是舒张，均能与两极相接触。

（2）启动生物信号采集处理系统，点击菜单"实验/常用生理学实验"，选择"期前收缩与代偿间歇"，调用已设置好仪器参数的文件，开始采样观察。描记正常蛙心的搏动曲线，分清曲线的收缩相和舒张相。

（3）分别在心室收缩期和舒张早期及时刺激心室，观察能否引起期前收缩。

（4）在心室舒张早期之后及时刺激心室，观察有无期前收缩的出现。刺激如能引起期前收缩，观察其后是否出现代偿间歇。

将观察到的实验结果打印输出或描画于实验报告上。

五、实验结果记录与分析

观察记录心脏不同部位的心跳频率、心室正常与期前收缩曲线，并进行比较分析。

六、讨论与结论

根据上述实验数据进行分析讨论，判断结果是否证明了假说，如果不符，根据结果修正假说。

七、注意事项

1. 破坏蛙的脑和脊髓要完全。

2. 做斯氏第一结扎时，结扎线应准确地扎紧窦房沟，不能扎住静脉窦。

3. 蛙心夹与张力换能器间的连线应有一定的紧张度。

4. 实验中出现心脏不跳的可能原因：静脉窦误伤或操作中心肌受损。

5. 心室舒张早期之后，刺激心室，无期前收缩的出现，可能原因：刺激强度不够，刺激参数设置不合理，延迟时间过长，或刺激器无输出，刺激电极与心脏接触不好，输出线路断路或短路等，找出并解决问题。

八、思考题

1. 本实验证实蛙心正常起搏点是哪个部位？为什么它能控制其他部位自律细胞的活动？

2. 在心室的收缩期和舒张早期给予阈上刺激能否引起期前收缩？为什么？

3. 在期前收缩之后为什么会出现代偿间歇？

（杨 蓓）

实验二十　前后负荷对蛙心排血量的影响

一、观察现象并提出问题

1. Observation/Background or Case　In assessing the contractile properties of muscle, it is important to specify the degree of tension on the muscle when it begins to contract, which is called the preload, and to specify the load against which the muscle exerts its contractile force, which is called the afterload. For cardiac contraction, the preload is usually considered to be the end-diastolic pressure when the ventricle has become filled. The afterload of the ventricle is the pressure in the artery leading from the ventricle.

2. 问题　心脏前、后负荷改变对心排血量（即心输出量）有何影响？

二、形成假说

心排血量的影响因素主要有前负荷、后负荷、心肌收缩能力和心率。在一定范围前负荷越大，搏出量越大，从而导致心排血量增大；后负荷增大则使得心排血量减少。

三、实验设计思路与实验目的

（一）实验目的

1. 观察前、后负荷改变时对心排血量的影响。

2. 学习与训练的实验知识技能：学习蛙心灌流的方法。

（二）实验思路

1. 验证前负荷对心排血量的影响。

观察指标：心排血量测定。

通过固定后负荷，由小到大改变前负荷的大小，观察前负荷对心排血量的影响。

2. 验证后负荷对心排血量的影响。

观察指标：心排血量测定。

通过固定前负荷，由小到大改变后负荷的大小，观察后负荷对心排血量的影响。

（三）实验设计

制备好心脏灌流模型后，通过改变心室前灌流液面高度改变心室前负荷的大小。通过改变动脉插管所连接滴管高度，改变心室后负荷的大小。进而观察不同前后负荷对心排血量的影响。

四、材料与方法

（一）实验材料

1. 动物　蟾蜍或蛙。

2. 器材　恒压灌流装置 1 套、动脉插管、烧杯、10ml 量筒、静脉插管、储液瓶、蛙类手术器械等。

3. 药品与试剂　林格液。

（二）实验步骤与方法

1. 组装恒压灌流装置　如图 11-20-1 所示。用一个 500ml 的储液瓶盛放灌流液，灌流液选择林格液约 400ml，灌流液从储液瓶下口经橡胶管流至灌流器官，接管上有螺旋夹，可以调节灌流液的流量。从储液瓶上口的橡皮塞中心插入一根玻璃管，其下端距瓶底 1cm，作为进气管。气管下口的压力恒等于实验时的大气压，故可以此处作为"零点"，由进气管下口水平至灌流液插管口水平的垂直距离，即为灌流压高度，以 cmH_2O 表示。在灌流过程中，尽管储液瓶中液面不断下降，但只要储液瓶位置不变，液面也不低于进气玻璃管下口，则灌流压便可保持恒定不变，而改变储液瓶的高度亦即改变进气玻璃管下口（零点）的高度，便可以改变灌流压。灌流压的高低可反映回心血量的多少，即前负荷的大小。改变动脉插管所连接滴管高度，改变心室后负荷的大小。小烧杯中收集的心脏每分钟搏出的灌流液即为心排血量。

2. 制备心脏标本

（1）用探针破坏蟾蜍的脑和脊髓，仰卧固定于蛙板上，打开胸腔，暴露心脏、剪去心包膜，结扎右主动脉，左主动脉下穿丝线备用。

（2）将心脏倒翻向头部，识别静脉窦、后腔静脉（下腔静脉）的解剖位置。细心剪去下腔静脉两旁的包膜，穿丝线备用。

（3）后腔静脉插管：细心剪去后腔静脉两旁的包膜，提起丝线或用眼科镊子夹住后腔静脉上壁，用眼科剪刀在后腔静脉做一小切口，随即把与储液瓶相连的静脉插管向心插入静脉并结扎固定。

（4）主动脉插管：翻转心脏向下，分离结扎右侧主动脉。左侧主动脉远端结扎，近心端上方剪一小口，将动脉插管向心插入动脉并结扎固定。此时可见液体从动脉插管中流出，心输出液通过主动脉插管进入后负荷管路，收集至小烧杯中并计量。

3. 观察对照条件下心排血量　将前负荷固定在 $3cmH_2O$，后负荷 $5cmH_2O$，进行林格液灌流，用小烧杯收集心脏搏出的灌流液 2 ~ 3min，同时计算心率。将搏出液量除以收集时间（min），得到心排血量，将心排血量除以心率即得到平均每搏输出量。

4. 前负荷（心室舒张末期容积）对心排血量的影响　后负荷条件不变，改变前负荷至 $6cmH_2O$、$9cmH_2O$、$12cmH_2O$，分别观察比较不同前负荷时的每搏输出量、心率和心排血量，并找到最适前负荷。

5. 后负荷（动脉血压）对心排血量的影响　将前负荷固定于 $3cmH_2O$，依次将后负荷改变至 $0cmH_2O$、$10cmH_2O$、$15cmH_2O$ 和 $20cmH_2O$，分别观察比较不同前负荷时的每搏输出量、心率和心排血量。

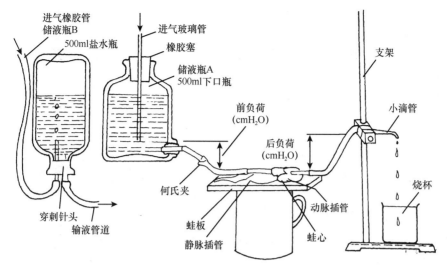

图 11-20-1　恒压灌流装置

五、实验结果记录与分析

准确记录以上各步骤出现的实验现象，并对其进行分析（表 11-20-1、表 11-20-2）。

表 11-20-1　前负荷对心排血量的影响

前负荷	每搏输出量（ml）	心率（次/分）	心排血量（ml/min）
3cmH$_2$O			
6cmH$_2$O			
9cmH$_2$O			
12cmH$_2$O			

表 11-20-2　后负荷对心排血量的影响

后负荷	每搏输出量（ml）	心率（次/分）	心排血量（ml/min）
0cmH$_2$O			
5cmH$_2$O			
10cmH$_2$O			
15cmH$_2$O			
20cmH$_2$O			

六、讨论与结论

根据上述实验数据来进行分析讨论，验证相关理论知识，并判断结果是否证明了假说，如果不符，根据结果修正假说。

七、注意事项

1. 应当注意静脉插管和动脉插管放置的高度。

2. 手术操作时应注意分离并穿线结扎两侧肺静脉和右侧主动脉，防止灌流液溢漏。

3. 整个实验中管道不要扭曲，输液管道中不得存有气泡。

4. 心脏表面经常滴加林格液，防止组织干燥；手术时不要损伤静脉窦。

八、思考题

1. 何谓前负荷，本实验中为什么可以用灌流瓶的高度来代表心脏的前负荷？

2. 何谓后负荷，本实验中为什么可以用动脉插管的高度来代表心脏的后负荷？

3. 前后负荷是如何影响心排血量的？结合本实验结果，试分析这些影响因素的作用机制。

4. 能够影响心排血量的因素还有哪些？是如何影响的？

（杨　蓓）

实验二十一　蛙心灌流及理化因素对离体心脏活动的调节

一、观察现象并提出问题

1. Observation/Background (or Case)　The heart has evolved a sophisticated system for coping with metabolic fluctuations in acid or base, maintaining pH at a value of about 7.2. The system has so far been mapped for ventricular myocytes and, to some extent, Purkinje cells of the conduction pathway. The characteristics of atrial tissue therefore remain to be investigated. Although each ventricular cell expresses the elements of pH regulation, in the form of H^+-equivalent transporters and intracellular buffers, the system cannot be visualized accurately until spatial interactions within the myocardium are also considered. This is because pH in an organ as large as the heart is unlikely ever to be entirely uniform, especially as local capillary perfusion cannot be ideal at all times. Thus there are systems that coordinate pH spatially in the heart. One of these comprises the passive permeation of H^+-ions between adjacent myocytes through gap junctional channels, while another utilises the enzyme carbonic anhydrase to orchestrate the venting of metabolic CO_2. As the pH control system is closely integrated with the cell's Ca^{2+} regulatory system, the spatial control of pH will also impact on the spatial regulation of Ca^{2+} in the heart. Even in individual myocytes, spatial pH regulation is complex and non-homogeneous.

2. 问题　改变维持心脏活动的理化环境，心脏活动会受到影响吗？

二、形成假说

心脏正常的节律性兴奋和收缩活动必须在适宜的理化环境里才能维持，一旦适宜的环境（温度、离子浓度、酸碱度等）改变或被药物等干扰，心脏的收缩性等功能活动就会受到影响。

三、实验设计思路与实验目的

（一）实验目的

1. 学习离体蛙心的制备方法和灌流方法，掌握心肌的生理特性，观察温度、离子（Na^+、K^+、Ca^{2+}）、酸碱（乳酸、$NaHCO_3$）、递质（去甲肾上腺素、乙酰胆碱、阿托品）及药物（强心苷类）对维持和调节心脏正常节律性活动的重要作用。

2. 学习与训练的实验知识技能　离体蛙心的制备方法和灌流方法，Medlab 生物信号采集处理系统记录和处理实验结果的方法，张力换能器的使用方法。

（二）实验思路

1. 观察温度对离体蛙心收缩活动的影响。

观察指标：蛙心收缩曲线。

温度过低时，心肌的基础代谢减弱，肌凝蛋白头部 ATP 酶活性降低，代谢水平降低，同时温度的降低抑制腺苷酸环化酶的活性，使细胞内的 cAMP 浓度下降，钙通道受到抑制，Ca^{2+} 内流减少，兴奋-收缩耦联受影响，心肌收缩减弱，心率减慢。

2. 观察不同离子对离体蛙心收缩活动的影响。

观察指标：蛙心收缩曲线。

心肌的收缩活动是由 Ca^{2+} 触发的，作为钙受体的肌钙蛋白结合了足够的 Ca^{2+}，才能引起肌钙蛋白分子构型的改变，触发肌丝滑行，从而引起肌纤维收缩。心肌收缩的强弱与细胞外 Ca^{2+} 浓度成正比。当细胞外缺乏 Ca^{2+} 时，心肌细胞动作电位二期内流 Ca^{2+} 减少，胞质 Ca^{2+} 浓度降低，心肌的收缩活动也随之减弱、心率减慢。如果细胞外长时间缺乏 Ca^{2+}，心脏最终会停止收缩，但心肌仍能产生动作电位（即产生兴奋），这种现象称为兴奋-收缩脱耦联，是心肌细胞内缺少 Ca^{2+} 后的表现。但细胞外 Ca^{2+} 浓度过高时，Ca^{2+} 与肌钙蛋白达到只结合而不解离的程度，导致心肌失去舒张的能力，停止在收缩状态，这种现象称为"钙僵"。

当细胞外 K^+ 浓度增高时，K^+ 与 Ca^{2+} 有竞争性拮抗作用，K^+ 可抑制细胞膜对 Ca^{2+} 的转运，使进入细胞内的 Ca^{2+} 减少，心肌的兴奋-收缩耦联过程减弱，心肌收缩力降低，以及自律性下降、心率减慢。当细胞外 K^+ 浓度显著增高时，膜内外的 K^+ 浓度梯度减小，静息电位的绝对值过度减少，钠通道失活，心肌的兴奋性完全丧失，心肌不能兴奋和收缩，停止于舒张状态。

3. 观察酸碱度改变对离体蛙心收缩活动的影响。

观察指标：蛙心收缩曲线。

当 pH 升高时，细胞外的 H^+ 浓度降低，细胞内 H^+ 外逸与细胞外 K^+ 进行 H^+-K^+ 交换，K^+ 外流减少，细胞的膜电位减小甚至兴奋性完全丧失。同时，K^+-Na^+ 交换增多，干扰 Na^+-Ca^{2+} 双向交换机制，使 Ca^{2+} 内流减少，心肌收缩减弱。

当 pH 降低时，细胞外的 H^+ 浓度增高，H^+ 可竞争性地抑制 Ca^{2+} 与肌钙蛋白结合亚单位的结合，使肌球蛋白 ATP 酶活性降低，影响兴奋-收缩耦联；H^+ 使 Ca^{2+} 从肌质网释放的量减少，抑制 Ca^{2+} 释放；胞外 H^+ 升高还能降低钙通道的活性，使 Ca^{2+} 内流减少，导致心肌收缩减弱和心率减慢。

4. 观察神经递质对离体蛙心收缩活动的影响。

观察指标：蛙心收缩曲线。

去甲肾上腺素与心肌细胞膜的 β_1 受体结合，提高心肌细胞和肌质网膜 Ca^{2+} 通透性导致肌质中 Ca^{2+} 浓度增高，心肌收缩力增强。同时，去甲肾上腺素能加强自律细胞 4 期的内向电流 I_f，使自动除极速率加快，窦房结自律性提高，心率加快。

乙酰胆碱与心肌细胞膜 M 受体结合，使腺苷酸环化酶受到抑制，细胞内 cAMP 的浓度降低，肌质网释放 Ca^{2+} 减少，还可直接抑制钙通道，使心肌动作电位 2 期 Ca^{2+} 内流减少，心肌收缩减弱。乙酰胆碱还能提高心肌细胞膜钾通道的通透性，使窦房结自律性降低，心率减慢。乙酰胆碱还能抑制自律细胞 4 期的内向电流 I_f，减慢心率。阿托品能与心肌细胞膜的 M 受体结合，阻止乙酰胆碱与其结合，从而起抗胆碱作用。

5. 观察强心苷类药物对离体蛙心收缩活动的影响。

观察指标：蛙心收缩曲线。

强心苷类药物能与钠钾 ATP 酶结合，使其构象发生改变，从而使酶活性下降，使胞内 Na^+ 增多，K^+ 减少，进而激活 Na^+-Ca^{2+} 双向交换机制，使 Na^+ 外流增加和 Ca^{2+} 内流增加，使胞内 Ca^{2+} 浓度升高，从而使心肌收缩增强。但强心苷类药物的强心作用有赖于细胞外 Ca^{2+} 的存在，当细胞外无 Ca^{2+} 或低 Ca^{2+} 时有可能强心作用不明显。

（三）实验设计

利用心脏离体灌流技术，制备离体蛙心，连接灌流装置，用 Medlab 生物信号采集处理系统记录蛙心收缩曲线，用理化特性近似于蛙类体液成分的林格液灌注，在一定时间内可保持节律性收缩和舒张。然后通过改变灌注液的组成成分和化学性质等处理因素，观察离体蛙心收缩曲线的变化。

具体处理因素如下：

（1）观察温度变化（冷林格液）对蛙心收缩曲线的影响。

（2）观察离子（Na^+、K^+、Ca^{2+}）对蛙心收缩曲线的影响。

（3）观察酸碱（乳酸、$NaHCO_3$）对蛙心收缩曲线的影响。

（4）观察递质（去甲肾上腺素、乙酰胆碱、阿托品）对蛙心收缩曲线的影响。

（5）观察药物（强心苷类）对蛙心收缩曲线的影响。

四、材料与方法

（一）实验材料

1. 动物 蟾蜍或青蛙，体重 120g。

2. 器材 Medlab 生物信号采集处理系统，电脑，张力换能器（10g），铁架台，双凹夹，滑轮，木试管夹，蛙心插管，蛙心夹，蛙钉，蛙板，蛙巾，滴管，细线，250ml 烧杯，培养皿，玻璃分针，蛙类解剖手术器械（金属探针、粗剪刀、眼科剪、直手术剪、无齿镊、眼科镊）等。

3. 药品与试剂 林格液，4℃林格液，0.65%NaCl 溶液，3%$CaCl_2$ 溶液，1%KCl 溶液，2% 乳酸溶液，2.5%$NaHCO_3$ 溶液，1∶10 000 去甲肾上腺素溶液，1∶100 000 乙酰胆碱溶液，1∶2 000 阿托品溶液，0.02% 西地兰溶液。

（二）实验步骤与方法

1. 制备离体蛙心

（1）破坏脑脊髓：取青蛙或蟾蜍 1 只，用金属探针破坏脑和脊髓。操作方法：左手握蛙，用食指下压吻端，拇指按压背部，使头前俯。右手持金属探针在头后缘枕骨大孔处，将金属探针垂直插入皮肤，再将探针头转向前方插入颅腔内并左右摆动捣毁脑组织，然后将金属探针退出至枕骨大孔处，将针尖向后，插入椎管捣毁脊髓。待四肢张力降低，肌肉松弛，无自发运动时，即表示脑、脊髓已完全破坏。

（2）暴露蛙心：蛙仰卧固定在蛙板上，呈倒三角形。剪开皮肤、胸骨和肌肉，暴露胸腔，明确心脏位置，用小镊子夹起心包膜，沿心轴剪开心包膜，暴露心脏，仔细识别心房、心室、动脉圆锥、主动脉、静脉窦、前后腔静脉等部位（图 11-21-1）。在腹面可以看到一个心室，其上方有两个心房，心室左上角连着一个主动脉干，动脉干根部膨大为动脉圆锥。主动脉向上可分左右两支。在心脏背面两心房下，可以看到有节律性搏动的膨大部分，为静脉窦，这是两栖动物心脏的起搏点，观察静脉窦、心房、心室间收缩的先后关系。

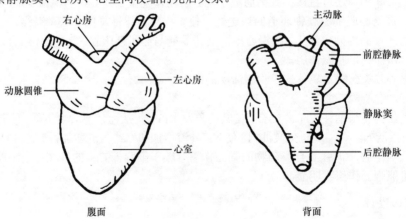

图 11-21-1 蛙心结构图

（3）蛙心插管：在右主动脉下穿一根细线并结扎，再在左、右主动脉下穿一根备用细线。用玻璃分针将蛙心尖向上翻至背面，用备用细线在静脉窦下方将前、后腔静脉和左、右肺静脉一起结扎（注意切勿扎住静脉窦）。将蛙心恢复原位，在左主动脉下穿两根细线，用一根细线结扎左主动脉远心端，另一根细线在左主动脉近心端靠近动脉圆锥的上方系一松结备用。提起左主动脉远心端结扎线，用眼科剪在左主动脉上靠近动脉圆锥处剪一斜口，将盛有少许林格液的蛙心插管由剪口插入，插至动脉圆锥时，稍向后退，在心室收缩时，沿心室后壁方向向下插，经主动脉瓣插入心室腔内（不可插入过深，以免心室壁堵住插管下口）。插管成功进入心室后，管内液面会随着心室搏动而上下移动，此时将左主动脉下近心端的备用结扎紧，并将结扎线固定在插管侧面的小突起上，以免插管滑脱出心室。

（4）蛙心离体：提起插管，在结扎线远端分别剪断左主动脉和右主动脉，剪断左、右肺静脉和前、后腔静脉，将心脏离体。用滴管吸净插管内余血，加入新鲜林格液，反复数次，直到液体完全澄清。保持灌注液面高度在 1cm 左右，即可进行实验。

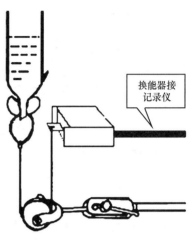

2. 连接实验装置　用试管夹将蛙心插管固定于铁架台上，用蛙心夹小心夹住离体蛙心的心尖部位，将蛙心夹上的细线连接于张力换能器的弹性梁上（切勿让蛙心和换能器的弹性梁受到过度牵拉），调节张力换能器的高度，给予相当于 1g 的负荷。将张力换能器的输入线连接到 Medlab 生物信号采集处理系统的第 1 个生物信号放大器。

张力换能器内部没有经过防水处理，液体滴入或渗入张力换能器内会造成电路短路，损坏换能器，所以在固定换能器时要避免与蛙心在一条垂直轴线上（图 11-21-2）。

图 11-21-2　离体蛙心灌注装置连接图

3. 实验参数设置　打开计算机，启动 Medlab 生物信号采集处理系统，按表 11-21-1 进行本实验的实验参数设置，或直接选择"蛙心灌注及理化因素对离体心脏活动的调节"。

表 11-21-1　Medlab 系统实验设置参数

参数	设置
显示方式	记录仪
采样间隔	1（ms）
采样通道	1
处理名称	张力（g）
放大倍数	20
上限频率	30（Hz）
时间常数	直流

4. 实验观察与记录

（1）仔细观察和记录正常蛙心收缩曲线：曲线幅度代表心脏收缩的强弱，曲线规律性代表心搏的节律性，曲线疏密代表心搏频率，曲线的基线代表心室舒张的程度。

（2）观察温度变化对蛙心收缩曲线的影响：将蛙心插管内的林格液全部吸出，加入等量的 4℃林格液，同时在蛙心表面也滴加数滴 4℃林格液，观察蛙心收缩曲线的变化。待效果明显出现后，吸出 4℃林格液，用新鲜的常温林格液反复换洗，直至蛙心收缩曲线恢复正常。

（3）观察离子对蛙心收缩曲线的影响：将蛙心插管内的林格液全部吸出，加入等量的 0.65%NaCl 溶液，观察蛙心收缩曲线的变化。待效果明显出现后，吸出 0.65%NaCl 溶液，用新鲜的林格液反复换洗，直至蛙心收缩曲线恢复正常。

加 1～2 滴 3%$CaCl_2$ 于蛙心插管内的林格液中，观察蛙心收缩曲线的变化。待效果明显出现后，吸出蛙心插管内林格液，用新鲜的林格液反复换洗，直至蛙心收缩曲线恢复正常。

加 1 ～ 2 滴 1%KCl 于蛙心插管内的林格液中，观察蛙心收缩曲线的变化。待效果明显出现后，吸出蛙心插管内林格液，用新鲜的林格液反复换洗，直至蛙心收缩曲线恢复正常。

（4）观察酸碱对蛙心收缩曲线的影响：加 1 ～ 2 滴 2.5%NaHCO$_3$ 于蛙心插管内的林格液中，观察蛙心收缩曲线的变化。待效果明显出现后，吸出蛙心插管内林格液，用新鲜的林格液反复换洗，直至蛙心收缩曲线恢复正常。

加 1 ～ 2 滴 2% 乳酸于蛙心插管内的林格液中，观察蛙心收缩曲线的变化。待效果明显出现后，再加 1 ～ 2 滴 2.5%NaHCO$_3$ 于蛙心插管内的林格液中，观察蛙心收缩曲线的变化。待效果明显出现后，吸出蛙心插管内林格液，用新鲜的林格液反复换洗，直至蛙心收缩曲线恢复正常。

（5）观察递质对蛙心收缩曲线的影响：加 1 ～ 2 滴 1∶10 000 去甲肾上腺素于蛙心插管内的林格液中，观察蛙心收缩曲线的变化。待效果明显出现后，吸出蛙心插管内林格液，用新鲜的林格液反复换洗，直至蛙心收缩曲线恢复正常。

加 1 滴 1∶100 000 乙酰胆碱于蛙心插管内的林格液中，观察蛙心收缩曲线的变化。待效果明显出现后，吸出蛙心插管内林格液，用新鲜的林格液反复换洗，直至蛙心收缩曲线恢复正常。

加 1 滴 1∶2 000 阿托品于蛙心插管内的林格液中，观察蛙心收缩曲线的变化。待效果明显出现后，再加 1 滴 1∶100 000 乙酰胆碱于蛙心插管内的林格液中，观察蛙心收缩曲线的变化。待效果明显出现后，吸出蛙心插管内林格液，用新鲜的林格液反复换洗，直至蛙心收缩曲线恢复正常。

（6）观察强心苷类药物对蛙心收缩曲线的影响：加 1 ～ 2 滴 0.02% 西地兰于蛙心插管内的林格液中，观察蛙心收缩曲线的变化。待效果明显出现后，吸出蛙心插管内林格液，用新鲜的林格液反复换洗，直至蛙心收缩曲线恢复正常。

五、实验结果记录与分析

在 Medlab 生物信号采集处理系统中截取各种处理因素下有代表性的蛙心收缩曲线，编辑整理，并打印出来。

六、讨论与结论

讨论各种处理因素对蛙心收缩曲线的影响及其原理，分析结果是否与假说相符。

七、注意事项

1. 制备离体蛙心时不要伤及静脉窦。向心室中插入蛙心插管时要注意方向和手法，切勿硬性插入，否则会造成心肌损伤，导致漏液或心室停搏。结扎各血管时应扎紧，以防漏液。

2. 实验过程中应在蛙心表面随时滴加少量新鲜林格液，使之保持湿润。

3. 每次换液时，蛙心插管内的液面应保持大致相同的高度。

4. 吸取新鲜林格液、吸取蛙心插管内溶液和滴加各种药物所用滴管要严格区分，不可混淆。

5. 向蛙心插管中加液时，滴管不要触碰蛙心插管，以免影响记录曲线。

6. 加药时先加 1 滴，并密切观察曲线变化，作用不明显时再补加 1 滴，避免过量。

7. 每次施加处理因素时应先记录正常曲线并做好标记。实验中给予的各项处理因素一旦出现作用，应立即用新鲜的林格液换洗，避免作用时间过长，心肌受损，难以恢复。

8. 蛙心夹与张力换能器之间的连线要有一定的紧张度，但不可过紧。

八、思考题

1. 在每次施加处理因素后蛙心收缩曲线会出现什么变化？分析其变化的原因。

2. 实验中多项处理因素都是向蛙心插管中滴加药物，而 0.65%NaCl 溶液是等量换入，其目的是什么？

3. 如果滴加 0.02% 西地兰后，蛙心收缩作用不明显，用什么方法可以使其作用明显？

4. 实验中，为什么要保持蛙心插管内液面高度相同？液面过高或过低会产生什么影响？

5. 为什么常用离体蛙心做心脏灌流实验，而不常用离体哺乳类动物的心脏？

（陈　博）

实验二十二　家兔失血性休克及其救治

一、观察现象并提出问题

1. Observation/Background (or Case)   Hemorrhagic shock entails a complex series of cascading events that have synergistic pathophysiologic effects, from the cellular level up to the entire cardiovascular circuit as a whole. Theories that revolve around rheology, functional physiology, and hemodynamics have been proposed regarding the optimal way to successfully treat a patient in shock. Vasopressor and inotrope therapies have been explored as part of the resuscitation strategy from hemorrhagic shock, either as main treatments or simultaneously in combination with fluid support, with mixed success. While vasopressors and inotropes could improve systemic hemodynamic metrics representative of the effectiveness of resuscitation (for instance mean arterial pressure), their benefit to the blood flow in the microcirculation is questionable. Indeed, they could have a limited beneficial effect or even contribute to jeopardizing further the long-term recovery of the microcirculation from hemorrhagic shock, especially during severe hypovolemia, when venous return is insufficient to support systemic O_2 requirements. All of these hypotheses relate back to replenishing the pool of oxygen that was depleted in the tissues. Arguments can be made for each of these hypotheses.

2. 问题   通过各种途径改善微循环状态，能有效治疗休克吗？

二、形成假说

机体急性微循环障碍是失血性休克的主要特征，在及时提高有效循环血量、改善组织灌流的基础上使用血管活性药物可能会更有效改善微循环状态，从而成功治疗休克。

三、实验设计思路与实验目的

（一）实验目的

1. 掌握家兔失血性休克模型的复制；观察失血性休克时动物的一般表现、循环系统指标及肠系膜微循环变化；了解失血性休克发病机制及各种抢救方法的不同效果。

2. 学习与训练的实验知识技能   家兔手术操作的基本方法和技术（静脉麻醉，动、静脉插管，输尿管插管），肠系膜微循环标本制备，失血性休克模型复制，失血性休克的抢救，Medlab 生物信号采集处理系统记录和处理实验结果的方法，压力换能器的使用方法。

（二）实验思路

1. 证明失血性休克可导致微循环障碍。

观察指标：平均动脉压、中心静脉压、心率、尿量和肠系膜微循环观察指标。

通过放血使家兔血容量急剧减少，静脉回流不足，心排血量和血压下降，减压反射受到抑制，交感神经兴奋，外周血管收缩，组织灌流量发生改变，最终产生微循环障碍和休克。

2. 观察不同输液措施对改善微循环、治疗失血性休克的效果。

观察指标：平均动脉压、脉压、中心静脉压、心率、尿量和肠系膜微循环观察指标。

休克的治疗原则：扩充血容量、纠正酸中毒、使用血管活性药物。补充血容量是提高心排血量和改善组织灌流的基本措施，在此基础上通过合理应用血管活性药物可进一步改善微循环功能。

补碱能中和血液中的酸性物质而纠正微循环中的酸中毒，增加小血管对儿茶酚胺的敏感性。去甲肾上腺素是 α 受体激动药，使小动脉和小静脉血管收缩，使外周血管阻力增加，血压升高；山莨菪碱是 M 胆碱能受体阻断剂，能解除小血管痉挛增加组织血流灌注量，改善微循环，并具有保护细胞膜的作用。

（三）实验设计

实验分组：实验家兔随机分成 5 组（可根据实际上课人数设置不同分组）：对照组、输血组、纠酸组、去甲肾上腺素（NE）组和山莨菪碱（654-2）组。每组例数 $n \geqslant 3$。具体处理方式如下：

1. 对照组　手术插管+微循环观察+失血性休克造模+仅输生理盐水 50ml 抢救。

2. 输血组　手术插管+微循环观察+失血性休克造模+输生理盐水 25ml+回输血液 25ml。

3. 纠酸组　手术插管+微循环观察+失血性休克造模+输生理盐水 40ml+5%NaHCO$_3$ 10ml。

4. NE 组　手术插管+微循环观察+失血性休克造模+输生理盐水+去甲肾上腺素。

5. 山莨菪碱组　手术插管+微循环观察+失血性休克造模+输生理盐水+1% 山莨菪碱。

家兔给予 20% 氨基甲酸乙酯溶液（5ml/kg）自耳缘静脉缓慢注射麻醉，麻醉固定后手术进行右侧颈外静脉插管、左颈总动脉插管、双侧输尿管插管，肠系膜微循环观察及全身肝素化，连接压力换能器，用 Medlab 生物信号采集处理系统记录心率、平均动脉压、脉压、中心静脉压，并记录呼吸、尿量等正常状态下的各项指标。

动脉缓慢放血至血压下降至 40mmHg 复制失血性休克模型，记录休克后各项观察指标的变化情况。按 5 组不同处置方式对失血性休克家兔进行输液（总体积 50ml，或 25ml/kg 体重）抢救。每组均以 40～60 滴/分的速度经静脉插管滴注设定量的生理盐水，输血组再将半量血液回输入家兔体内；纠酸组将 5%NaHCO$_3$ 溶液 10ml 加入生理盐水中输入；去甲肾上腺素组将 1∶10 000 去甲肾上腺素溶液（0.1ml/kg）加入生理盐水中再输入；山莨菪碱组也将 1% 山莨菪碱注射液（0.1ml/kg）加入生理盐水中再输入。各组抢救完成前后记录各项观察指标。

四、材料与方法

（一）实验材料

1. 动物　家兔，雌雄不限，体重 2.0～2.5kg，15 只以上。

2. 器材　Medlab 生物信号采集处理系统，电脑，压力换能器，婴儿秤，兔手术台，兔解剖手术器械（直手术剪、弯手术剪、眼科剪、止血钳、组织钳、无齿镊、眼科镊、动脉夹、静脉夹），动脉插管，静脉插管，输尿管插管，玻璃分针，头皮静脉针，1ml、5ml、10ml 注射器，100ml 玻璃注射器，细线，棉线，绑带，250ml 烧杯，500ml 烧杯等。

3. 药品与试剂　20% 氨基甲酸乙酯溶液，灌流液（台氏液+1% 明胶），1∶10 000 去甲肾上腺素溶液，1% 山莨菪碱注射液，5%NaHCO$_3$ 溶液，1% 肝素溶液，0.4% 肝素生理盐水，生理盐水等。

（二）实验步骤与方法

1. 家兔麻醉和手术

（1）麻醉：取家兔 1 只，称重后，用头皮静脉针经耳缘静脉缓慢注射 20% 氨基甲酸乙酯溶液（5ml/kg），麻醉期间要注意观察肌张力、呼吸频率和角膜反射的变化，避免麻醉过深导致动物死亡。麻醉完成后需留置头皮静脉针。

（2）右侧颈外静脉插管：用绑带将麻醉的家兔仰卧位固定在兔手术台上，颈部剪毛，沿甲状软骨下正中切开皮肤 4～5cm，钝性分离右侧浅筋膜，找到位置表浅、粗大、呈蓝紫色的颈外静脉，分离颈外静脉主干部分 2～3cm，穿两根细线备用。用静脉夹夹闭颈外静脉近心端，待血管充盈后结扎远心端，用眼科剪在靠近远心端结扎线处剪一小口，向心脏方向插入充满 0.4% 肝素生理盐水的静脉插管，松开静脉夹，深入 6～8cm，接近右心房水平，插管成功后用细线结扎固定。通过三通管侧支端连接输液装置器，主干端连接压力换能器测中心静脉压（测压时关闭输液装置）。

（3）左侧颈总动脉插管：用止血钳沿正中线分离筋膜和肌肉（胸骨舌骨肌），暴露气管，牵拉气管两侧肌肉的边缘，可见气管两侧与气管平行的颈总动脉。分离左侧颈总动脉 2～3cm，穿两根细线备用。将左侧颈总动脉远心端用结扎线结扎，近心端用动脉夹夹闭，用眼科剪在靠近远心端结扎线处剪一小口，向心脏方向插入充满 0.4% 肝素生理盐水的动脉插管，插管成功后用细线结扎固定，松开动脉夹。通过三通管侧支端连接装有 5ml 1% 肝素溶液的 100ml 玻璃注射器，主干端连接压力换能器测动脉血压和心率。

（4）双侧输尿管插管：在耻骨联合上方剪毛，后作下腹正中切口 4～5cm，沿腹白线切开腹腔，找到膀胱，拉出后将膀胱顶端向下，在背面膀胱三角区找到双侧输尿管入口，轻轻分离周围组织，穿两根细线备用，结扎远心端，用眼科剪在靠近远心端结扎线处剪一小口，向肾脏方向插入输尿管插管，结扎固定（两侧相同）。用刻度离心管收集每 10min 的尿量。

（5）肠系膜微循环观察：在腹部正中剪毛，作一长 5～6cm 的切口，沿腹白线切开腹腔，找到一段游离度较大的小肠肠袢（回肠游离度最大，一般位于左侧胃部下方），从腹腔中轻轻拉出，放入微循环恒温灌流盒内，使肠系膜均匀平铺在微循环观察环上，压上固定板，调整灌流液的液面，使液面刚盖过肠系膜。用显微镜观察肠系膜的微循环，辨认微动脉、微静脉和毛细血管（仅容一个红细胞通过），观察血流速度、血管口径及视野下某一固定区域内毛细血管袢数目，找出标记血管，以便固定视野作动态的前后比较。

（6）全身肝素化：所有手术操作完成后，通过耳缘静脉留置的头皮静脉针注入 1% 肝素生理盐水（1ml/kg），进行全身肝素化，防止血液凝固。

2. 设置实验参数及连接实验装置 打开计算机，启动 Medlab 生物信号采集处理系统，将两个压力换能器分别连接到第 1 个生物信号放大器和第 2 个生物信号放大器，选择"家兔失血性休克及抢救"定制实验。具体实验参数见表 11-22-1。

两个压力换能器预先充满 0.4% 肝素生理盐水，排净气泡，关闭侧支旋钮，保持主干与大气相通，进行零点设置，然后将动脉插管和静脉插管与相应的压力换能器连接起来。

表 11-22-1 Medlab 系统实验设置参数

参数	设置	
显示方式	记录仪	
采样间隔	1（ms）	
采样通道	1	2
处理名称	血压（mmHg）	中心静脉压（cmH$_2$O）
放大倍数	100	500
上限频率	30（Hz）	30（Hz）
时间常数	直流	直流

3. 复制失血性休克模型

（1）观察指标：在放血前观察并记录下列各项指标。

一般指标：皮肤黏膜颜色，一般状态。

呼吸系统指标：呼吸频率、深度、节律。

循环系统指标：动脉血压、中心静脉压、心率、尿量（每 10min）。

肠系膜微循环观察指标：血液流速、血管管径、血液流动情况（线流、线粒流、摆动及淤滞）。

（2）失血性休克模型的复制：打开颈总动脉与 100ml 玻璃注射器连接的开关，使血液流入装有 5ml 1% 肝素的 100ml 玻璃注射器内，缓慢放血至血压下降至 40mmHg 时停止放血，调节注射器内的血液，维持血压在 40mmHg 水平 20min，即为失血性休克状态。观察并记录失血性休克时的各项指标。

4. 失血性休克的抢救

（1）对照组：复制失血性休克模型后，以 40 ～ 60 滴/分的速度经静脉插管滴注生理盐水（总体积 50ml，或 25ml/kg 体重），抢救完成后观察 20min，记录各项指标。

（2）输血组：复制失血性休克模型后，以 40 ～ 60 滴/分的速度经静脉插管滴注总体积一半的生理盐水，再将总体积一半量的血液回输入家兔体内，抢救完成后观察 20min，记录各项指标。

（3）纠酸组：复制失血性休克模型后，将 5%NaHCO$_3$ 溶液 10ml 加入到生理盐水 40ml［或 25ml× 体重（kg）–10］中，抢救完成后观察 20min，记录各项指标。

（4）去甲肾上腺素组：复制失血性休克模型后，以 40 ～ 60 滴/分的速度经静脉插管滴注生理盐水（总体积 50ml，或 25ml/kg 体重，内含 1∶10 000 去甲肾上腺素溶液 0.1ml/kg），抢救完成后观察 20min，记录各项指标。

（5）山莨菪碱组：复制失血性休克模型后，以 40 ～ 60 滴/分的速度经静脉插管滴注生理盐水（总体积 50ml，或 25ml/kg 体重，内含 1% 山莨菪碱注射液 0.1ml/kg），抢救完成后观察 20min，记录各项指标。

五、实验结果记录与分析

按表 11-22-2 记录各组正常、休克后、抢救后的平均动脉压、中心静脉压、心率和尿量，用配对 t 检验统计抢救前后的差异及组间的差异。

表 11-22-2　家兔失血性休克及抢救实验结果

组别		呼吸频率（次/分）	心率（次/分）	平均动脉压（mmHg）	中心静脉压（cmH$_2$O）	尿量（ml/10min）
对照组	正常					
	休克后					
	抢救后					
输血组	正常					
	休克后					
	抢救后					
纠酸组	正常					
	休克后					
	抢救后					
NE 组	正常					
	休克后					
	抢救后					
山莨菪碱组	正常					
	休克后					
	抢救后					

六、讨论与结论

根据各组记录到的一般指标、呼吸系统指标、循环系统指标（表 11-22-2 中数据）及肠系膜微循环观察指标来进行分析讨论，分析失血性休克后微循环变化的机制，以及抢救后微循环改善的机制。判断结果是否与假说相符。

七、注意事项

1. 实验前要做好压力换能器的定标工作。压力换能器预先充满 0.4% 肝素生理盐水，再进行零点设置，然后将动脉插管、静脉插管和压力换能器连接起来。实验过程中不可再随意进行零点设置。

2. 压力换能器放置的位置要与动物心脏保持在同一水平。

3. 动物麻醉深浅要适宜，过深会严重抑制呼吸，过浅动物会疼痛挣扎，影响观察结果，甚至引发神经源性休克。

4. 实验手术操作多，必须轻柔、准确，尽量减少手术性失血和不必要的创伤，以免过早造成失血性休克。

5. 颈外静脉插管深度要适宜，插入位置应是右心房或腔静脉深处，过深或过浅都记录不到中心静脉压。

6. 各导管和注射器均要用肝素抗凝，并注意保持各导管通畅，随时缓慢推注，以防凝血。

7. 牵拉肠袢时动作要轻，以免引起动物低血压，造成外周循环衰竭。观察微循环时，要分清动脉、静脉和毛细血管，选好标志血管，固定视野。

8. 抢救时静脉输液速度要控制好，过多过快的输液会增加心脏负荷，导致心力衰竭。

八、思考题

1. 失血性休克时微循环系统发生了哪些变化？

2. 失血性休克时血流动力学指标有何改变？其机制是什么？

3. 血管活性药物在失血性休克抢救时的作用及应用原则是什么？

（陈　博）

实验二十三　家兔急性内毒素性休克发生机制探讨

一、观察现象并提出问题

1. Observation/Background (or Case)　Septic shock commonly is associated with Gram-negative infections. Gram-negative bacteria have within their cell walls a lipopolysaccharide (LPS) or endotoxin. The cell wall is composed of an O antigen side chain, an R core, and an inner lipid A, the toxic component of the endotoxin. Endotoxins are released into the blood during bacterial cell lysis and initiate a chain of pathophysiologic events. Macrophages are stimulated by endotoxin to release inflammatory cytokines, including TNF-α and IL-1. As previously described, TNF-α and IL-1 are thought to be major factors in the pathogenesis of septic shock because they stimulate release of more immune cytokines and the overproduction of nitric oxide.

Macrophage cytokines activate neutrophils and platelets, which release many toxic mediators such as platelet-activating factor, oxygen free radicals, and proteolytic enzymes. Activation of the arachidonic acid cascade in neutrophils and platelets results in prostaglandin, leukotriene, thromboxane, and prostacyclin release, all of which have profound effects on vascular smooth muscle. Septic shock is associated with profound peripheral vasodilation. Systemic vascular resistance is decreased, and despite the increased cardiac output, blood pressure falls. The veins also dilate, and intravascular pooling occurs in the venous capacitance system.

2. 问题　脂多糖（LPS）如何导致机体休克？

二、形成假说

LPS 入血后激活血液白细胞及血管内皮细胞，释放大量白细胞介素-1（IL-1）、肿瘤坏死因子

（TNF）等炎症介质，引起微血管收缩，并使白细胞黏附嵌塞在微血管中，从而导致微循环障碍，引起内毒素性休克；另外 LPS 可能对心肌收缩功能也有抑制作用，可进一步加重休克。

三、实验设计思路与实验目的

（一）实验目的

1. 学习复制急性内毒素性休克模型的方法；观察内毒素性休克时动物的一般表现、主要生理学指标及肠系膜微循环变化。

2. **学习与训练的实验知识技能** 血液涂片的制作方法，家兔手术方法，颈动脉插管、股动脉插管与取血技术。

（二）实验思路

1. 观察 LPS 是否引起家兔肠系膜微循环障碍。

观察指标：微动、静脉口径，血液流速，毛细血管白细胞黏附嵌塞情况。

2. 观察 LPS 是否引起血液白细胞增加，并释放大量炎症因子。

观察指标：血涂片白细胞总数，中性粒细胞比例，血液中 IL-1、TNF-α 浓度。

3. 观察 LPS 是否对心功能有抑制作用。

观察指标：心室内压，$\pm dp/dt_{max}$。

（三）实验设计

家兔随机分成 3 组，即微循环组、炎症因子组、心功能组，每组例数 $n \geqslant 3$。

1. **微循环组** 颈动脉插管测血压+肠系膜微循环观察。

2. **炎症因子组** 颈动脉插管测血压+血涂片+血液中 IL-1、TNF-α 浓度检测。

3. **心功能组** 从颈动脉插管至左心室+测心室内压及 $\pm dp/dt_{max}$。

所有组都需要观察记录呼吸、心率及口唇黏膜颜色的变化。

如果实验课时数足够的话，各组还可增加中心静脉压或尿量等指标。

四、材料与方法

（一）实验材料

1. **动物** 家兔，雌雄不限，体重 2～2.5kg，9 只以上。

2. **器材** 显微镜，载玻片，盖玻片，无菌注射器，动脉插管，静脉插管，生物信号采集分析系统，恒温灌流盒等。

3. **药品与试剂** 脂多糖（LPS，实验前使用无菌生理盐水配制成 5mg/ml 的溶液），瑞特染液（Wright stain），生理盐水，克雷布斯液（Krebs' solution），20% 氨基甲酸乙酯溶液，0.2% 肝素生理盐水，IL-1 检测试剂盒，TNF-α 检测试剂盒等。

（二）实验步骤与方法

1. **麻醉与固定** 抓取家兔称重，用 20% 氨基甲酸乙酯溶液（5ml/kg）经耳缘静脉缓慢注入麻醉动物。其间注意观察动物肌张力、呼吸频率和角膜反射的变化，防止麻醉过深。麻醉后将家兔背位固定，保持颈部平直。

2. **颈部手术及左心室插管** 颈部剪毛，沿颈中线剪开皮肤，钝性分离暴露出左颈总动脉，作左侧颈总动脉插管，插管连接压力换能器，在生物信号采集分析系统上监测记录正常血压波形。心功能组则继续将插管向心脏方向插入，见到宽大心室波形时表明插管已进入心室。测量心室内压及 $\pm dp/dt_{max}$ 以判定心肌收缩功能。

3. **颈动脉插管测压与取血** 炎症因子组做上述颈动脉插管并观测血压心率。再从插管连接的三通管上取血做血涂片及（用试剂盒）检测血中 IL-1 和 TNF-α 浓度。

4. 血涂片制作与瑞特染色方法　取新鲜血液一滴置于载玻片的一端，一手持盖玻片从血滴前方后移接触血滴，血滴即沿盖玻片散开，然后盖玻片与载片夹角保持 30°～45° 平稳地向前移动，在载玻片上留下一薄层血膜。扇动空气或持载玻片在空气中挥动，使血膜迅速干燥，以免血细胞皱缩。将载玻片平放在染色架上，加瑞特染液 2～3 滴，使其覆盖整个血膜，固定 1min。然后滴加等量的蒸馏水，与染料混匀染色 10min。染色后用清水冲去染液，待自然干燥后或用吸水纸吸干，即可置血涂片于显微镜下进行镜检。选择涂片的体尾交界处染色良好的区域，在 40× 油镜下随机取 5 个视野，按细胞形态特征分类计数。

5. 腹部手术　腹部剪毛，在右侧腹直肌旁做长约 8cm 的纵行中腹部切口，钝性分离肌肉，从腹腔拉出一段游离度较大的小肠肠袢，放置在微循环恒温灌流盒内，用克雷布斯液保持观察部位的温度、湿度、渗透压和 pH，将恒温灌流盒置于体视显微镜下观测肠系膜毛细血管网的状态。

6. 内毒素休克模型复制　从静脉缓慢推注 LPS 溶液（5mg/kg），给药后每 30min 抽取血样一次作血涂片，方法同上，记录血压、心率，观察肠系膜毛细血管微循环状态及动物皮肤黏膜的颜色变化，直至出现明显的微循环衰竭状态。

五、实验结果记录与分析

将结果记录于表 11-23-1 中，并进行数据分析。

表 11-23-1　LPS 诱导急性内毒素性休克

观察指标	给药前	推注 LPS 溶液后				
		0.5h	1h	1.5h	2h	2.5h
白细胞总数						
多形核白细胞数						
IL-1（ng/ml）						
TNF-α（ng/ml）						
毛细血管口径（μm）						
血液流速（m/s）						
白细胞黏附（Y/N）						
收缩压/舒张压（mmHg）						
脉压（mmHg）						
心率（次/分）						
呼吸频率（次/分）						
心室内压（mmHg）						
$\pm dp/dt_{max}$						

六、讨论与结论

根据上述实验结果，分析讨论内毒素性休克对心血管功能和微循环的影响及其机制，分析判断结果是否与假说相符。

七、注意事项

1. 作血涂片的载玻片必须保持干燥、中性、无油腻，使用玻片时只能手持玻片边缘，切勿触及玻片表面以保持玻片清洁。染液不可过少，以防蒸发干燥难以冲洗。冲洗时应用流水将染液冲去，不能先倒掉染液，以免染料沉着于血片上。

2. 本实验操作步骤多，要尽量减少手术性失血，以免过早造成失血性休克。

3. 颈动脉及左心室插管时需小心谨慎，结扎要牢，防止大出血。

4. 各导管和注射器均应用肝素抗凝，并时刻注意各导管通畅，以防凝血。

5. 牵拉肠袢时动作要轻，以免引起动物低血压，造成外周循环衰竭。观察微循环时，分清动脉、静脉和毛细血管，选好标志血管，固定视野。

八、思考题

1. 在休克的发展过程中，血液的凝血状态如何变化？

2. 内毒素性休克会引发机体的酸碱平衡紊乱吗？

（王　刚）

实验二十四　神经、体液因素对心血管功能的调节

一、观察现象并提出问题

1. Observation/Background (or Case)　The autonomic nervous system is the primary neural regulator of cardiovascular function in humans. Sympathetic and parasympathetic innervation of the heart, blood vessels, kidneys, and adrenal medulla provide beat-to-beat regulation of blood flow and BP, as well as long-term regulation that extends over hours, days, and months. Sympathetic postganglionic nerves release norepinephrine (NE), which interacts with α-adrenergic receptors at the level of the heart and blood vessels, and co-transmitters (e.g., ATP and neuropeptide Y), which are often released with higher levels or different patterns of sympathetic stimulation. The major effects of sympathetic activation increase in HR (via stimulation of sinoatrial and atrioventricular nodes at the heart), cardiac contractility (via the myocardium), and increases in peripheral vascular resistance via adrenergic receptor-mediated vasoconstriction.

Parasympathetic activation in humans occurs primarily via the cardiac vagus nerve and mainly affects HR. The vagus nerve releases acetylcholine, which interacts with muscarinic cholinergic receptors at the sinoatrial and atrioventricular nodes to slow the rate of cardiac contraction. NE binding to β-adrenergic receptors causes an increase in the slope of the diastolic depolarization, thus increasing HR. Acetylcholine has the opposite effect, causing hyperpolarization and a decrease in the slope and decreasing HR.

2. 问题　支配心血管的不同神经和体液因素对动脉血压分别有什么样的调节作用？

二、形成假说

心脏和血管上有交感和迷走神经支配；心脏和血管上还有 α 受体、β 受体及 M 受体分布。因此兴奋其所支配的神经或给予作用于 α 受体、β 受体或 M 受体的递质或药物，可能会使心脏和血管的兴奋性发生改变，从而影响血管的张力或心肌收缩性、传导性和自律性。动脉血压的相对稳定可能是通过上述神经和体液因素的综合调节作用来实现的。

三、实验设计思路与实验目的

（一）实验目的

1. 掌握家兔手术操作的基本方法和技术（静脉麻醉，动脉插管，分离神经），掌握动脉血压作为心血管功能活动的综合指标及其相对恒定的调节原理和重要意义，掌握神经和体液因素对动脉血压的影响及其机制。

2. 学习与训练的实验知识技能　家兔手术操作的基本方法和技术（静脉麻醉，动脉插管，分离神经），Medlab 生物信号采集处理系统记录和处理实验结果的方法，压力换能器的使用方法。

（二）实验思路

1. 证明动脉压力感受器对动脉血压有调节作用。

观察指标：血压、心率。

在心血管活动的反射性调节中，最重要的是颈动脉窦和主动脉弓压力感受器反射，位于颈动脉窦和主动脉弓血管外膜下的感觉神经末梢，称为动脉压力感受器。动脉压力感受器并不是直接感觉血压的变化，而是感受血管壁的机械牵张程度。当动脉血压升高时，动脉管壁被牵张的程度就升高，压力感受器发放的传入神经冲动也就增多，通过心血管中枢的整合机制，使心迷走中枢紧张性加强，心交感中枢紧张性和交感缩血管中枢紧张性减弱，其效应为心率减慢，心排血量减少，外周血管阻力降低，故动脉血压下降。反之血压下降时，压力感受器发出的神经冲动减少，沿着窦神经上传至延髓孤束核心血管中枢的冲动也减弱，从而使心迷走中枢紧张性减弱，心交感中枢紧张性和交感缩血管中枢紧张性加强，作用于心脏，使心率加快，心排血量增加，血管收缩，血管外周阻力增加，使血压升高。若血压下降过多，交感缩血管中枢紧张性还会扩展到静脉系统，使静脉收缩，促进血液回心，使每搏输出量增加。

2. 证明体液因素对动脉血压的影响。

观察指标：血压、心率。

体液因素对心血管活动的调节最主要是肾上腺素、去甲肾上腺素和乙酰胆碱。肾上腺素主要作用于心脏 β_1 受体和血管 α 受体，产生强烈快速而短暂的兴奋 α 和 β 型效应，使心肌收缩力加强，兴奋性增高，传导加速，心率加快，心排血量增加。肾上腺素对血管的作用取决于血管壁上两种受体哪一种占优势，不仅有强弱的不同，还有收缩和舒张的不同。对皮肤、黏膜和内脏（如肾脏）的血管呈收缩作用，对冠状动脉和骨骼肌血管呈扩张作用。从剂量来看，小剂量肾上腺素主要引起体内血液重新分布，对外周阻力影响不大，但大剂量肾上腺素可使外周阻力明显升高。

去甲肾上腺素主要作用于血管 α 受体，对心脏 β_1 受体作用较弱。去甲肾上腺素通过 α 受体的激动作用，使小动脉和小静脉血管收缩，使外周血管阻力增加，血压升高。其血管收缩的程度与血管上的 α 受体有关，α 受体激动所致的血管收缩范围很广，以皮肤黏膜血管收缩最为明显，肾血管次之。还可以通过 β_1 受体的激动作用，使心肌收缩力增强，心肌兴奋性增高，心率加快。但在整体上，由于升压作用过强，引起反射性兴奋迷走神经，迷走神经兴奋作用超过其加快心率作用，从而使心率减慢。

乙酰胆碱主要作用于心脏的 M 受体。一般认为胆碱能神经主要分布在窦房结、房室结、浦肯野纤维和心房。乙酰胆碱能使窦房结舒张期自动除极延缓，复极化电流增加，使动作电位达到阈值时间延长，还可延长房室结、浦肯野纤维的不应期，减慢其传导，从而导致心率减慢，房室传导减慢甚至阻滞，心肌收缩力减弱，心排血量明显减少使血压下降。乙酰胆碱还作用于血管内皮的 M 受体，使血管内皮细胞释放松弛因子，引起血管平滑肌舒张，外周阻力下降，血压降低。

3. 证明神经因素对动脉血压的影响。

观察指标：血压、心率。

心脏受交感神经和副交感神经（迷走神经）的双重支配，心脏有 β_1 受体和 M 受体。心交感神经兴奋时，通过其末梢释放神经递质去甲肾上腺素并与心肌细胞膜上的 β_1 受体结合，引起心率加快，心肌收缩力增强，心排血量增加，血压升高。心迷走神经兴奋时，通过其末梢释放神经递质乙酰胆碱与心肌细胞膜上的 M 受体结合，引起心率减慢，心房肌收缩力减弱，心排血量减少，血压降低。

绝大多数血管受交感神经支配，血管有 α、β、M 受体。交感缩血管神经兴奋通过其末梢释放的去甲肾上腺素与血管平滑肌上的 α 受体结合，引起血管收缩，外周阻力增大，血压升高。反之，交感缩血管神经的紧张性降低，血管舒张，外周阻力减小，血压下降。

具体实验项目设计如下：

（1）观察动脉压力感受器（牵拉和夹闭颈总动脉）对血压和心率的影响。

（2）观察体液因素（静脉注射肾上腺素、去甲肾上腺素、乙酰胆碱）对血压和心率的影响。

（3）观察神经因素（电刺激减压神经、迷走神经）对血压和心率的影响。

四、材料与方法

（一）实验材料

1.动物　家兔，雌雄不限，体重 2.0 ～ 2.5kg。

2.器材　Medlab 生物信号采集处理系统，电脑，压力换能器，刺激电极，婴儿秤，兔手术台，兔解剖手术器械（直手术剪，弯手术剪，眼科剪，止血钳，组织钳，无齿镊，眼科镊，动脉夹，静脉夹），动脉插管，气管插管，头皮静脉针，玻璃分针，1ml、5ml、10ml 注射器，细线，棉线，绑带，250ml 烧杯，500ml 烧杯等。

3.药品与试剂　20% 氨基甲酸乙酯溶液，1∶10 000 肾上腺素溶液，1∶10 000 去甲肾上腺素溶液，1∶100 000 乙酰胆碱溶液，0.4% 肝素生理盐水，生理盐水等。

（二）实验步骤与方法

1.家兔麻醉和手术

（1）麻醉：取家兔 1 只，称重后，用头皮静脉针经耳缘静脉缓慢注射 20% 氨基甲酸乙酯溶液（5ml/kg），麻醉期间要注意观察肌张力、呼吸频率和角膜反射的变化，避免麻醉过深导致动物死亡。麻醉完成后需留置头皮静脉针。

（2）分离颈动脉和神经：将麻醉的家兔取仰卧位用绑带固定在兔手术台上，颈部剪毛，沿甲状软骨下正中切开皮肤 4 ～ 5cm，用止血钳沿正中线分离筋膜和肌肉（胸骨舌骨肌），暴露气管，牵拉开气管两侧肌肉的边缘，可见气管两侧与气管平行的颈总动脉及其相伴行的一束神经，这束神经包括了迷走神经、交感神经和减压神经。由于神经被包绕于动脉鞘中，须用玻璃分针小心分离颈动脉鞘。然后仔细分辨三条神经，迷走神经最粗，交感神经较细，减压神经最细且常与交感神经贴在一起。识别确认后，用玻璃分针分离右侧迷走神经和减压神经。每条神经分离出 2cm 左右，在两条神经下方各穿两条经生理盐水浸泡的细线以便区分和备用。分离双侧颈总动脉 2 ～ 3cm，各穿两根细线备用。

（3）左颈总动脉插管：将左侧颈总动脉远心端结扎线结扎，近心端用动脉夹夹闭，用眼科剪在靠近远心端结扎线处剪一小口，向心脏方向插入充满 0.4% 肝素生理盐水的动脉插管，插管成功后用细线结扎固定，松开动脉夹。通过耳缘静脉留置的头皮静脉针注射 0.4% 肝素生理盐水（1ml/kg），防止血液凝固。

2.设置实验参数及连接实验装置　打开计算机，启动 Medlab 生物信号采集处理系统，将压力换能器连接到第 1 个生物信号放大器，选择"正常心血管功能调节"定制实验。具体实验参数见表 11-24-1。

表 11-24-1　Medlab 生物信息采集处理系统实验设置参数

参数	设置	参数	设置
显示方式	记录仪	刺激方式	复刺激
采样间隔	1（ms）	时程	10 ～ 15（s）
采样通道	1	波宽	2 ～ 5（ms）
处理名称	血压	幅度	2 ～ 5（V）
放大倍数	100	频率	20 ～ 30（Hz）
上限频率	30（Hz）		
时间常数	直流		

压力换能器预先充满 0.4% 肝素生理盐水，排净气泡，关闭侧支旋钮，保持主干与大气相通，进行零点设置，然后将动脉插管和压力换能器连接起来。

3. 实验项目的观察与记录

（1）观察和记录一段正常血压曲线。曲线的疏密代表心跳的频率，曲线的幅度代表心脏收缩的强弱，曲线的规律代表心跳的节律性，曲线的顶点代表收缩压的高低，曲线的基线代表舒张压的高低。

（2）观察动脉压力感受器对血压和心率的影响。牵拉左侧颈总动脉：手持左侧颈总动脉远心端的结扎线，向心脏方向轻轻拉紧，然后做有节奏的牵拉（2～5 次/秒），持续 5～10s，观察血压和心率的变化。夹闭右侧颈总动脉：用动脉夹夹闭右侧颈总动脉 5～10s，观察血压和心率的变化。

（3）观察体液因素对血压和心率的影响。通过耳缘静脉留置的头皮静脉针注射以下几种药物：1∶10 000 肾上腺素溶液 0.1ml/kg，1∶10 000 去甲肾上腺素溶液 0.1ml/kg，1∶100 000 乙酰胆碱溶液 0.1ml/kg，观察血压和心率的变化。

（4）观察神经因素对血压和心率的影响。开启刺激器，通过刺激电极电刺激右侧减压神经 10～15s，观察血压和心率的变化。然后用两条备用细线结扎减压神经，于结扎线中部剪断神经，分别刺激减压神经的中枢端和外周端，观察血压和心率的变化。用两根备用线结扎右侧迷走神经，于结扎线中部剪断神经，通过刺激电极电刺激迷走神经外周端 10～15s，观察血压和心率的变化。

五、实验结果记录与分析

按表 11-24-2 记录刺激神经及给药前血压和心率的正常值、刺激神经及给药后血压和心率变化的最大值以及恢复后的血压值。

表 11-24-2　动脉血压和心率的变化实验结果

处理因素	平均动脉压（mmHg）			心率（次/分）		
	处理前	处理后	恢复后	处理前	处理后	恢复后
牵拉左侧颈总动脉						
夹闭右侧颈总动脉						
注射 1∶10 000 肾上腺素						
注射 1∶10 000 去甲肾上腺素						
注射 1∶100 000 乙酰胆碱						
电刺激完整减压神经						
电刺激减压神经中枢端						
电刺激减压神经外周端						
电刺激迷走神经外周端						

在 Medlab 生物信号采集处理系统中截取各种处理因素下有代表性的血压和心率变化曲线，编辑整理，并打印出来。

六、讨论与结论

分析比较各种处理因素对血压和心率影响的差别及其机制。实验结果能否证明假说？假说是否需要修改？

七、注意事项

1. 实验前要做好压力换能器的定标工作。压力换能器预先充满 0.4% 肝素生理盐水，再进行零点设置，然后将动脉插管和压力换能器连接起来。实验过程中不可再随意进行零点设置。

2. 压力换能器放置的位置要与动物心脏保持在同一水平。

3. 在观察体液因素对血压和心率的影响实验中，每次给药完毕后立即注入 1ml 生理盐水，防止药液残留在头皮静脉针管腔内影响下一种药物的效应。

4. 要掌握好每次给药或刺激的时间，原则上应待血压稳定后再给后一种药物或后一项刺激，尤其是肾上腺素，须待其后降压效应完全消失后再给后一种药物。

5. 注意保护神经并经常滴加生理盐水保持神经湿润，不要过度牵拉神经。电刺激迷走神经时，强度不能过大，时间不能过长，以免家兔血压急剧下降，心搏骤停。

八、思考题

1. 分析动脉血压的形成机制及其影响因素。

2. 在每次施加处理因素后动脉血压和心率会出现什么变化？机制如何？

3. 比较肾上腺素和去甲肾上腺素对心血管系统的作用有哪些异同？

4. 为何先剪断迷走神经，再刺激其外周端？

5. 为何剪断减压神经后，要分别刺激其中枢端和外周端？

（陈　博）

实验二十五　前、后负荷增加对右心功能的影响（右心衰竭）

一、观察现象并提出问题

1. Observation/Background (or Case)　The right ventricle (RV) has a complex geometry, consisting of the inlet and the outlet portions, separated by the crista supraventricularis. It has a shared wall with the left ventricle (LV), the interventricular septum, and a RV free wall which attaches to the anterior and posterior septum. It receives systemic venous return via the right atrium and delivers deoxygenated blood into the pulmonary circulation. In a normal heart, the RV has roughly the same cardiac output as the LV but faces a lower afterload, due to the lower resistance of the pulmonary vasculature. As such, the RV wall is thinner and more compliant than the LV.

The right heart is intimately related to the pulmonary vasculature. Pathological processes leading to an increased pulmonary vascular resistance (PVR) will at first result in a corresponding increase in RV muscular contractility. This adaptive mechanism is known as 'coupling' of the RV and its load. This increased RV contractility is initially maintained by an increased RV wall muscular thickness. However, as the disease progresses, the RV cavity dilates and the heart rate increases to maintain cardiac output. Eventually with the increased RV myocardial metabolic demands and increased RV wall stress, the RV decompensates and 'uncoupling' occurs. At this point, right heart failure occurs, with the consequential signs and symptoms, namely effort intolerance, jugular venous distension, abdominal ascites, and edema in the lower extremities.

2. 问题　右心前、后负荷的过度增加，会导致急性心力衰竭吗？

二、形成假说

右心前、后负荷的过度增加，可能会造成右心室收缩和舒张功能降低，导致急性右心衰竭。

三、实验设计思路与实验目的

（一）实验目的

1. 掌握家兔急性心力衰竭模型的复制；观察心力衰竭时血流动力学的主要变化；观察增加前、后负荷对心脏功能的影响；理解心力衰竭的发生机制及病理变化。

2. 学习与训练的实验知识技能 家兔手术操作的基本方法和技术（静脉麻醉，动、静脉插管），急性心力衰竭模型复制，Medlab 生物信号采集处理系统记录和处理实验结果的方法，压力换能器的使用方法。

（二）实验思路

1. 证明前负荷增加可导致右心衰竭。

观察指标：心率、平均动脉压、中心静脉压、右心房压或右心室压（选做）。

前负荷是指心肌收缩前所负载的负荷。常用心室舒张末期压力来反映前负荷，而心室舒张末期心房内压力与心室内压力几乎相等，且心房内压力的测定更为方便，故也可用心房内压力反映心室的前负荷。

静脉回心血量的多少是决定心室前负荷大小的主要因素。当前负荷增加（如快速输液，血容量在短时间内迅速、明显增加）时，静脉回心血量增加，造成右心室容量负荷大大增加，引起心室舒张末期容积增加而使心肌纤维的肌节长度向最适长度（L_{max}）靠近，弗朗克 - 斯塔林（Frank-Starling）曲线逐渐上升，此时心肌收缩能力增强，心排血量增加。但随着右心失代偿程度不断加重，右心房血液淤积，右心房压力不断升高，静脉淤血，右心室射血减少，右心功能下降甚至衰竭。回流入左心房的血液减少，左心室射血减少，主动脉血流进行性减少。此时，心肌纤维的收缩功能严重受损，心室顺应性下降，Frank-Starling 曲线出现下降，出现心力衰竭，监测到血压下降、中心静脉压升高、心率减慢。

2. 证明后负荷增加可导致右心衰竭。

观察指标：心率、平均动脉压、中心静脉压、肺动脉楔压（选做）。

后负荷是指心肌开始收缩时才遇到的负荷。动脉血压的变化可影响心室肌的收缩，从而影响心脏功能。

肺动脉受相关因素影响出现狭窄、栓塞或机械性阻塞，可反射性造成全肺血管收缩，必然引起肺动脉高压，机体出现应激反应，儿茶酚胺类物质大量分泌，全身血管收缩，呼吸加快，血压升高，心率加快，心脏不断克服阻力做功，当阻力过大超过心肌代偿能力，可能出现心肌收缩力下降、血压下降、中心静脉压升高等右心衰竭表现。

（三）实验设计

家兔随机分成 3 组，即中心静脉压组、心房压组、心室压组，每组例数 $n \geqslant 3$。

1. 中心静脉压组 左颈动脉插管测血压+右颈静脉插管（测中心静脉压）。

2. 心房压组 左颈动脉插管测血压+右颈静脉插管至右心房（测心房压）。

3. 心室压组 左颈动脉插管测血压+右颈静脉插管至右心室（测心室压+±dp/dt_{max}）。

四、材料与方法

（一）实验材料

1. 动物 家兔，雌雄不限，体重 2.0～2.5kg，9 只以上。

2. 器材 Medlab 生物信号采集处理系统，电脑，压力换能器，婴儿秤，恒温水浴箱，兔手术台，兔解剖手术器械（直手术剪，弯手术剪，眼科剪，止血钳，组织钳，无齿镊，眼科镊，动脉夹，静脉夹），动脉插管，静脉插管，玻璃分针，头皮静脉针，1ml、5ml、10ml 注射器，细线，棉线，绑带，250ml 烧杯，500ml 烧杯等。

3. 药品与试剂　20% 氨基甲酸乙酯溶液，液体石蜡，1% 肝素溶液，0.4% 肝素生理盐水，生理盐水等。

（二）实验步骤与方法

1. 家兔麻醉和手术

（1）麻醉：取家兔 1 只，称重后，用头皮静脉针经耳缘静脉缓慢注射 20% 氨基甲酸乙酯溶液（5ml/kg），麻醉期间要注意观察肌张力、呼吸频率和角膜反射的变化，避免麻醉过深导致动物死亡。麻醉完成后需留置头皮静脉针。

（2）右侧颈外静脉插管：将麻醉的家兔取仰卧位用绑带固定在兔手术台上，颈部剪毛，沿甲状软骨下正中切开皮肤 4～5cm，钝性分离右侧浅筋膜，找到位置表浅粗大呈蓝紫色的颈外静脉，分离颈外静脉主干部分 2～3cm，穿两根细线备用。用静脉夹夹闭颈外静脉近心端，待血管充盈后结扎远心端，用眼科剪在靠近远心端结扎线处剪一小口，向心脏方向插入充满 0.4% 肝素生理盐水的静脉插管，松开静脉夹，深入 4～6cm，接近右心房水平，可看到随呼吸周期性上下波动的血压波形即为中心静脉压波形（顺利的话，还可将颈静脉插管继续向下深入到右心房、右心室直至肺动脉。具体可根据压力的波形、数值大小及插管的长度来判断插管所到达的部位），用细线结扎固定好导管。

（3）左侧颈总动脉插管：用止血钳沿正中线分离筋膜和肌肉（胸骨舌骨肌），暴露气管，牵拉开气管两侧肌肉的边缘，可见气管两侧与气管平行的颈总动脉。分离左侧颈总动脉 2～3cm，穿两根细线备用。将左侧颈总动脉远心端结扎线结扎，近心端用动脉夹夹闭，用眼科剪在靠近远心端结扎线处剪一小口，向心脏方向插入充满 0.4% 肝素生理盐水的动脉插管，插管成功后用细线结扎固定，松开动脉夹。待连接压力换能器测动脉血压和心率。

（4）全身肝素化：所有手术操作完成后，通过耳缘静脉留置的头皮静脉针注射 1% 肝素生理盐水（1ml/kg），进行全身肝素化，防止血液凝固。

2. 设置实验参数及连接实验装置　打开计算机，启动 Medlab 生物信号采集处理系统，将两个压力换能器分别连接到第 1 个生物信号放大器和第 2 个生物信号放大器，选择"急性心力衰竭实验"定制实验。具体实验参数见表 11-25-1。

两个压力换能器预先充满 0.4% 肝素生理盐水，排净气泡，关闭侧支旋钮，保持主干与大气相通，进行零点设置，然后将动脉插管和静脉插管与相应的压力换能器连接起来。

表 11-25-1　Medlab 生物信号采集处理系统实验设置参数

参数	设置	
显示方式	记录仪	
采样间隔	1（ms）	
采样通道	1	2
处理名称	血压（mmHg）	中心静脉压（cmH$_2$O）
放大倍数	100	500
上限频率	30（Hz）	30（Hz）
时间常数	直流	直流

3. 复制急性右心衰竭模型

（1）观察指标：记录正常动脉血压、心率、中心静脉压，用听诊器听心音强弱、呼吸频率及深度、有无水泡音，做肝-中心静脉压反流实验（轻轻推压动物右肋弓 3s，记录中心静脉压上升的数值），以上指标作为急性心力衰竭实验的对照。

（2）复制急性右心衰竭模型

增加后负荷：按 0.5ml/kg 的用量，用 2ml 玻璃注射器抽取预先加温至 38℃ 的液体石蜡，以 0.2ml/min 的速度缓慢注入耳缘静脉，同时密切观察血压、中心静脉压（或心房压、右心室内压）、呼吸等变化。如有血压明显下降或中心静脉压明显上升，即停止注射。待血压和中心静脉压恢复到原对照水平时，再缓慢注入液体石蜡，直至血压有轻度下降（降低 10 ～ 25mmHg），或中心静脉压有明显升高（一般液体石蜡用量为 0.5 ～ 1.0ml，不超过 0.5ml/kg），然后记录各项指标。

增加前负荷（下述方法可二选一）：

1）输液法：待动物呼吸、血压稳定后，以每分钟 5 ～ 10ml/kg 的速度快速经静脉插管输入 37℃ 生理盐水，输液过程中密切观察各项指标的变化（呼吸、血压、心率、心音强弱、胸背部有无水泡音、中心静脉压以及肝-中心静脉压反流实验等）。

2）动静脉造瘘法：参照南方医科大学农德斌老师方法修改，在颈总动脉插管和右侧颈外静脉插管之间通过三通管连通起来，使颈动、静脉互相连通，动脉血直接回流到心脏，使回心血量增加、右心前负荷增加。可通过三通管开闭程度来调节动静脉瘘血量大小。仔细观察记录动静脉造瘘后 10min、20min 等时间点各项指标的变化情况。

4. 急性心力衰竭的抢救　根据实验室提供的药品，自行设计和选择抢救方案。

实验室提供的药品：

（1）扩血管类药品：①硝普钠。用法：静脉滴注，滴注速度从小剂量开始，初始剂量为 0.21 ～ 0.42μg/(kg·min)，再根据临床征象和血压等调节滴速。血压正常情况下一般 0.83 ～ 2.5μg/(kg·min) 有效。②酚妥拉明。用法：静脉滴注，初始剂量为 1.67μg/(kg·min)，根据反应调节滴速，一般 5μg/(kg·min) 即可取得较明显的心功能改善。

（2）强心类药品：①西地兰。用法：剂量为 7 ～ 10μg/(kg·min)，加入 5% 葡萄糖 5ml 内缓慢静脉注射。②多巴酚丁胺（儿茶酚胺类）。用法：初始剂量为 2.5μg/(kg·min)，根据血流动力学指标调节剂量，可增至 10μg/(kg·min)）。

5. 动物死亡后观察　动物死亡后，挤压胸壁，观察气管内有无分泌物溢出。剖开胸、腹腔，观察有无胸腔积液和腹水；肝脏有无淤血肿大；肠系膜血管有无淤血，肠壁有无水肿；心脏各腔室体积有何变化；肺脏有无水肿；最后切开腔静脉，让血液流出，观察肝脏和心腔体积的变化。

五、实验结果记录与分析

按表 11-25-2 记录正常、心力衰竭造模后、抢救后的呼吸、心率、平均动脉压、中心静脉压等。

表 11-25-2　家兔急性心力衰竭及抢救实验结果

	呼吸 （次/分）	心率 （次/分）	平均动脉压 （mmHg）	中心静脉压 （cmH$_2$O）	右心房压 （cmH$_2$O）	右心室压 （mmHg）	右心室 $\pm dp/dt_{max}$
正常							
心力衰竭造模后							
心力衰竭抢救后							

六、讨论与结论

根据记录到的表 11-25-2 中数据及其他各项观察指标来进行讨论，分析急性右心衰竭的发生机制及病理变化；论证结果是否证明了假说。

七、注意事项

1. 实验前要做好压力换能器的定标工作。压力换能器预先充满 0.4% 肝素生理盐水，再进行零点设置，然后将动脉插管、静脉插管和压力换能器连接起来。实验过程中不可再随意进行零点设置。

2. 压力换能器放置的位置要与动物心脏保持在同一水平。

3. 颈外静脉插管插入位置应到达右心房，最好能进入右心室。

4. 实验关键是注射栓塞剂。若栓塞剂注入速度过快、量过多会造成大范围的肺小动脉栓塞，动物会因急性肺梗死、急性肺源性心脏病、心源性休克很快死亡。若注入量不够，肺小动脉栓塞有限，不能有效提高右心后负荷，主要靠输液来增加容量负荷，不但输液量大，而且比较费时。为能掌握合适的栓塞剂剂量，在注射栓塞剂时要密切注意血压的变化。当出现血压明显降低时应暂停注射，观察 5min，若血压逐渐恢复到正常水平，可再缓慢注入少量液体石蜡，通常液体石蜡的用量不超过 0.5ml/kg，而且需要加温（加温是为了降低液体石蜡的黏滞性，使其能形成细小栓子）。

5. 尸检时注意不要损伤胸、腹腔血管，以免影响对胸腔积液、腹水的观察。

八、思考题

1. 本实验是什么原因引起的右心衰竭？判断右心衰竭模型复制成功的指标有哪些？

2. 肝-中心静脉压反流实验说明了什么问题？

3. 自行设计和选择的抢救方案是什么？说明其机制。

（陈　博）

实验二十六　头胸导联在右心室梗死中的诊断优势

一、观察现象并提出问题

1. Observation/Background (or Case)　Being a new lead system of ECG, the Head-chest lead (HC-lead), which prefers the right forehead to the central electric terminal as its reference point, is designed to solve the problems of the routine clinic ECG diagnosis, such as the right ventricular blind area, pseudo-alteration, inexact location, indistinguishable P wave, and floating diagnostic standard. The core of the matter is that the central electric terminal, which was designed by Wilson in theory, is not a true zero potential point. While the right forehead, which locates in the area opposite to the depolarization direction, is one of the points nearest to the zero potential in practice. The hypothesis can be verified by the comparisons between the chest lead and the HC-lead by recording the ECGs at the same points on the body surface simultaneously. Therefore, it would be an applicable subject introduced into the medical experiment courses as an instance to challenge the existing theory and cultivate the creative and innovative thinking.

2. 问题　头胸导联是否比临床常规胸导联在右心室心电改变的诊断中更有价值？

二、形成假说

在心电导联的设计中，参比点的选择决定了心电图图形，进而影响了导联的诊断能力。常规临床心电图学理论中人为规定的参比点——中心电端，事实上并非真正意义上的零电位点。这正是导致其无法在右胸表面记录到与左胸形态一致的心电图的主要原因。因其右胸导联记录的正常心电图存在图形偏小和假性改变等问题，使其难以与异常病理性心电图改变加以区分，进而出现了常规心电图右心室诊断的盲区。

根据拟球状面心电位场学说，由于右前额位于与心电去极化主方向相反的准电静寂区，其电位和相位更加接近于零，头胸导联以其作为共同参比点，记录的心电图更具单极性，在左、右胸表的变化一致，正常图形较大且各波形清晰可辨，没有假性改变，与异常病理性心电图改变之间具有明显的差别。因此，头胸导联应该可以克服常规胸导联右心室诊断盲区的缺陷，对右心室心电改变的诊断更有价值。

三、实验设计思路与实验目的

（一）实验目的

1. 了解常规临床心电图理论及头胸导联相关学说的要点和导联连接方法。

2. 学习通过结扎冠状动脉复制急性心肌梗死家兔模型的方法。

3. 学习应用心电图图形的规律性变化对心肌梗死部位进行准确定位。

学习与训练的实验知识技能：急性心肌梗死动物模型的复制方法，心电图的记录及测量方法，家兔手术方法，动、静脉插管、气管插管与生化检测技术。

（二）实验思路

1. 证明头胸导联（HC 导联）记录比常规胸导联在同一测试点、同时记录的正常心电图波形更显著。

观察指标：心电图 P、Q、R、T 波形状和振幅。

说明：左胸 $V_1 \sim V_6$ 与同一位置 HC 导联 $HV_1 \sim HV_6$ 逐一对比，HC 导联记录的正常心电图 P、R 波振幅大于常规胸导联记录的心电图；右胸 $V_{3R} \sim V_{8R}$ 与 $HV_{3R} \sim HV_{8R}$ 逐一对比，HC 导联记录的 P 波振幅大于常规胸导联；右胸常规胸导联记录的心电图无正立的 R 波，只有低矮的 rs 波，T 波低平或倒置；而 HC 导联都能记录到清晰的 R 波和正立清晰的 T 波。与其左胸记录的正常心电图相比，常规胸导联在右胸记录的正常心电图图形偏小且形态多变，难以采用统一的诊断标准；而头胸导联记录的正常心电图与左胸记录的基本一致，这既有利于右心室的定位诊断，也有利于诊断标准的统一。

2. 证明结扎右冠状动脉可引起右心室急性心肌梗死。

观察指标：

（1）心电图改变：R 波降低、ST 段抬高、宽深 Q 波、T 波倒置。

（2）血清心肌坏死标志物：肌酸激酶同工酶（CK-MB）、肌钙蛋白 I/肌钙蛋白 T（cTnI/cTnT）升高。

3. 证明 HC 导联心电图对右心室急性心肌梗死的定位诊断比常规胸导联心电图优越。

观察指标：心电图改变，即 R 波降低、ST 段抬高、宽深 Q 波、T 波倒置。

说明：右胸 $V_{3R} \sim V_{8R}$ 与 $HV_{3R} \sim HV_{8R}$ 逐一对比，常规胸导联记录的心电图急性右心室心肌梗死前后都无正立的 R 波，T 波都倒置，且宽深 Q 波不明显，右心室急性心肌梗死前后心电图波形无显著性差异，难以诊断；而 HC 导联不仅能记录到清晰且振幅明显减小的 R 波，倒置的 T 波，且宽深 Q 波明显，右心室急性心肌梗死前后心电图波形有显著的差异，便于定位诊断。

（三）实验设计

同一只家兔可以进行正常和右心室急性心肌梗死心电图的前后对照，并通过在相同的测试点、同时记录常规和头胸两种导联的心电图，以比较两种导联系统在正常和右心室急性心肌梗死条件下，所记录的心电图的差异。

实验分组：正常对照组、右心室梗死组和假手术组。每组例数 $n \geq 3$。各组都用常规胸导联和头胸导联在同一测试点、同时记录心电图。

1. 正常对照组　动、静脉插管+ECG 等检测。

2. 右心梗死组　动、静脉插管+气管插管+开胸手术+结扎右冠状动脉+ECG 等检测。

3. 假手术组　动、静脉插管+气管插管+开胸手术+不结扎右冠状动脉+ECG 等检测。

家兔给予 20% 氨基甲酸乙酯溶液（5ml/kg）自耳缘静脉缓慢输入，麻醉固定后，采用两套导联系统分别记录正常心电图。完成颈总动脉、颈外静脉插管术后，即刻取血作为初始正常心肌酶指标。接着施加处理因素，即在气管插管、连接呼吸机的条件下，复制急性右心室心肌梗死模型。施加处理因素后 60min，再次采用两套导联分别记录同测试点的心电图，并分别取血测定上述心肌酶谱指标。假手术组不结扎冠状血管，其余操作同右心室梗死组。空白对照组只做动静脉插管，不开胸、不结扎冠状血管。

四、材料与方法

（一）实验材料

1. 动物　家兔，雌雄不限，体重 1.5～2.5kg，9 只以上。

2. 器材　整套手术器械，多导生理记录仪，导联连接线，针形电极 7 个（6 或 7 号针头改制），电热恒温水浴锅，试管架，12mm×75mm 和 12mm×100mm 试管，0.5ml 吸管，移液器，离心机，721 型分光光度计，小号圆针及结扎线等。

3. 药品与试剂　测定心肌酶的试剂包，20% 氨基甲酸乙酯溶液，0.1% 肝素生理盐水，6% 硫化钠溶液等。

（二）实验步骤与方法

1. 实验前准备　家兔耳缘静脉缓慢输入 20% 氨基甲酸乙酯溶液（5ml/kg），麻醉后固定。

2. 心电导联电极连接（参照农德斌方法）

（1）肢体电极：将针形电极分别插入家兔四肢踝部皮下，按生物机能实验系统心电导联线的颜色对应相接，其中左上肢接黄色电极，右上肢接红色电极，左下肢接绿色电极，右下肢接黑色电极。

（2）胸电极（白色）：依据下列方法确定 12 个测试点。用 6% 硫化钠溶液 7～9min 脱去其胸背部的体毛，根据胸背部骨性标志，用甲紫液标记测试点 V_1～V_6（HV_1～HV_6）和 V_{3R}～V_{8R}（HV_{3R}～HV_{8R}），再用针头穿刺皮下，并与相应的导联线连接。

V_1、HV_1：胸骨右缘与第 4 肋间交点。

V_2、HV_2：胸骨左缘与第 4 肋间交点。

V_3、HV_3：V_2 与 V_4 导联之间中点。

V_4、HV_4：第 5 肋间与左锁骨中线交点。

V_5、HV_5：与 V_4 同一水平左腋前线交点。

V_6、HV_6：与 V_4 同一水平左腋中线交点。

V_{3R}、HV_{3R}：V_1 与 V_{4R} 导联之间中点。

V_{4R}、HV_{4R}：第 5 肋间与右锁骨中线交点。

V_{5R}、HV_{5R}：与 V_{4R} 同一水平右腋前线交点。

V_{6R}、HV_{6R}：与 V_{4R} 同一水平右腋中线交点。

V_{7R}、HV_{7R}：与 V_{4R} 同一水平右腋后线交点。

V_{8R}、HV_{8R}：与 V_{4R} 同一水平右肩胛下角线交点。

（3）头胸导联电极连接：将两个针形电极并置右前额（家兔为右颌部），两者相距 2～5mm，作为 HC 导联的参比电极与地电极，并分别与信号输入线连接，其中参比电极接白色电极、地电极接黑色电极；探查电极接红色，并与胸导联各测试点相对应。

（4）胸导联和 HC 导联的探查电极连接：用缝合针分别穿过家兔胸、背部 V_1～V_6 和 V_{3R}～V_{8R} 导联相应测试点的皮下，胸导联和 HC 导联的探查电极（鳄鱼夹）分别固定于缝合针的两端，以此实现胸导联与 HC 导联的完全同步描记。调试多导生理记录仪，使其处于工作状态。

3. 正常心电图的记录与比较　采用多导生理记录仪同时记录上述数个同一测试点的正常心电图，再根据实验设计中的项目，逐点进行两种导联心电图的比较。

4. 正常血流动力学指标和心肌酶的测定 左侧颈动脉和右侧颈外静脉插管，记录正常动脉血压和中心静脉压，取血测正常心肌酶。

5. 右心室急性心肌梗死模型的制作 动态记录血压和中心静脉压。气管插管，呼吸机辅助呼吸（呼吸频率 25 次/分，潮气量 20 ～ 30ml，以保持动脉血 $PaCO_2$、PaO_2 和 pH 维持在正常范围）。在胸骨右缘第 3、4 肋间打开胸腔，暴露心脏，用细小弯针在右冠状动脉下穿一丝线结扎，使缝线下方心肌色泽变浅、苍白。逐层缝合，抽气，关胸。观察 60min。

6. 右心室急性心肌梗死心电图的记录与比较 采用多导生理记录仪同时记录上述数个同一测试点的异常心电图，再根据实验设计中的项目，逐点进行两种导联心电图的比较。

7. 异常血流动力学指标和心肌酶的测定 记录异常动脉血压和中心静脉压，取血测异常心肌酶，并与正常值进行对比。

五、实验结果记录与分析

按标准准确测量并记录心电图各波的振幅，计算其均数与标准差，进行统计学显著性分析（表 11-26-1 ～表 11-26-5）。

表 11-26-1 常规左侧胸导联与对应头胸导联正常心电图波振幅（mV）比较（$\bar{x} \pm s$）（n=3）

	V_1	HV_1	V_2	HV_2	V_3	HV_3	V_4	HV_4	V_5	HV_5	V_6	HV_6
P 波												
Q 波												
R 波												
T 波												

表 11-26-2 常规右侧胸导联与对应头胸导联正常心电图波振幅（mV）比较（$\bar{x} \pm s$）（n=3）

	V_{3R}	HV_{3R}	V_{4R}	HV_{4R}	V_{5R}	HV_{5R}	V_{6R}	HV_{6R}	V_{7R}	HV_{7R}	V_{8R}	HV_{8R}
P 波												
Q 波												
R 波												
T 波												

表 11-26-3 常规右胸导联与对应头胸导联异常心电图波振幅（mV）比较（$\bar{x} \pm s$）（n=3）

	V_{3R}	HV_{3R}	V_{4R}	HV_{4R}	V_{5R}	HV_{5R}	V_{6R}	HV_{6R}	V_{7R}	HV_{7R}	V_{8R}	HV_{8R}
P 波												
Q 波												
R 波												
T 波												
ST 段												

表 11-26-4 常规左胸导联与对应头胸导联异常心电图波振幅（mV）比较（$\bar{x} \pm s$）（n=3）

	V_1	HV_1	V_2	HV_2	V_3	HV_3	V_4	HV_4	V_5	HV_5	V_6	HV_6
P 波												
Q 波												
R 波												
T 波												
ST 段												

表 11-26-5　右心室急性心肌梗死前后血流动力学及心肌酶指标的比较（$\bar{x}\pm s$）（$n=3$）

	血压（mmHg）	CVP（cmH$_2$O）	CK-MB（ng/ml）	cTnI/cTnT
梗死前				
梗死后				

六、讨论与结论

根据上述三方面的数据进行分析讨论，如果符合预期结果，则证明 HC 导联确实比临床常规胸导联在右心室心电改变的诊断中更有价值，假说成立。如果不符，根据具体结果修正假说。

七、注意事项

1. 本实验中手术操作过程中要尽量减少组织损伤和出血。

2. 气管插管过程中，避免血液倒流入气管影响呼吸。

3. 结扎右冠状动脉时，注意避免伤及心表及其他血管。

4. 要逐层缝合，尽量密闭，关胸后抽气。

八、思考题

1. 为什么常规胸导联难以诊断右心室的心电异常？

2. HC 导联如何能克服心电图诊断中的右心室盲区？

3. 急性心肌梗死后心电图和心肌酶的特征性改变是什么？

（周　翔）

参 考 文 献

尹炳生, 2007. 头胸导联临床比较心电图学. 北京: 科学出版社, 5.

Copstead Lee-Ellen C, Banasik J L, 2013. Pathophysiology . 5th ed. Pennsylvania: Elsevier, 442, 443.

Drew R C, Charkoudian N, Park J, 2020. Neural control of cardiovascular function in black adults: implications for racial differences in autonomic regulation. Am J Physiol Regul Integr Comp Physiol, 318(2): R234-R244.

Lin W Q, Poh A L, Tang WHW, 2018. Novel insights and treatment strategies for right heart failure. Curr Heart Fail Rep, 15(3): 141-155.

Munoz C, Aletti F, Govender K, et al., 2020. Resuscitation after hemorrhagic shock in the microcirculation: targeting optimal oxygen delivery in the design of artificial blood substitutes. Front Med (Lausanne), 7: 585638.

Vaughan-Jones R D, Spitzer K W, Swietach P, 2009. Intracellular pH regulation in heart. J Mol Cell Cardiol, 46(3): 318-331.

第十二章　呼吸系统实验

实验二十七　家兔呼吸运动的调节及胸内负压的测定

一、观察现象并提出问题

1. Observation/Background (or Case)　Breathing is a complex process that relies heavily on the coordinated action of the muscles of respiration and the control center in the brain. The primary function of the lungs is to facilitate gas exchange between inspired air and the circulatory system. It helps bring oxygen to the blood and remove carbon dioxide from the body. Oxygen is critical for proper metabolism on a cellular level, while carbon dioxide is crucial for achieving adequate pH levels. Several mechanisms exist to ensure a rigorous balance between supply and demand. In response to a change in blood gases, the pulmonary system adapts by adjusting breathing patterns to help meet the body's metabolic demand. Exercise, for instance, increases oxygen consumption and raises carbon dioxide production. If, at any point, the available oxygen supply fails to meet the necessary demand, aerobic metabolism ceases, and energy production declines. Likewise, if carbon dioxide accumulates without proper disposal, the blood becomes more acidic, and cellular damage ensues, ultimately leading to organ failure. Neither outcome is desirable; therefore, numerous mechanisms exist to match respiration with the continually changing demands. Central and peripheral chemoreceptors, as well as mechanoreceptors in the lungs, convey neural and sensory input to the brain to help modulate respiratory drive. The respiratory center responds in return by changing its firing pattern to alter breathing rhythm and volume.

2. 问题　影响呼吸运动的神经因素和理化因素有哪些？它们通过何种机制进行调节？

二、形成假说

呼吸是机体与环境之间进行气体交换的过程。呼吸运动是呼吸中枢通过支配呼吸肌（膈肌和肋间肌）的传出神经引起呼吸肌节律性收缩和舒张产生的。正常呼吸运动的维持有赖于神经-体液因素的调节。

呼吸中枢是调节呼吸运动及节律的神经元群，广泛分布于脊髓、延髓、脑桥和大脑皮质等中枢神经系统各级水平。延髓是产生节律性呼吸的基本中枢，而正常呼吸节律的形成则有赖于延髓与脑桥的共同配合。延髓的呼吸中枢可分为背侧呼吸组（dorsal respiratory group，DRG）和腹侧呼吸组（ventral respiratory group，VRG）。背侧呼吸组位于延髓背内侧，以吸气神经元为主，其轴突终止于脊髓颈段 3～5 节的膈神经运动神经元和胸段 2～6 节的肋间神经运动神经元。腹侧呼吸组主要为呼气神经元，接收肺牵张感受器、外周化学感受器等处信号，经迷走神经传入其冲动，起着整合传入信息和调节呼吸运动的作用。

假说：延髓呼吸中枢通过膈神经、肋间神经使呼吸肌产生节律性呼吸运动（本实验不做这方面证明）；O_2、CO_2 或 H^+ 等体液化学因素的变化可能通过颈动脉体的化学感受器（经迷走神经）反射性影响呼吸运动；迷走神经参与肺牵张反射，当肺扩张（或肺不张萎陷）时可牵拉刺激呼吸道牵张感受器，使经迷走神经传入到延髓呼吸中枢的神经冲动增强（或减弱），促使吸气转变为呼气、呼吸频率增加（或降低）。切断双侧迷走神经可能会出现吸气加深延长、呼吸加深变慢。

三、实验设计思路与实验目的

（一）实验目的

1. 学习哺乳动物呼吸运动的描记方法及胸内负压的测定方法；观察并分析肺牵张反射和一些化学因素对呼吸运动的影响；观察胸内负压在呼吸周期中的变化。

2.学习与训练的实验知识技能 哺乳动物呼吸运动的描记方法；胸内负压的测定方法；家兔捉拿、麻醉、固定的方法及气管插管术。

（二）实验思路

1. 观察和证明化学因素（动脉血中 O_2、CO_2 或 H^+ 变化）对呼吸运动有调节作用。

观察指标：呼吸频率，呼吸幅度。

体内外各种化学因素如果作用到颈动脉体的化学感受器，则可间接通过迷走神经传入而作用于呼吸中枢，从而对呼吸运动产生影响。

2. 观察和证明物理因素（胸膜腔内压变化）对呼吸运动有调节作用。

观察指标：胸膜腔的压力，呼吸频率和幅度。

胸膜腔是由壁胸膜和脏胸膜构成的一个潜在的密闭的腔隙，其内存在少量浆液。胸膜腔内的压力一般为负压（又称胸内负压），主要由肺的弹性回缩力造成，其压力随呼吸运动而发生周期性波动。平静吸气时，肺扩张，回缩力增强，胸膜腔内压负压加大；呼气时，肺缩小，回缩力减小，负压降低。胸膜腔密闭性被破坏后，外界空气进入胸膜腔形成气胸，则胸内负压消失。肺的扩张和回缩引起胸膜腔内压变化，也会通过肺牵张反射引起呼吸运动的相应变化。

3. 观察和证明迷走神经对呼吸运动有调节作用。

颈动脉体化学感受器和气道平滑肌的牵张感受器都通过迷走神经作用于延髓呼吸中枢，反射性调节吸气和呼气。当切断双侧迷走神经时，观察呼吸运动有何变化。

（三）实验设计

家兔随机分成以下两组（组内采用自身对照），每组例数 $n \geqslant 3$。观察呼吸频率、节律和幅度的变化。

1.化学组 气管插管+双侧迷走神经分离+改变 O_2 浓度+改变 CO_2 浓度+迷走神经切断。

2.负压组 气管插管+双侧迷走神经分离+增大无效腔+气胸（+负压增大）+迷走神经切断。

四、材料与方法

（一）实验材料

1.动物 家兔，雌雄不限，体重 2.0～2.5kg，6 只以上。

2.器材 BL-420N 或 Pclab-530C 生物信号采集和分析系统、兔固定台、婴儿秤、哺乳动物手术器械 1 套、"Y" 形气管插管、呼吸流量换能器、水检压计、保护电极、CO_2 球胆、盛有碱石灰的气囊、橡胶管（长约 50cm）、穿刺针头（9 号、16 号或腰椎穿刺针）、100ml 烧杯、注射器（1ml、2ml、5ml、20ml 各 1 支）、丝线、纱布、脱脂棉球、污物杯等。

3.药品与试剂 25% 氨基甲酸乙酯溶液，3% 乳酸，生理盐水等。

（二）实验步骤与方法

1.麻醉与固定 家兔称重后，耳缘静脉注射 25% 氨基甲酸乙酯溶液（1g/kg，4ml/kg），待其麻醉后以仰卧位固定于兔手术台上。

2.颈部手术

（1）气管插管：钝性分离气管 2～3cm，行气管插管术。

（2）分离左右两侧迷走神经：按照血管神经分离术的原则，分别分离两侧各一段的迷走神经（长 3～5cm），注意避免损伤神经，并在各自下方穿两根丝线备用。

3. 呼吸运动描记　将呼吸流量换能器的输入端与 BL-420N 生物信号采集和分析系统的 CH1 通道相连，其前端开口的一侧与"Y"形气管插管的一端相连接，前端开口的另一侧与大气相通，保持家兔的正常呼吸。双击电脑桌面上的 BL-420N 生物信号采集和分析系统的图标，进入 BL-420N 生物信号采集和分析系统的主界面。选择"实验模块"→"呼吸"→"呼吸运动调节"项单击。

化学组实验步骤：

（1）正常呼吸运动曲线的记录：待家兔的呼吸平稳后观察和记录一段正常的呼吸运动曲线，注意上升支和下降支与呼吸相之间的关系，上升支代表呼气相，下降支代表吸气相。

（2）吸入气中氧浓度降低对呼吸运动的影响：记录一段对照平稳的呼吸运动曲线后，在盛有碱石灰的气囊中吹入少量气体，将其与呼吸流量换能器相连，使家兔对气囊中的气体进行呼吸并逐步降低气囊中的氧浓度，造成吸入气氧浓度下降，观察家兔呼吸运动的幅度、频率有何变化。

（3）吸入气中 CO_2 浓度增加对呼吸运动的影响：用 100ml 烧杯罩住呼吸流量换能器的前端与大气相通的一侧和 CO_2 球胆的出气口，打开止气阀，让 CO_2 自然流入烧杯中，造成吸入气 CO_2 增加，观察家兔呼吸运动的幅度、频率有何变化。

（4）增加血液中酸性物质 [H^+]：用 5ml 注射器，由耳缘静脉较快地注入 3% 乳酸 2ml，观察此时家兔呼吸运动的变化及恢复过程。

（5）剪断及刺激迷走神经对呼吸运动的影响：将保护电极连接 BL-420N 生物信号采集和分析系统的刺激输出端，记录一段平稳的呼吸运动曲线作为对照后，结扎并剪断一侧迷走神经，观察家兔呼吸运动的幅度、频率有何变化。再结扎并剪断另一侧迷走神经，观察家兔呼吸运动的幅度、频率有何变化（从曲线上识别呼气相和吸气相有何不同）。牵拉一侧迷走神经中枢端的结扎线，使迷走神经搭在保护电极上（注意：勿松开结扎线），选择一个恰当的刺激强度以连续单刺激的方式电刺激一侧迷走神经中枢端 10s 左右，观察刺激期间家兔呼吸运动的幅度、频率及胸内负压有何变化。

（6）剪断双侧迷走神经后观察吸入气中 CO_2 浓度增加对呼吸运动的影响：方法同（3）。

4. 胸内负压的记录　负压组实验步骤如下。

（1）先记录正常的呼吸运动曲线，注意上升支和下降支与呼吸相之间的关系，上升支代表呼气相，下降支代表吸气相。

（2）增大无效腔对呼吸运动的影响：记录一段对照平稳的呼吸运动曲线后，将呼吸流量换能器的前端与大气相通的一侧连接长约 50cm 的橡胶管，观察家兔呼吸运动的幅度、频率有何变化。

（3）正常胸膜腔负压测定：在家兔右侧腋中线与第 5～6 肋间隙交点处，沿第 6 肋骨上缘，剪毛并作长约 2cm 的皮肤切口。将水检压计上的穿刺针头在第 6 肋骨上缘顺肋骨方向斜插入胸膜腔内，插入至有落空感即停止进针。此时，可见水柱随呼吸运动上下波动。将针头用医用胶布固定在这一位置，以防止针头移位或滑出。注意：穿刺时，胸内套管尖端应朝向头侧，首先用较大力量穿透肌肉，然后控制进针力量，用手指抵住胸壁，防止刺入过深。观察和记录家兔胸内负压的数值，比较家兔吸气时和呼气时的胸内负压有何不同。

（4）通过穿刺导管往胸膜腔注入 20～50ml 空气造成气胸（肺萎陷），观察气胸后家兔呼吸运动的变化情况及记录其胸内负压的数值。

（5）从胸膜腔回抽过量体积的空气，使胸膜腔负压恢复并增大，再观察家兔呼吸运动的变化情况及记录其胸内负压的数值。

（6）剪断双侧迷走神经，观察和记录家兔内负压的数值，再重复（5）（6）步骤，观察家兔呼吸运动及胸内负压的变化情况。

五、实验结果记录与分析

各组准确记录实验数据（表 12-27-1、表 12-27-2），收集各组实验数据计算均数与标准差，尝试进行统计学显著性分析。

表 12-27-1　不同处理因素对家兔呼吸运动的影响

处理因素	处理前		处理后	
	呼吸频率（次/分）	幅度（ml）	呼吸频率（次/分）	幅度（ml）
吸入气中 O_2 浓度降低				
吸入气中 CO2 浓度增加				
血液酸度增加				
切断一侧迷走神经				
切断双侧迷走神经				
电刺激一侧迷走神经中枢端				
切断双侧迷走神经后吸入气中 CO_2 浓度增加				
增大无效腔				

表 12-27-2　不同状态下家兔胸内负压的变化

不同状态	吸气末（mmH_2O）	呼气末（mmH_2O）
增大无效腔		
气胸		
剪断双侧迷走神经		
剪断双侧迷走神经＋气胸		

六、讨论与结论

根据上述的数据来进行分析讨论，判断结果是否符合所学的理论知识及假说，如果不符，请分析原因及修改假说。

七、注意事项

1. 动物麻醉不可过深，否则会影响实验结果。如动物因手术切口疼痛而挣扎时，可酌情再适当从静脉补充一些麻醉药（一般不宜超过总剂量的 1/3）。

2. 气管插管的大小应与兔气管的粗细相近，"Y" 形气管插管上的橡胶管不应太长，否则会增加呼吸无效腔。

3. 胸膜腔穿刺时，不要插得过猛和过深，以免刺破肺组织和血管形成气胸和血胸。

4. 检测胸膜腔内压时若不慎形成气胸，应及时封闭漏气的创口，再用注射器抽出胸腔内的气体，可重新形成胸内负压。

5. 每次给予一项处理前均要有一段恢复平稳的呼吸运动曲线作为对照，再给予该项处理。

6. 每做一项处理时均应在相应的呼吸运动曲线上进行标记。

八、思考题

1. 当机体内、外环境因素发生变化时，机体对呼吸运动如何进行调节？

2. 轻度缺氧和重度缺氧，对呼吸产生的影响有何不同？为什么？

3. 平静呼吸时，胸膜腔内压为什么始终低于大气压？

4. 一般情况下，呼吸运动与通气量变化一致，将空气注入胸膜腔后，这种一致性是否发生改变？为什么？

（刘爱东）

实验二十八 家兔离体静态肺顺应性的测定

一、观察现象并提出问题

1. Observation/Background (or Case) Pulmonary compliance, a measure of the expansion of the lung, is critical to the proper function of the respiratory system. Lung compliance can be calculated by dividing volume by pressure. Factors affecting lung compliance include elasticity from the elastin in connective tissue and surface tension, which is decreased by surfactant production. Lung compliance participates in the lung-chest wall system by opposing the outward pull of chest wall compliance. The net compliance (lung-chest wall system) allows the lungs to achieve appropriate functional residual capacity, the volume remaining after passive expiration.

2. 问题 如何证明肺泡表面张力和肺内弹性纤维参与形成肺的弹性阻力？

二、形成假说

肺顺应性是指单位压力改变时所引起的肺容积的改变，它代表了胸腔压力改变对肺容积的影响。肺顺应性又可分为静态肺顺应性和动态肺顺应性。静态肺顺应性反映肺组织的弹性，动态肺顺应性受肺组织弹性和气道阻力的双重影响。肺的顺应性大，表示其变形能力强，即在较小的外力作用下引起较大的变形。

在正常情况下，在肺泡上皮内表面分布的极薄的液体层，与肺泡气体形成气-液界面，由于界面液体分子密度大，导致液体分子间的吸引力大于液、气分子间的吸引力，好像一个拉紧的弹性膜，这种肺泡表面液体形成的液泡回缩力就称为肺泡表面张力。这种表面张力指向肺泡腔，使液体表面有收缩的倾向，因而使肺泡趋向回缩，是构成肺回缩力的主要成分。在肺泡液体分子层的表面，即在液-气界面还有一层肺泡表面活性物质，它是由Ⅱ型肺泡细胞分泌的脂蛋白，主要成分是二棕榈酰卵磷脂（也称二软脂酰卵磷脂）。

肺泡表面活性物质的生理作用：①降低肺泡表面张力。②维持互相交通的、大小不同肺泡的稳定性，保持肺泡正常扩张状态。③维持肺泡与毛细血管之间的正常流体静压力，防止肺水肿。肺泡表面活性物质减少，肺泡表面张力增大，肺泡回缩，肺内压增大，吸气阻力增大，即肺顺应性下降，从而影响肺通气。

肺的弹性阻力是指肺泡扩张时的弹性阻力，是吸气的阻力、呼气的动力。它来自肺组织中弹力纤维和胶原纤维的弹性回缩力和肺泡表面张力两方面，肺组织的弹性阻力约占肺总弹性阻力的1/3，而表面张力约占2/3。因此，表面张力对肺的张缩有更重要的作用。弹性阻力是平静呼吸时的主要阻力，约占总阻力的70%。弹性阻力为顺应性的反面，弹性阻力大，则肺顺应性小。

假说：肺的弹性阻力大小与肺的静态顺应性大小呈负相关关系；肺的弹性阻力可能主要由肺组织中存在丰富的弹性纤维以及肺泡表面有液-气界面，存在表面张力所致。

三、实验设计思路与实验目的

（一）实验目的

1. 学习肺静态顺应性的测定方法 加深理解肺顺应性和肺泡表面张力之间的关系。

2. 学习与训练的实验知识技能 气管-肺标本的制备方法；肺静态顺应性的测定方法。

（二）实验思路

1. 证明肺顺应性与肺弹性阻力呈反向关系。

观察指标：压力-容积曲线。

肺顺应性是指在外力作用下肺扩张的难易程度。肺在被扩张时产生弹性回缩力，其方向与肺扩张的方向相反，是吸气的阻力，因而称为肺弹性阻力。肺弹性阻力小，在外力作用下容易扩张，则肺顺应性大；肺弹性阻力大，在外力作用下不易扩张，则顺应性小。肺顺应性可用单位跨肺压引起肺容积变化来表示，即

$$肺顺应性（C_L）=\frac{肺容积的变化（\Delta V）}{跨肺压的变化（\Delta P）}（L/cmH_2O）$$

不同的肺容量其肺顺应性也不同，故以不同跨肺压所引起肺容积变化的关系曲线，即肺顺应性曲线来反映肺顺应性或肺弹性阻力。

2. 证明肺泡表面张力是肺弹性阻力的主要成分之一。

任何液-气界面由于分子密度不同都会产生表面张力，肺泡表面也有液-气界面，同样肺泡表面可产生表面张力，使肺泡回缩，因而可能也是肺弹性阻力的成分。通过在肺泡中充满生理盐水破坏肺泡液-气界面，使之不存在表面张力作用，此时测定肺顺应性曲线，则能证明肺表面张力在形成肺的弹性阻力中起的作用大小。此外，还可通过长时间吸入高浓度氧或脂溶性麻醉药（如氟烷、甲氧氟烷）破坏肺泡表面活性物质，观察肺弹性阻力（顺应性）是否有变化，来推断肺表面张力在形成肺的弹性阻力中起的作用大小。

3. 证明肺组织中存在弹性纤维，也是肺弹性阻力的重要因素。

弹性纤维又称弹力纤维，主要由弹性蛋白（一种黄色硬蛋白，它是黄色弹性纤维组织的主要成分，湿润时呈弯曲状并富弹性）构成。它广泛分布于全身的各个部位，尤以循环系统、呼吸系统和皮肤系统为甚。弹性纤维较细，直径 0.2 ~ 1.0μm，富有弹性，容易拉长，外力除去后又恢复原状。弹性纤维与胶原纤维交织在一起，在常规 HE 染色标本上，弹性纤维难与其他纤维区别，只有用特殊染色的方法才能清晰地显示。常用的弹性纤维染色有两种，铁苏木精染色法和维多利亚蓝染色法。取肺组织做切片染色可直接证明肺组织的弹性与肺弹性纤维有关。

另外，在上面第 2 点消除肺泡表面张力情况下，测定此时肺的弹性阻力（顺应性）也能间接说明肺组织本身（即弹性纤维）的弹性回缩在肺总的弹性阻力中所起作用的比重。

（三）实验设计

制备气管-肺离体标本，采用自身对照，标本数 $n \geqslant 6$。分别测定打气入肺和打生理盐水入肺情况下肺顺应性曲线。打气测定的是肺的正常顺应性；打生理盐水测定的是消除肺表面张力情况下的肺顺应性，即为肺组织本身的弹性阻力，也是分析肺泡表面张力在肺弹性阻力中的作用。

以肺容积为纵坐标，跨肺压为横坐标，用不同的跨肺压变化与相应的肺容积变化作图，得到的压力-容积曲线就是肺顺应性曲线。这种曲线是在无气流的情况下进行的，是肺的静态顺应性曲线。

曲线的斜率表示某一肺容量时肺顺应性的大小。曲线斜率大，表示顺应性大，弹性阻力小；曲线斜率小，表示顺应性小，弹性阻力大。

四、材料与方法

（一）实验材料

1. 动物　家兔，雌雄不限，体重 2.0 ~ 2.5kg，6 只以上。

2. 器材　哺乳动物手术器械 1 套、兔手术台、气管插管、水检压计、橡胶管、双凹夹、铁架台、50ml 注射器 1 个、1000ml 烧杯 1 个、纱布、棉线等。

3. 药品与试剂 25% 氨基甲酸乙酯溶液、生理盐水、4% 甲醛、索莱宝（Solarbio）试剂盒、塔娜卡（Tanake）漂白剂、维多利亚蓝染色液、核固红染色液、70% 乙醇、石蜡、二甲苯、中性树胶等。

（二）实验步骤与方法

1. 制备离体家兔气管-肺标本 家兔耳缘静脉注射 25% 氨基甲酸乙酯溶液（按 4ml/kg 剂量）麻醉，待动物麻醉后，股动脉放血致死。剪去颈部兔毛，自胸骨上端向头部作一正中切口，分离皮下组织及肌肉，找到气管，并行气管插管术。在剑突下剪开腹壁并向两侧扩大创口，在肋膈角处刺破膈肌使肺萎陷。自膈肌裂口将胸骨用粗剪刀向上剪开直至颈部气管前，小心分离气管周围组织，提起气管插管，使气管和肺与周围组织分离。将游离好的气管-肺标本放在生理盐水中洗去血迹。

2. 连接实验系统 将气管插管的一侧管用橡胶管连接水检压计，另一侧管用橡胶管与 50ml 注射器相连。借助双凹夹将气管-肺标本悬挂于铁架台上，使肺中部与水检压计的零位（即液面）处于同一水平位置。

3. 向肺内注气和抽气，并做压力-容积曲线

（1）注气：用注射器先抽空气 100ml，每次向肺内缓慢注入空气 5ml（以在 20s 内匀速注完为宜），记录注气后水检压计上所示的稳定后的压力（约在注气 30s 后读取水检压计标尺的右侧刻度），然后再继续向肺内注入 5ml 空气，如此反复，直至肺容量增加而压力增加不多时停止注气。

（2）抽气：将注气改为从肺里将空气抽出，每次抽气容量、速度和读数与注气相同，抽气直至水检压计读数为零。

4. 注射和抽出生理盐水，并做压力-容积曲线

（1）排气：在烧杯中加入生理盐水，使肺完全浸没，并反复向肺内注入和抽取生理盐水，将肺内气体赶尽，以消除液-气界面。各连接管道中也都充满生理盐水。调节水检压计的零位与烧杯里的水面相平。

（2）注入生理盐水：按上述注气方法每次向肺内缓慢注入生理盐水 5ml，在水检压计标尺的左侧刻度读取压力值。如此反复，直至肺容量增加而压力增加不多时停止注入生理盐水。

（3）抽出生理盐水：将注入生理盐水改为从肺里将生理盐水抽出，每次抽取生理盐水的容量、速度和读数与注入生理盐水相同，直至水检压计读数为零。

（4）做压力-容积曲线：注入和抽出生理盐水时的肺顺应性曲线与注气、抽气的曲线绘制在同一坐标上，同样取曲线最陡直部分斜率计算肺顺应性。

5. 肺组织维多利亚蓝染色 采用索莱宝（Solarbio）试剂盒［塔娜卡（Tanake）氧化剂（A1：A2=1∶1 临时混合）、Tanake 漂白剂、维多利亚蓝染色液、核固红染色液］。染色结果：弹性纤维呈蓝色，胶原纤维一般不着色，背景呈淡蓝色。

染色步骤：肺组织放入 4% 甲醛固定，常规脱水包埋。石蜡切片厚 4mm，常规脱蜡至水。入 Tanake 氧化剂氧化 5min，自来水稍洗；入 Tanake 漂白剂漂白 2min，至上述氧化剂的着色全部脱色；自来水冲洗 5min，70% 乙醇浸洗。切片入维多利亚蓝染色液的染缸中浸染（加盖）24h。70% 乙醇浸洗 2 次，每次 10s。其间把切片提起放下直至切片无染色液脱出为止。流水稍冲洗。入核固红染色液复染细胞核 5 ~ 10min。流水稍冲洗。常规脱水，二甲苯透明，中性树胶封固。

五、实验结果记录与分析

各组准确记录实验数据，以检压计内压力（即跨肺压）为横坐标，以各压力水平时的肺容积为纵坐标，做气体压力-肺容积曲线和水压力-肺容积曲线，并将两曲线加以比较。

六、讨论与结论

比较上述结果，讨论肺顺应性与肺泡表面张力的关系，判断是否与假说相符。

七、注意事项

1. 本实验成败的关键是制备无损伤的家兔气管-肺标本，因此整个手术过程要非常细心。

2. 注入和抽出气体或液体过程必须缓慢。尽可能匀速，使肺内压力均匀变化，因各肺段顺应性不同，注入量不可过大，否则可致肺破裂。

3. 整个实验过程要保持肺组织的湿润。

4. 实验装置各接头处不可漏气。

八、思考题

1. 比较注气和注入生理盐水后肺的顺应性曲线有何不同，分析两种曲线不同的原因。

2. 何谓肺的顺应性？与肺弹性阻力、表面活性物质的关系如何？其大小与肺容积之间有何关系？

3. 肺动态顺应性与肺静态顺应性之差可反映什么？

（刘爱东）

实验二十九　小鼠不同类型的缺氧以及影响小鼠缺氧耐受性的因素

一、观察现象并提出问题

1. Observation/Background (or Case)　Hypoxia is a state in which oxygen is not available in sufficient amounts at the tissue level to maintain adequate homeostasis; this can result from inadequate oxygen delivery to the tissues either due to low blood supply or low oxygen content in the blood (hypoxemia). Hypoxia can vary in intensity from mild to severe and can present in acute, chronic, or acute and chronic forms. The response to hypoxia is variable; while some tissues can tolerate some forms of hypoxia/ischemia for a longer duration, other tissues are severely damaged by low oxygen levels.

2. 问题　不同类型缺氧的动物症状、体征有何主要差别？哪些因素可影响动物对缺氧的耐受性？

二、形成假说

不同类型的缺氧对动物血氧分压、氧含量和血红蛋白（Hb）氧合可能有不同的影响，不同的血红蛋白氧合性质可使不同缺氧动物的皮肤黏膜等部位呈现不同的颜色变化；血氧分压的不同变化也使得不同缺氧类型的小鼠呼吸调节有差异。动物机体代谢状况不同和环境温度变化可能影响动物对低张性缺氧的耐受性。

三、实验设计思路与实验目的

（一）实验目的

1. 通过学习低张性缺氧、血液性缺氧动物模型复制的方法，以及对亚硝酸钠中毒性缺氧的抢救，了解低张性缺氧、血液性缺氧的特点、发生机制及机体病理生理的变化，并且通过改变缺氧动物的体温、机体代谢状况，观察这些因素对低张性缺氧的耐受性。

2. 学习与训练的实验知识技能　低张性缺氧、血液性缺氧动物模型复制的方法，小鼠的捉拿、腹腔注射法。

（二）实验思路

1. 观察不同缺氧模型动物在缺氧时的呼吸调节及外观口唇黏膜颜色有何不同。

低张性缺氧的特征是动脉血氧分压（PaO_2）、氧含量和氧饱和度均降低。血液性缺氧的特征是氧含量降低，而 PaO_2 和氧饱和度均无明显变化。由于低张性缺氧和血液性缺氧都影响了血液血红蛋白的氧合和氧含量，并使血红蛋白呈现不同的颜色特征，因此主要观察指标则为动物的活动情况、皮肤和黏膜颜色变化（主要观察口唇黏膜、耳郭、鼻尖部、趾端、尾）、存活时间，尸体解剖观察内脏（主要是肝脏）及血液颜色变化。由于不同类型的缺氧其氧分压有不同改变，因而通过颈动脉化学感受器引起的呼吸调节也有不同，可重点观察缺氧过程中小鼠呼吸频率、深度和节律的变化情况。

2. 观察环境温度、基础代谢率和葡萄糖供能对小鼠耐受性的影响。

缺氧对机体的影响与缺氧的原因、类型，缺氧发生的速度、程度、持续的时间，以及机体自身的功能代谢状态有关。本实验通过改变动物机体代谢状况、环境温度，观察动物对低张性缺氧的耐受性。

（三）实验设计

采用对照组和实验组的分组方法进行实验项目的观察，观察指标包括动物的活动情况、呼吸、皮肤及黏膜颜色变化（主要观察口唇黏膜、耳郭、鼻尖部、趾端、尾）、存活时间，尸体解剖观察内脏（主要是肝脏）及血液颜色变化。

1. 低张性缺氧的动物模型制备　将小鼠置于密闭的盛有碱石灰（$NaOH \cdot CaO$）的容器中，容器中的 O_2 逐渐被利用，而呼出的 CO_2 则和水蒸气一起被碱石灰吸收。

$$NaOH \cdot CaO + H_2O + CO_2 \longrightarrow NaHCO_3 + Ca(OH)_2$$

因此，随着时间延长，容器中氧含量逐渐降低，同时不受 CO_2 含量影响，从而制成低张性缺氧模型。

不同浓度葡萄糖对低张性缺氧耐受性的影响：应用腹腔注射方法，给小鼠注射5%、25%、50%葡萄糖溶液及生理盐水后，放入缺氧瓶中制成低张性缺氧动物模型，从而观察各项指标。

不同环境温度及降低代谢率对小鼠缺氧耐受性的影响：应用腹腔注射方法，给小鼠分别注射0.25%氯丙嗪和生理盐水后，放入缺氧瓶中制成低张性缺氧动物模型，分别置于常温及冰浴中观察各项指标。

2. CO 中毒性缺氧的动物模型制备　利用甲酸（$HCOOH$）在浓硫酸中加热可释放出 CO 的反应，将 CO 通入放置小鼠的容器中，CO 与 Hb 结合形成碳氧血红蛋白，使 Hb 失去与 O_2 的结合能力。

3. $NaNO_2$ 中毒性缺氧的动物模型制备及抢救　$NaNO_2$ 为一种强氧化剂，可将 Hb 分子中的 Fe^{2+} 氧化为 Fe^{3+}，形成高铁血红蛋白（MHb），从而使其失去携氧能力。亚甲蓝是一种碱性染料，可作为还原剂对抗 $NaNO_2$ 的作用，使 MHb 中的 Fe^{3+} 还原为 Fe^{2+}，恢复携氧能力，从而可以对 $NaNO_2$ 中毒起到急救作用。

四、材料与方法

（一）实验材料

1. 动物　小鼠，雌雄不限，体重 20～22g，每组 12 只以上。

2. 器材　小鼠缺氧瓶（250ml 带塞锥形瓶或广口瓶）4 个，一氧化碳发生装置 1 套，5ml 刻度吸管 2 支，10ml 刻度吸管 1 支，1ml 注射器 6 支，酒精灯，6 号针头 3 颗，手术剪、组织镊各 1 把等。

3. 药品和试剂　碱石灰（$NaOH \cdot CaO$）、甲酸、浓硫酸、1%$NaNO_2$溶液、0.1%亚甲蓝溶液、5%葡萄糖溶液、25%葡萄糖溶液、50%葡萄糖溶液、0.25%氯丙嗪溶液、苦味酸、生理盐水、冰水等。

（二）实验步骤与方法

1. 观察低张性缺氧小鼠的呼吸与外观体征变化 取小鼠 1 只，称重，观察记录小鼠的正常活动状况、呼吸频率与节律及皮肤黏膜颜色。然后将这只小鼠置于 250ml 缺氧瓶（内装约 5g 碱石灰）中，塞紧瓶塞使瓶密闭，在缺氧瓶密闭后，记录时间作为这只小鼠的实验开始时间；持续观察这只小鼠的活动、呼吸情况，直至死亡，记录小鼠的死亡时间，并进行尸解，观察皮肤、黏膜、血液和肝脏的颜色，记录在表 12-29-1 中。

2. 观察 CO 中毒性缺氧小鼠的呼吸与外观体征变化 取小鼠 1 只称重，用苦味酸标记。先观察记录小鼠动物的活动状况、呼吸频率、皮肤黏膜颜色。取其中 1 只小鼠放入广口瓶中，将广口瓶通过橡胶管与一氧化碳发生装置相连，用刻度吸管吸取甲酸 3ml 放入试管内，加入浓硫酸 2ml，塞紧试管。用酒精灯微微加热试管，以加速 CO 的产生（不可过热，防止液体沸腾，导致动物过快死亡），分别观察小鼠的活动、呼吸情况，直至死亡，记录小鼠的死亡时间，并进行尸解，观察皮肤、黏膜、血液和肝脏的颜色，记录在表 12-29-1 中。

3. 观察 NaNO₂ 中毒性缺氧小鼠的呼吸与外观体征变化 取小鼠 3 只，称重，用苦味酸标记。先观察记录小鼠的活动状况、呼吸频率、皮肤黏膜颜色。将 2 只小鼠都在左下腹注入 1%NaNO₂ 溶液 1.0ml，然后取第一只再注射生理盐水 1.0ml，而第二只则由左下腹再注入 0.1% 亚甲蓝 1.0ml。第三只作为对照。注射完毕时间作为实验开始时间。观察 2 只小鼠的活动、呼吸情况及死亡时间的差别，并进行尸解，观察皮肤、黏膜、血液和肝脏的颜色，记录在表 12-29-1 中。

采用脱臼法处死第三只小鼠后进行尸解，观察皮肤、黏膜、血液和肝脏的颜色，并与低张性缺氧、CO 中毒性缺氧及 NaNO₂ 中毒性缺氧小鼠比较，结果记录在表 12-29-1 中。

4. 观察基础代谢率与环境温度因素对低张性缺氧小鼠缺氧耐受性的影响 取体重相近、性别相同的小鼠 4 只，称重，用苦味酸标记。先观察记录小鼠的活动状况、呼吸频率、皮肤黏膜颜色，然后给 4 只小鼠按 0.1ml/10g 分别腹腔注射生理盐水（2 只）和 0.25% 氯丙嗪溶液（2 只），10min 后（待药物起效），将这 4 只小鼠分别置于 250ml 缺氧瓶（内装约 5g 碱石灰）中，塞紧瓶塞使瓶密闭，在缺氧瓶密闭后，记录时间作为小鼠的实验开始时间；将密闭有小鼠的缺氧瓶每种各取 1 个分别置于常温和盛有 0～4℃ 的冰水中。分别观察小鼠的活动、呼吸情况，直至死亡，记录小鼠的死亡时间，并进行尸解，观察皮肤、黏膜、血液和肝脏的颜色，数据记录在表 12-29-2 中。

5. 增加葡萄糖供能对小鼠缺氧耐受性的影响 取体重相近的小鼠 4 只，称重，用苦味酸标记。先观察记录小鼠动物的活动状况、呼吸频率、皮肤黏膜颜色，然后给其中 3 只小鼠分别腹腔注射 5% 葡萄糖、25% 葡萄糖、50% 葡萄糖各 0.4ml，剩下一只小鼠腹腔注射等量生理盐水。注射 30min 后（葡萄糖充分吸收后），将小鼠快速地分别放入缺氧瓶（内装约 5g 碱石灰）中，塞紧瓶塞使瓶密闭，记录时间作为实验开始时间。分别观察小鼠的活动、呼吸情况，直至死亡，记录小鼠的死亡时间，并进行尸解，观察皮肤、黏膜、血液和肝脏的颜色，记录在表 12-29-3 中。

五、实验结果记录与分析

将所测各项指标填入表 12-29-1、表 12-29-2 和表 12-29-3 中。

表 12-29-1 不同类型缺氧小鼠的观察结果比较

缺氧类型	呼吸频率（次/分）及深度	皮肤、黏膜、血液、肝脏颜色	活动情况	存活时间（min）
正常对照				
低张性缺氧				
CO 中毒性缺氧				
NaNO₂ 中毒性缺氧				
NaNO₂ 中毒性缺氧的抢救				

表 12-29-2　环境温度及代谢率改变对小鼠缺氧耐受性的影响

组别	呼吸频率（次/分）及深度	皮肤、黏膜、血液、肝脏颜色	活动情况	存活时间 (min)
生理盐水 - 室温				
生理盐水 - 冰水浴				
氯丙嗪 - 室温				
氯丙嗪 - 冰水浴				

表 12-29-3　补充不同浓度葡萄糖对小鼠缺氧耐受性的影响

组别	呼吸频率（次/分）及深度	皮肤、黏膜、血液、肝脏颜色	活动情况	存活时间（min）
生理盐水				
5% 葡萄糖				
25% 葡萄糖				
50% 葡萄糖				

六、讨论与结论

根据上述的数据来进行分析讨论，判断结果是否符合所学的理论知识，如果不符，请说明产生的原因。

七、注意事项

1. 复制低张性缺氧模型时，缺氧瓶一定要密闭，可用凡士林涂在瓶塞外。瓶内碱石灰必须能有效地吸收 CO_2。

2. 复制 CO 中毒性缺氧模型时，浓硫酸有强腐蚀性，加液时要小心！

3. CO 产生量应保持适中，可稍微加热，但应防止 CO 产生过快致小鼠迅速死亡而影响观察。CO 为有毒气体，实验中应注意做好防护。

4. 小鼠腹腔注射应稍靠左下腹，勿损伤肝脏，也应避免将药液注入肠腔或膀胱。

5. 小鼠死亡后要立即解剖。

八、思考题

1. 各型缺氧对呼吸有何影响，为什么？

2. 各型缺氧血液颜色有何不同，为什么？

3. 影响机体缺氧耐受性的因素有哪些，为什么？

（刘爱东）

实验三十　家兔实验性肺水肿模型复制

一、观察现象并提出问题

1. Observation/Background (or Case)　The development of acute pulmonary edema involves a complex interplay between the capillary hydrostatic, interstitial hydrostatic, and oncotic pressures and the capillary permeability. We review the pathophysiological processes involved and illustrate the concepts in a number of common clinical situations including heart failure with normal and reduced ejection fractions, mitral regurgitation, and arrhythmias. We also describe other rarer causes including exercise, swimming, and diving-induced acute pulmonary edema. We suggest a unifying framework in which the critical abnormality is a mismatch or imbalance between the right and left ventricular stroke volumes. In conclusion, we hypothesize that increased right ventricular contraction is an important contributor to the sudden increase in capillary hydrostatic pressure, and therefore, a central mechanism is involved in the development of alveolar edema.

2. 问题 静脉注射大剂量生理盐水和肾上腺素能引起肺水肿的发生吗？

二、形成假说

肺水肿是指液体从肺毛细血管异常渗透至肺间质、肺泡，超过了淋巴回流的代偿能力，造成肺血管外液体异常积聚的一种病理状态。肺水肿可分为两大类：一是心源性肺水肿，又称高压性肺水肿，它是各种原因引起肺毛细血管静水压增高所致；二是非心源性肺水肿，病因有多种，如神经源性、高原性、感染性肺水肿等。

假说：大量输入生理盐水可使回心血量增加，中心静脉压、右心室舒张末压、肺动脉压及肺毛细血管流体静压增高；大量注射肾上腺素可使心率加快、血管收缩（血液从体循环进入肺循环增加），血压骤升，左心后负荷增大；同时左心由于补液回心血量及前负荷也增加，可能会引起左心功能失代偿，使左心室舒张末期充盈压增高、肺静脉压升高，从而可能导致肺水肿的发生。

三、实验设计思路与实验目的

（一）实验目的

1. 初步了解实验性肺水肿研究的基本方法；学习实验性肺水肿模型的复制方法。

2. 学习与训练的实验知识技能 实验性肺水肿模型复制方法，血气分析检测方法，家兔手术方法，动静脉插管与取血技术。

（二）实验思路

1. 证明静脉注射大剂量生理盐水可使中心静脉压/右心室舒张末压升高。

观察指标：中心静脉压或右心室舒张末压。

肺水肿早期可出现咳嗽、呼吸困难、端坐呼吸、有窒息感，严重时会出现粉红色泡沫痰。肺系数增大。

2. 证明注射大剂量生理盐水基础上给予肾上腺素可使左心衰竭而发生肺水肿。

观察指标：动脉压或左右心室舒张末压（或肺动脉压）、左心室内压变化率（$\pm \mathrm{d}p/\mathrm{d}t_{\max}$）、呼吸频率、肺部听诊、动脉血 pH、动脉血氧分压、动脉血二氧化碳分压、粉红色泡沫痰、肺系数测定。

3. 观察给予扩血管药（山莨菪碱）是否可以减轻或防止肺水肿的发生。

观察指标：动脉压、中心静脉压或左右心室舒张末压（或肺动脉压）、$\pm \mathrm{d}p/\mathrm{d}t_{\max}$、呼吸频率、肺部听诊、动脉血 pH、氧分压、二氧化碳分压、粉红色泡沫痰、肺系数测定。

（三）实验设计

实验分组：动物随机分成对照组、处理组、治疗组。每组例数 $n \geqslant 3$。

1. 对照组 手术+气管插管，颈外静脉、颈总动脉插管+生理盐水输入。

2. 处理组 手术+气管插管，颈外静脉、颈总动脉插管+生理盐水输入+肾上腺素输入。

3. 治疗组 手术+气管插管，颈外静脉、颈总动脉插管+生理盐水输入+肾上腺素输入+山莨菪碱注射液输入。

家兔给予 20% 氨基甲酸乙酯溶液（5ml/kg）自耳缘静脉缓慢输入，麻醉且固定后手术行气管插管和颈外静脉、颈总动脉插管，插管完成后即刻取血进行第一次血气分析，记录相应的血气指标。接着分别施加处理因素，给予生理盐水、生理盐水+肾上腺素、生理盐水+肾上腺素+山莨菪碱。当生理盐水+肾上腺素组家兔呼吸频率明显变化时，使用听诊器听到肺部出现湿啰音，右颈总动脉采血进行第二次血气分析（其余组在给予处理因素后相同的时间间隔），并记录相应的血气指标。

四、材料与方法

（一）实验材料

1. 动物 家兔，雌雄不限，体重 2.0～2.5kg，9只以上。

2. 器材 BL-420F 或 Pclab-530C 生物机能实验系统、BG-800 血气电解质分析仪、哺乳动物手术器械1套（手术刀、手术剪、眼科剪、无齿手术镊、眼科镊、止血钳、皮肤钳、玻璃分针）、动脉夹、动脉插管、静脉插管、静脉输液装置、婴儿秤、兔手术台、注射器（20ml、5ml各1支）、100ml烧杯、天平、听诊器、显微镜、滤纸、纱布、丝线、污物杯等。

3. 药品与试剂 1g/L 盐酸肾上腺素注射液、10g/L 盐酸利多卡因注射液、5g/L 盐酸消旋山莨菪碱注射液、生理盐水等。

（二）实验步骤与方法

1. 术前准备 准确称重后将家兔仰卧固定于兔手术台上，剪去颈部被毛，用 10g/L 盐酸利多卡因注射液沿颈部正中线作颈部局部麻醉。

2. 颈部手术

（1）气管插管：操作方法参见第四章第五节。

（2）左侧颈外静脉插管：操作方法参见第四章第五节。结扎固定后将输液装置与之相接并滴注生理盐水，滴速为 5～10 滴/分，以保持输液管道通畅。

（3）右颈总动脉插管：操作方法参见第四章第五节。用注射器从动脉取血 0.5ml，针头立即刺入软胶皮塞密闭，进行第一次血气分析，并记录相应的血气指标。

3. 记录呼吸运动 操作方法参见实验二十七（注意：应避免将丝线拉得过紧，以免损坏张力换能器感应片）。张力换能器与 BL-420F 生物机能实验系统 CH1 通道相连，记录呼吸频率和幅度，并使用听诊器听诊肺的呼吸音。

4. 进入实验系统界面 打开计算机，双击桌面上的 BL-420F 或 Pclab-530C 生物机能实验系统图标，进入生物机能实验系统的主界面。从"输入信号"菜单中选择1通道"张力"，点击开始键 ▶，实验即开始。

5. 大量快速输液 先记录各组动物正常呼吸运动曲线，并用听诊器听诊肺部的正常呼吸音，然后大量快速输入 37℃ 生理盐水，输入量按 100ml/kg 计算，输液速度为 180～200 滴/分，至最后 50ml 时，将盐酸肾上腺素加入输液瓶中，盐酸肾上腺素加入量按 0.5mg/kg 计算，以 120 滴/分继续滴注至完成，随后按 20 滴/分维持量输入生理盐水。治疗组步骤同实验组，不同的是在滴注盐酸肾上腺素后立即按 20mg/kg 的量加输盐酸消旋山莨菪碱注射液；对照组只静脉滴注生理盐水，不给予盐酸肾上腺素和盐酸消旋山莨菪碱，方法同实验组。

6. 观察实验现象 实验过程中密切观察以下改变。

（1）呼吸频率、幅度，有无呼吸困难、发绀。

（2）听诊器听诊肺部时有无湿啰音出现。

（3）气管插管口有无粉红色泡沫样液体溢出。

如果上述情况变化不明显可重复使用盐酸肾上腺素，用法及剂量同上，直至出现明显的肺水肿表现。当家兔呼吸频率明显变化，用听诊器听到肺部出现湿啰音，右颈总动脉采血 0.5ml，针头立即刺入软胶皮塞密闭，进行第二次血气分析，并记录相应的血气指标。

7. 计算肺系数 记录死亡动物的死亡时间，存活动物发生肺水肿后即可夹住气管，剪开胸前壁，在气管分叉处用线结扎，防止水肿液溢漏，结扎处上方剪断气管，然后小心分离心脏及其血管，将肺取出，用滤纸吸干肺表面的水分后，准确称取肺湿重，以计算肺系数。肺系数计算公式如下

$$肺系数=肺湿重（g）/体重（kg）$$

正常肺系数为：4～5。

8. 观察肺大体改变 切开肺，注意切面的变化，有无液体的溢出并比较其量、性质、颜色的改变。

9. 镜下观察肺组织 光镜下区分正常肺组织与肺水肿病变组织切片的不同（组织切片可预先制作）。

五、实验结果记录与分析

准确记录实验数据（表 12-30-1），计算均数与标准差，尝试进行统计学显著性分析。

表 12-30-1　家兔实验性肺水肿及治疗效果

观察指标		对照组	处理组	治疗组
心率（次/分）				
左心室舒张末压（mmHg）				
左心室内压变化速率（$\pm dp/dt_{max}$）				
中心静脉压（cmH_2O）				
右心室舒张末压（mmHg）				
呼吸频率（次/分）				
肺部听诊				
肺系数				
肺大体观（表面、切面）				
第 1 次血气分析	pH			
	PaO_2			
	$PaCO_2$			
第 2 次血气分析	pH			
	PaO_2			
	$PaCO_2$			

六、讨论与结论

根据上述三方面的数据来进行分析讨论，判断结果是否证明了假说，如果不符，根据结果修正假说。

七、注意事项

1. 忌用实验前已有明显肺部异常体征（啰音、喘息、气促等）的动物，否则影响结果的可靠性。

2. 输液装置要先用生理盐水排空空气，气管插管和静脉插管要固定牢固。

3. 剖取肺脏时，操作要小心，防止肺表面损伤引起水肿液外流，影响肺系数的准确性。

4. 在第 1 次使用肾上腺素后肺水肿征象不明显者，可重复使用，两次输药间隔 10～15min，不宜过频。

5. 应控制输液速度，不要太快，以 50～180 滴/分为宜。

6. 抽取动脉血后应立刻把针头插入软木塞与空气隔离。

八、思考题

1. 正常机体是怎样维持血管内外液体平衡的？

2. 请简述本实验中家兔实验性肺水肿的发生机制。

3. 请简述家兔实验性肺水肿的治疗原则。

4. 实验性肺水肿家兔发生何种类型的呼吸衰竭？

（王曜晖）

实验三十一　急性呼吸窘迫综合征对肺功能的影响

一、观察现象并提出问题

1. Observation/Background (or Case)　Difficulties have risen while we manage acute respiratory distress syndrome (ARDS) caused by COVID-19, although it meets the Berlin definition. Severe hypoxemia with near-normal compliance was noted along with coagulopathy. Understanding the precise pathophysiology of this atypical ARDS will assist researchers and physicians in improving their therapeutic approach. Previous work is limited to postmortem studies, while our report addresses patients under protective lung mechanical ventilation. An open-lungmini-thoracotomy was performed in 3 patients who developed ARDS related to COVID-19 and were admitted to the intensive care unit to carry out a pathological and microbiological analysis on lung tissue biopsy. Diffused alveolar damage with hyaline membranes was found, as well as plurifocal fibrin microthrombi and vascular congestion in all patients' specimens.

2. 问题　油酸如何引起急性呼吸窘迫综合征的发生？

二、形成假说

急性呼吸窘迫综合征（ARDS）是指肺内、外严重疾病导致以肺毛细血管弥漫性损伤、通透性增强为基础，以肺水肿、透明膜形成和肺不张为主要病理变化，以进行性呼吸窘迫和难治性低氧血症为临床特征的急性呼吸衰竭综合征。

2012 年柏林 ARDS 的诊断标准：① 1 周内急性起病，或新发，或恶化的呼吸道症状；②胸部影像学显示双肺模糊影，不能完全由渗出、肺塌陷或结节来解释；③不能完全由心力衰竭或容量过负荷解释的呼吸衰竭；④动脉血氧分压（PaO_2）/吸入气氧浓度（FiO_2）≤ 300mmHg 和呼气末正压通气（PEEP）或持续气道正压通气（CPPA）≥ 5cmH_2O。

假说：油酸中的游离脂肪酸液滴较大，可以堵塞肺毛细血管，引起肺血管静水压和肺动脉压升高；而且脂肪酸能直接损伤肺毛细血管的内皮细胞，增加血管通透性，从而引发肺水肿，引起低氧血症和呼吸困难，最终发展成为 ARDS。

三、实验设计思路与实验目的

（一）实验目的

1. 初步了解 ARDS 研究的基本方法；学习家兔 ARDS 模型的复制方法。

2. 学习与训练的实验知识技能　ARDS 模型复制方法，家兔手术方法，气管插管、动静脉插管与取血技术。

（二）实验思路

1. 证明油酸能引起肺损伤，产生进行性呼吸困难和缺氧表现。

观察指标：呼吸频率、深度、节律，动脉血氧分压、动脉血二氧化碳分压。

肺损伤时动脉血氧分压降低，ARDS 发生时 $PaO_2/FiO_2 <$ 200mmHg，动脉血二氧化碳分压升高，呼吸加深加快。

2. 证明油酸能引起肺毛细血管通透性增加，出现肺水肿。

观察指标：肺组织标本外观、肺系数、肺泡灌洗液中蛋白质浓度、肺组织切片。

肺系数=肺湿重（g）/体重（kg）。家兔肺系数正常值一般为 4～5，当发生肺水肿时，肺系数会明显增大。

肺泡灌洗液中蛋白质浓度增加表明肺血管内皮损伤、血管通透性增大。

（三）实验设计

实验分组：对照组，油酸处理组。每组例数 $n \geqslant 3$。

对照组：手术+气管插管+动脉插管+生理盐水输入。

油酸处理组：手术+气管插管+动脉插管+油酸输入。

家兔给予 20% 氨基甲酸乙酯溶液（5ml/kg）自耳缘静脉缓慢输入，麻醉且固定后手术行气管插管、颈总动脉插管，插管完成后即刻取血做血气分析。接着施加处理因素——给予油酸溶液或等量生理盐水自静脉缓慢输入。施加处理因素后 30min、60min（取血时间可预实验摸索）分别做血气分析。

四、材料与方法

（一）实验材料

1. 动物　家兔，雌雄不限，体重 2.0～2.5kg，6 只以上。

2. 器材　BL-420F 或 Pclab-530C 生物机能实验系统、BG-800 血气电解质分析仪、哺乳动物手术器械 1 套（手术刀、手术剪、眼科剪、无齿手术镊、眼科镊、止血钳、皮肤钳、玻璃分针）、动脉夹、动脉插管、静脉输液装置、RGZ-10 型婴儿秤、兔手术台、注射器（20ml、5ml 各 1 支）、100ml 烧杯、天平、听诊器、显微镜、滤纸、纱布、丝线、污物杯等。

3. 药品与试剂　10g/L 盐酸利多卡因注射液、油酸、生理盐水等。

（二）实验步骤与方法

1. 术前准备　准确称重后将家兔仰卧位固定于兔手术台上，剪去颈部被毛，用 10g/L 盐酸利多卡因注射液沿颈部正中线作颈部局部麻醉。

2. 颈部手术

（1）气管插管：操作方法参见第四章第五节。

（2）右颈总动脉插管：操作方法参见第四章第五节。用注射器从动脉取血 0.5ml，针头立即刺入软胶皮塞密闭，进行第一次血气分析，并记录相应的血气指标。

3. 记录呼吸运动　操作方法参见实验二十七（注意：应避免将丝线拉得过紧，以免损坏张力换能器感应片）。张力换能器与 BL-420F 生物机能实验系统 CH1 通道相连，记录呼吸频率和幅度，并使用听诊器听诊肺的呼吸音。

4. 进入实验系统界面　打开计算机，双击桌面上的 BL-420F 或 Pclab-530C 生物机能实验系统图标，进入生物机能实验系统的主界面。从"输入信号"菜单中选择 1 通道"张力"，点击开始键 ▶，实验即开始。

5. 输入油酸　先记录各组动物正常呼吸运动曲线，油酸处理组用注射器（0.5ml）从耳缘静脉注射油酸，剂量为 0.08ml/kg。对照组给予等量生理盐水，方法同油酸处理组。

6. 观察实验现象　施加处理因素后 30min、60min（取血时间可预实验摸索）肺部听诊，观察动物呼吸频率、深度和节律的变化，并分别做动脉血气分析。右颈总动脉采血 0.5ml，针头立即刺入软胶皮塞密闭，进行第二次血气分析，并记录相应的血气指标。

7. 肺组织形态观察，计算肺系数　实验后处死动物，立即开胸取肺，将全肺称湿重后计算肺系数。切开右肺，注意切面的变化，查看有无液体溢出并比较其量、性质、颜色的改变。取这一侧组织做石蜡切片染色，光镜下区分正常肺组织与肺水肿病变组织切片的不同（组织切片可预先制作）。

8.肺泡灌洗液蛋白质浓度测定　以生理盐水 9ml 分 3 次行左肺灌洗并回收，3000r/min 离心 15min，离心取上清用于蛋白质浓度测定（表 12-31-1）。

附　蛋白质浓度测定方法

考马斯亮蓝 G250 在酸性溶液中为棕红色，当它与蛋白质通过疏水作用结合后变成蓝色。最大光吸收波长从 465nm 转移到 595nm，在 0.01 ～ 1.0mg 蛋白质/L 范围内，蛋白质浓度与 595nm 的吸光度值成正比。

表 12-31-1　标准曲线绘制及样品蛋白质含量测定

试剂	样品		蛋白质标准曲线						
	正常	肺损伤	1	2	3	4	5	6	7
肺泡灌洗液（μl）	60	60							
蛋白质标准液（μl）			0	10	20	30	40	50	60
H_2O（μl）	0	0	60	50	40	30	20	10	0
染色液（ml）	3	3	3	3	3	3	3	3	3

室温 15min，595nm 处比色测吸光度 A_{595}。以标准蛋白含量为横坐标，A_{595} 值为纵坐标作图，从中查出样品的蛋白含量。

五、实验结果记录与分析

准确记录实验数据（表 12-31-2），计算均数与标准差，尝试进行统计学显著性分析。

表 12-31-2　油酸对家兔呼吸功能的影响

观察指标	对照组			油酸处理组		
	1	2	3	1	2	3
呼吸频率（次/分）						
肺部听诊						
肺系数						
肺灌洗液蛋白质浓度（mg/L）						
肺大体观（表面、切面）						
动脉血氧分压（kPa）						
动脉血二氧化碳分压（kPa）						

六、讨论与结论

根据上述三方面的数据来进行分析讨论，判断结果是否证明了假说，如果不符，根据结果修正假说。

七、注意事项

1.本实验中手术操作要轻柔，以减少组织损伤和手术对凝血功能的影响。

2.手术插管及取血过程中，避免肝素等抗凝物质进入血液中影响凝血。

3.试剂制备活性及注射速度对实验数据影响较大；密切观察动物呼吸情况，必要时酌情调整注射剂量与速度（教学前做好预实验）。

八、思考题

肺脏损伤和 ARDS 的区别是什么？

（王曜晖）

实验三十二　实验性气胸对家兔呼吸、循环功能及酸碱平衡的影响

一、观察现象并提出问题

1. Observation/Background (or Case)　Pneumothorax is characterized by dyspnea and chest pain in the lung and chest wall, and may interfere with normal breathing due to the presence of air bubbles in the chest or gas retention in the chest cavity after the rupture of large bubbles. Pneumothorax is categorized as either spontaneous-pulmonary collapse without any cause or induced by trauma. In a healthy person, the pleural pressure remains negative relative to atmospheric pressure throughout the entire respiratory cycle. This pressure difference between pulmonary alveoli and the pleural cavity is called the transpulmonary pressure, and this pressure causes elastic recoil of lung. In pneumothorax, the pulmonary alveoli or airway becomes connected to pleural cavity, and air migrates from the alveoli to the pleural cavity until the pressures of both areas are in equilibrium. Similarly, when the chest wall and the pleural cavity are connected, air moves into the pleural cavity from the environment until the pressure difference is no longer present or until the connection is closed. When the air present within the pleural cavity is sufficient to increase the pleural pressure from $-5cmH_2O$ to $-2.5cmH_2O$, the transpulmonary pressure reduces from $5cmH_2O$, to $2.5cmH_2O$, and the pulmonary vital capacity decreases by 33%.

The main physiological change in pneumothorax is a reduction of arterial oxygen tension. In patients suffering from secondary pneumothorax and underlying pulmonary disease, the vital capacity reduction can lead to alveolar hypoventilation and respiratory failure. Ninety-five percent of affected patients complain of acute and sudden thoracic pain (chest pain) accompanied by shortness of breath. During tension pneumothorax, the affected lung ipsilateral to the pneumothorax completely collapses, and the contralateral lung and heart are pressurized. The result is severe dyspnea, cyanosis, and hypotension, leading to death. Thus, tension pneumothorax should be treated with immediate needle decompression.

2. 问题　气胸对机体的影响有哪些？闭合性气胸和张力性气胸哪种对家兔影响更大？

二、形成假说

气胸引起肺萎陷，导致通气不足而产生低氧血症；缺氧刺激颈动脉体化学感受器可引起呼吸和心跳加快；张力性气胸比闭合性气胸更严重，胸膜腔内压升高更大，引起的肺不张和缺氧更严重，可能会出现高碳酸血症、酸中毒和血压下降。

三、实验设计思路与实验目的

（一）实验目的

1. 初步了解实验性气胸研究的基本方法；学习实验性气胸的复制方法，观察气胸对呼吸运动、胸内压、肺脏体积的影响。

2. 学习与训练的实验知识技能　实验性气胸的复制方法，家兔胸腔穿刺手术方法，气管插管、动静脉插管与取血技术。

（二）实验思路

1. 证明气胸可引起家兔肺不张、缺氧，影响呼吸和循环功能。

观察指标：呼吸频率、幅度、动脉血压、中心静脉压、心率、动脉血氧分压等。

不同种类的气胸对呼吸和循环系统功能影响不同，张力性气胸影响大，引起呼吸、心率加快，甚至血压降低。

2. 证明气胸对机体酸碱平衡有影响。

观察指标：动脉血氧分压、动脉血二氧化碳分压、血 pH。

气胸引起轻度缺氧时，可能引起呼吸浅快而发生呼吸性碱中毒；严重缺氧时，可能产生代谢性酸中毒使血 pH 下降，也有可能出现混合性酸中毒。

（三）实验设计

实验分组：动物随机分成以下两组，每组例数 $n \geqslant 3$。

1. 闭合性气胸组　手术+动、静脉插管+胸膜腔内注射 20ml 空气。

2. 张力性气胸组　手术+动、静脉插管+胸膜腔内注射空气 2 次（分别为 20ml、10ml）空气。

家兔给予 20% 氨基甲酸乙酯溶液（5ml/kg）自耳缘静脉缓慢输入，麻醉且固定后行气管插管、颈总动脉插管，插管完成后，做胸腔穿刺，取血做血气分析，记录此时胸膜腔内压、心率、动脉血压和血气分析数据；闭合性气胸组胸膜腔内注射 20ml 空气 1 次；张力性气胸组胸膜腔内注射空气 2 次（20ml+10ml），10min 后做血气分析，记录此时胸膜腔内压、心率、动脉血压和血气分析数据。

四、材料与方法

（一）实验材料

1. 动物　家兔，雌雄不限，体重 2.0 ~ 2.5kg，6 只以上。

2. 器材和设备　BL-420F 或 Pclab-530C 生物机能实验系统，BG-800 血气电解质分析仪，家兔手术台，注射器（1ml×3，20ml×1，50ml×1），绑绳，手术线，医用纱布，止血钳，粗剪刀，组织剪，眼科剪，眼科镊，组织镊，动脉夹，压力换能器，三通管，动静脉插管，胸腔穿刺针头及管等。

3. 药品与试剂　20% 氨基甲酸乙酯溶液，生理盐水，0.1% 肝素，葡萄糖等。

（二）实验步骤与方法

1. 麻醉　家兔称重后，用 20% 氨基甲酸乙酯溶液（5ml/kg）由耳缘静脉缓慢注射，观察呼吸、肌张力、角膜反射，待麻醉成功后以仰卧位将家兔固定在兔手术台上。

2. 手术　颈部备皮，沿颈部正中矢状剪开皮肤约 5cm，剪开筋膜，钝性分离出右侧颈静脉，插管，往静脉插管内注入葡萄糖 20ml；在颈部正中钝性分离出左侧颈总动脉，进行颈动脉插管，调零，连通三通管，待家兔各项指标稳定后，记录动脉血压、心率。

3. 胸腔穿刺　胸部备皮，在兔右胸第 4、5 肋骨间沿肋骨上缘作一长约 2cm 的皮肤切口。将胸腔穿刺针从肋间贴于肋上缘垂直插入胸膜腔，调零，连通三通管，记录胸腔内负压，并计数家兔呼吸频率，观察呼吸深度；从颈总动脉抽出 2ml 血液进行血气分析。

4. 闭合性气胸组观察　往胸腔内仅注射 20ml 空气 1 次，模拟闭合性气胸。维持 10min 后，从颈总动脉抽出 2ml 血液进行血气分析，记录此时胸膜腔内压、心率、动脉血压和血气分析数据。

5. 张力性气胸组观察　往胸腔内注射空气 2 次（20ml+10ml），模拟张力性气胸，观察和记录 2 次注气前后胸膜腔内压、呼吸频率、心率、动脉血压的变化情况；维持 10min 后，从颈总动脉抽出 2ml 血液进行血气分析。

6. 气胸救治 用注射器抽气，使胸腔内压变为负压，从颈总动脉抽出 2ml 血液进行血气分析，记录此时胸膜腔内压、心率、动脉血压和血气分析数据。

五、实验结果记录与分析

准确记录实验数据（表 12-32-1），计算均数与标准差，尝试进行统计学显著性分析。

表 12-32-1　实验性气胸对家兔呼吸、循环功能及酸碱平衡的影响

指标	结果			
	正常	注射空气 20ml	注射空气 30ml	抢救
胸膜腔内压（kPa）				
平均动脉压（kPa）				
心率（次/分）				
呼吸频率（次/分）				
呼吸深度				
pH				
PaO_2（kPa）				
$PaCO_2$（kPa）				

六、讨论与结论

根据上述数据进行分析讨论，判断结果是否证明了假说，如果不符，根据结果修正假说。

七、实验注意事项

1. 本实验中手术操作要轻柔，以减少组织损伤和对凝血功能的影响。

2. 手术插管及取血过程中，避免肝素等抗凝物质进入血液中影响凝血。

3. 试剂制备活性及注射速度对实验数据影响较大；密切观察动物呼吸情况，必要时酌情调整注射剂量与速度（教学前做好预实验）。

八、思考题

1. 闭合性气胸组和张力性气胸组血气检测结果有何不同，为什么？

2. 气胸引起的是何种类型的呼吸衰竭？为什么？

（王曜晖）

实验三十三　药物及生物活性物质对豚鼠离体气管条的作用

一、观察现象并提出问题

1. Observation/Background (or Case)　The airway epithelium is located at the interface between the internal and external environment and has long been an area of interest as it possibly plays an important role in the onset mechanism of asthma. Airway epithelial cells play an important role in innate immune functions in the lungs. Airway epithelial cells also exhibit the characteristics of mucociliary cells and physically remove pathogens via a process known as the mucociliary escalator, which involves the trapping of pathogens in the mucus produced in airways under inflammatory conditions and removing the mucus via the movement of cilia present on epithelial cells. Moreover, the production of chemokines and cytokines mobilizes inflammatory cells, and their activation aids in removing microbes. However, excessive induction of this protective mechanism that is used to prevent infection may trigger the onset of chronic airway inflammation associated with asthma. It has recently become clear that epithelium-derived cytokines that promote the Th2 immune response and that are released because of injured and activated airway epithelial cells play a role in allergic inflammation, and the importance of the activation of airway epithelial cells in the pathophysiology of asthma has also been emphasized.

2. 问题 哪些生物活性物质或药物可影响气道平滑肌的舒缩，从而诱发或防治哮喘？

二、形成假说

哮喘表现为反复发作的喘息（伴有哮鸣音）、气促、胸闷和（或）咳嗽，主要是由于各种原因引起肺小气管痉挛、狭窄所致的以呼气性呼吸困难为特征的疾病。气道管径的大小是影响气道阻力的主要因素。气道平滑肌收缩可使气道口径缩小、肺通气阻力增大。

假说：在气道平滑肌上分布有肾上腺素能 β_2 受体，肾上腺素、异丙肾上腺素等可兴奋该受体，使支气管扩张；支气管平滑肌上还有胆碱能 M 受体，乙酰胆碱作用于该受体可产生毒蕈碱样作用，使气管平滑肌收缩，气管口径变小；支气管平滑肌上还有组胺 H_1 受体，气道肥大细胞释放组胺可使气道平滑肌痉挛收缩。氨茶碱类药物可通过抑制磷酸二酯酶，使细胞内 cAMP 含量增多，使支气管平滑肌松弛、支气管扩张。上述多种生物活性物质及药物都可引起气管平滑肌收缩或松弛，从而有可能参与或抑制哮喘的发生。

三、实验设计思路与实验目的

（一）实验目的

1. 观察异丙肾上腺素、氨茶碱、乙酰胆碱、组胺等生物活性物质及药物对气管平滑肌的收缩或松弛作用以及它们之间的相互关系，掌握其药理作用。

2. 学习与训练的实验知识技能 掌握离体豚鼠气管螺旋条的制备，了解气管平滑肌张力测定的实验方法。

（二）实验思路

1. 制备离体豚鼠气管螺旋条。

观察指标：气管平滑肌张力曲线。

气道是肺通气时气体进出肺的重要通道。气道阻力是非弹性阻力的主要成分，占非弹性阻力的 80% ~ 90%，气道阻力受气流速度、气流形式和气道管径大小的影响。而气道管径的大小是影响气道阻力的主要因素。因此气道管径的改变对通气阻力有很大的影响，从而影响肺通气。常用的实验动物中，豚鼠的气管对药物的反应较其他动物更敏感，更接近于人的气管，因此豚鼠的气管作为常用的实验标本。

本实验利用张力换能器记录离体气管条在不同物质作用下的张力变化，以观察药物对气管平滑肌的药理作用。

2. 观察生物活性物质对气管螺旋条的作用。

观察指标：气管平滑肌张力曲线。

气管平滑肌的舒缩状态决定气管的口径，直接影响气道阻力。

3. 验证药物对气管螺旋条的作用。

观察指标：气管平滑肌张力曲线。

平喘药是指能够缓解和预防哮喘发作的药物。肾上腺素、异丙肾上腺素对 β 和 α 受体均有作用；氨茶碱能促进儿茶酚胺释放并抑制磷酸二酯酶活性，因而具有较强的松弛气管平滑肌作用。组胺为肥大细胞释放的过敏性介质，直接与 H_1 受体结合，引起支气管平滑肌痉挛，是哮喘发作的直接原因。

（三）实验设计

制备多个离体豚鼠气管螺旋条标本，随机分成以下 3 组，观察不同处理前后气管螺旋条张力曲线的变化，每组例数 $n \geqslant 3$。

1. β 受体组　气管螺旋条 +β 受体激动剂（肾上腺素）+β 受体阻滞剂（普萘洛尔）。

2. M 受体组　气管螺旋条+M 受体激动剂（乙酰胆碱）+M 胆碱受体阻滞药（阿托品）。

3. H 受体组　气管螺旋条+H 受体激动剂（组胺）+磷酸二酯酶抑制剂（氨茶碱）。

四、材料与方法

（一）实验材料

1. 动物　豚鼠，雄性，体重不限，9 只以上。

2. 器材　BL-420E 或 Pclab-530C 生物机能实验系统、张力换能器、恒温平滑肌槽、直剪刀、小镊子、棉线、哺乳动物手术器械 1 套、注射器、培养皿、棉线、温度计等。

3. 药品与试剂　肾上腺素，普萘洛尔，组胺，乙酰胆碱，阿托品，氨茶碱，克-亨（Krebs-Henseleit）液等。

（二）实验步骤与方法

1. 气管螺旋条制备　取豚鼠 1 只，处死，立即腹面正中切开颈部皮肤和皮下组织，细心分离出气管，自甲状软骨下剪取全部气管，放入盛有克-亨营养液的培养皿中，把气管周围的结缔组织剪除。然后将气管由一端向另一端剪成螺旋条，供实验用，制备方法见图 12-33-1。剪成的整个螺旋长条，可作一个实验标本，也可以用半段螺旋条作一标本。在气管螺旋条下端穿短线固定于"L"形玻璃钩上，上端穿一长线连至张力换能器，将标本置于克-亨营养液浴槽中，用 BL-420E 生物机能实验系统进行记录。

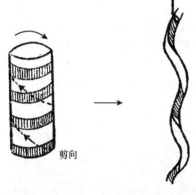

剪向

图 12-33-1　气管螺旋条制备法

2. 仪器连接和系统操作　将张力换能器输出线连入 BL-420E 生物机能实验系统的 1 通道，选择"输入"菜单中的"1 通道"，在"1 通道"子菜单中选择"张力"。适当调节增益、滤波等参数获取最佳实验效果。

3. 观察项目　将固定好的气管螺旋条置于充以克-亨液的离体器官浴槽中（浴槽内盛有 30ml 克-亨营养液）固定，37℃保温，供氧，气管螺旋条静息张力为 1.5g，稳定 15min 后进行描记，待基线稳定后即可给药，每加一种药物，接触 5min，观察药物反应，然后换液，待其基线恢复后再给另一种药物。给药步骤如下。

（1）加入 1×10^{-4}mol/L 肾上腺素 0.1ml，观察标本曲线变化，待作用明显后更换克-亨营养液 3 次。

（2）加入 1×10^{-4}mol/L 普萘洛尔 0.1ml，5min 后加入 1×10^{-4}mol/L 肾上腺素 0.1ml，观察标本曲线变化，待作用明显后更换克-亨液 3 次。

（3）加入 5×10^{-4}mol/L 乙酰胆碱 0.1ml，观察标本曲线变化。待作用明显后更换克-亨营养液 3 次。

（4）加入 5×10^{-3}mol/L 阿托品 0.1ml，5min 后加入 5×10^{-4}mol/L 乙酰胆碱 0.1ml，观察标本曲线变化。

（5）加入 2×10^{-3}mol/L 组胺 0.1ml，观察标本曲线变化，待作用明显后再加入 2.5% 氨茶碱 0.1ml，观察标本曲线变化，待作用明显后更换克-亨营养液 3 次。

五、实验结果记录与分析

准确记录实验数据，计算均数与标准差，尝试进行统计学显著性分析。

六、讨论与结论

观察记录实验结果，分析和讨论各药物对气管平滑肌的作用效果是否与理论及假说一致。

七、注意事项

1. 克-亨营养液必须用新鲜蒸馏水配制，实验前用氧饱和。

2. 气管螺旋条不可在空气中暴露过久，也应避免过度牵拉。

3. 分离气管和制备气管螺旋条时，动作要快且轻巧，切勿用镊子夹伤气管平滑肌。

4. 供氧要充分。如基线升高或不易恢复到原来水平时，可充分供氧，促使其恢复。

八、思考题

所用药物中哪些可引起气管条收缩？哪些可引起气管条松弛？其作用机制是什么？

（陆　丽）

实验三十四　三拗汤对哮喘的防治作用

一、观察现象并提出问题

1. Observation/Background (or Case)　Asthma exacerbations remain a major reason for health care utilization and a significant financial burden to patients and society. Patients with asthma exacerbations have significantly higher total health care costs, $9223 versus $5011 (2007 dollars) per person per year, and asthma-specific costs, $1740 versus $847 per person per year, compared with matched patients without exacerbations. In 2007, total expenditures for asthma were estimated to be $56 billion per year with productivity losses due to morbidity and mortality of $3.8 and $2.1 billion, respectively. Moreover, patients requiring an emergency department (ED) visit or hospitalization for asthma are at significantly increased risk for future exacerbations independent of demographic and clinical factors, asthma severity, and asthma control, collectively reflecting an ongoing need to develop better strategies to prevent and treat these events.

Asthma exacerbations can be prevented with ICS, ICS/LABA, and biologics in some patients. Exacerbations are more frequent in patients with severe disease and preventative strategies with biologics, such as anti-IgE and anti-IL-5, are seen. When exacerbations occur, systemic corticosteroids remain the primary intervention when bronchodilator therapy is not effective, but the evidence for their benefit has limitations. Prevention of exacerbations remains a major unmet need in asthma management. An improved understanding of the pathogenesis of asthma exacerbations will likely lead to new strategies to prevent and treat asthma exacerbations.

2. 问题　中药方三拗汤能有效防治哮喘吗？

二、形成假说

三拗汤，出自宋《太平惠民和剂局方》，由麻黄（不去根、节）、杏仁（不去皮、尖）、甘草（不炙）各等份组成。

【用法】水煎剂，每服五钱（约 15g），加生姜 5 片，水煎温服。

【功效】宣肺，平喘，止咳。

假说：三拗汤可能具有消炎抗过敏及松弛气道平滑肌作用，从而可能对支气管哮喘有较明确的防治效果。

三、实验设计思路与实验目的

（一）实验目的

1. 初步了解支气管哮喘的发生机制，探讨支气管哮喘的防治方法。

2. 学习与训练的实验技能 学习支气管哮喘动物模型的复制方法。

（二）实验设计思路

1. 将卵清蛋白作为致敏原诱导豚鼠哮喘发生。

观察指标：动物呼吸情况及全身的症状，有无呼吸加深加快、咳嗽、呼吸困难和烦躁不安等。

支气管哮喘是一种由肥大细胞、嗜酸性粒细胞和 T 细胞等参与的慢性气道炎症，并伴有气道反应性增高及结构重建的疾病。对于敏感人群，这种炎症引起喘鸣反复发作、呼吸困难、胸闷和咳嗽，尤其好发于夜间或清晨。这些症状常与广泛而有变动的气道阻塞相关，也可因气道对某些刺激物反应性增高而发生。国内目前使用的动物模型多数是卵清蛋白致敏的豚鼠哮喘模型。

2. 探讨卵清蛋白作为致敏原导致哮喘的机制。

观察指标：支气管肺泡灌洗液（bronchoalveolar lavage fluid，BALF）中白细胞和嗜酸性粒细胞计数。

卵清蛋白作为致敏原进入动物体后，其可溶性抗原成分可以刺激机体产生 IgE 抗体，使机体致敏。当动物再次接触卵清蛋白时，由 IgE 介导发生抗原抗体反应，使炎症细胞脱颗粒，释放活性化学物质，作用于支气管引起哮喘。

3. 探讨中药方三拗汤对哮喘的防治作用。

观察指标：①动物呼吸情况及全身的症状；② BALF 中白细胞和嗜酸性粒细胞计数；③豚鼠耗氧量。

观察三拗汤对支气管平滑肌的松弛作用。三拗汤系平喘名方，可延长哮喘潜伏期，减轻哮喘症状。

（三）实验设计

实验分组：豚鼠随机分成以下三组，每组例数 $n \geqslant 3$。

1. 对照组 腹腔注射等量生理盐水+灌胃生理盐水+雾化吸入卵清蛋白。

2. 模型组 腹腔注射卵清蛋白造模+灌胃生理盐水+雾化吸入卵清蛋白。

3. 三拗汤组 腹腔注射卵清蛋白造模+灌胃三拗汤+雾化吸入卵清蛋白。

每只豚鼠腹腔注射 10% 卵清蛋白 1ml 致敏（由老师在实验进行前 15 天预先注射），致敏第 15 天，雾化吸入 1% 卵清蛋白（最好是当天配制），60s 激发，观察动物呼吸和一般情况，有无咳嗽、呼吸加深加快、烦躁不安等症状。随后继续吸入 10～30min，直至出现上述症状。

三拗汤组豚鼠灌胃三拗汤 10ml/kg，模型组灌胃等容积的生理盐水，间隔 15min 重复给药一次，给药后 30min，分别放入喷雾装置内进行雾化吸入卵清蛋白。记录喷雾开始到哮喘发作的时间（以抽搐、跌倒为准）作为哮喘潜伏时间，如潜伏时间延长 1 倍认为有效。实验结束后，将各组结果汇总，列表比较。

四、材料与方法

（一）实验材料

1. 动物 豚鼠，雄性，体重不限，9 只以上。

2. 器材 大鼠手术台，哺乳动物手术器械 1 套，2ml 注射器 2 支，连接有三通管的气管插管，小烧杯，丝线若干，高频气雾发生器，显微镜，秒表，天平（100g），离心机，缺氧瓶（500g），耗氧量测定装置 1 套，温度计，试管架，试管若干，血细胞计数器等。

3. 药品与试剂 3% 乙酸、95% 乙醇、卵清蛋白，生理盐水，白细胞稀释液，嗜酸性粒细胞稀释液，碱石灰，凡士林，三拗汤煎液（麻黄、杏仁、甘草各等份）。

（二）实验方法和步骤

1. 手术操作 抓取模型组豚鼠，每只腹腔注射 10% 卵清蛋白 1ml 致敏（由老师在实验进行前 15 天预先注射）。对照组每只腹腔注射生理盐水 1ml。

致敏后第 15 天，将腹腔注射卵清蛋白的豚鼠随机分为模型组和三拗汤组。三拗汤组灌胃三拗汤 10ml/kg，对照组灌胃等容积的生理盐水，间隔 15min 重复给药一次，给药后 30min，所有动物分别放入喷雾装置内雾化吸入 1% 卵清蛋白（最好是当天配制），60s 激发。观察动物呼吸和一般情况，有无咳嗽、呼吸加深加快、烦躁不安等症状。随后继续吸入 10～30min，直至出现上述症状。哮喘反应按程序可分为四级，Ⅰ级呼吸加速，Ⅱ级呼吸困难，Ⅲ级抽搐，Ⅳ级跌倒。实验结束后，将各组结果汇总列表比较。

把动物放入含 5g 碱石灰的 125ml 缺氧瓶中，将凡士林涂在瓶塞周围，塞紧瓶塞。瓶塞上用导管连通装有一定量水的量筒，记录缺氧开始时间和动物死亡时间，计算出耗氧率 {耗氧率 [ml/（g·min）]=总耗氧量（ml）/体重（g）/时间（min）}。豚鼠在密闭的缺氧瓶中不断消耗氧气，产生的 CO_2 被碱石灰吸收，瓶内气压逐渐降低而产生负压，移液管内液面因瓶内负压而上升，而量筒内的液面却下降，量筒内液面下降的毫升数即为豚鼠的耗氧量。豚鼠死后从量筒上读出液面下降的毫升数，即为豚鼠的总耗氧量。

迅速从缺氧瓶中取出动物，仰卧固定在大鼠手术台上。在颈部正中做切口，用止血钳分离气管周围组织，下面穿线备用。在气管甲状软骨下作倒"T"形切口，插入连接三通管的气管插管并结扎固定。

用注射器抽取生理盐水 4ml，从气管插管的三通管处注入肺部，改变豚鼠体位，尽可能使生理盐水冲洗到每一肺叶。然后回抽，收集 BALF。

将收集到的 BALF 放入小试管，2000r/min 离心 5min。弃去上清，用 1ml 生理盐水重新溶解沉淀，并轻轻摇晃混匀，进行白细胞和嗜酸性粒细胞计数。

2. 细胞计数的具体方法

（1）将细胞用生理盐水制备成适当浓度的细胞悬液备用。如果灌洗液中含有较多红细胞，则可用白细胞稀释液（3% 乙酸）悬浮细胞。嗜酸性粒细胞计数则用嗜酸性粒细胞稀释液（配方：2% 伊红 5ml，丙酮 5ml，蒸馏水 90ml）将细胞（20μl）稀释一定倍数（20 倍），同时使红细胞和大部分其他白细胞被破坏，并将嗜酸性粒细胞着色。

（2）细胞计数：用无水乙醇或 95% 乙醇溶液擦拭计数器后，用绸布擦净，另擦净盖玻片一张，把盖玻片覆在计数器（图 12-34-1）上面。从计数器边缘缓缓滴入细胞悬液，使之充满计数器和盖片之间的空隙。注意不要使液体流到旁边的凹槽中或带有气泡，否则要重做。稍候片刻，将计数器放在低倍镜下（10×10 倍）观察计数。

计算计数器的四角大方格（每个大方格又分 16 个小方格）内的白细胞数（嗜酸性粒细胞计数则在低倍镜下计数 2 个计数池共 10 个大方格内的嗜酸性粒细胞数）。计数时，只计数完整的细胞，聚成一团的细胞则按一个细胞进行计数。在一个大方格中，如果有细胞位于线上，一般计下线细胞不计上线细胞，计左线细胞不计右线细胞。两次重复计数误差不应超过 ±5%。

（3）计数的换算：计完数后，需换算出每毫升悬液中的细胞数。由于计数器中每一方格的面积为 $0.01cm^2$，高为 0.01cm，这样它的体积为 $0.0001cm^3$，即 $0.1mm^3$。由于 $1ml=1000mm^3$，所以每一大方格内细胞数 ×10 000=细胞数/ml，故可按下式计算：

细胞悬液细胞数（ml）=4 个大格细胞总数/4×10 000。

如计数前已稀释，可再乘以稀释倍数。

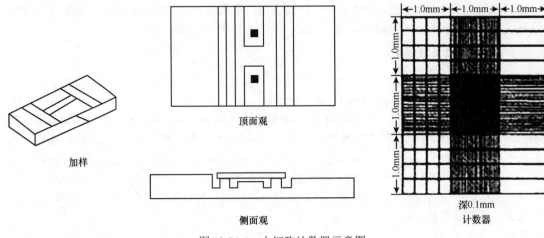

图 12-34-1 血细胞计数器示意图

五、实验结果记录与分析

将实验结果记录于表 12-34-1 中，并进行数据分析。

表 12-34-1 卵清蛋白的致喘效应及三拗汤的平喘作用（$\bar{x} \pm s$）

组别	呼吸频率（次/分）	BALF		耗氧率
		白细胞数	嗜酸性粒细胞数	
对照组				
模型组				
三拗汤组				

六、讨论与结论

根据上述数据进行分析讨论，判断结果是否证明了假说，如果不符，试分析原因。

七、注意事项

1. 每只豚鼠每天只能测定 1 次引喘潜伏期，同一天多次测定会影响实验结果。

2. 豚鼠实验性哮喘发作所表现的呼吸加深加快（Ⅰ）、呼吸困难（Ⅱ）、抽搐（Ⅲ）和跌倒（Ⅳ）的四级反应中，Ⅰ、Ⅱ、Ⅲ级之间没有明显界限，因而对出现反应的时间，用此法难以确判断。Ⅳ级指标较明确，但一旦出现，动物较易因严重窒息而死亡。

3. 本实验结果受药液的浓度、喷雾的压力、吸入时间、动物个体差异及气雾喷头结构、喷雾颗粒直径等因素的影响，如喷雾颗粒直径小于 5μm 者能被豚鼠吸入肺泡，稍大者在支气管被吸收，更大者就在上呼吸道凝聚，作用出现慢而效力弱。

4. 缺氧瓶用凡士林均匀涂抹在瓶塞外，以保证密封。

5. 做 BALF 重悬液时，要防止把沉淀随上清一起丢弃。

八、思考题

1. 卵清蛋白引起支气管哮喘的原理是什么，为什么需要先致敏再激发？

2. 支气管哮喘引起呼吸困难的机制是什么？

3. 分析三拗汤平喘作用的可能机制。

（陆 丽）

参 考 文 献

Gon Y, Hashimoto S, 2018. Role of airway epithelial barrier dysfunction in pathogenesis of asthma. Allergology International, 67(1): 12-17.

MacIver D H, Clark A L, 2015. The vital role of the right ventricle in the pathogenesis of acute pulmonary edema. The American Journal of Cardiology, 115(7): 992-1000.

Won-Il Choi, 2014. Pneumothorax. Tuberc Respir Dis (Seoul), 76(3): 99-104.

Yassamine A, Rebahi H, Chichouet H, et al., 2020. What open-lung biopsy teaches us about ARDS in COVID-19 patients: mechanisms, pathology, and therapeutic implications. BioMed Research International, 2020: 2909673.

第十三章　消化系统实验

实验三十五　离体小肠平滑肌的生理特性

一、观察现象并提出问题

1. Observation/Background (or Case)　Small intestines work to absorb many of the important nutrients needed by the body. Therefore, intestinal motility there consists of mixing contents with digestive enzymes and propelling them towards the large intestines. Slow waves are found in the intestinal motility, they cause the basic electric rhythm which is, at points, overridden by action potentials for stronger contractions. Slow waves are 12/min. Parasympathetic stimulation increases contractions, whereas the sympathetic nervous system decreases them. There are two types of movements involved in small intestine motility. Segmentation: When a portion of the small intestines receives chyme and gets distended, a localized response consisting of concentric contractions takes place. These are located at varying intervals throughout the small intestine, hence giving a 'segmented' appearance. They work to mix the chyme so the nutrients can be absorbed better.

Peristalsis: they work to propel chyme forward. Peristaltic rush is a phenomenon seen in the case of intestinal irritation (such as diarrhea) which consists of a very strong and rapid peristaltic wave that sweeps all intestinal contents and deposits them in the colon within one minute. It occurs so the small intestine mucosa can be relieved of the irritating contents. Migrating motor complex is a peculiar pattern of activity experienced in an empty stomach and small intestines. It consists of slow and rhythmic peristaltic activity that sweeps down the stomach and small intestine every 1.5-2 hours to get excess content and secretions into the colon so they don't build up.

2. 问题　小肠平滑肌有哪些生理特性？内环境改变对其有何影响？

二、形成假说

哺乳动物的消化道平滑肌的一般生理特性包括收缩性、伸展性、不依赖中枢神经系统的紧张性（即始终保持微弱的收缩状态）、缓慢而不规则的自动节律性。

内环境稳态是机体组织、器官维持正常生物形态和生理功能的必要条件。将离体组织、器官置于人工模拟的内环境内，可以在一定时间内维持其生理功能。时间长短与所模拟内环境的稳定性和精确性有关。温度、酸碱度、离子浓度及激素神经递质等理化因素改变可以影响小肠的收缩活性。

三、实验设计思路与实验目的

（一）实验目的

1. 本实验目的是在模拟的内环境（温度、酸碱度、离子成分、晶体渗透压等方面与内环境相似）中，观察离体小肠平滑肌的运动，了解哺乳动物消化道平滑肌的生理特性，以及内环境改变对其运动的影响。

2. 学习与训练的实验知识技能　学习哺乳动物离体组织、器官灌流的实验技术方法，家兔手术方法，Pclab 医用计算机实验系统使用方法。

（二）实验思路

1. 证明离体小肠平滑肌能在模拟的内环境中呈现节律性收缩蠕动的生理特性。

观察指标：离体小肠平滑肌收缩曲线（收缩幅度和运动节律）。

通过观察离体小肠平滑肌在模拟内环境中的收缩现象，以及 Pclab 医用计算机实验系统记录的收缩曲线，可以验证在一定的时间内，离体的小肠平滑肌仍能在模拟的内环境中保持其不规则节律性收缩蠕动的生理特性。

2. 证明内环境（温度、酸碱度、离子浓度等）的改变会引起离体小肠平滑肌收缩活动的变化。

观察指标：离体小肠平滑肌收缩曲线（收缩幅度和运动节律）。

内环境稳态是机体组织、器官维持正常生理功能的必要条件。内环境的改变，如温度、酸碱度、离子浓度等方面的改变，会通过影响其他相关离子通道活性，从而改变小肠平滑肌的运动状态。通过观察施加使模拟内环境变化的处理因素后，离体小肠平滑肌的运动是否发生改变以及 Pclab 医用计算机实验系统记录的收缩曲线，可以验证内环境变化对离体小肠平滑肌运动的影响。

（三）实验设计

实验分组：本实验采用自身对照，即观察记录连续时间下，施加各种处理因素后离体小肠平滑肌收缩活动的变化。

用平滑肌浴槽模拟哺乳动物内环境（温度、酸碱度、离子成分、晶体渗透压等方面与内环境相似），将制备好的离体小肠平滑肌标本置入其中，以记录到的离体肠段在 38℃ 台氏液中的收缩曲线作为对照，观察温度、酸碱度、离子浓度的变化以及使用化学药品和神经递质处理对离体小肠平滑肌生理特性的影响，分别记录施加各种处理因素后离体肠段的收缩曲线。

四、材料与方法

（一）实验材料

1.动物 健康家兔，雌雄不限，体重 2kg 左右，1 只。

2.器材 Pclab 医用计算机实验系统，家兔手术器械，张力换能器，恒温平滑肌浴槽或麦氏浴槽，酒精灯，大烧杯，增氧泵，温度计，L 型通气管，螺旋夹等。

3.药品与试剂 台氏液，去离子水，20% 氨基甲酸乙酯，1∶10 000 肾上腺素，1∶10 000 乙酰胆碱，1∶10 000 阿托品，1mol/L NaOH 溶液，1mol/L HCl 溶液，10%CaCl$_2$ 溶液等。

（二）实验步骤与方法

1.模拟内环境准备

（1）恒温：实验前，先将台氏液和去离子水在浴槽或水浴箱中加热至 38℃ 并留置备用。

（2）平滑肌浴槽：将台式液加入恒温平滑肌浴槽的中心管，在外部容器中加入去离子水，启动恒温装置开关，将浴槽的温度稳定在 38℃ 左右。连接浴槽的通气管和增氧泵，使用螺旋夹调节橡胶管，确保空气气泡一个接一个冒出至中心管，保证台氏液的氧气供应。

2.离体小肠标本制备 捉拿家兔，用木槌猛击头后部使其昏迷。在剑突下方 3～5cm 处，沿腹正中线切开皮肤，打开腹腔找到胃，找出胃幽门部与十二指肠交界处，以此处为起点游离出 20～30cm 的肠段，先将与肠段相连的肠系膜结扎并沿肠缘剪去，再将肠段两端剪断取出。用手轻轻将肠内容物从肠段中挤出，然后迅速放入 38℃ 台氏液中，待肠段出现明显活动时，每间隔 3cm 进行双结扎（相距 1cm），分别自相邻双扎中剪断，得到若干离体小肠标本，置于 37℃ 氧饱和的台氏液中备用。

3.固定标本与连接装置 将制备好的标本一端结扎线固定在通气管的挂钩上，另一端垂直连接在张力换能器的弹性悬梁臂上。将张力换能器与 Pclab 医用计算机实验系统的 3 通道连接。调节换能器高度，使其与标本间的连线松紧度合适，注意应使标本和线悬在浴槽中央，避免与管壁接触。

4. 标本收缩活动观察

（1）小肠正常收缩曲线：记录离体小肠平滑肌正常状态下的自动节律性收缩曲线，作为对照。注意观察标本收缩运动的基线水平、收缩幅度和运动节律，其中收缩曲线基线的水平代表小肠平滑肌紧张度水平，收缩曲线幅度的大小代表收缩活动的强度。

（2）环境温度改变的影响：将浴槽中台氏液换成 25℃台氏液，观察小肠标本收缩活动的变化，然后逐步加温至 38℃，观察小肠平滑肌收缩活动的变化。

（3）环境酸碱度改变的影响：在浴槽中加入 1 ～ 2 滴 1mol/L HCl 溶液，观察小肠标本收缩活动的变化，当出现明显变化时，不换液再加入 1 ～ 2 滴 1mol/L NaOH 溶液，观察小肠标本收缩活动的恢复过程。冲洗方法同上。待标本恢复至正常状态下的对照水平时，继续下一项实验。

（4）环境钙离子浓度改变的影响：在浴槽中加入 1 ～ 2 滴 10%CaCl$_2$ 溶液，观察小肠标本收缩活动的变化，当出现明显变化时，更换新的 38℃台氏液，至少重复 2 次。待标本恢复至正常状态下的对照水平时，继续下一项实验（也可观察 K$^+$、Mg^{2+}等其他离子浓度改变的影响）。

（5）激素与神经递质的影响

1）肾上腺素的作用：在浴槽中加入 1 ～ 2 滴 1∶10 000 肾上腺素，观察小肠标本收缩活动的变化。冲洗方法同上。待标本恢复至正常状态下的对照水平时，继续下一项实验。

2）乙酰胆碱的作用：在浴槽中加入 1 ～ 2 滴 1∶10 000 乙酰胆碱，同时观察小肠标本收缩活动的变化。当出现明显变化时，排掉浴槽中的台氏液，更换准备好的新的 38℃台氏液，至少重复 2 次。待标本恢复至正常状态下的对照水平时，继续下一项实验。

3）阿托品的作用：在浴槽中加入 1 ～ 2 滴 1∶10 000 阿托品，2min 后不换液再加入 1 ～ 2 滴 1∶10 000 乙酰胆碱，观察小肠标本收缩活动的变化，并与上一项结果进行比较。冲洗方法同上。待标本恢复至正常状态下的对照水平时，继续下一项实验。

五、结果记录与数据分析

准确记录实验数据，整理在模拟的内环境下以及各种施加因素处理下的离体小肠平滑肌收缩幅度变化曲线，并以文字简要描述实验结果。

六、讨论与结论

根据上述三方面的数据来进行分析讨论，判断结果是否证明了假说，如果不符，根据结果修正假说。

七、实验注意事项

1. 每次加药前，必须事先准备好换液使用的 38℃台氏液。

2. 中心管内台氏液的量必须淹没整个肠段，并保持 38℃恒温。

3. 加药时，药液应滴到台氏液中，不要直接滴在肠段上。

4. 上述各药物的用量为参考剂量，如果观察效果不明显，可逐滴增加用量继续观察。

5. 每次加药出现反应后，必须马上更换浴槽内的台氏液，至少冲洗换液 3 次。待离体肠段运动状态恢复至正常水平后，再进行下一项实验。

6. 空气气泡不宜过快或过大，否则易使悬线和管内液体振动，导致肠段标本发生较大幅度的摆动从而影响收缩曲线的记录。

八、思考题

1. 分析温度变化对小肠平滑肌运动的影响。

2. 分析乙酰胆碱、阿托品、肾上腺素对平滑肌运动的影响。

3. 离体小肠平滑肌的自发性收缩运动需要哪些条件？

4. 改变小肠平滑肌收缩运动频率和强度的因素有哪些？

（郭晓华）

实验三十六　在体胃肠平滑肌生理特性

一、观察现象并提出问题

1. Observation/Background (or Case)　Symptoms related to abnormal gastrointestinal function can occur from the moment food is swallowed to the time faeces are expelled from the body. Dysphagia, heartburn, bloating, abdominal pain and changes to bowel habits are very common in the general population. A survey published in 2014 reported that the prevalence of gastroesophageal reflux disease (GERD), dyspepsia and irritable bowel syndrome (IBS) varies between 5% and 15% in European countries. The symptoms caused by these disorders are among the most frequent reasons for seeking medical attention from general physicians and are also common grounds for referral to specialist gastroenterologists. These functional gastrointestinal diseases (FGIDs) affect activities of daily living, reduce work-related productivity and incur high direct and indirect health-care costs. Indeed, although life expectancy is normal in patients with FGID, the burden of disease in terms of quality of life can be compared with that of cardiac failure or advanced malignancy.

2. 问题　神经和激素如何调节胃肠平滑肌的运动？

二、形成假说

胃肠道受内在神经和外来神经双重支配。内在神经是指消化道壁内的壁内神经丛，包括肌间神经丛和黏膜下神经丛，有感觉、中间和运动神经元，彼此交织成网，内在神经丛释放的递质有乙酰胆碱（ACh）、去甲肾上腺素（NE）、血管活性肠肽（VIP）、5- 羟色胺（5-HT）、一氧化氮（NO）、胆囊收缩素（CCK）、γ- 氨基丁酸（GABA）等；黏膜下神经丛主要调节消化道腺体和内分泌细胞的分泌，肠内物质的吸收及局部血流的控制；肌间神经丛主要支配平滑肌细胞，参与对消化道运动的控制。外来神经包括交感神经和副交感神经，交感神经属于肾上腺素能纤维，副交感神经主要为胆碱能纤维，少量为非胆碱能纤维、非肾上腺素能纤维。交感神经与副交感神经都是混合神经，含有传出神经和传入神经。

假说：胃肠道平滑肌运动主要受交感和副交感神经支配和调节，副交感神经兴奋可使胃肠道平滑肌运动加强；交感神经兴奋则可能会抑制胃肠道平滑肌收缩。交感和副交感神经递质类的激素也可能对胃肠道平滑肌产生相同的调节作用。

三、实验设计思路与实验目的

（一）实验目的

1. 观察家兔在体胃肠运动的形式；了解哺乳动物胃肠平滑肌的生理特性；观察神经和某些药物对胃肠运动形式的影响。

2. 学习与训练的实验知识技能　家兔手术方法，电刺激神经方法，Pclab 医用计算机实验系统使用方法。

（二）实验思路

1. 在体观察消化道平滑肌生理特性　具有一定的紧张性、分节运动、收缩缓慢且有自律性。

观察指标：胃肠平滑肌收缩曲线。

消化道平滑肌除了具有肌肉组织共有的特性之外，还有与骨骼肌和心肌不同的特性，主要表现为其收缩的节律性缓慢且不规则、兴奋性较低，具有一定的紧张性，可以通过肉眼观察与手指触摸感受。

消化道运动的基本形式是紧张性收缩和蠕动，另外小肠还有特有的分节运动，可以通过肉眼观察计数胃肠蠕动频率和方向，或通过 Pclab 医用计算机实验系统记录的胃肠平滑肌收缩曲线观察其运动规律。

2. 证明消化管的运动受神经和激素的调节。

观察指标：胃肠平滑肌收缩曲线。

消化道平滑肌受交感神经和副交感神经的双重支配。交感神经兴奋时，节后纤维释放去甲肾上腺素，与平滑肌细胞膜上的 α、β 受体结合，产生抑制平滑肌的作用，胃肠运动减弱；副交感神经兴奋时，节后纤维释放乙酰胆碱，与平滑肌细胞膜上 M 受体结合，产生兴奋平滑肌的作用，胃肠运动增强。

刺激支配胃肠运动的神经或使用相应的受体阻断剂或受体激动剂，可以使消化道平滑肌产生特定的抑制或兴奋反应。通过 Pclab 医用计算机实验系统记录的胃肠平滑肌收缩曲线，可以观察到其运动的变化。

（三）实验设计

实验分组：本实验随机分成两组，即胃运动组和小肠运动组，每组例数 $n \geqslant 3$。采用自身对照，即观察记录连续时间下，施加各种处理因素后分别观察家兔胃平滑肌和小肠平滑肌收缩活动的变化。

家兔给予 20% 氨基甲酸乙酯溶液（5ml/kg）自耳缘静脉缓慢输入，麻醉且固定后进行手术，充分暴露胃肠组织，首先观察正常状态下家兔在体胃肠平滑肌的紧张度与蠕动、小肠的分节运动等运动形式，之后施加一系列处理因素，观察各因素对平滑肌运动的影响，并通过 Pclab 医用计算机实验系统收集整理胃肠平滑肌收缩幅度变化曲线，讨论分析得出消化道平滑肌的生理特性。

四、材料与方法

（一）实验材料

1.动物 健康家兔，雌雄不限，体重 2kg 左右，6 只以上。

2.器材 Pclab 医用计算机实验系统，兔手术台，兔手术器械，张力换能器，玻璃针，兔气管导管，注射器等。

3.药品与试剂 台氏液（或生理盐水），20% 氨基甲酸乙酯，1∶10 000 肾上腺素，1∶10 000 乙酰胆碱，1∶10 000 阿托品等。

（二）实验步骤与方法

1.实验装置连接 张力换能器接入 Pclab 医用计算机实验系统的 3 通道，保护电极接入实验系统的刺激输出口。

2.家兔手术准备

（1）麻醉与备皮：家兔称重，按照 5ml/kg 体重剂量自耳缘静脉缓慢注射 20% 氨基甲酸乙酯麻醉，注意观察家兔肌张力、呼吸频率及角膜反射的变化。将家兔仰卧位固定于兔手术台上，用剪刀剪去家兔颈部和腹部的被毛，充分暴露手术视野。

（2）手术：沿颈部正中切开皮肤 6 ~ 8cm，剪开筋膜，钝性分离肌肉，按倒 "T" 形切开气管，行气管插管并用手术线固定。自胸骨剑突下方沿腹正中线切开皮肤和腹壁肌肉，打开腹腔，暴露家兔胃肠组织。

（3）内脏神经分离：在家兔膈下食管末端找到迷走神经前支，用玻璃针钝性分离，穿线备用。将家兔小肠推向右侧，在左侧腹后壁肾上腺上方找到内脏大神经，用玻璃针钝性分离，穿线备用。

（4）根据分组设计，将张力换能器分别缝合在胃壁和小肠壁上并固定，启动 Pclab 医用计算机实验系统，按下述步骤分别观察和记录家兔胃平滑肌和小肠平滑肌收缩运动情况，并加以比较。

3. 家兔胃肠运动观察

（1）观察正常状态下的胃肠运动形式，用手指触摸胃肠感受其紧张度，观察胃肠有无蠕动，若有蠕动，记录蠕动频率、起点及传导方向。

（2）副交感神经的作用：用保护电极连续电刺激（强度 2 ～ 3V、频率 20 ～ 30Hz）迷走神经前支 1 ～ 3min，观察胃肠运动形式的变化。

（3）交感神经的作用：用保护电极连续电刺激（强度 2 ～ 3V、频率 20 ～ 30Hz）内脏大神经 1 ～ 3min，观察胃肠运动形式的变化。

（4）乙酰胆碱的作用：自耳缘静脉注射 1∶10 000 乙酰胆碱 0.5ml，或直接滴加在家兔胃肠表面，观察胃肠运动形式的变化。

（5）阿托品的作用：自耳缘静脉注射 1∶10 000 阿托品 0.5ml，或直接滴加在家兔胃肠表面，观察胃肠运动形式的变化。

（6）肾上腺素的作用：自耳缘静脉注射 1∶10 000 肾上腺素 0.5ml，或直接滴加在家兔胃肠表面，观察胃肠运动形式的变化。

五、实验结果记录与分析

准确记录实验数据，整理正常状态下以及各种施加因素处理下的家兔平滑肌收缩幅度变化曲线，并以文字简要描述实验结果。

六、讨论与结论

根据所记录的胃肠平滑肌收缩幅度与节律变化情况进行分析讨论，判断结果是否证明了假说，如果不符，根据结果修正假说，并叙述哺乳动物胃肠运动的形式与调节因素，总结胃肠平滑肌的一般生理特性。

七、注意事项

1. 术前麻醉不宜过深，避免造成观察到的胃肠运动现象不明显。注意对动物进行保温。

2. 实验过程应随时用温热的台氏液（或生理盐水）湿润胃肠，避免因暴露时间过长、腹腔内温度降低影响胃肠运动。

3. 实验过程中应避免过度牵拉胃肠。

4. 每施加一个刺激因素后，等待平滑肌收缩幅度曲线恢复稳定一段时间后再施加下一个刺激因素。

八、思考题

1. 正常情况下胃肠的运动形式有哪些？它们的产生机制和生理作用是什么？

2. 刺激迷走神经和内脏大神经对胃肠运动有什么作用？

3. 为什么每次处理后需要待胃肠恢复稳定后再进行下一项实验？

4. 消化道平滑肌的慢波、动作电位和收缩之间具有什么联系？

（郭晓华）

实验三十七 血氨升高与肝性脑病的关系

一、观察现象并提出问题

1. Observation/Background (or Case)　Early in the 18th century, Shawcross put forward the theory of "carnivorous syndrome." They performed a portal-vena cava fistula on a dog. The dog developed abnormal behavior, consciousness disorders and other neuropsychiatric symptoms. The symptoms worsened after the dog was fed meat. They considered the occurrence of encephalopathy may be with ammonia in the blood.

2. 问题 肝功能障碍的机体血氨含量升高可能会出现什么样的神经精神症状？

二、形成假说

肝功能障碍时，血氨增加可能通过干扰中枢神经系统能量代谢、改变神经递质含量而影响脑功能，产生神经肌肉张力调节和精神意识等方面的异常。

三、实验设计思路与实验目的

（一）实验目的

1. 掌握复制肝性脑病动物模型的方法；观察氨中毒致肝性脑病的一般表现及设计降血氨的治疗方案；讨论氨中毒在肝性脑病发生中的作用及降血氨治疗原则。

2. 学习与训练的实验知识技能 肝性脑病动物模型复制方法，家兔手术方法。

（二）实验思路

1. 证明正常肝脏对氨具有生物转化、解毒作用。

观察指标：肠道注入氯化铵后不同组别动物的表现。

正常时，肝脏将氨转为尿素而解毒。肝大部分结扎后，注入氯化铵后肝脏解毒功能下降，血氨会升高。

2. 证明肝功能严重损伤时，血氨增加可能会引起动物出现神经精神异常等脑功能障碍等表现。

观察指标：脑功能障碍的表现，如角膜反射、瞳孔大小、有无反应性增强、肌肉痉挛、抽搐。

肝性脑病是在排除其他已知脑病前提下，继发于严重肝功能紊乱的一系列神经精神综合征，其临床症状重，病死率高。肝性脑病的发病机制复杂，现认为主要是脑组织的代谢和功能障碍所致，主要的假说有氨中毒学说、假性神经递质学说、血浆氨基酸失衡学说及 γ-氨基丁酸学说等。每个学说都能从一定角度解释肝性脑病的发生发展，并对肝性脑病的临床治疗提供了理论依据。本实验依据第一种假说而设计。据统计，约 80% 肝性脑病的患者具有血氨升高表现，因此氨中毒学说在肝性脑病的发病机制中占有非常重要的地位。

严重肝功能不全时血氨增高的主要原因：一是肠道产氨和肌肉腺苷酸分解产氨增多；二是肝功能下降，通过合成尿素清除氨的能力严重下降。

氨对脑组织的毒性作用可能是由于氨干扰脑的糖代谢，使脑 ATP 生成减少；并使脑内谷氨酸、乙酰胆碱等兴奋性神经递质减少，而谷氨酰胺等抑制性神经递质增多，从而干扰脑的神经传导活动。

本实验采用家兔肝大部分结扎术，复制急性肝衰竭的动物模型，造成肝脏解毒功能急剧降低，十二指肠灌入复方氯化铵溶液，导致肠道中氨增多并吸收入血，引起家兔血氨浓度迅速升高，出现肌紧张加剧、震颤、抽搐、角弓反张、昏迷等肝性脑病症状，通过与正常肝功组家兔比较，证明氨在肝性脑病发病机制中的作用以及肝脏在解毒作用中的重要地位。

3. 通过降血氨治疗改善神经精神症状以证明氨中毒是引起肝性脑病发生的重要机制。

观察指标：颈外静脉注射复方谷氨酸钠，同时向十二指肠注射 1% 乙酸，观察记录上述症状并评价效果。

降血氨治疗通过减少肠道氨的产生与吸收及促进血氨排出、降低血氨浓度来实现。本实验采用复方谷氨酸钠加乙酸的方法：①乙酸可降低肠道 pH，起到酸透析的作用；②谷氨酸钠可与血中过多的氨结合成为无毒的谷氨酰胺，由尿排出，进而降低血氨；还可参与脑细胞的代谢，改善中枢神经系统的功能。

（三）实验设计

实验分组：本实验分为以下 4 组，每组例数 $n \geqslant 3$。

1. 正常肝功组 家兔腹部切开+肝叶不结扎+复方氯化铵溶液。

2. 手术对照组 家兔腹部切开+肝叶大部分结扎+复方氯化钠溶液。

3. 肝性脑病组 家兔腹部切开+肝叶大部分结扎+复方氯化铵溶液。

4. 治疗组 家兔腹部切开+肝叶大部分结扎+复方氯化铵溶液+治疗。

家兔给予 1% 普鲁卡因局部浸润麻醉，麻醉且固定后自胸骨剑突起于上腹部切开腹部，进行肝大部分结扎术。按照组别施加不同处理因素，分别给予复方氯化钠或者复方氯化铵溶液自肠道缓慢滴入。施加处理因素后每隔 5min 观察动物情况（如呼吸、角膜反射、瞳孔大小、有无反应性增强、肌肉痉挛、抽搐等）并记录给药剂量及时间。然后治疗组动物给予颈外静脉注射复方谷氨酸钠，同时向十二指肠注射 1% 乙酸，观察记录症状变化情况并评价效果。

四、材料与方法

（一）实验材料

1. 动物 家兔，雌雄不限，体重 2.0～2.5kg，12 只以上。

2. 器材 婴儿台秤、家兔手术台、哺乳动物手术器械、导尿管、烧杯、注射器（2ml、10ml、50ml）及针头、角膜刺激针、瞳孔测量尺、粗棉线、动脉夹、动脉套管、静脉套管、张力换能器、血压换能器、计算机生物信号采集处理系统等。

3. 药品与试剂 1% 盐酸普鲁卡因溶液、复方氯化钠溶液（即林格液：氯化钠 8.6g，氯化钾 0.3g，氯化钙 0.28g，用蒸馏水稀释至 1000ml）、复方氯化铵溶液（氯化铵 25g、碳酸氢钠 15g，用 5% 葡萄糖溶液稀释至 1000ml）、复方谷氨酸钠溶液、1% 乙酸溶液等。

（二）实验步骤与方法

实验开始前先记录家兔的正常呼吸、瞳孔、反射、肌张力等，有无震颤、抽搐等表现。之后随机分组并按下列方法复制动物模型。

1. 肝性脑病组

（1）取家兔称重后，仰卧位固定在兔手术台上，颈部正中备皮，用注射器抽取一定量的 1% 盐酸普鲁卡因溶液，每隔 1cm 打一小皮丘，整个皮丘长度大约 10cm，进行局部浸润麻醉。颈部正中纵行切开 4～6cm，分离一侧颈总动脉，进行动脉插管，通过血压换能器与生物信号采集处理系统相连，启动 BL-420F 生物机能实验系统，从软件主界面菜单条 1 通道选择"压力"，描记血压变化。

（2）沿剑突下腹部正中备皮，用 1% 盐酸普鲁卡因溶液进行局部浸润麻醉。自胸骨剑突起于上腹部正中做一长 6～8cm 纵向切口，沿腹白线打开腹腔，用食指和中指伸至肝膈面，分置镰状韧带两侧并下压肝脏，暴露并用手指弄断肝与膈肌之间的镰状韧带，然后将肝叶向上翻起，用手剥离肝胃韧带，使肝叶游离。将肝脏面上翻，仔细分辨肝脏的各叶，用右手食指、中指夹持粗棉线沿肝脏左外叶、左中叶、右中叶、尾叶及方形叶的根部（仅保留右外叶）环绕 1 周结扎，可观察到被结扎的肝叶逐渐变为暗褐色，完成肝大部分结扎术。

（3）剪断剑突软骨柄，游离剑突。用一弯钩钩住剑突软骨，另一端与张力换能器相连，由换能器将信号传入生物信号采集处理系统，描记呼吸运动。

（4）沿胃幽门向下找出十二指肠，用眼科剪在上方肠壁中央剪一小口，将细导尿管向空肠方向插入肠腔 4～5cm，收紧肠壁结扎固定，将肠管回纳腹腔，最后将留置的导尿管沿皮下穿出，并用胶带固定，以免家兔自行拔出。检查腹内无出血后关闭腹腔。

（5）观察家兔一般情况、呼吸、血压、角膜反射、瞳孔大小、对疼痛刺激的反应、肌张力及有无震颤、角弓反张等。

（6）每隔 5 ～ 7min 向十二指肠插管中注入复方氯化铵溶液 5ml，密切观察动物情况（如呼吸、角膜反射、瞳孔大小、有无反应性增强、肌肉痉挛、抽搐等），直至动物出现全身性痉挛、角弓反张。记录所用复方氯化铵溶液的总量，计算每公斤体重用量（ml/kg）及从给药到结束的时间。

2. 手术对照组　家兔称重后，手术操作与肝大部分结扎+复方氯化铵溶液组相同，只是在术后每隔 5 ～ 7min 向十二指肠插管中注入复方氯化钠溶液 5ml，仔细观察动物情况，注入每公斤体重复方氯化钠用量（ml/kg）与氯化铵溶液用量相同。

3. 正常肝功组　家兔称重后，除肝叶不结扎外，其余手术等操作步骤同肝性脑病组。如前所述，每隔 5 ～ 7min 向十二指肠插管中注入复方氯化铵溶液 5ml，剂量和观察时间同肝性脑病组动物。观察本组动物与肝性脑病组动物症状表现的差别。

4. 治疗组　家兔称重后，其余手术操作与肝大部分结扎+复方氯化铵溶液组相同。但是在出现肝性脑病症状（肌肉痉挛、抽搐、角弓反张等）后，立即经耳缘静脉（失败则从颈外静脉）注射复方谷氨酸钠 30ml/kg 进行抢救，同时向十二指肠注射 1% 乙酸 5ml/kg，观察记录症状并评价效果。

五、实验结果记录与分析

准确记录实验数据（表 13-37-1），计算均数与标准差，尝试进行统计学显著性分析。

表 13-37-1　肝性脑病实验观察指标

组别	呼吸（次/分）	血压（mmHg）	角膜反射	瞳孔大小	痛刺激	肌张力	抽搐、角弓反张	注入氯化铵量（ml/kg）
正常时								—
肝性脑病组								
手术对照组								—
正常肝功组								
治疗组								

六、讨论与结论

根据上述实验数据进行分析讨论，判断结果是否证明了假说，如果不符，根据结果修正假说。

七、注意事项

1. 因本实验采用局部浸润麻醉，因此固定家兔时要注意安全，防止被抓伤、咬伤。

2. 剪断镰状韧带时，注意勿损伤肝脏与膈肌。

3. 肝脏结扎时，动作宜轻柔，松紧要适中，过紧易出现肝脏破裂出血，过松达不到阻断血流目的。结扎线应结扎于肝叶根部。

4. 十二指肠插管的固定可用荷包缝合，但插管要插向空肠方向，并防止复方氯化铵溶液溢出漏入腹腔。

5. 待家兔出现明显肝性脑病症状时，要立即进行治疗，以免延误加重病情导致动物死亡。

八、思考题

1. 肠道均灌注复方氯化铵的两组家兔，其实验结果有何不同？为什么？

2. 肠道灌注复方氯化钠的家兔是否出现异常表现？其实验结果有何意义？

3. 氨中毒引起肝性脑病的机制如何？

4. 分析谷氨酸钠和乙酸对肝性脑病的治疗作用及机制。

（郝　雷）

实验三十八　四氯化碳中毒引起的肝细胞性黄疸

一、观察现象并提出问题

1. Observation/Background (or Case)　Drug-induced liver injury (DILI) is usually divided into two types that are commonly referred to as intrinsic and idiosyncratic. Although there is no universal definition of either, intrinsic DILI is typically said to be dose-dependent and predictable. The toxicity is attributed to chemical properties of the drug rather than some unique aspect of the drug consumer's biology. On the other hand, idiosyncratic DILI (IDILI) is often described as non-dose-dependent (i.e. occurs at low doses), unpredictable, and rare (though the definition of rare also varies considerably). It is thought to be determined in large part by genetic variation. In reality, these definitions probably represent two ends of a spectrum. This is clear because the probability of IDILI increases with increasing daily dose and the prevalence (and therefore predictability) of toxicity among users of IDILI-causing agents varies from drug to drug. Furthermore, there is some evidence that biological variation can also influence intrinsic hepatotoxicity.

2. 问题　肝细胞中毒能导致机体出现黄疸吗?

二、形成假说

黄疸是由于肝脏胆红素代谢障碍而引起血清内胆红素浓度升高，导致巩膜、黏膜、皮肤及其他组织被染成黄色的一种临床病理现象。因巩膜含有较多的弹性蛋白，与胆红素有较强的亲和力，故黄疸患者巩膜黄染常先被发现。当血清总胆红素浓度超过 34.2μmol/L 时，临床上即可发现黄疸，称为显性黄疸。

假说：四氯化碳（CCl_4）中毒可使肝细胞脂质过氧化而引起肝细胞膜及线粒体等部位损伤，使肝细胞代谢胆红素的能力减弱，导致非结合胆红素不能全部转化为结合胆红素，引起血中非结合胆红素含量增加。而肝细胞中已生成的结合胆红素又可能因细胞坏死或胆汁排泄障碍，而致较多结合胆红素反流入血液循环中，结果血中非结合和结合胆红素含量均增高，引起肝细胞性黄疸。

三、实验设计思路与实验目的

（一）实验目的

1. 观察肝细胞性黄疸动物的一般状况及血、尿改变，掌握此型黄疸胆色素代谢障碍的特点。

2. 学习与训练的实验技能　学习四氯化碳中毒性肝细胞损伤模型的复制方法，学习肝功能和胆色素代谢的常用生化指标测定。

（二）实验思路

1. 证明四氯化碳可引起肝细胞损伤。

观察指标：谷丙转氨酶（GPT）。

GPT 主要存在于肝脏组织中，含量约为血中的 100 倍，肝细胞内氨基转移酶浓度比血清高 1000 ~ 5000 倍，肝组织细胞损伤可使血中 GPT 明显升高。

2. 证明四氯化碳所致的肝损伤可引起黄疸的发生。

观察指标：动物巩膜、黏膜和皮肤的颜色（黄疸指数），尿胆红素，尿胆原。

四氯化碳引起肝细胞损伤，受损的肝细胞处理胆红素的能力减弱，致正常代谢所产生的非结合胆红素不能全部转化为结合胆红素，引起血中非结合胆红素增加。而未受损的肝细胞，仍能将非结合胆红素转化为结合胆红素而输入毛细胆管，但这些结合胆红素可经坏死的肝细胞流入血液中，或因肝细胞肿胀、汇管区渗出性病变与水肿，以及小胆管内胆栓形成，使胆汁排泄通路受阻，而致较多结合胆红素反流入血液循环中。其特点是血中非结合和结合胆红素含量均增高；尿中胆红素阳性，尿胆原含量常增加。

3. 证明四氯化碳引起的黄疸是由于胆红素代谢障碍引起。

实验思路及观察指标同上。

（三）实验设计

实验分组：动物随机分成对照组和四氯化碳处理组。每组 $n \geqslant 3$ 只。

1. 对照组　手术+动、静脉插管+生理盐水输入。

2. 实验组　手术+动、静脉插管+四氯化碳输入。

家兔给予四氯化碳灌胃，对照组动物以同量生理盐水灌胃。48h 后麻醉，手术分离颈总动脉插管取血和膀胱取尿，分别测上述 GPT 及胆红素等指标。

四、材料与方法

（一）实验材料

1. 动物　家兔，雌雄体重不限，6 只以上。

2. 器材　注射器，小试管，滴管，吸管，移液器，手术器械 1 套，导尿管，张口器，烧杯，兔手术台等。

3. 药品与试剂　四氯化碳，生理盐水，20% 氨基甲酸乙酯，0.1mol/L NaOH 溶液，黄疸指数标准比色管，95% 乙醇，0.962mol/L $BaCl_2$ 溶液，浓盐酸，浓硫酸，0.0725mol/L 亚硝酸钠溶液，醛试剂，重铬酸钾等。

（二）实验步骤与方法

1. 动物模型复制方法　取家兔两只，一只为对照，另一只为实验动物，分别称重。实验动物用四氯化碳灌胃，四氯化碳剂量为 2.5 ~ 3.0ml/kg；对照动物以同量生理盐水灌胃。

2. 观察与采血、尿　四氯化碳剂量为 3.0ml/kg 的家兔及对照兔在模型复制后 48h 左右进行观察及采血和尿；四氯化碳剂量为 2.5ml/kg 的家兔及对照兔则在造模后 72h 左右进行观察及采血和尿。

首先观察家兔巩膜及耳朵皮肤是否有黄疸表现，然后用 20% 氨基甲酸乙酯（5ml/kg）经耳缘静脉注射麻醉，手术分离颈动脉，插管后取不抗凝血 2ml，置清洁干燥试管中。2000r/min 离心 5min，分离血清于另一干试管中用于 GPT 及黄疸指数测定。下腹部正中切开 3 ~ 5cm，找到膀胱，注射器穿刺取尿液约 6ml 用于尿胆红素和尿胆原测定。

3. 血清 GPT 测定　根据试剂盒说明书上方法测定。

4. 测定黄疸指数、尿胆红素、尿胆原　测定方法如下。

（1）血清黄疸指数测定（目视比色法）：取血清 0.1ml 置于与标准管口径相同的试管内，加生理盐水 0.5ml 稀释后与标准管比色，直至与某一单位标准管颜色相同时记录所用生理盐水毫升数，按公式求出黄疸指数。

$$黄疸指数 = \frac{血清毫升数 + 生理盐水毫升数}{血清毫升数} \times 标准管单位$$

（2）尿胆红素定性试验：取尿液 1 ~ 2ml，置小试管中，加浓盐酸 1 滴，混匀后加 0.0725mol/L 亚硝酸钠溶液 1 滴，摇匀立即观察颜色。深绿色为胆红素强阳性，绿色为阳性，淡绿色为弱阳性，尿液黄色消退为可疑，尿液颜色不变为阴性。如尿液很少，用 0.5ml 也能同样显色，但要用直径小的试管。

（3）尿胆原定性试验：取尿液 2ml 于小试管中，加 0.962mol/L $BaCl_2$ 溶液 4 ~ 5 滴，3000r/min 离心 3min，以去除胆红素。吸取上清尿液 1ml，用蒸馏水稀释成 1∶10，然后取 5ml 稀释成 1∶20，并依次稀释成 1:40、1:80、1:160 共 5 管。取各稀释的尿液 5ml 加入醛试剂 0.5ml，于室温下静置 10min 后，自管口向底部观察，观察时试管底部垫一白纸。尿液呈樱红色即为尿胆原阳性，以最高阳性稀释倍数报告结果。

附 1 黄疸指数标准管配制

（1）0.2%（6.8mmol/L）重铬酸钾溶液：精确称取重铬酸钾（$K_2Cr_2O_3$）200mg，置于 100ml 烧杯内，加蒸馏水 90ml 及浓硫酸 0.1ml，溶解后再移入 100ml 容量瓶中加蒸馏水至刻度。

（2）取直径 6mm 左右的 5ml 小试管 12 支，按表 13-38-1 配制标准比色管，各管配制完后摇匀，密封管口，标明相当的黄疸指数单位（1U 相当于 1mg/dL 胆红素浓度）。

表 13-38-1 黄疸指数标准管制作

	相当黄疸指数单位											
	1	2	3	4	5	6	8	10	12	14	16	20
0.2%$K_2Cr_2O_3$（ml）	0.2	0.4	0.6	0.8	1.0	1.2	1.6	2.0	2.4	2.8	3.2	4.0
蒸馏水（ml）	3.8	3.6	3.4	3.2	3.0	2.8	2.4	2.0	1.6	1.2	0.8	0

附 2 测定尿胆红素的试剂配制

（1）浓盐酸：一般的发烟盐酸即可。

（2）0.5%（0.0725mol/L）亚硝酸钠溶液：亚硝酸钠 0.5g，溶于 100ml 0.1mol/L NaOH 溶液中，于棕色瓶中保存。

附 3 测定尿胆原的试剂配制

醛试剂：对二甲氨基苯甲醛 2.0g，溶于 20ml 浓盐酸中，加水至 100ml。

五、实验结果记录与分析

准确记录实验数据（表 13-38-2），计算均数与标准差，尝试进行统计学显著性分析。

表 13-38-2 四氯化碳中毒性肝细胞损伤模型的复制

观察指标	对照组			模型组		
	1	2	3	1	2	3
黄疸指数（U）						
尿胆红素（+/−）						
尿胆原（+/−）						

六、讨论与结论

根据上述数据进行分析讨论，判断结果是否证明了假说，如果不符，根据结果修正假说。

七、注意事项

家兔必需健康、成熟、体重适宜，否则易死亡，尤其是以 3.0ml/kg 四氯化碳灌胃的家兔，3 天病死率可高达 30%。

八、思考题

1. 肝细胞性黄疸胆色素代谢的特点是什么？

2. 四氯化碳引起黄疸的机制是什么，还有哪些生物活性物质可引起肝细胞性黄疸？

（陆 丽）

实验三十九　阻塞性黄疸模型复制

一、观察现象并提出问题

1. Observation/Background (or Case)　Approximately one third of patients with chronic pancreatitis develop jaundice. It may be due to hepatocellular disease or due to biliary obstruction. Abnormal liver function tests and transient rises in bilirubin are reasonably common during acute exacerbations of chronic pancreatitis. In Bradley and Salam's large series of 868 patients, 125 (14%) had jaundice. In 29 of the 125 jaundiced patients (22%), the jaundice was due to extrahepatic obstruction. In only 13 patients (1.5% of the total series), the jaundice was obstruction due to benign pancreatic disease. In the other 16 patients, the jaundice was secondary to gallstone disease. In many patients, stenosis of the intrapancreatic portion of the common bile duct is clinically silent. In others there is an elevated alkaline phosphatase (SAP) and this may be the earliest finding in patients with biliary obstruction. In patients with incomplete biliary obstruction biliary cirrhosis may supervene. Lasting, clinically significant obstructive jaundice is much less common being seen in less than 4% of cases in most series.

2. 问题　胆总管阻塞能引起机体出现黄疸吗？

二、形成假说

胆总管阻塞可使胆管内压力不断增高、胆管扩张，导致胆小管与毛细胆管破裂，胆汁中的结合胆红素反流入血中，从而出现黄疸。

三、实验设计思路与实验目的

（一）实验目的

1. 观察阻塞性黄疸动物的状况及血、尿、粪改变，掌握此型黄疸胆色素代谢障碍的特点。

2. 学习与训练的实验技能　学习阻塞性黄疸模型复制方法，熟悉诊断阻塞性黄疸的血、尿常用生化指标测定方法。

（二）实验设计思路

证明肝内小胆管或肝外的肝胆管、胆总管、壶腹等任何部位发生阻塞，可引起机体出现黄疸。

观察指标：动物巩膜、黏膜和皮肤的颜色，黄疸指数，尿胆红素，尿胆原。

肝内小胆管或肝外的肝胆管、胆总管、壶腹等任何部位发生阻塞，则阻塞上方的胆管内压力不断增高、胆管扩张，导致胆小管与毛细胆管破裂，胆汁中的结合胆红素反流入血中，从而出现黄疸。其特点是血中仅结合胆红素增高；尿中胆红素阳性，尿胆原减少。

（三）实验设计

实验分组：动物随机分成对照组、实验组。每组 3 只。

1. 对照组　手术+胆总管底部虚拟结扎。

2. 实验组　手术+胆总管底部结扎。

家兔给予开腹手术，进行胆总管底部结扎、关腹，抗感染。术后 3～5d，观察动物巩膜、黏膜和皮肤的颜色，手术分离颈总动脉插管取血，膀胱取尿，分别测上述黄疸指数、尿胆红素、尿胆原指标。

四、材料与方法

（一）实验材料

1. 动物　家兔，雌雄体重不限，6 只以上。

2. 器材 手术剪，刀片，小圆缝针，中三角针，细丝线浸泡于器械消毒液中；有齿镊，无齿镊，血管钳，持针钳，皮肤钳，手术刀柄，注射器，针头，弯盘，孔巾，纱布，棉球，兔手术台，小试管等。

3. 药品与试剂 20% 氨基甲酸乙酯，25g/L 碘酊，75% 乙醇，苯扎溴铵，30g/L 戊巴比妥钠溶液，青霉素，0.4mol/L NaOH 溶液，黄疸指数标准管，95% 乙醇，0.962mol/L $BaCl_2$ 溶液，浓盐酸，0.0725mol/L 亚硝酸钠，醛试剂，0.05mol/L HCl 等。

（二）实验步骤与方法

1. 阻塞性黄疸模型复制

（1）家兔称重后，经耳缘静脉注射 20% 氨基甲酸乙酯 5ml/kg，麻醉家兔。

（2）将家兔固定于兔手术台上，剃去上腹部毛，手术部位用 2.5g/dl 碘酊、75% 乙醇消毒。

（3）术者刷手，用苯扎溴铵（新洁尔灭）泡手 5min，戴手套，手术部位铺孔巾。

（4）切开剑突下腹正中皮肤和浅筋膜，切口长约 6cm，钝性分离肌层暴露腹膜，用血管钳提起腹膜后剪开（避免损伤内脏），切开的腹膜用血管钳夹住并向两侧拉开，使手术视野充分暴露。直视下轻轻提出胃幽门部和十二指肠，于幽门下约 1cm 处可见稍隆起的胆管口壶腹，与壶腹相连有一条约 2mm 宽的淡黄色（有的呈粉红色）半透明管在肠系膜中穿行并伸向肝门，即为胆总管。

（5）连有丝线的小圆缝针穿过距壶腹 1～2cm 处的胆总管底部并结扎（对照组只穿线而过，不结扎）。缝扎时要避开周围血管。有出血时应彻底止血，然后将脏器回纳。

（6）分 3 层（腹膜、肌层、皮肤）连续缝合关闭腹腔。

2. 喂养和管理 术后动物应单笼喂养，饲以混合饲料和自来水。每日肌内注射青霉素 5 万 U，连续 2d。

3. 观察和采血、尿

（1）术后 3～5d 观察动物巩膜、黏膜和皮肤的颜色，并与正常家兔对照。

（2）分别取实验组和对照组家兔的血、尿（方法与肝细胞性黄疸家兔相同）。

（3）比较实验组与对照组家兔，观察血清、尿、粪、皮下脂肪颜色，肝脏与胆总管的外观和形态。

4. 血、尿生化指标测定 颈动脉插管取血 5ml，下腹部正中切口分离膀胱，注射器穿刺取尿 6ml，分别测定实验组和正常组家兔的黄疸指数、尿胆红素、尿胆原（方法参见肝细胞性黄疸）。

五、实验结果记录与分析

准确记录实验数据（表 13-39-1），计算均数与标准差，尝试进行统计学显著性分析。

表 13-39-1　阻塞性黄疸动物模型的复制

观察指标	对照组			实验组		
	1	2	3	1	2	3
黄疸指数（U）						
尿胆红素（+/–）						
尿胆原（+/–）						

六、讨论与结论

根据上述数据进行分析讨论，判断结果是否证明了假说，如果不符，根据结果修正假说。

七、注意事项

1. 准确掌握麻醉药用量，切忌麻醉过深。当手术时间过长、麻醉浅时，可辅以普鲁卡因局麻，不宜追加氨基甲酸乙酯。

2. 手术操作要轻柔，以免损伤动物腹内脏器及血管，减少动物术后并发症。

3. 手术野、器具消毒要严密，以防感染。

八、思考题

阻塞性黄疸尿胆色素变化的特点及其发生机制是什么？

（陆　丽）

实验四十　中药对小鼠肠排便功能的影响

一、观察现象并提出问题

1. Observation/Background (or Case)　Irritable bowel syndrome (IBS), known as a functional and organic gastrointestinal disorder, is a collection of symptoms that occur together and generally include pain or discomfort in the abdomen and changes in bowel movement patterns. Due to the limitations of conventional treatments, alternative IBS treatments are used by many patients worldwide. Samryungbaekchulsan (SRS), a herbal formula, has long been used for alleviating diarrhea-predominant IBS (D-IBS) in traditional Korean medicine. Otilonium bromide (OB) is an anti-muscarinic compound used to relieve spasmodic pain in the gut, especially in IBS. Although herbal formulae and Western drugs are commonly co-administered for various diseases in Republic of Korea, few clinical studies have been conducted regarding the synergic effects of these treatments for any disease, including D-IBS.

2. 问题　如何观察肠排便功能？

二、形成假说

小肠的生理功能主要表现为小肠的消化、吸收、分泌和运动四方面，小肠平滑肌的收缩和蠕动可以完成对食糜的研磨、混合、搅拌等，促进对食物的消化吸收。小肠蠕动功能的异常可能会影响食物的消化，产生便秘、腹胀、腹泻等表现。

假说：利用炭末作为指示剂，观察炭末在肠道的推进距离，可以观察和研究小鼠肠道的排便功能。

三、实验设计思路与实验目的

（一）实验目的

1. 观察经典中药制剂对肠排便功能的影响。

2. 学习与训练的实验技能　了解炭末推进实验法观察肠排便功能。

（二）实验思路

1. 观察小肠推进性运动。

观察指标：炭末在小肠内移动的距离。

炭末推进实验法：以小鼠服用炭末为标记，测定给药后一定时间内炭末在小肠内移动的距离，作为测定小肠推进性运动的指标。

2. 观察大黄及与芒硝配伍对小鼠小肠运动的影响。

观察指标：炭末在小肠内移动的距离。

利用炭末作为指示剂，观察炭末在肠道的推进距离。口服生大黄可使肠蠕动加速，有泻下作用，故对胃肠实热有"釜底抽薪"之功。芒硝在肠内不易被吸收，使肠内渗透压升高，大量水分保留在肠腔，形成机械性刺激而致泻。故生大黄与芒硝配伍有"增水行舟，润燥软坚"之功效，致泻作用增强。

（三）实验设计

实验分组：动物随机分成三组，即生理盐水组、大黄组、大黄芒硝组。每组 6 只。

动物分别灌服上述 3 种炭末混悬液，给药 30min 后脱颈椎处死，测量肠管长度和炭末在肠内推进距离，计算炭末推进百分率。列表比较。

四、材料与方法

（一）实验材料

1. 动物 小鼠，雌雄不限，体重 16～24g，18 只以上。

2. 器材 手术剪、眼科镊、直尺、注射器、小鼠灌胃器、天平、烧杯、搪瓷盘或蛙板等。

3. 药品与试剂 炭末生理盐水混悬液 0.1g/ml、生大黄水浸液 1g/ml（含炭末 0.1g/ml）、生大黄水浸液加芒硝（含生大黄 1g/ml、芒硝 0.5g/ml、炭末 0.1g/ml）、苦味酸液等。

（二）实验步骤与方法

取体重相近的小鼠，雌雄不限，禁食 16～20h，随机分成生理盐水组、大黄组、大黄芒硝组。3 组动物分别灌服上述 3 种炭末混悬液，0.4ml/10g 体重。给药 30min 后脱颈椎处死，打开腹腔，分离肠系膜，剪取上端至幽门、下端至回盲部的肠管置搪瓷盘上。轻轻将小肠拉成直线，测量肠管长度作为"小肠总长度"。从幽门至炭末前沿的距离作为"炭末在肠内推进距离"，用下列公式计算炭末推进百分率。实验结束后，将各组结果汇总，列表比较（表 13-40-1）。

$$炭末推进百分率=\frac{炭末在肠内推进距离（cm）}{小肠总长度（cm）}\times100\%$$

五、实验结果记录与分析

表 13-40-1 大黄及大黄加芒硝对小鼠小肠蠕动的影响（$\bar{x}\pm s$）

组别	小肠总长度（cm）	炭末在肠内推进距离（cm）	炭末推进百分率（%）和肠容积变化
生理盐水组			
大黄组			
大黄芒硝组			

六、讨论与结论

根据上述数据进行分析讨论，判断结果是否证明了假说，如果不符，根据结果修正假说。

七、注意事项

1. 开始给药至处死动物的时间必须准确，以免时间不同而造成误差。

2. 牵拉肠管必须轻柔。

八、思考题

1. 大黄致泻的主要成分及作用机制是什么？

2. 大黄加芒硝为何致泻作用增强？

（陆 丽）

实验四十一　大鼠胃酸分泌的调节

一、观察现象并提出问题

1. Observation/Background (or Case)　Advances in our understanding of the regulation of gastric acid secretion have revolutionized the management of acid-related disorders such as peptic ulcer disease and gastroesophageal reflux disease. Although gastric acid secretion was discovered in the 1700s, an understanding of its regulation developed only over the past 50 years. Knowledge of the neural, hormonal, paracrine, and intracellular pathways regulating acid secretion has led to the rational development of medications [histamine H_2 receptor antagonists and proton pump inhibitors (PPIs)] that have revolutionized the treatment of acid-related disorders. The main stimulants of acid secretion are gastrin, released from G cells in the antrum of the stomach; histamine, released from enterochromaffin-like (ECL) cells in the body and fundus of the stomach; and acetylcholine (ACh), released from intramural neurons in the antrum, body, and fundus of the stomach. Although receptors for gastrin have been identified on acid-secreting parietal cells, current evidence suggests that gastrin stimulates acid secretion mainly by releasing histamine from ECL cells.

2. 问题　神经和体液因素如何调节胃液的分泌？

二、形成假说

胃酸分泌受神经和体液双重调节。组胺、促胃液素以及支配胃的迷走神经节后纤维释放的乙酰胆碱可使胃酸分泌增加，而西咪替丁、阿托品作为受体阻断剂可使该作用减弱。

三、实验设计思路与实验目的

（一）实验目的

1. 观察不同体液因素对大鼠胃酸分泌的影响；观察迷走神经对胃液分泌的影响。

2. 学习与训练的实验知识技能　学习测定胃酸分泌的实验方法。

（二）实验思路

1. 证明大鼠胃酸分泌受不同体液因素影响。

观察指标：胃酸排出量。

纯净胃液为无色酸性液体，pH $0.9 \sim 1.5$，正常人每日分泌量为 $1.5 \sim 2.5$L。胃液除水外，主要成分有盐酸、胃蛋白酶原、内因子和黏液等。胃液中的盐酸也称胃酸，由胃底腺壁细胞分泌。促胃液素是胃窦和上段小肠黏膜 G 细胞释放的一种肽类激素，促胃液素释放后主要通过血液循环作用于壁细胞而引起胃酸分泌的增加。组胺是由胃泌酸区黏膜中肠嗜铬样细胞分泌，可以通过局部扩散到达邻近的壁细胞，与壁细胞膜 H_2 受体结合，从而刺激胃酸分泌，其受体阻断剂西咪替丁可使该作用减弱。

2. 证明大鼠胃酸分泌受神经调节。

观察指标：胃酸排出量。

在迷走神经兴奋时，其神经末梢所产生的乙酰胆碱可弥散至壁细胞表面，与壁细胞表面的 M_3 型毒蕈碱受体结合，激活壁细胞分泌胃酸，而此作用可被胆碱受体阻断剂如阿托品阻断。

（三）实验设计

实验分组：动物随机分成以下 6 组，每组例数 $n \geqslant 2$。

（1）对照组：测定基础胃酸排出量。

（2）处理组 1：注射五肽促胃液素，测定胃酸排出量。

（3）处理组 2：注射磷酸组胺，测定胃酸排出量。

（4）处理组 3：注射西咪替丁+磷酸组胺，测定胃酸排出量。

（5）处理组 4：刺激迷走神经，测定胃酸排出量。

（6）处理组 5：注射阿托品+刺激迷走神经，测定胃酸排出量。

大鼠给予 10% 氨基甲酸乙酯（1.5ml/100g）腹腔注射麻醉后，固定于手术台上行气管插管和食管插管，插管完成后打开腹腔进行幽门插管，待大鼠稳定后，对基础胃酸排出量进行测定。随后施加处理因素，再对胃酸的排出量进行测定。

四、材料与方法

（一）实验材料

1. 动物　大鼠，雌雄不限，体重 250g 左右，12 只以上。

2. 器材　手术器械、三角瓶、注射器、气管插管、食管插管、幽门插管、微量滴管、手术线、刺激电极等。

3. 药品与试剂　10% 氨基甲酸乙酯、磷酸组胺（1mg/ml）、25% 西咪替丁、0.1% 五肽促胃液素、阿托品（0.5mg/ml）、0.01mol/L NaOH 溶液、酚红溶液、生理盐水等。

（二）实验步骤与方法

1. 实验前的试剂准备　10% 氨基甲酸乙酯：称取 10g 氨基甲酸乙酯，溶于生理盐水中，再定容至 100ml。

2. 实验步骤

（1）大鼠手术操作：取 250g 左右大鼠，预先禁食 24h，其间可自由饮水。大鼠腹腔注射 10% 氨基甲酸乙酯（剂量为 1.5ml/100g）进行麻醉，束缚其四肢使其以仰卧位固定于手术台上。

剪去颈部和腹部被毛，沿着正中切开颈部皮肤，钝性分离气管，并行气管插管。随后钝性分离气管下方的食管，剪开食管并插入食管插管至胃，用丝线固定食管插管。沿剑突下方正中线切开腹部皮肤、肌肉，打开腹腔，在左上腹内找到食管、胃和十二指肠。在胃贲门处分离食管表面的胃迷走神经，穿线备用。小心牵出十二指肠，切勿损伤胃和十二指肠的血管和神经，在距离幽门 1.5cm 处的十二指肠下穿两条丝线，靠近空肠端的线扎紧，靠近幽门端的线打一松结备用，在两线之间剪开十二指肠，将幽门插管自十二指肠插入胃内，立即用丝线打结固定。

用手轻触检查胃内是否有食物残渣，如果胃内有固体物，则要在胃大弯侧切开胃体，取出食物团，并用蘸有温生理盐水的棉签将胃内的食物残渣清除干净，并缝合胃部切口。用注射器将 37℃ 的生理盐水自食管插管缓慢注入胃内，用手轻压胃体，看幽门插管出口是否通畅，流出液是否有血液和食物残渣。如果出口通畅，表示手术成功。手术过程中，要随时关注动物体温，可以用灯泡照射大鼠以维持体温。

（2）胃液样品的收集和胃酸的测定：待动物稳定 30min 后，用注射器吸取 10ml 37℃ 的生理盐水经食管插管注入胃内，并用三角瓶收集幽门管流出的液体，每隔 10min 注入一次 10ml 37℃ 的生理盐水并收集胃液样品。在收集好的样品中加入 1 ～ 2 滴酚红试剂，用 0.01mol/L NaOH 溶液滴定至刚好变色，按照下式计算出每 10min 胃酸的排出量。

10min 胃酸排出量（μmol/10min）=中和胃酸所用 NaOH 量（ml）× 浓度（mol/L）×10

（3）观察体液和神经因素的影响

1）胃酸的基础分泌：收集并测定 3 个以上的胃酸样品，待连续的 3 个样品的数值接近后，即可开始后续实验。

2）组胺的泌酸作用：皮下注射磷酸组胺（1mg/kg），连续收集 5 个样品，并测定每个样品中的胃酸排出量。

3）西咪替丁对组胺泌酸的抑制作用：肌内注射西咪替丁（250mg/kg），收集 3 个样品后，再次皮下注射磷酸组胺（1mg/kg），连续收集 5 个样品，并测定每个样品中的胃酸排出量。

4）五肽促胃液素的泌酸作用：收集对照样品后，皮下注射五肽促胃液素 100μg/kg，连续收集 5 个样品，并测定每个样品中的胃酸排出量。

5）迷走神经对胃酸分泌的作用：收集对照样品后，刺激迷走神经，连续收集 5 个样品，并测定每个样品中的胃酸排出量。

6）阿托品对胃酸分泌的作用：皮下注射阿托品（1mg/kg），5min 后再次重复刺激迷走神经并收集 5 个样品后，测定每个样品中的胃酸排出量。

注：每组学生在上述观察项目 1）～ 6）中，可选择 1）项与其他一两项进行实验。

五、实验结果记录与分析

准确记录实验数据（表 13-41-1），然后将各组的结果汇总并进行比较分析。

表 13-41-1   不同因素对大鼠胃液分泌的调节

组别	胃酸排出量							
	1	2	3	4	5	6	7	8
对照组				*	*	*	*	*
处理组 1						*	*	*
处理组 2								
处理组 3						*	*	*
处理组 4						*	*	*
处理组 5						*	*	*

* 不测。

六、讨论与结论

根据各组的数据来进行分析讨论，判断结果是否证明了假说，如果不符，根据结果修正假说。

七、注意事项

1. 手术过程要轻柔，尽量减少损伤和出血。

2. 滴定时要慢，滴定的终点以样品刚好变红为准，并能维持 10s 以上不变色，每次结果的判定标准要一致。

3. 麻醉的深浅需要掌握好，不宜麻醉太深。

4. 食管插管前端避免过于尖锐，否则可能损伤食管和胃壁。

5. 幽门插管时，尽量减少插管对胃壁的刺激。

八、思考题

1. 乙酰胆碱、组胺和促胃液素对胃酸分泌的影响是通过什么机制进行的？

2. 在观察组胺和促胃液素对胃酸分泌的影响时，若切断迷走神经，结果会有不同吗？为什么？

（窦 岩 刘 奔）

实验四十二   胰液和胆汁分泌的调节

一、观察现象并提出问题

1. Observation/Background (or Case)   The exocrine pancreas produces two types of pancreatic juice: enzyme-rich pancreatic juice stimulated by cholecystokinin (CCK), bicarbonate-rich pancreatic juice stimulated by secretin. Exocrine pancreas secretions are delivered through the hepatopancreatic sphincter into the duodenum via the pancreatic duct. The endocrine pancreas secretes two antagonistic hormones: Insulin, glucagon. The main digestive function of the liver is to produce bile. Bile backs up into the gallbladder for storage/concentration when the hepatopancreatic sphincter (of Oddi) is closed). The two components of bile are: Organic compounds (esp. bile salts) and bicarbonate solution. Bile emulsifies fat to increase surface area for subsequent digestion with pancreatic lipase.

Secretions into the small intestine are controlled by nerves, including the vagus, and hormones. The most effective stimuli for secretion are local mechanical or chemical stimulation of the intestinal mucous membrane. Such stimuli are always present in the intestine in the form of chyme and food particles. Fat in the duodenum causes it to release of CCK, which triggers contraction of the gall bladder and release of bile into the duodenum. Acid in the duodenum causes it to release of secretin, which causes the release of bicarbonate into the duodenum from the pancreas and liver. Distention of the small intestine and/or acidic/hypertonic chyme trigger a neural reflex that increases intestinal juice secretion. Sympathetic stimulation decreases intestinal digestive activity while parasympathetic stimulation increases it.

2. 问题　激素和神经如何调节小肠的消化功能？

二、形成假说

胰液和胆汁的分泌可能受迷走神经和体液双重调节。迷走神经可通过其末梢释放的乙酰胆碱使胰液和胆汁分泌增加；稀盐酸、促胃液素、胆汁等体液因素也可促进胰液和胆汁的分泌。

三、实验设计思路与实验目的

（一）实验目的

1. 学习胰液和胆汁引流的方法；观察神经、体液因素对胰液和胆汁分泌的影响。

2. 学习与训练的实验知识技能　胆管插管术，胰管插管术。

（二）实验思路

1. 证明胰液和胆汁的分泌受体液因素调节。

观察指标：分别给予稀盐酸、促胃液素、稀释胆汁后胰液和胆汁的分泌量。

稀盐酸：十二指肠黏膜在受到稀盐酸刺激时，产生促胰液素和胆囊收缩素。促胰液素主要作用于胰腺小导管上皮细胞，使其分泌大量的水和 HCO_3^-，因而使胰液的分泌量大为增加，对肝胆汁分泌也有一定刺激作用。胆囊收缩素可促进胰液中各种酶的分泌，同时促进胆囊强烈收缩，排出胆汁。

促胃液素：通过血液循环作用于肝细胞，引起胆汁分泌。也可先引起盐酸分泌，作用于十二指肠黏膜，使之释放促胰液素，进而促进胆汁分泌。

稀释胆汁：通过胆盐的肠肝循环返回肝脏的胆盐有刺激肝胆汁分泌的作用。

2. 证明胰液和胆汁的分泌受神经因素调节。

观察指标：切断迷走神经后胰液和胆汁的分泌量。

胰液：迷走神经可通过其末梢释放的乙酰胆碱直接作用于胰腺，也可通过引起促胃液素的释放，间接引起胰腺分泌增加。

胆汁：迷走神经通过其末梢释放的乙酰胆碱，可直接作用于肝细胞和胆囊，增加胆汁分泌和引起胆囊收缩，也可通过促胃液素的释放，间接引起胆汁分泌的增加。

（三）实验设计

动物随机分成以下 2 组，自身前后对照，每组例数 $n \geqslant 3$。

1.胰液组 分离迷走神经+胰主导管分离插管+处理因素。

2.胆汁组 分离迷走神经+胆总管分离插管+处理因素。

家兔给予 20% 氨基甲酸乙酯（5ml/kg）自耳缘静脉缓慢输入，麻醉且固定后行气管插管并分离迷走神经，找到胰主导管和胆总管，插管收集胰液和胆汁。接着分别施加处理因素，观察胰液和胆汁分泌有何变化。

四、材料与方法

（一）实验材料

1.动物 家兔，雌雄不限，体重 2 ~ 3kg，6 只以上。

2.器材 BL-420 或 Pclab-530C 生物信号采集与处理系统，刺激电极，哺乳动物手术器械 1 套，气管插管，胰管插管，胆管插管，记滴器，注射器等。

3.药品与试剂 20% 氨基甲酸乙酯，0.5% 盐酸，促胃液素等。

（二）实验步骤与方法

1.实验前的试剂准备 20% 氨基甲酸乙酯：取氨基甲酸乙酯 20g，用生理盐水配制成 100ml。

2.实验方法与观察项目

（1）家兔麻醉与固定：家兔称重，经耳缘静脉缓慢注射 20% 氨基甲酸乙酯（5ml/kg）麻醉，将其仰卧位固定于兔手术台上。

（2）颈部手术：沿颈部正中切开皮肤，行气管插管。分离一侧迷走神经，穿双线备用。

（3）胆总管插管：于剑突下沿正中线切开腹壁，暴露腹腔，沿胃幽门端找到十二指肠，在十二指肠上端的背面见一黄绿色较粗的肌性管，即为胆总管。分离胆总管，穿双线备用。将胆总管十二指肠端结扎，在其上方剪一小口，朝胆囊方向插入胆管插管，结扎固定。

（4）胰主导管插管：从十二指肠末端找出胰尾，沿胰尾向上，可见有一部分胰腺与十二指肠紧密相连。于十二指肠壁上，可见一白色小管从胰腺穿入十二指肠，此为胰主导管。分离胰主导管并在下方穿线，在尽量靠近十二指肠处切开，插入胰管插管，结扎固定。

（5）连接记滴器，记录胰液和胆汁的基础分泌量。

（6）向十二指肠肠腔内缓慢注入 37℃的 0.5% 盐酸 20 ~ 30ml，观察胰液和胆汁分泌量的变化。

（7）耳缘静脉注射促胃液素 1ml（1μg/ml），观察胰液和胆汁分泌量的变化。

（8）取所收集的胆汁 0.5ml，稀释 10 倍，经耳缘静脉注射 1ml，观察胰液和胆汁分泌量的变化。

（9）结扎迷走神经两端，从中间剪断，以 5 ~ 10mV 的刺激强度给予连续电刺激，观察胰液和胆汁分泌量的变化。

五、实验结果记录与分析

记录胰液和胆汁的基础分泌量以及施加各干预因素后分泌量的变化。

六、讨论与结论

根据体液和神经干预后胰液和胆汁分泌量的变化，分析和讨论结果是否可以验证假说。

七、注意事项

1.手术开腹后要注意保温，最好选择有加热功能的兔手术台进行手术。

2.分离胰管时要小心谨慎，避免胰腺受损和胰腺小导管损伤过多。

3.每项干预因素完成后，应等家兔基本情况恢复后，再进行下一步。

八、思考题

1.稀盐酸对胰液与胆汁的分泌有何影响？为什么？

2. 结扎迷走神经对胰液与胆汁的分泌有何影响？为什么？

3. 试述胰液与胆汁分泌神经与体液调节的相互关系及其机制。

（苑　博　刘　奔）

实验四十三　高酸环境引起的实验性胃溃疡

一、观察现象并提出问题

1. Observation/Background (or Case)　The term peptic ulcer refers to acid peptic injury of the digestive tract, resulting in mucosal break reaching the submucosa. Peptic ulcers are usually located in the stomach or proximal duodenum, but they can also be found in the esophagus or Meckel's diverticulum. The term peptic ulcer disease refers to peptic ulcers located in the stomach or duodenum. Traditionally, a hypersecretory acidic environment together with dietary factors or stress was thought to cause most peptic ulcer diseases, but the discovery of *Helicobacter pylori* infection and the widespread use of nonsteroidal anti-inflammatory drugs (NSAIDs) in the second half of the 20th century have changed this perception. *H. pylori* and the use of NSAIDs or aspirin are the main risk factors of both gastric and duodenal ulcers. However, only a few people with *H. pylori* infection or taking NSAIDs or aspirin develop peptic ulcer disease, suggesting that individual susceptibility to bacterial virulence and drug toxicity is essential to the initiation of mucosal damage.

2. 问题　高酸性环境能引起胃溃疡的发生吗？

二、形成假说

正常人的胃内有大量的强酸性胃液，pH 在 0.9 ～ 1.5，用于消化食物；但正常人的胃和十二指肠之所以不会被胃液所腐蚀，是因为胃壁表面有一层稠厚的黏液屏障，可以缓存和隔离胃酸以避免胃酸的直接接触。但如果胃在缺血、炎症、过量饮酒或长期接触过量胃酸的情况下，则有可能使这种保护性黏液屏障受到削弱和破坏，使脆弱的胃黏膜直接暴露在强酸的腐蚀之下发生损伤、糜烂而形成溃疡。

三、实验设计思路与实验目的

（一）实验目的

1. 学习制作小鼠胃溃疡的动物模型；观察冰醋酸引起急性胃溃疡发生和发展的病理生理过程；观察急性胃溃疡消化道功能与形态学的改变。

2. 学习与训练的实验知识技能　胃溃疡模型复制方法，小鼠手术方法，胃管插管技术。

（二）实验思路

1. 证明胃酸过多（乙酸灌胃）可引起急性胃溃疡的发生。

观察指标：胃内溃疡个数、程度、面积，HE 染色镜下病变情况。

急性胃溃疡发生时，胃内壁会形成与周围正常组织有明显区别的溃疡面。通过对比观察溃疡组与对照组胃壁组织的形态，可能会发现溃疡组在镜下显示胃黏膜上皮组织损伤严重，部分区域黏膜上皮甚至完全消失，暴露固有层组织，从而证明冰醋酸可导致小鼠急性胃溃疡的发生。

2. 证明抑制胃酸分泌（雷尼替丁治疗）对胃溃疡有一定的治疗作用。

观察指标：胃内溃疡个数、程度、面积，HE 染色镜下病变情况。

雷尼替丁（ranitidine），又名呋喃硝胺，为强效组胺 H_2 受体拮抗剂，能有效地抑制组胺、五肽胃泌素和卡巴胆碱（氨甲酰胆碱）刺激后引起的胃酸分泌，降低胃酸和胃酶活性，主要用于胃酸过多、胃灼热的治疗。

通过对比观察溃疡组与治疗组胃壁组织的形态，有可能治疗组在镜下显示胃黏膜上皮受损伤程度相对较轻微，没有明显破损的溃疡面出现，从而证明雷尼替丁能够有效防治胃溃疡的发生和发展。

（三）实验设计

实验分组：动物随机分成以下三组。每组例数 $n \geqslant 3$。

1. 对照组　胃管插管+生理盐水灌胃+取材。

2. 溃疡组　胃管插管+40% 乙酸灌胃+取材。

3. 治疗组　胃管插管+40% 乙酸+雷尼替丁灌胃+取材。

小鼠给予胃管插管，然后分别施加上述处理因素，禁食禁水 24h 后处死小鼠进行胃部取材。

四、材料与方法

（一）实验材料

1. 动物　健康小鼠，雌雄不限，体重 20g 左右，9 只以上。

2. 器材　小鼠胃管，注射器，哺乳动物手术器械，放大镜等。

3. 药品与试剂　40% 乙酸，雷尼替丁，生理盐水等。

（二）实验步骤与方法

1. 胃溃疡模型复制

（1）实验前对小鼠分笼，24h 禁食，可以自由饮水。

（2）实验时，从小鼠口腔插入胃管，插入长度略大于食管长度，将胃管另一端放入水中，观察水中是否产生气泡，排除胃管误插入肺。

（3）使用 1ml 注射器分别将生理盐水、40% 乙酸、40% 乙酸+雷尼替丁灌入对照组、溃疡组、治疗组小鼠的胃中。

（4）拔出胃管后观察小鼠的精神状态、对外界刺激反应，能否自由移动，有无嗜睡、不活动等现象。继续禁食禁水 24h。

2. 取材与测定方法

（1）灌入后 24h，用颈椎脱臼法处死小鼠，打开腹腔，结扎贲门，取出胃。沿胃大弯剪开胃壁，用生理盐水清洗组织，将胃壁展开。用肉眼或放大镜观察胃内黏膜面，记录每组小鼠产生的溃疡个数、溃疡程度、溃疡面积。

（2）溃疡程度：按照胃壁病变程度，可分成 4 个等级。

一级（糜烂）：d（溃疡直径）< 1mm。

二级（小溃疡）：1mm $\leqslant d \leqslant$ 3mm。

三级（大溃疡）：d > 3mm。

四级（穿孔）。

（3）溃疡面积（S）：通过中心量取溃疡的最大横径（d_1）和最大纵径（d_2），用计算公式 $S=\pi \times (d_1/2) \times (d_2/2)$ 得到各组小鼠的溃疡面积，其中 π 为圆周率。

（4）胃组织切片及 HE 染色：取几块有溃疡的胃组织放入 4% 甲醛固定，石蜡包埋，切片厚度为 3～4μm，每个组织块进行连续切片 3～4 张，分别进行常规 HE 染色，镜下观察胃黏膜组织黏膜屏障及溃疡损害情况。

五、实验结果记录与分析

准确记录实验数据（表 13-43-1），计算各组小鼠溃疡面积的均数（$\bar{x}$）与标准差（s），尝试进行统计学显著性分析。

表 13-43-1　小鼠胃溃疡模型的模拟与治疗

观察指标		对照组			溃疡组			治疗组		
		1	2	3	1	2	3	1	2	3
溃疡程度及溃疡数	一级									
	二级									
	三级									
	四级									
	总计									
溃疡面积（mm^2）										
$\bar{x} \pm s$（mm^2）										
HE 染色结果										

六、讨论与结论

根据上述三组小鼠的实验数据来进行分析讨论，判断结果是否证明了假说，如果不符，根据结果修正假说。

七、注意事项

1. 注意捉拿小鼠的正确方法，避免被咬伤。

2. 插入胃管时动作轻柔，通过会厌时应顺应小鼠的吞咽动作进入，避免插入肺部造成小鼠意外死亡。

3. 实验过程中应对小鼠进行单笼饲养，并采用架空的铁丝笼，防止小鼠相互咬伤或吞食粪便与铺垫物，从而影响溃疡的形成。

八、思考题

1. 胃溃疡可能的诱发因素有哪些？

2. 胃溃疡的主要病理生理变化有哪些？

3. 雷尼替丁治疗胃溃疡的机制是什么？还有哪些防治胃溃疡的方法？

4. 本实验与自然产生的溃疡病有哪些不同？还有哪些方法可诱发实验动物产生溃疡病，并且更接近于实际情况？

（郭晓华）

实验四十四　氧自由基在肠缺血再灌注损伤中的作用

一、观察现象并提出问题

1. Observation/Background (or Case)　Ischemia reperfusion is a pathological condition characterized by an initial restriction of blood supply to an organ followed by the subsequent restoration of perfusion and concomitant reoxygenation. In its classic manifestation, occlusion of the arterial blood supply is caused by an embolus and results in a severe imbalance of metabolic supply and demand, causing tissue hypoxia. Perhaps surprisingly, restoration of blood flow and reoxygenation is frequently associated with an exacerbation of tissue injury and a profound inflammatory response1 (called "reperfusion injury"). Ischemia reperfusion injury contributes to pathology in a wide range of conditions.

For example, cardiac arrest and other forms of trauma are associated with ischemia of multiple organs and subsequent reperfusion injury when blood flow is restored. Cyclic episodes of airway obstruction during obstructive sleep apnea also lead to hypoxia with subsequent reoxygenation on arousal. Similarly, individuals with sickle cell disease have periodic episodes of painful vaso-occlusion and subsequent reperfusion with many characteristics that resemble ischemia and reperfusion. Exposure of a single organ to ischemia and reperfusion (for example, the liver) may subsequently cause inflammatory activation in other organs (for example, the intestine), eventually leading to multiorgan failure.

2. 问题　缺血-再灌注会使小肠的损伤加重吗？

二、形成假说

缺血的肠段在恢复血液再灌注时，可使肠组织产生大量氧自由基，造成肠细胞膜脂质过氧化损害而加重小肠的缺血性损伤。

三、实验设计思路与实验目的

（一）实验目的

1. 观察哺乳动物肠缺血-再灌注损伤时肠系膜微循环变化、局部小肠形态学变化以及全身血流动力学改变。

2. 学习与训练的实验知识技能　掌握建立肠缺血-再灌注损伤实验动物模型的复制方法；了解丙二醛（MDA）含量测定方法，家兔手术方法，动脉插管与取血技术，Pclab 医用计算机实验系统使用方法。

（二）实验思路

1. 证明缺血可对小肠造成损伤。

观察指标：呼吸，动脉血压，肠系膜微循环，小肠外观及镜下肠组织检查。

组织细胞需要不断从机体获得氧，通过呼吸作用产生 ATP 以维持正常的生命活动，循环系统充足的血液灌注对维持氧和各种营养物质的供应至关重要。

小肠缺血时，液体通过毛细血管滤出造成间质水肿；通过观察家兔的呼吸状况、动脉血压、肠系膜微循环（毛细血管数目、管径和血流速度及流态）、小肠形态学改变，可以判断缺血对小肠造成的损伤程度。

2. 证明小肠恢复血液灌注后小肠的损伤比单纯缺血更严重。

观察指标：呼吸，动脉血压，肠系膜微循环，小肠外观及镜下肠组织检查。

支配小肠的血管从缺血到恢复血液再灌注过程中，小肠毛细血管通透性会进一步增大，导致小肠黏膜损伤加重，同时伴有肠上皮细胞坏死脱落、肠壁出血等表现。通过观察对比上述反映家兔全身血流动力学以及肠管形态学改变的指标，可以比较缺血与再灌注对小肠的损伤程度。

3. 证明缺血后再灌注过程加重肠损伤是由于组织产生了大量氧自由基，造成细胞膜的脂质过氧化损伤。

观察指标：丙二醛（MDA）含量、超氧化物歧化酶（SOD）活性。

在组织缺血阶段，细胞内储存的大量 ATP 被水解，逐步脱去磷酸基团转化为 5′-二磷酸腺苷、单磷酸腺苷、腺苷，而后者在体内可以在酶催化作用下转化为次黄嘌呤，从而导致细胞内黄嘌呤氧化酶的底物浓度升高，同时缺血也会促进黄嘌呤脱氢酶通过蛋白质水解途径转化为黄嘌呤氧化酶。次黄嘌呤在胃肠上皮细胞和内皮细胞内黄嘌呤氧化酶的催化作用下转化为黄嘌呤，接着黄嘌呤被转化为尿酸，代谢产生大量超氧阴离子和过氧化氢。在再灌注阶段，随着动脉血流逐渐恢复，缺氧条件得到改善，细胞通过以上途径产生大量氧自由基，对组织造成进一步损伤。

实验室评价可以 MDA 含量及 SOD 活性变化作为产生氧自由基含量的指标。

（三）实验设计

实验分组：动物随机分成以下 3 组，每组例数 $n \geqslant 3$。

1. 对照组 手术+动脉插管+夹闭肠系膜上动脉缺血+再灌注。

2. 预防组 手术+动脉插管+夹闭肠系膜上动脉缺血+再灌注同时给药。

3. 治疗组 手术+动脉插管+夹闭肠系膜上动脉缺血+再灌注后 1h 给药。

家兔给予 20% 氨基甲酸乙酯（5ml/kg）自耳缘静脉缓慢输入，麻醉且固定后进行颈动脉插管，插管完成后观察家兔各项初始指标，取动脉血作为初始 MDA、SOD 指标。接着开始制作家兔肠缺血-再灌注损伤模型，首先用动脉夹夹闭肠系膜上动脉 45min 造成缺血，观察各项指标变化，取第 45min 动脉血测定 MDA、SOD 指标，然后松开动脉夹进行再灌注，在第 30min、60min 和 90min 观察各项指标的变化，取第 90min 动脉血测定 MDA、SOD 指标。预防组和治疗组分别在再灌注的同时和 1h 后进行治疗，对照组不进行任何处理。各组分别在缺血前、缺血 45min、再灌注 90min 时分别取小肠组织做石蜡切片和 HE 染色，镜下观察肠组织各时间段的损伤情况（也可课前预先做好）。

四、材料与方法

（一）实验材料

1. 动物 健康家兔，雌雄不限，体重 2kg 左右，9 只以上。

2. 器材 Pclab 医用计算机实验系统，兔手术器械，动脉夹，纱布，手术线，压力换能器，动脉导管，三通管，注射器（1ml、2ml、5ml、10ml），输液装置，恒温水浴箱，分光光度计，离心机，显微镜，微循环恒温灌流盒等。

3. 药品与试剂 生理盐水，20% 氨基甲酸乙酯，0.1% 肝素，丙二醛（MDA）和超氧化物歧化酶（SOD）测定试剂盒，5% 葡萄糖溶液，氢化可的松琥珀酸钠，右旋糖酐-40，维拉帕米，山莨菪碱等。

（二）实验步骤与方法

1. 家兔手术准备

（1）麻醉与备皮：家兔称重，按照 5ml/kg 体重剂量自耳缘静脉缓慢注射 20% 氨基甲酸乙酯麻醉，注意观察家兔肌张力、呼吸频率及角膜反射的变化。将家兔仰卧位固定在手术台上，剪去家兔颈部和腹部的被毛，充分暴露手术视野。

（2）手术与动脉插管：沿家兔甲状软骨下方正中线剪开皮肤 6cm，使用止血钳沿正中线钝性分离肌肉，暴露家兔气管。在气管左侧找到左颈总动脉，将动脉远心端用手术线结扎，用动脉夹夹闭动脉的近心端，用眼科剪在靠近远心端结扎处将动脉剪开一个斜口，然后将动脉导管朝心脏方向插入动脉，用手术线将导管与动脉固定，将动脉导管另一端连接 Pclab 医用计算机实验系统，记录家兔正常状态下的动脉血压。

（3）微循环标本制备：自家兔剑突下方 2cm 处沿腹正中线剪开皮肤，打开腹腔，分离出一段游离度较大的小肠肠袢，轻柔地将其从腹腔拉出，平铺放置在微循环恒温灌流盒上，用台氏液保持肠袢的温度、湿度、渗透压和 pH。找出肠系膜上动脉，用止血钳钝性分离周围组织，穿线备用。

2. 模型复制与防治

（1）观察正常指标：观察记录正常状态下家兔的呼吸深度与频率、动脉血压，肉眼观察小肠肠管外观形态学。然后在显微镜下找到合适的视野，观察记录肠系膜的微循环情况（毛细血管数目、口径和血流速度及流态）。从动脉导管抽出 2ml 动脉血做 MDA、SOD 测定。

（2）复制家兔肠缺血-再灌注模型：用动脉夹夹闭家兔肠系膜上动脉 45min 造成缺血，在第 45min 重新观察上述各项指标，并从动脉导管抽出 2ml 动脉血做 MDA、SOD 测定。结扎一小段小肠袢，从中切下一小段制作缺血小肠石蜡切片。取下动脉夹使血液再灌注小肠肠袢，制作肠缺血-再灌注损伤模型，分别于再灌注的第 30min、60min、90min 观察上述各项指标的变化，并在第 90min 抽出 2ml 动脉血做 MDA、SOD 测定。

（3）肠缺血-再灌注损伤的预防和治疗：各组根据实验室提供的药物自行选择治疗。实验室提供的药物有 5% 葡萄糖溶液、氢化可的松琥珀酸钠、右旋糖酐-40、维拉帕米、山莨菪碱。

1）预防组在松开动脉夹进行再灌注的同时进行输液治疗。

2）治疗组在松开动脉夹进行再灌注后 1h 进行输液治疗。

（4）MDA、SOD 测定：具体方法参照试剂盒说明书。

（5）各组分别在缺血前、缺血 45min、再灌注 90min 时分别取一小段小肠组织做石蜡切片和HE 染色，镜下观察肠组织不同时间段的损伤情况（也可课前预先准备好本实验的切片）。

五、实验结果记录与分析

准确记录实验数据（表 13-44-1），分别计算对照组、预防组与治疗组各组观察指标的均数与标准差，尝试进行统计学显著性分析。

表 13-44-1 ____（对照/预防/治疗）组____号家兔观察指标

	呼吸 （次/分）	动脉血压 （mmHg）	肠系膜微循环	肠管外观	MDA 含量 （μmol/L）	SOD 活性 （U/ml）
正常状态						
缺血 45min						
再灌注 30min						
再灌注 60min						
再灌注 90min						
治疗情况						

六、讨论与结论

根据所记录的各组数据进行分析讨论，判断结果是否证明了假说，如果不符，根据结果修正假说。

七、注意事项

1. 手术操作过程中要小心，尽可能减少动物出血。

2. 在插入动脉导管之前，应使 0.1% 肝素充满导管。

3. 分离肠系膜上动脉和肠系膜上静脉时动作要轻，避免损伤血管。使用带有橡皮套的动脉夹夹闭血管。

4. 移动肠袢的动作要轻，避免人为损伤肠管，导致出血和创伤性休克。

5. 分离组织时，要使用手术镊与止血钳钝性分离，并注意及时结扎小血管，避免在注射肝素后手术部位发生渗血。

6. 从动脉导管抽出动脉血后，应及时从导管注射适量生理盐水，防止血液在导管内凝固，对动脉血压的测量造成影响。

八、思考题

1. 缺血-再灌注损伤的发生机制是什么？

2. 发生缺血-再灌注损伤时，产生大量氧自由基的机制是什么？

3. 分析缺血不同时间后肠系膜微循环变化的原因与机制。

4. 本实验中使用的预防与治疗缺血-再灌注损伤的药物作用机制是什么？还可以采取哪些防治措施？

5. 缺血-再灌注损伤的治疗原则是什么？

（郭晓华）

参 考 文 献

Eltzschig HK, Eckle T, 2011. Ischemia and reperfusion—from mechanism to translation. Nat Med, 17(11): 1391-401.

Fox MR, Kahrilas PJ, Roman S, et al, 2018. International Working Group for Disorders of Gastrointestinal Motility and Function. Clinical measurement of gastrointestinal motility and function: who, when and which test？Nat Rev Gastroenterol Hepatol, 15(9): 568-579.

Hollands JM, Little LM, 1989. Obstructive jaundice in chronic pancreatitis. HPB Surg, 1(4): 263-270.

Kim J, Kim P, Lee JH, et al, 2017. Effect of herbal extract granules combined with otilonium bromide on irritable bowel syndrome with diarrhoea: a study protocol for a randomised controlled trial. BMJ Open, 7(11): 157-163.

Lanas A, Chan FKL, 2017. Peptic ulcer disease. Lancet, 390(10094): 613-624.

McGill MR, Jaeschke H, 2019. Animal models of drug-induced liver injury. Biochim Biophys Acta Mol Basis Dis, 1865(5): 1031-1039.

Schubert ML, 2015. Functional anatomy and physiology of gastric secretion. Current Opinion in Gastroenterology, 31(6): 479-485.

Shawcross DL, Olde Damink SW, Butter-worth RF, et al, 2005. Ammonia and hepatic encephalopathy: the more things change, the more they remine the same. Metab Brain Dis, 20(3): 169-179.

第十四章 泌尿系统实验

实验四十五 尿生成的影响因素

一、观察现象并提出问题

1. Observation/Background (or Case) A kidney contains over 1 million functioning units called nephrons. Each nephron is composed of a glomerulus and tubule. The glomerulus acts to filter the blood free of cells and large proteins, producing an ultrafiltrate composed of the other smaller circulating elements. The ultrafiltrate enters the tubule, which is highly specialized at various segments, to produce the final urine by removing substances from the tubular fluid (reabsorption) or adding substances to the tubular fluid (secretion). Filtration, reabsorption, and secretion keep the organism in balance in terms of water, minerals, electrolytes, and hydrogen ion concentration and eliminate the toxic substances produced by the body. The major known hormonal functions of the kidney influence blood pressure, calcium metabolism, and red blood cell production.

2. 问题 有哪些因素可以影响尿的生成呢？

二、形成假说

尿是由血液通过肾脏肾小球滤过生成原尿，再经肾小管重吸收而形成的终尿。凡对这些过程有影响的因素都可影响尿的生成。肾小球滤过作用可能主要取决于有效滤过压（=肾小球毛细血管血压–血浆渗透压–肾小囊内压）的大小，因此，能影响血压（如使血管舒缩的神经体液因子）和胶体渗透压（如大量补晶体液）的因素都可能影响尿的生成；而肾小管重吸收作用则受肾小管液中溶质的浓度和肾小球滤过率的影响，并受抗利尿激素、醛固酮等多种激素调节。

三、实验设计思路与实验目的

（一）实验目的

1. 初步了解尿生成影响因素研究的基本方法；通过观察影响尿生成的若干因素，掌握多种因素对家兔动脉血压和尿量的影响并分析尿的生成和调节机制。

2. 学习与训练的实验知识技能 掌握家兔的基本手术操作技术，输尿管（或膀胱）插管术、神经分离技术、动脉血压的直接测定方法和尿量的记录和测定方法。

（二）实验思路

1. 观察和证明大量补液、降低胶体渗透压，是否可以改变肾小球滤过率，影响尿液生成。
观察指标：动脉血压，尿量测定。
大量输入生理盐水使血容量增加，血浆胶体渗透压下降，可能使有效滤过压升高，使肾小球滤过率升高，尿生成增多。而大量失血，可使血容量减少，血压下降，可造成肾小球滤过率下降，尿量减少。

2. 观察和证明血压变化可改变肾小球滤过率，从而影响尿液生成。
观察指标：动脉血压，尿量测定。
肾小球毛细血管压是推动血浆通过滤过膜的主要力量，用微穿刺法直接测得鼠的肾小球毛细血管血压平均为 45mmHg。肾小囊内压是阻止血浆滤过的力量，平均为 10mmHg。肾小球毛细血管内血浆胶体渗透压也是阻止血浆滤过的主要力量，在入球端约为 20mmHg，随着水分滤出，胶体渗透压不断上升，在出球端约为 35mmHg。

（1）神经因素：刺激迷走神经可导致心率减慢、血压下降，心排血量减少，肾小球毛细血管血压下降，有效滤过压下降，肾小球滤过作用减弱，尿量减少。

肾交感神经也可通过下列作用影响尿生成过程：①使入球小动脉和出球小动脉收缩，而前者收缩比后者更明显，使血流阻力增大，肾小球毛细血管血浆流量减少，肾小球毛细血管血压下降，肾小球滤过率降低；②刺激球旁器中球旁细胞释放肾素，导致循环血中的血管紧张素 II 和醛固酮含量增多，增加肾小管对 NaCl 和水的重吸收。

（2）体液因素：通过注射去甲肾上腺素（NE）可兴奋血管平滑肌上的 α 肾上腺素受体，引起血管收缩，血压上升。使肾血管收缩，肾血流量减少，从而使肾小球毛细血管血压降低，有效滤过压降低，尿的生成量减少，尿量减少。

3. 观察和证明改变肾小管和集合管对水的重吸收，可影响尿液生成。

观察指标：动脉血压，尿量测定。

（1）小管液中溶质的浓度：小管液中溶质的浓度是影响重吸收的重要因素。小管液中溶质所形成的渗透压具有对抗肾小管和集合管重吸收水的作用。当小管液中溶质浓度增大而渗透压升高时，水的重吸收减少，造成渗透性利尿作用而使尿量增多。注射 20% 葡萄糖使家兔的血糖浓度明显超过肾糖阈，导致肾小管液中葡萄糖含量增多，渗透压增高，抑制了肾小管和集合管对水和 NaCl 的重吸收，造成尿量增多。

（2）影响重吸收的激素和药物：抗利尿激素（垂体后叶素）的主要作用是提高远曲小管和集合管上皮细胞对水的通透性，从而增加对水的重吸收，使尿量减少。醛固酮可促进远曲小管和集合管主细胞重吸收 Na^+、排出 K^+，具有保 Na^+ 排 K^+ 的作用，对尿量影响小。呋塞米（速尿）可抑制肾小管髓袢升支粗段重吸收 NaCl，既增加了小管液溶质溶度，又降低了髓质组织间液渗透压梯度，从而降低尿液浓缩能力，肾小管对水的重吸收减少致使尿量增多。

无论肾小球滤过率增多或减少，近端小管的重吸收量始终占滤过量的 65% ～ 70%，这种关系称管球平衡。

（三）实验设计

实验分组：动物随机分成以下 3 组，每组例数 $n \geqslant 2$。

1. 对照组 血管、输尿管插管+迷走神经分离+输入 10ml 等渗葡萄糖盐水。

2. 滤过组 血管、输尿管插管+迷走神经分离+处理（大量输生理盐水+去甲肾上腺素+刺激神经+失血）。

3. 重吸收组 血管、输尿管插管+迷走神经分离+处理（输 20% 葡萄糖+呋塞米+垂体后叶素）。

家兔经耳缘静脉麻醉后仰卧位固定于手术台上，分别进行颈动脉插管、静脉插管和输尿管（或膀胱）插管术，分离迷走神经。术后观察记录正常的血压和尿量。接着分别施加不同处理因素——快速静脉注射生理盐水，静脉注射 20% 葡萄糖，静脉注射去甲肾上腺素，电刺激迷走神经，静脉注射呋塞米，缓慢静脉注射垂体后叶素，快速放血至血压 50mmHg，快速输液。待前一项药物作用基本消失后，再做下一步实验。记录每次处理后动物的血压和尿量变化。

四、材料与方法

（一）实验材料

1. 动物 健康成年家兔，雌雄不限，体重 2.0kg 左右，6 只以上。

2. 器材 生物信号采集处理系统，婴儿秤，兔箱，兔手术台，注射器及针头，麻绳，剪毛剪，纱布，输液装置，常规手术器械（手术刀、止血钳、眼科剪、眼科镊），缝线，玻璃分针，刺激电极，压力换能器，动脉夹，烧杯，动脉插管，膀胱插管，受滴器，输尿管插管，接尿器皿，支架等。

3. 药品与试剂 麻醉剂（3% 戊巴比妥钠），0.1% 肝素生理盐水，生理盐水，20% 葡萄糖溶液，肾上腺素（1∶10 000），呋塞米，垂体后叶素（5U/ml）等。

（二）实验步骤与方法

1. 手术操作

（1）麻醉与固定：取健康家兔一只，称重，3% 戊巴比妥钠按 1ml/kg 的剂量由耳缘静脉缓慢注入，注意观察动物角膜反射、呼吸、肌肉松弛情况。动物被麻醉后，身体松软，疼痛感觉消失。将麻醉后的家兔仰卧固定于手术台上，并行颈部及下腹部剪毛。

（2）颈部手术：自甲状软骨上缘往下作颈前正中切口，分离一侧颈总动脉，作颈总动脉插管并连接在三通管上，一侧与压力换能器相连测血压；在气管的两侧，分离出右侧迷走神经，穿线备用；分离对侧颈外浅静脉，作静脉插管，经三通管与输液装置连接，并缓慢输入生理盐水，以维持体液量。注意插管前应排空管道中气泡，动脉套管中充满稀释的肝素生理盐水，插管前端均须安置三通供取血样及注射药物用。

（3）腹部手术、膀胱插管（或输尿管插管）：从耻骨联合向上沿中线作长约 4cm 的切口，沿腹白线打开腹腔，将膀胱轻拉至腹壁外，用止血钳提起膀胱前壁靠近顶端部分，选择血管较少处切一纵行小口，插入膀胱插管（插管内预先充满温热的生理盐水）。如膀胱壁较松弛而膀胱容积仍较大时，可用粗线将膀胱结扎掉一部分，使膀胱内的储尿量减至最少（输尿管插管则参照前面实验方面）。插管连于计滴器测量尿量，用温热的生理盐水纱布覆盖腹部创口并关闭腹腔。

2. 实验记录 启动生物信号采集处理系统，点击菜单"实验/常用生理学实验"，选择和调用已设置好仪器参数的文件，开始采样观察，描记一段正常的血压曲线和尿滴。

3. 观察不同影响因素对血压和尿量的影响

滤过组：

（1）快速静脉注射 38℃生理盐水 20ml，观察血压和尿量的变化。

（2）静脉注射 1∶10 000 去甲肾上腺素 0.2 ～ 0.3ml，观察血压和尿量的变化。

（3）在血压、尿量基本恢复后，用保护电极刺激迷走神经外周端（中等强度和频率的连续脉冲定时刺激：持续时间 20s，波宽 5ms，强度 2.0V，频率 25Hz），使血压明显下降（约 6.8kPa）15 ～ 20s，记录尿量的变化。

（4）从动脉放血至血压为 50mmHg，记录尿量的变化。

（5）快速静脉输血输液至血压恢复正常，记录尿量的变化。

重吸收组：

（1）静脉注射 20% 葡萄糖 5 ～ 15ml，观察血压和尿量的变化。

（2）静脉注射呋塞米 5mg/kg，观察血压和尿量的变化。

（3）缓慢静脉注射垂体后叶素 2U（0.3ml），记录血压和尿量变化

五、实验结果记录与分析

准确记录实验数据（表 14-45-1），计算均数与标准差，尝试进行统计学显著性分析。

表 14-45-1　不同因素对尿量和血压的影响

项目	血压（mmHg）	尿量（滴/分）
正常对照		
生理盐水		
电极刺激迷走神经		
去甲肾上腺素		
呋塞米		

续表

项目	血压（mmHg）	尿量（滴/分）
垂体后叶素		
放血至 50mmHg		
快速输液后		

六、讨论与结论

根据上述数据进行分析讨论，总结哪些因素可以影响尿量并分析尿的生成和排出机制。

七、注意事项

1. 本实验中手术操作要轻柔，减少出血和组织损伤，实验中尽量注意动物的保温。

2. 实验中出现无血压波动曲线或血压明显下降时注意检查：①插管内是否有凝血；②动物出血过多，功能状态不佳；③压力换能器密封不良。

3. 每项实验前后，及时做好相应的对照记录，注明作了何种处理或给何药。待前一项药物作用基本消失后，再做下一步实验。每次静脉给药后，须立即加输少量生理盐水，以确保药物进入静脉。

4. 膀胱插管后出现长时间无尿导出，首先检查插管是否准确无误（注意插管是否插入膀胱），有无扭结，插管是否插破管壁，导尿管内是否充满了生理盐水或有凝血。若不是以上原因，则应考虑是实验动物体内水分不足，可适当加速加量输入生理盐水来增加尿量。

八、思考题

1. 本实验中血压变化和尿量变化是否是平行或同向变化？

2. 探讨并分析各种因素的改变对家兔尿量影响的作用机制。

3. 大量失血造成尿量减少的机制是什么？

（王红梅）

实验四十六　肾毒性药物对肾功能的影响（急性肾功能不全）

一、观察现象并提出问题

1. Observation/Background (or Case) Nephrotoxicity means damage to kidney function, as a result of which kidney-specific function like excretion of waste does not happen. Approximately 20% of damage to kidney or nephrotoxicity happens due to drugs and this is more common in patients admitted to the hospital. This damage can be caused by external or internal toxicants. If not addressed or treated in time, it can lead to chronic kidney disease or acute renal failure and severe renal disease. Some drugs used for treatment are known to cause nephrotoxicity, i.e. impair the functioning of kidney. These could be prescription or over-the-counter medications. Nephrotoxic drugs generally induce inflammation in glomerulus and proximal tubules which disturbs the kidney functions and leads to toxicity known as glomerulonephritis and intestinal nephritis. Some chemotherapeutic agents to treat cancer, aminoglycosides antibiotics, non-steroidal-antiinflammatory drugs and immunosuppressants to treat rejection or autoimmune disease are common drugs which could cause nephrotoxicity. The mechanism of drug-induced nephrotoxicity varies with the class of drugs. The polymyxin and sulfonamide type antibiotics have a direct effect on kidneys. They show significant nephrotoxicity, the clinical diagnosis is characterized by proteinuria, decreased clearance of creatinine, and cellular casts in urine.

2. 问题 重金属氯化汞（$HgCl_2$）中毒对肾功能有何影响？

二、形成假说

肾毒性物质 $HgCl_2$ 可引起急性肾小管变性坏死，造成肾性急性肾功能不全。

三、实验设计思路与实验目的

（一）实验目的

1. 观察急性肾衰竭家兔的一般状态和尿量变化，掌握肾功能指标的测定方法，通过对肾功能指标的检测及肾脏形态学改变的观察，分析致病因素导致急性肾衰竭的发病机制。掌握急性肾衰竭的病因、发病机制和功能代谢变化。

2. 学习与训练的实验知识技能 学习用 $HgCl_2$ 复制急性中毒性肾衰竭动物模型，肾功能评价指标的检测方法；观察肾脏形态学改变。

（二）实验思路

1. $HgCl_2$ 可造成家兔肾脏急性泌尿功能障碍，引起少尿等尿量、尿成分改变。

观察指标：尿量测定，内生肌酐清除率，尿钠离子浓度，尿渗透压等。

$HgCl_2$ 诱导肾性急性肾功能障碍，使肾小管上皮细胞坏死脱落、堵塞肾小管，同时坏死的肾小管上皮细胞及脱落上皮细胞和微绒毛碎屑、细胞管型或血红蛋白、肌红蛋白等阻塞肾小管，使原尿不易通过，引起少尿。同时，管腔内压升高，继而使肾小球囊内压力升高，有效滤过压降低，导致肾小球滤过率（GFR）下降。近曲小管重吸收水钠减少，致密斑分泌肾素，激活肾素-血管紧张素系统，促进水钠潴留，且毛细血管内皮损伤、肿胀，致滤过膜通透性降低也引起肾小球滤过率下降，内生肌酐清除率（CCR）可以较准确地反映肾小球滤过率的变化，同时肾小球滤过率下降也导致少尿。

$HgCl_2$ 是一类具有较强毒性的重金属盐，汞是许多活性酶的非特异性抑制剂，而细胞膜是汞的首要作用点，故汞对肾小管细胞具有明显的毒害作用，可造成肾小管坏死，肾小管对水和钠离子的重吸收功能显著降低，造成少尿、尿钠离子浓度高（> 40mmol/L）、尿肌酐浓度低，而血肌酐浓度升高，使尿/血肌酐值< 20：1，滤过钠排泄分数（FENa）> 1。当肾脏仅为功能性肾衰竭时，肾小球滤过率虽下降，但肾小管在抗利尿激素和醛固酮的作用下对水和钠离子的重吸收功能增强，因此，尿钠离子浓度低（< 20mmol/L）、肌酐浓度高（尿/血肌酐值> 40：1），FENa < 1。

肾小管坏死，原尿回漏使肾间质水肿，可使肾质量增加、肾系数增大。儿茶酚胺和血管紧张素选择性收缩皮质血管，导致皮质缺血明显，大量的血流转移到髓质，血流重分布使得肾衰竭时肾脏皮质、髓质分界清楚。

2. $HgCl_2$ 可造成家兔肾脏细胞变性、坏死等显微形态学改变（可课前预先做好）。

观察指标：肾外观，肾系数，石蜡切片 HE 染色观察肾显微结构变化。

3. $HgCl_2$ 中毒造成急性肾泌尿功能障碍，可由于 GFR 显著降低而导致内环境紊乱，引起水电解质、酸碱平衡紊乱及氮质血症等全身性改变。

观察指标：电解质及血气分析，血肌酐含量，血尿素氮（BUN）含量。

肾性急性肾功能障碍时，因少尿、分解代谢所致内生水增多等，导致体内水潴留、稀释性低钠血症。尿量减少还使钾随尿排出减少，以及组织损伤和分解代谢增强，使钾大量释放到细胞外液，酸中毒时细胞内钾离子外溢，可导致高钾血症；肾小球滤过率降低，使酸性代谢产物在体内蓄积，肾小管分泌 H^+ 和 NH_3 能力降低，使 $NaHCO_3$ 重吸收减少，同时分解代谢增强，也可使固定酸产生增多，因而可造成代谢性酸中毒。由于肾脏排泄功能障碍和体内蛋白质分解增加，少尿期血中尿素、肌酐、尿酸等非蛋白氮含量显著增高，即出现氮质血症。

（三）实验设计

实验分组：动物随机分成对照组、$HgCl_2$组，每组例数 $n \geq 3$。

1. 对照组 注射等量生理盐水+插管+尿量、血气、血 BUN、血尿肌酐测定+形态学观察。

2. $HgCl_2$ 组 提前 $HgCl_2$ 造模+插管+尿量、血气、血 BUN、血尿肌酐测定+形态学观察。

实验前 24h，家兔称重后，皮下或肌内注射 $1\%HgCl_2$ 溶液（1.2ml/kg），造成急性肾衰竭模型；对照组家兔在相同部位注射等量的生理盐水。肾衰竭家兔头部用碱性苦味酸标记，两只家兔在相同条件下饲养。

家兔麻醉后仰卧位固定于兔手术台上，分别进行颈动脉插管和膀胱插管术，收集家兔动脉血和膀胱尿液，进行血气分析，测定血肌酐、血尿素氮及尿肌酐含量，收集尿量；取两组家兔肾脏，称重计算肾系数并观察肾脏外形和切面变化，镜下观察切片中肾脏细胞显微结构改变。

四、材料与方法

（一）实验材料

1. 动物 健康成年家兔，雌雄不限，体重 2.0kg 左右，6 只以上。

2. 器材 婴儿秤，普通天平，电子天平，兔箱，兔手术台，注射器及针头，麻绳，剪毛剪，纱布，常规手术器械（手术刀、止血钳、眼科剪、眼科镊），缝线，动脉夹，烧杯，动脉插管，膀胱插管，离心管（两支，放少许干燥的肝素钠），电磁炉，煮沸锅，500ml 烧杯，1.5cm×15cm 试管，5ml 和 10μl 移液管，试管架，5ml 刻度离心管，纱布，滤纸等。

3. 药品与试剂 $1\%HgCl_2$ 溶液，生理盐水，3% 戊巴比妥钠，0.1% 肝素生理盐水，12.5%NaOH 溶液，碱性苦味酸，肌酐标准应用液（0.05 mg/dl），尿素氮标准应用液（1ml 含 0.2mg 尿素氮），尿素氮显色剂等。

（二）实验步骤与方法

1. 模型复制 实验前 24h，家兔称重后，皮下或肌内注射 $1\%HgCl_2$ 溶液（1.2ml/kg），造成急性肾衰竭模型；对照组家兔在相同部位注射等量的生理盐水。肾衰竭家兔头部用碱性苦味酸标记，两只家兔在相同条件下饲养。

2. 血样和尿液采集 取两组家兔，分别称重，3% 戊巴比妥钠按 1ml/kg 的剂量由耳缘静脉缓慢注入。麻醉后仰卧固定在手术台上，并行颈部及下腹部剪毛。沿颈前正中切开，分离一侧颈总动脉；5ml 注射器用 0.1% 肝素钠湿润后，颈动脉取血；下腹部正中切口打开腹腔，分离膀胱插管，取 1ml 尿液并用量筒收集 60min 尿量，计算每分钟尿量。

3. 血样检测

（1）酸碱平衡指标及血钾血钠的测定：分别取肾衰竭家兔和对照家兔的动脉血各 1ml，立即将针头插入软木塞中，混匀后送检（检测血中 K^+、Na^+、pH、HCO_3^- 等），血气样品检测必须在 10min 内完成。

（2）测血肌酐含量——苦味酸沉淀蛋白法：分别取肾衰竭家兔和对照家兔动脉血各 2ml，注入含肝素钠的离心管中摇匀，用普通天平平衡后置于离心机中，1000r/min 离心 10min，小心吸取血浆置于另一干燥试管中。取试管 3 支编号，分别为空白管、标准管及测定管。按表 14-46-1 加样，混匀，37℃水浴 30min，用分光光度计以波长 510nm，空白调零，测吸光度 A_{510} 值。然后各管液体倒回试管，加 50% 乙酸溶液两滴，静置 6min 后，再测 A'_{510} 值。按公式计算血肌酐（Cr）含量：Cr（mg%）=（$A_{510测}-A'_{510测}$）/（$A_{510标}-A'_{510标}$）×0.01/0.2×100。

表 14-46-1　血肌酐含量测定的加样程序表

试剂样品	空白管	标准管	测定管
肌酐标准应用液（ml）	—	0.2	—
血清（ml）	—	—	0.2
蒸馏水（ml）	0.2	—	—
碱性苦味酸（ml）	2.0	2.0	2.0

（3）测血尿素氮含量——二乙酰一肟法：分别取肾衰竭家兔和对照家兔动脉血各2ml，注入含肝素钠的离心管中摇匀，用普通天平平衡后置于离心机中，1000r/min 离心 10min，分离取出血浆。取试管 4 支，用记号笔编号后，按表 14-46-2 的顺序进行加样。

表 14-46-2　血尿素氮含量测定的加样程序表

试剂样品	空白管	标准管	测定管一（对照家兔）	测定管二（肾衰竭家兔）
尿素氮显色剂（ml）	5	5	5	5
尿素氮标准应用液（μl）	—	10	—	—
对照家兔血浆（μl）	—	—	10	—
肾衰竭家兔血浆（μl）	—	—	—	10
蒸馏水（μl）	10	—	—	—

各试管完成加样后，用皮筋扎好，置沸水浴中煮沸 15min，取出冷却至室温。置分光光度计比色杯槽内，用 420nm 滤光板进行比色，测定各管吸光度值，按以下公式计算血尿素氮含量：

血尿素氮含量（mg%）=（测定管吸光度值/标准管吸光度值）× 20

4. 尿肌酐测定　分别取肾衰竭家兔和对照家兔尿液各1ml，按表 14-46-3 加样混匀，室温放置 10min 后加蒸馏水 6.0ml 摇匀，分光光度计以波长 530nm，空白调零，测各管吸光度值，按公式计算尿肌酐值：$Cr(mg\%)=A_{510测}/A_{510标}\times0.05\times100$。

表 14-46-3　尿肌酐含量测定的加样程序表

试剂样品	空白管	标准管	测定管
尿液（原尿或1∶50稀释）（ml）	—	—	0.1
尿肌酐标准应用液（ml）	—	0.1	—
蒸馏水（ml）	0.1	—	—
碱性苦味酸（ml）	2.0	2.0	2.0
12.5%NaOH 溶液（ml）	0.5	0.5	0.5

5. 计算内生肌酐清除率

内生肌酐清除率（ml/min）=尿中肌酐含量/血中肌酐含量 × 尿量（ml/min）

6. 肾形态学观察　耳缘静脉注射 10ml 左右空气处死家兔，解剖取出双侧肾脏，称重，计算肾系数；观察肾外形、质地，包膜紧张度，纵向剖开肾脏，观察肾切面包膜、肾实质色泽、皮髓质结构改变。镜下观察肾石蜡切片中肾脏细胞显微结构改变。

肾系数=肾质量（g）/体重（kg）

五、实验结果记录与分析

准确记录实验数据（表 14-46-4），计算均数与标准差，尝试进行统计学显著性分析。

表 14-46-4 对照家兔和肾衰竭家兔各项生化指标

	对照家兔	肾衰竭家兔
血钠（mmol/L）		
血钾（mmol/L）		
pH		
HCO_3^-（mmol/L）		
血尿素氮（mg%）		
血肌酐（mg%）		
尿肌酐（mg%）		
内生肌酐清除率（ml/min）		
肾系数		
肾外形和切面描述		
肾显微结构变化		

六、讨论与结论

根据上述数据进行分析讨论，判断 $HgCl_2$ 中毒是否造成家兔急性肾衰竭？是什么类型的肾衰竭？分析结果与假说是否相符？

七、注意事项

1. 选择体重相近的家兔进行实验。

2. 取血时注意动作要轻柔，避免溶血。

3. 取肾时注意避免肾脏损伤。

4. 试管、吸管等器材要求清洁，血液、尿液标本，标准液等试剂量必须准确，所有操作均应按生化要求严格进行。

八、思考题

1. 急性肾衰竭的病因有哪些？

2. 急性肾衰竭时有哪些特征性的临床表现？大量失血造成尿量减少的机制是什么？

3. 在本实验中，急性肾衰竭形成的机制是什么？

（王红梅）

实验四十七 肾衰竭对家兔磺胺类药物代谢动力学的影响

一、观察现象并提出问题

1. Observation/Background (or Case) A change in pharmacokinetics can alter drug exposure and predispose the patient to either over- or underdosing, potentially resulting in adverse drug reactions or therapeutic failure. Kidney disease is characterized by multiple physiologic effects, which induce clinically significant changes in pharmacokinetics. These vary between individuals and may be quantitated in certain instances. An understanding of pharmacokinetic concepts is, therefore, important for a rational approach to the design of drug dosing regimens for the delivery of personalized medical care. Whether kidney disease is acute or chronic, drug clearance decreases and the volume of distribution may remain unchanged or increase.

2. 问题 肾功能障碍对磺胺类药物的药物代谢动力学有什么影响？

注：如果没有磺胺类药物，也可采用 10% 水杨酸钠（2ml/kg，520nm 吸收峰）或 0.6% 酚磺酞（酚红，0.2 ～ 0.4ml/kg，560nm 吸收峰）来做此药物代谢动力学实验。

二、形成假说

肾功能障碍导致肾脏的排泄功能障碍，药物经肾排泄减慢，可引起药物在体内蓄积，使药物的代谢动力学发生改变，半衰期相应延长，甚至引起药物中毒。

三、实验设计思路与实验目的

（一）实验目的

1. 初步了解肾衰竭对家兔体内磺胺类药物消除速率的影响；掌握药物代谢动力学的基本原理及半衰期的计算。

2. 学习与训练的实验知识技能 肾功能对药物代谢的影响，了解磺胺类药物在动物体内随时间变化的代谢规律，掌握血药浓度测定方法，学习药物血浆半衰期的计算方法。

（二）实验思路

1. 确定磺胺类药物在健康家兔体内的代谢动力学特点。

观察指标：不同时间点血药浓度，尿液中的药物浓度，半衰期。

药物代谢动力学（pharmacokinetics，简称药动学）是研究机体对药物的作用过程及体内药物浓度随时间动态变化的规律，包括药物在体内吸收、分布、代谢（转化）和排泄的特点及影响因素，以及运用数学方法定量地阐明机体内药物浓度随时间变化的规律，求出药物的药动学参数。为临床用药方案的制定、用药剂量的调控、治疗效果及不良反应的监测等提供理论依据，有利于更好地发挥药物的防治作用，尽量减少和避免不良反应。

检测正常家兔给药后不同时间点的血药浓度，根据药物在体内的变化，可以绘制浓度-时间曲线（又称药-时曲线），即以时间为横坐标，血药浓度为纵坐标绘出曲线，分析并最终阐明该药的药动学特征。曲线升段反映药物吸收与分布过程，坡度反映该过程的速度。坡度陡，则吸收快、分布慢，曲线的峰值反映给药后所达到的最高血药浓度。曲线降段反映药物的消除速度，坡度陡消除快，坡度平则消除慢。当然，在药物吸收过程中药物消除过程已经开始，血药浓度达到峰值时吸收过程也未完全停止，只是在曲线升段时吸收快于消除，在曲线降段时消除快于吸收。峰浓度表示吸收与消除速度相等。

半衰期（half-life time，$t_{1/2}$）指血浆药物浓度下降一半所需的时间，是表示药物消除速度的参数。药物的半衰期长表示它在体内消除慢，滞留时间长。绝大多数药物是按一级动力学的规律消除，其血浆半衰期的数值是固定的；而半衰期的任何变化，可反映消除器官（肝、肾）的功能状态。半衰期可从血药时间曲线上查到，即血浆浓度下降一半所对应的时间，也可以应用公式 $t_{1/2} = 0.693/K_e$ 求出，K_e 为药物消除速率常数。半衰期是药动学参数中最基本的参数，它对制订和调整给药方案具有重要作用。一般情况下，一次给药后经过 5 个 $t_{1/2}$，约有 96% 以上的药物被消除；每隔一个半衰期给药 1 次，约经 5 个 $t_{1/2}$ 可达稳态浓度。

房室模型：药物分子分布于各器官、组织的特点各不相同，为便于分析，可将分布特点相同且药物浓度同步增减的器官、组织简化为一个或几个"房室"，这种数学分析模式称房室模型。

一室模型：将机体看作一个房室，给药后药物可立即均匀地分布在整个房室，并以一定速率从该室消除。将属于一室模型的药物单次静脉注射，用血药浓度对数值与时间作图可得到一直线，即药-时曲线，呈指数消除。

二室模型：将机体看作两个房室即中央室与周边室，并有两种转运速率，药物进入体内几乎立即分布到中央室，然后缓慢地分布到周边室。中央室包括血液与能瞬时取得平衡的组织，如心、肝、肾、脑、腺体、肌肉等组织即细胞外液，周边室包括血液灌注贫乏的难以瞬时取得平衡的组织，如骨、脂肪、皮肤等。将属于二室模型的药物单次快速静脉注射后，药物进入中央室，一面消除，一面向周边室分布，称为 α 相（分布相）。分布平衡后，曲线进入下降较慢的 β 相（消除相），主要反映药物的消除过程。

2. 证明肾功能障碍可影响磺胺类药物在家兔体内药动学参数，延长药物半衰期。

观察指标：不同时间点血药浓度，尿液中的药物浓度，半衰期。

通过 $HgCl_2$ 造成家兔急性肾衰竭后，静脉注射磺胺嘧啶后，检测不同时间点药物在血液中的浓度，研究磺胺嘧啶在肾衰竭动物中的代谢动力学特点，并与正常家兔进行比较。

注射 $HgCl_2$ 后汞离子经肾脏排泄时可直接损害肾小管，引起肾小管上皮细胞坏死脱落，造成原尿回漏、肾间质水肿，形成管型阻塞肾小管管腔，肾小球滤过率下降等；另一方面注射 $HgCl_2$ 后可兴奋交感-肾上腺髓质和肾素-血管紧张素-醛固酮系统（RAAS），导致肾血管收缩，肾小球滤过率降低，引起尿量减少。

同时由于磺胺类药物本身也有一定的肾毒性，可进一步加重肾功能障碍，从而使药物在肾衰竭家兔体内的半衰期较正常家兔长。肾衰竭家兔由于尿少和体内代谢失活减少，也导致尿液的药物浓度较正常家兔高。

（三）实验设计

实验分组：动物随机分成对照组、肾衰组 2 个组，每组例数 $n \geq 3$。

1. 对照组 注射生理盐水+动脉插管取血+膀胱插管取尿+静脉注射 10% 磺胺嘧啶。

2. 肾衰组 注射 $HgCl_2$ 造模+动脉插管取血+膀胱插管取尿+静脉注射 10% 磺胺嘧啶。

实验前 24h，家兔称重后，皮下或肌内注射 1%$HgCl_2$ 溶液（1.2ml/kg），造成急性肾衰竭模型；对照组家兔在相同部位注射等量的生理盐水。家兔给予 3% 戊巴比妥钠按 1ml/kg 的剂量由耳缘静脉缓慢输入，麻醉且固定后进行颈动脉插管、膀胱插管。静脉注射 10% 磺胺嘧啶，在不同时间点取动脉血以及 90min 后取尿液，测定不同时间点血药浓度和尿液中药物浓度，根据药物浓度绘制房室模型药-时曲线，计算测得的药动学参数。

四、材料与方法

（一）实验材料

1. 动物 健康成年家兔，雌雄不限，体重 2kg 左右，6 只以上。

2. 器材 兔手术台，哺乳动物手术器械，注射器（5ml、10ml、20ml），分光光度计，离心机，婴儿秤，微量加样器，微量离心管，试管架，记号笔，纱布，具有回归功能的计算器或进行程序处理的微型计算机等。

3. 药品与试剂 10% 磺胺嘧啶，7.5% 三氯乙酸，0.1% 磺胺嘧啶标准液，0.5% 亚硝酸钠，0.5% 麝香草酚（用 20%NaOH 溶液配制），0.3% 肝素（用生理盐水配制），20% 氨基甲酸乙酯，1%$HgCl_2$ 溶液，蒸馏水等。

（二）实验步骤与方法

1. 模型复制 实验前 24h，家兔称重后，皮下或肌内注射 1%$HgCl_2$ 溶液（1.2ml/kg），造成急性肾衰竭模型；对照组家兔在相同部位注射等量的生理盐水。肾衰竭家兔头部用碱性苦味酸标记，两只家兔在相同条件下饲养。

2. 给药前准备

（1）标记试管：每只家兔各准备 2 组 12 支试管做好标记（血空白对照管、标准管、1～8 号管、尿空白管和 9 号管），每管加入 7.5% 三氯乙酸 2.7ml。

（2）手术及用药前取样：两组家兔，分别称重，经耳缘静脉缓慢注入 0.3% 戊巴比妥钠（1ml/kg）。麻醉后仰卧位固定在兔手术台上，经耳缘静脉注射 0.3% 肝素（1ml/kg）进行全身肝素化。

颈前正中切开，分离一侧颈总动脉进行动脉插管，取用药前的动脉血分别加入含有 2.7ml 7.5% 三氯乙酸的血空白对照管和标准管中各 0.2ml，摇匀后静置；下腹部正中切口打开腹腔，分离膀胱进行膀胱插管，分别收集各组家兔 0.2ml 尿液加入含有 2.7ml 7.5% 三氯乙酸的尿空白管。

3. 给药并测定不同时间药物浓度　两组家兔分别经耳缘静脉注射 10% 磺胺嘧啶（2ml/kg），于注射后 1min、3min、5min、15min、30min、45min、60min、75min，动脉取血后分别加入含有 2.7ml 7.5% 三氯乙酸的 1 ~ 8 号管中各 0.2ml，摇匀。然后在标准管中加入 0.1% 磺胺嘧啶标准液 0.1ml，其余各管加蒸馏水 0.1ml 摇匀。

静脉注射 10% 磺胺嘧啶 90min 后，从膀胱插管取尿液 0.2ml 加到含有 7.5% 三氯乙酸 2.7ml 的 9 号管中摇匀，加蒸馏水 0.1ml 摇匀。

上述各管离心 15min（1500 ~ 3000r/min）后各取上清液 1.5ml 转移到第二组相应标记的试管中，每管分别加入 0.5% 亚硝酸钠 0.5ml 摇匀，静置 5min 后，再加入 0.5% 麝香草酚 1ml，摇匀后为橙色。于分光光度计上在 525nm 波长下测定各样品管的吸光度值 A_{525}。

4. 参数计算

（1）计算磺胺嘧啶的血药浓度

$$样品浓度 =（样品管 A_{525}/标准管 A_{525}）\times 标准管浓度（\mu g/ml）$$

（2）计算半衰期：在半对数坐标纸上，以时间为横坐标（等方格），血药浓度为纵坐标（对数值），将 8 次测算的浓度值作点连线，绘制房室模型药-时曲线，计算测得的药动学参数。即在此线上找出血药浓度下降一半所对应的时间即为该药的血浆半衰期。

也可在"BL-420N 信号采集和分析系统"或"药物代谢动力学软件"中进行分析。在工具栏中选择"半衰期计算"，输入药物浓度和时间，获得药物的消除速率常数（K_e）和半衰期。

五、实验结果记录与分析

准确记录实验数据，计算均数与标准差，进行统计学显著性分析。

计算各时间点磺胺嘧啶的血药浓度，按测得的磺胺嘧啶的血药浓度取对数，以对数值为纵坐标，对应时间为横坐标作图，或直接以浓度对数值与时间在半对数纸上作图，绘制房室模型药-时曲线，计算测得的药动学参数。

六、讨论与结论

根据上述数据来进行分析讨论，判断结果是否证明了假说，如果不符，根据结果修正假说。

七、注意事项

1. 取血量及各种试剂的量要准确，且注意防止污染。

2. 取血时应先用注射器抽出导管内残留血液，再抽相应量的血液置于离心管内。每次取完血后，要用肝素生理盐水冲导管。

3. 试管中加入血液及试剂要立即摇匀。

4. 注射药物时注意固定动物，注射要一次成功，否则影响 α 相结果。

5. 注意按时间点采血，若未能按时采血，则以实际采血时间参数计算。

八、思考题

1. 说明实验中测定药物代谢动力学参数的意义。

2. 房室模型的含义是什么？

3. 肾功能障碍影响磺胺嘧啶药物代谢动力学参数变化的机制是什么？对临床用药有何指导意义？

（王红梅）

参 考 文 献

Lea-Henry TN, Carland JE, Stocker SL, et al, 2018. Clinical pharmacokinetics in kidney disease: fundamental principles. Clin J Am Soc Nephrol, 13(7): 1085-1095.

Preuss HG, 1993. Basics of renal anatomy and physiology. Clin Lab Med, 13(1): 1-11.

第十五章　血液系统实验

实验四十八　人ABO血型测定

一、观察现象并提出问题

1. Observation/Background (or Case)　When blood transfusions from one person to another were first attempted, immediate or delayed agglutination and hemolysis of the red blood cells (RBCs) often occurred, resulting in typical transfusion reactions that frequently led to death. Soon it was discovered that the bloods of different people have different antigenic and immune properties so that antibodies in the plasma of one blood type will react with antigens on the surfaces of the RBCs of another blood type. If proper precautions are taken, one can determine ahead of time whether the anti-bodies and antigens present in the donor and recipient bloods will cause a transfusion reaction.

Immediately after birth, the quantity of agglutinins in the plasma is almost zero. Two to eight months after birth, an infant begins to produce agglutinins—anti-A agglutinins when type A agglutinogen is not present in the cells, and anti-B agglutinins when type B agglutinogen is not in the cells. Titers of the anti-A and anti-B agglutinins are changing at different ages. A maximum titer is usually reached at 8 to 10 years of age, and this titer gradually declines throughout the remaining years of life.

2. 问题　由上述资料可以预测，新生儿由于血中尚未形成ABO血型抗体，所以接受异型输血也不容易发生输血反应，但作为一名成年人，如果接受来自实验室受试者的随机输血，那么发生ABO血型不合输血反应的概率将会是多少呢？

二、形成假说

ABO血型不同时，可以通过红细胞凝集反应引起输血反应的发生，所以同型输血已经成为保障输血安全的必要条件。而不同血型在人群中的占比不同，所以不同血型接受特定人群的随机输血将可能具有不同的风险概率。

三、实验设计思路与实验目的

（一）实验目的

1. 观察红细胞的凝集现象，掌握ABO血型鉴定的原理；通过实验认识血型鉴定在输血中的重要性。

2.学习与训练的实验知识技能　学习血型的鉴定方法。

（二）实验思路

1. 测定本人及实验室其他受试者的血型。

观察指标：红细胞凝集反应。

ABO 血型鉴定是通过抗原抗体反应的原理来进行的。红细胞膜上含有 A 抗原的是 A 型血，含有 B 抗原的是 B 型血，同时含有 A 抗原、B 抗原的是 AB 型血，既没有 A 抗原也没有 B 抗原的是 O 型血（表 15-48-1）。

表 15-48-1　ABO 血型中的抗原和抗体

血型	红细胞膜上所含的抗原	血清中所含的抗体
O	无 A 和 B	抗 A 和抗 B
A	A	抗 B
B	B	抗 A
AB	A 和 B	无抗 A 和抗 B

将受试者的外周血加入分别含有抗 A 抗体血清和抗 B 抗体血清的载玻片上，观察是否发生肉眼可见的凝集反应。只与含抗 A 抗体的血清发生凝集反应，为 A 型血。只与含抗 B 抗体的血清发生反应，为 B 型血。如果与这两种血清都发生反应，为 AB 型血。与这两种血清都没有发生反应，为 O 型血。

2. 统计实验室受试者血型分布情况，通过计算本人血型在实验室各血型中的占比，评估接受实验室受试者的随机输血，发生 ABO 血型不合输血反应的风险概率。

（三）实验设计

采用玻片法观察是否发生红细胞凝集反应，判定 ABO 血型，统计各血型在特定人群中的占比。

四、材料与方法

（一）实验材料

1. 对象　健康学生志愿者。

2. 器材　消毒棉签，载玻片，一次性采血针，消毒玻棒，记号笔，显微镜等。

3. 药品与试剂　标准抗 A 和抗 B 单克隆抗体血清，75% 乙醇等。

（二）实验步骤与方法

1. 玻片准备　在玻片两个凹槽上端分别作"抗 A"和"抗 B"标记，将抗 A 和抗 B 单克隆抗体血清分别滴在标有"抗 A"和"抗 B"字样的凹槽内。

2. 血液采样　用蘸有 75% 乙醇的棉签消毒耳垂或左手指尖，用采血针刺破皮肤，使血冒出，将采血针弃入污物桶。

3. 凝集实验　捏住玻棒的中段，迅速用一端取少许血与标准抗 A 血清充分混合，用另一端取少许血与标准抗 B 血清充分混合。

4. 血型判断　室温静置 10 ～ 15min，用肉眼观察有无凝集现象来判断血型。如肉眼判断不清，也可在低倍显微镜下观察。

5. 输血反应发生概率　统计实验室受试者血型，计算实验室受试者给自己进行随机输血发生 ABO 血型不合输血反应的概率。

五、实验结果记录与分析

记录实验结果，并进行数据分析（表 15-48-2、表 15-48-3）。

表 15-48-2　红细胞凝集反应情况登记表

姓名	抗 A	抗 B	血型判别

表 15-48-3　实验室受试者血型检测统计表

血型	人数	占比
O		
A		
B		
AB		
合计		

六、讨论与结论

结合 ABO 血型鉴定的原理，引用上述数据分析讨论血型鉴定在输血中的重要性。

七、注意事项

1. 实验用具严格消毒，请勿污染，采血针要做到一人一针，不能混用。

2. 乙醇消毒部位自然风干后再采血血液容易聚集成滴，便于取血。

3. 消毒玻璃棒在血清内搅过后，切勿再到采血部位采血，以免污染伤口。

4. 观察时注意区别红细胞凝集与红细胞沉积。可用清洁的玻棒两端分别搅动混合液体（切忌共用或混用一端），经搅动后若呈烟雾状散开为红细胞沉积，若呈现朱红色颗粒且血清变得透亮，则说明发生了红细胞凝集。

5. 结果观察完毕后，清洗用过的玻片，弃掉用过的棉球、采血针等。

八、思考题

1. 血细胞凝固、凝集、聚集三者有何区别？

2. 若无标准血清，但已知某人为 A 型（或 B 型）血，能否用来鉴定其他人的血型？

3. O 型血可以给不同血型人员供血吗？

4. 一个人的血型是与生俱来的，但是否是永世不变的？

（曾　嵘）

实验四十九　红细胞渗透脆性测定

一、观察现象并提出问题

1. Observation/Background (or Case)　When red blood cells（RBCs）are delivered from the bone marrow into the circulatory system, they normally circulate an average of 120 days before being destroyed. Mature RBCs have cytoplasmic enzymes to maintain pliability of the cell membrane. Even so, the metabolic systems of old RBCs become progressively less active and the cells become more and more fragile, presumably because their life processes wear out. Once the RBC membrane becomes fragile, the cell ruptures during passage through some tight spot of the circulation. Many of the RBCs selfdestruct in the spleen, where they squeeze through the red pulp of the spleen. There, the spaces between the structural trabeculae of the red pulp, through which most of the cells must pass, are only 3 micrometers wide, in comparison with the 8 micrometer diameter of the RBC.

2. 问题

（1）个体在正常生理状态下，红细胞的脆性一般处于什么范围？

（2）不同年龄的个体，红细胞脆性范围是否存在差异？

二、形成假说

保持必要的膜弹性，是红细胞经受 120d 脾脏滤过通道及血流运动考验的前提条件。但同一个体血液中的红细胞衰老程度不一，膜弹性不一，因而个体的红细胞脆性呈现为一个阈值范围，而不是一个单一的阈值。同时，不同年龄的个体，可能存在红细胞衰老程度的不一致性，从而导致不同红细胞脆性范围的存在。

三、实验设计思路与实验目的

（一）实验目的

1. 了解红细胞保持正常渗透脆性的生理意义。

2. 学习与训练的实验知识技能　学习红细胞渗透脆性的测定方法。

（二）实验思路

采用梯度低渗盐溶液测定法。通过观察红细胞对系列低渗生理盐水的抵抗能力来反映红细胞的脆性。抵抗力大的脆性小；反之，则脆性大。如果将正常红细胞放置在 0.9%NaCl 溶液中，红细胞保持正常大小和形态。在渗透压递减的系列盐溶液中，由于细胞外低渗，红细胞逐渐胀大，胀大至一定程度时，发生破裂溶血。将血液滴入不同浓度的低渗 NaCl 溶液中，刚开始发生红细胞破裂溶血的 NaCl 溶液浓度为该血液的最大渗透脆性（最小抵抗力），而发生完全溶血时的浓度为该血液的最小渗透脆性（最大抵抗力）。

目前认为抵抗力的大小与红细胞膜厚度、表面积与体积的比值（S/V）有关，比值小对低渗盐水的适应性小，易发生溶血，即脆性大；反之，不易发生溶血，脆性小。

红细胞渗透脆性增高，见于遗传性球形红细胞增多症、自身免疫性溶血性贫血、先天性家族性非溶血性黄疸等。

红细胞渗透脆性降低，见于镰状细胞贫血、阻塞性黄疸、缺铁性贫血、珠蛋白生成障碍性贫血、铅中毒性贫血、脾切除术后肝病等。

（三）实验设计

实验分组：幼兔组（3 个月以内）、老年兔组（3 岁以上），每组例数 $n \geqslant 3$。

家兔给予 20% 氨基甲酸乙酯（5ml/kg）自耳缘静脉缓慢输入，麻醉且固定后手术进行颈动脉插管，插管完成后即刻取血进行红细胞渗透脆性检测。

四、材料与方法

（一）实验材料

1. 动物　家兔，雌雄不限，幼兔（3 个月以内）3 只以上，老年兔（3 岁以上）3 只以上。

2. 器材　试管架，试管，0.5ml 吸管等。

3. 药品与试剂　20% 氨基甲酸乙酯，0.1% 肝素生理盐水，1%NaCl 溶液，生理盐水等。

（二）实验步骤与方法

1. 将试管编号后排列在试管架上，按表 15-49-1 向各试管准确加入 1%NaCl 溶液和蒸馏水，混匀。

表 15-49-1 各试管加样情况

	管号									
	1	2	3	4	5	6	7	8	9	10
1%NaCl（ml）	1.4	1.3	1.2	1.1	1.0	0.9	0.8	0.7	0.6	0.5
蒸馏水（ml）	0.6	0.7	0.8	0.9	1.0	1.1	1.2	1.3	1.4	1.5
NaCl 浓度（%）	0.70	0.65	0.60	0.55	0.50	0.45	0.40	0.35	0.30	0.25

2. 用滴加了肝素的试管采集家兔血液，向上述试管中各加 1 滴，混匀。

3. 室温下静置 120min，使细胞下沉。

4. 结果判定：①上层液体澄清无色，试管下层为浑浊红色，管底有细胞沉淀，表明没有溶血；②上层清液呈淡红色，试管下层仍为浑浊红色，管底有细胞沉淀，为"不完全溶血"；③管内液体完全变成透明的红色，管底无细胞沉淀为"完全溶血"。

五、实验结果记录与分析

准确记录实验数据于表 15-49-2 中。

表 15-49-2 家兔红细胞渗透脆性实验结果登记表

分类	观察指标	溶血情况	NaCl 溶液浓度（%）
1	上层液体澄清无色	无溶血	
	下层液体浑浊红色		
	管底有细胞沉淀		
2	上层液体淡红色	开始溶血	
	下层液体浑浊红色		
	管底有细胞沉淀		
3	透明红色液体	完全溶血	
	管底无细胞沉淀		

参考范围：开始溶血 0.40% ～ 0.45%（NaCl 溶液）；完全溶血 0.32% ～ 0.36%（NaCl 溶液）。

六、讨论与结论

根据上述数据来进行分析讨论，判断结果是否证明了假说。另外，还可以借助实验结果判断该血液的红细胞渗透脆性是否处于正常范围，比如红细胞通常在 0.42%（0.40% ～ 0.45%）NaCl 溶液中开始溶血，在 0.35%（0.32% ～ 0.38%）NaCl 溶液中完全溶血，如果红细胞在高于 0.45%NaCl 溶液中就开始溶血，表明红细胞脆性增大（抵抗力减小），在低于 0.40%NaCl 溶液中才开始溶血，则表明脆性减小（抵抗力增大）。判断结果是否证明了假说。

七、注意事项

1. 配制各种浓度 NaCl 溶液时加样量必须准确。

2. 各管中加入的血滴大小应尽量相等并充分摇均，但切勿用力振荡，以免引起非渗透脆性溶血。

3. 血液用肝素抗凝，避免凝血的发生。

八、思考题

1. 红细胞的形态特点和生理特征有何关系？

2. 为什么同一个体可以检测到不同的红细胞渗透脆性，而不是只有一个单一的脆性值？

（曾　嵘）

实验五十　细菌毒素引起的凝血功能异常

一、观察现象并提出问题

1. Observation/Background (or Case)　Sepsis almost invariably leads to hemostatic abnormalities, ranging from insignificant laboratory changes to severe disseminated intravascular coagulation (DIC). There is ample evidence that demonstrates a wide-ranging cross-talk between hemostasis and inflammation, which is probably implicated in the pathogenesis of organ dysfunction in patients with sepsis. Inflammation not only leads to initiation and propagation of coagulation activity, but coagulation also markedly influences inflammation. Pro-inflammatory cells and cyto- and chemokines can activate the coagulation system and downregulate crucial physiological anticoagulant mechanisms. The massive activation of coagulation may deplete platelets and coagulation factors, which may in turn cause bleeding. Thrombin generation proceeds Ⅵ a the (extrinsic) tissue factor/factor Ⅶ a route and simultaneously occurring depression of inhibitory mechanisms, such as antithrombin Ⅲ and the protein C system.

2. 问题　细菌毒素能引起 DIC 的发生吗？

二、形成假说

细菌毒素可能通过激活外源性凝血途径引起弥散性血管内凝血（DIC）的发生。

三、实验设计思路与实验目的

（一）实验目的

1. 初步了解 DIC 及凝血功能研究的基本方法；学习 DIC 模型的复制方法；了解 DIC 及凝血功能检查的几种常规方法。

2. 学习与训练的实验知识技能　DIC 模型复制方法，凝血功能检测方法，家兔手术方法，动静脉插管与取血技术。

（二）实验思路

1. 证明粗制细菌内毒素可引起凝血发生。

观察指标：血小板计数，纤维蛋白原含量测定。

凝血发生时会消耗血小板和纤维蛋白原，两者数量都会降低。

2. 证明粗制内毒素主要是通过激活外源性凝血途径引起凝血发生。

观察指标：凝血酶原时间（PT），白陶土部分凝血活酶时间（APTT）。

受检血浆中加入足够量的组织凝血活酶和钙离子，凝血酶原（凝血因子Ⅱ）变为凝血酶，在凝血酶的作用下，纤维蛋白原（凝血因子Ⅰ）转变为纤维蛋白，血液凝固，其间所用的时间即 PT。PT 是反映外源凝血系统最常用的筛选试验，PT 长短反映了血浆中凝血酶原、纤维蛋白原和因子 V、Ⅶ、X 的水平，上述因子减少时 PT 可延长。

37℃时，以白陶土激活因子Ⅻ和Ⅺ，以脑磷脂代替血小板提供催化表面，在 Ca^{2+} 参与下，观察缺乏血小板时血浆凝固所需的时间，即为 APTT。APTT 的长短反映了血浆中内源凝血途径凝血因子和共同途径中凝血酶原、纤维蛋白原和因子 V、X 的水平。APTT 延长见于：①凝血因子Ⅻ和Ⅺ缺乏症和血友病 A（甲型血友病）、血友病 B（乙型血友病）；②凝血酶原、纤维蛋白原及凝血因子 V、X 缺乏；③血中肝素水平增高，如肝素治疗期间，APTT 须维持在正常对照的 1.5～3.0 倍；④存在抗凝物质，如凝血因子抑制物。APTT 缩短见于 DIC 早期、血栓前状态及血栓性疾病。

3. 证明凝血发生后纤溶系统也可能被激活。

观察指标：凝血酶时间；血浆鱼精蛋白副凝试验；纤维蛋白降解产物及 D-二聚体测定。

凝血酶时间（thrombin time，TT），是指在血浆中加入标准化的凝血酶原后血液凝固的时间。正常范围为 16～18s；超过正常对照 3s 为异常。凝血酶时间（TT）延长见于纤溶蛋白溶解系统功能亢进；血浆纤维蛋白原减低或结构异常；临床应用肝素，或在肝病、肾病及系统性红斑狼疮时的肝素样抗凝物质增多。TT 缩短无临床意义。

血浆鱼精蛋白副凝试验（plasma protamine paracoagulation test），又称 3P 试验，将鱼精蛋白加入病人血浆后，其可与纤维蛋白降解产物（FDP）结合，使血浆中原与 FDP 结合的纤维蛋白单体分离并彼此聚合而凝固。这种不需酶的作用而形成纤维蛋白的现象称为副凝试验。3P 试验阳性见于 DIC 早期或中期、血栓性疾病、溶栓治疗期、血液高凝状态等，应排除假阳性。

血浆 D-二聚体是纤维蛋白（不是纤维蛋白原！）降解后的特异性产物，测定血浆 D-二聚体可以判断纤维蛋白是否已经生成，从而为鉴别原发性和继发性纤溶亢进提供重要依据。定性试验：阴性；定量试验：< 400μg/L。原发性纤溶亢进时，纤维蛋白原在没有大量转化成纤维蛋白之前即被降解，D-二聚体为阴性或不升高；继发性纤溶亢进，如血栓性疾病、DIC 等，由于疾病前期凝血机制增强，纤维蛋白大量生成，继而引起纤溶亢进，因此 D-二聚体阳性或显著升高。

（三）实验设计

实验分组：动物随机分成对照组、处理组。每组例数 $n \geqslant 3$。

1. 对照组 手术+动、静脉插管+生理盐水输入。

2. 处理组 手术+动、静脉插管+内毒素溶液输入。

家兔给予 20% 氨基甲酸乙酯（5ml/kg）自耳缘静脉缓慢输入，麻醉固定后手术进行颈动、静脉插管，插管完成后即刻取血作为初始凝血指标。接着施加处理因素——给予粗制内毒素溶液或等量生理盐水自静脉缓慢输入。施加处理因素后 5min、15min（取血时间可预实验摸索）分别取血测上述指标。

四、材料与方法

（一）实验材料

1. 动物 家兔，雌雄不限，体重 2kg 左右，6 只以上。

2. 器材 电热恒温水浴锅，秒表，试管架，12mm×75mm 和 12mm×100mm 试管，0.5ml 吸管，移液器，血细胞计数器，离心机，721 型分光光度计，显微镜等。

3. 药品与试剂 粗制细菌内毒素溶液（根据问题或假说不同，也可用 4% 犬（家兔）脑粉生理盐水浸泡或牛凝血酶来复制凝血模型），K 试液，P 试液，1% 硫酸鱼精蛋白，0.025mol/L 氯化钙溶液，血小板稀释液，20% 氨基甲酸乙酯，0.1% 肝素生理盐水，饱和氯化钠溶液，O111B4 大肠埃希菌等。

（二）实验步骤与方法

1.实验前的试剂准备

（1）粗制细菌内毒素制备：营养琼脂按 4g/100ml 蒸馏水比例混匀，置于三角烧瓶中高压加热熔化，无菌条件下制备琼脂平板。将 O111B4 大肠埃希菌接种到琼脂平板上，放置 37℃恒温箱中培养 24h。用生理盐水冲洗生长的细菌制成细菌悬液，悬液过滤后用细菌浓度比浊管调节细菌浓度为（5～10）×10^{10}/ml。然后将细菌悬液于沸水浴中煮 15min，再反复冻融 3 次，即为粗制细菌内毒素。

（2）牛凝血酶悬液：将牛凝血酶悬液以正常人血浆作基质，将凝固时间调至 15～18s。

（3）K 试液：试验前将 2% 白陶土生理盐水悬液 1 份与兔脑磷脂悬液等量混合，作 APTT 测定用。

（4）P 试液：试验前称取 200mg 犬或家兔脑粉，加入 5ml 生理盐水，充分混匀后放入 37℃恒温水浴箱内孵育 1h。在此过程中，用玻棒搅拌 3～4 次并颠倒混匀，然后离心（1000r/min）5min，吸取上清液，再加入等量的 0.025mol/L 氯化钙溶液，用前摇匀，作 PT 试验用。

（5）1% 硫酸鱼精蛋白溶液：取硫酸鱼精蛋白 1g，用生理盐水配制成 100ml，再以 2% 碳酸钠溶液调 pH 至 6.5，用滤纸过滤后，置普通冰箱保存、备用（或用市售的 1% 鱼精蛋白注射液）。

（6）4% 犬或家兔脑浸液的制备：称取犬或家兔脑粉［其活力（PT）不得大于 12s］400mg，加入生理盐水 10ml，充分搅匀后放入 37℃恒温水浴箱内孵育 60min，每隔 15min 充分搅拌一次，然后离心（1000r/min）5min，取上清液过滤后，供静脉注射用。

2.模型复制与测定方法

（1）家兔凝血（DIC）模型复制：粗制内毒素溶液 0.5ml/kg，由耳缘静脉均匀缓慢注入。在注入后 1min、5min 及 15min，分别由颈总动脉取血样本一次。对照组家兔注入生理盐水，其途径、总量和速率及取血样本时间等均与处理组实验兔相同。

（2）血小板计数（BPC）：吸血小板稀释液 0.38ml 于一小试管内，用移液器取血 20μl，立即加入血小板稀释液内，充分摇匀后，加混悬液一小滴滴入血细胞计数器盖玻片内，静置 5～15min后，用高倍镜计数（可先在低倍镜下找到计数器格线）。数五个中方格内的血小板数，乘以 10^9，即得每升血液中血小板数。

正常值：人（100～300）×10^9/L，家兔（300～600）×10^9/L。

（3）纤维蛋白原定量（饱和盐水法）：取血浆 0.5ml 置于 12mm×100mm 的试管中，加入饱和氯化钠溶液 4.5ml，充分混匀，置 37℃水浴中孵育 3min，取出后再次混匀，用 721 型分光光度计比色，测定吸光度；以生理盐水代替饱和氯化钠溶度，进行同样操作，作为对照；将对照管调零点，测出吸光度（波长 520nm）后，按下式计算纤维蛋白原含量。

纤维蛋白原含量（g/L）测定管吸光度/0.5×10

正常值：人 2～4g/L；犬 354.2mg%±40.5mg%。

（4）白陶土部分凝血活酶时间（APTT，过去叫 KPTT，专指用自陶土活化的 APTT）测定：取被检血浆 0.2ml，加入小试管内，置 37℃水浴中，然后加入 K 试液 0.2ml，混匀，孵育 3min；加入 0.025mol/L 氯化钙 0.2ml，同时开动秒表，10s 后从水浴中取出。轻轻地摇动，直至液体停止流动或出现粗颗粒时，即为凝固终点；重复 2～3 次，取平均值。

正常值：人 25.4～38.4s，家兔约 30s，犬 15.6～20.7s。

（5）凝血酶原时间（PT）测定：取被检血浆 0.1ml，置于小试管内，放入 37℃水浴中；加入 P 试液 0.2ml，开动秒表，观察方法同上，测定凝固时间，重复 3 次，取平均值。

正常值：人 9.4～12.5s，家兔 6～8s，犬 7.0～10s。

（6）凝血酶时间（TT）测定：取被检血浆 0.2ml，置于小试管内，放入 37℃水浴中；加入适宜浓度的凝血酶悬液 0.2ml，开动秒表，观察方法同上，测定凝固时间。重复 3 次，取平均值。

正常值：人 10.3 ～ 16.6s，犬 14.7±0.19s。

（7）血浆鱼精蛋白副凝试验（3P 试验）：取血浆 0.5ml（家兔 0.9ml），置于小试管内；加入 1% 硫酸鱼精蛋白液 0.5ml（家兔 0.1ml），混匀，在室温下放置 30min，于观察终点前，将试管轻轻地摇动，有白色纤维或凝块为阳性，均匀浑浊、无白色纤维为阴性。

（8）血清纤维蛋白（原）降解产物（FDP）测定（比浊法）（可选做）：取血 1.5 ～ 2.0ml 置于一干净小试管内，放入 37℃ 水浴孵育 30min，然后离心（3000r/min）10min，吸出血清 1.0ml 置于另一小试管内，加入牛凝血酶悬液 0.1ml（100U/ml），在 37℃ 水浴中孵育 5min，离心 （3000r/min）10min。再吸取血清 0.5ml 与 1.25ml 抗犬（家兔）纤维蛋白原血清（简称抗血清）相混合，在室温下放置 30min，以正常血清 0.5ml 加抗血清 1.25ml 作为空白管调零点。用 721 型分光光度计（波长 605nm）测其吸光度（A_1），然后将此混合物离心（3000r/min）10min，去除絮状物，再测吸光度（A_2）。

$\Delta A = A_1 - A_2$，参照标准曲线将 ΔA 换成纤维蛋白原相关抗原（mg）/每升血清。标准曲线是以每批抗血清分别加到不同浓度的纤维蛋白原溶液中，测其 ΔA 而绘制的。

用此法，血清 FDP 正常值为零。

（9）D- 二聚体测定（可选做）：购置试剂盒，按试剂盒说明方法测定。

五、实验结果记录与分析

准确记录实验数据（表 15-50-1），计算均数与标准差，尝试进行统计学显著性分析。

表 15-50-1　粗制细菌内毒素对家兔凝血功能的影响

观察指标	对照组			处理组		
	1	2	3	1	2	3
血小板计数（$\times 10^9$/L）						
纤维蛋白原含量（g/L）						
凝血酶原时间（PT，s）						
白陶土部分凝血活酶时间（APTT，s）						
凝血酶时间（TT，s）						
3P 试验（阴性/阳性）						
FDP 测定（可选）						
D- 二聚体测定（可选）						

六、讨论与结论

根据上述数据来进行分析讨论，判断结果是否证明了假说，如果不符，根据结果修正假说。

七、注意事项

1. 本实验中手术操作要轻柔，减少组织损伤，减少手术对凝血功能的影响。

2. 手术插管及取血过程中，避免肝素等抗凝物质进入血液影响凝血。

3. 试剂制备活性及注射速度对实验数据影响较大；密切观察动物呼吸情况，必要时酌情调整注射剂量与速度（教学前做好预实验）。

八、思考题

1. 正常机体是怎样维持凝血与抗凝血平衡的？

2. 深入分析严重感染引起弥散性血管内凝血发生的分子机制。

3. 试述 DIC 与休克之间的相互关系及其机制。

4. 根据 DIC 的病理生理学特点，解释其治疗时为什么要抗凝。

（金春华）

参 考 文 献

Hall JE, 2016. Guyton and Hall Textbook of Medical Physiology. 13th ed. Pennsylvania: Elsevier. 451, 477, 478.

Levi M, van der Poll T, 2017. Coagulation and sepsis. Thromb Res, 149: 38-44.

第十六章 其他系统实验

实验五十一 家兔高钾血症的复制与治疗

一、观察现象并提出问题

1. Observation/Background (or Case) The normal concentration of potassium ions in serum is 3.5 to 5.0 mmol/L. Most of the potassium ions in the body are inside cells; the standard serum potassium measurement gives only the concentration of the small portion of potassium ions in the extracellular fluid. Because a number of factors cause potassium ions to move into or out of body cells, concentration of potassium in the plasma and total body potassium content are not necessarily correlated.

If the serum potassium concentration rises above 5.0 mmol/L (the upper limit of normal), hyperkalemia is present. Hyperpotassaemia denotes an elevation of potassium ion concentration in the extracellular fluid. As mentioned previously, most of the potassium ions in the body are inside cells, and many factors cause potassium ions to move into or out of the cells. Thus, total body potassium content may be increased, normal, or decreased in hyperpotassaemia, depending on its cause.

2. 问题 血钾升高会对心脏功能造成什么样的影响？

二、形成假说

细胞内外钾离子浓度比值是影响细胞静息膜电位高低的决定因素。血钾升高时，心肌细胞静息膜电位减小，离阈电位距离近，去极化速度降低。因此，心肌细胞兴奋性先升高后降低，传导性、自律性和收缩性都降低。高血钾可使心肌细胞 3 期复极化速度加快，心电图上主要表现为 T 波高尖、Q—T 间期缩短。由于传导性降低可出现 P 波压低、增宽，P—R 间期延长，R 波降低，QRS 波增宽等变化。血浆钾离子浓度过高可造成室颤等严重的心律失常，导致动物死亡。

三、实验设计思路与实验目的

（一）实验目的

1. 观察高钾血症时家兔心电图的变化；了解血钾升高对心肌的毒性作用及高钾血症的抢救措施。

2. 学习与训练的实验知识技能 学习家兔高钾血症模型的复制方法，了解心电图检测方法，掌握家兔手术方法、动脉插管与取血技术。

（二）实验思路

1. 高钾血症模型的复制 血清中钾离子浓度正常值为 3.5～5.5mmol/L，耳缘静脉缓慢注射 10%KCl 溶液，使得血清钾离子浓度＞5.5mmol/L，即为高钾血症。血钾升高可对心肌细胞产生毒性作用，干扰正常心肌细胞的电生理活动，引发多种心律失常，尤其是室颤和心搏骤停。

2. 高钾血症的治疗 $NaHCO_3$ 治疗方案：4%$NaHCO_3$（5ml/kg）快速静脉滴注或缓慢推注，HCO_3^- 可以提高血浆的 pH，使得细胞外的钾离子转入细胞内，降低血钾。

$CaCl_2$ 治疗方案：5%$CaCl_2$（2ml/kg）快速静脉滴注或缓慢推注，Ca^{2+} 可以促使心肌细胞阈电位上移，恢复心肌的兴奋性；另一方面使复极化 2 期 Ca^{2+} 内流增加，增强心肌的收缩性。

葡萄糖胰岛素（GI）治疗方案：胰岛素可激活和增加细胞膜上钠钾 ATP 酶活性和数量，促进钾离子由细胞外转移到细胞内；激活葡萄糖转运体（GLUT4），促进葡萄糖的摄取和糖原的合成，进一步降低血钾。

（三）实验设计

实验分组：动物随机分成以下三组，每组例数 $n \geqslant 3$。

1. NaHCO₃ 治疗组　气管、颈动脉插管+KCl 输入+NaHCO₃ 治疗。

2. CaCl₂ 治疗组　气管、颈动脉插管+KCl 输入+CaCl₂ 治疗。

3. GI 治疗组　气管、颈动脉插管+KCl 输入+葡萄糖胰岛素治疗。

家兔耳缘静脉注射 20% 氨基甲酸乙酯溶液麻醉固定后手术，行气管插管、颈动脉插管，动脉插管连压力换能器监测血压，心电电极探针插入肢体皮下监测心电图。耳缘静脉缓慢推注高钾溶液，出现典型的高钾血症心电图后给予 GI、NaHCO₃ 或 CaCl₂ 治疗。

四、材料与方法

（一）实验材料

1. 动物　家兔，雌雄不限，体重 2～2.5kg，9 只以上。

2. 器材　婴儿秤，兔手术台，生物信号采集分析系统，压力换能器、手术器械，气管插管，动脉插管，5ml、10ml、20ml 注射器，小型离心机等。

3. 药品与试剂　20% 氨基甲酸乙酯溶液，生理盐水，10%KCl 溶液，4%NaHCO₃ 溶液，5%CaCl₂ 溶液，葡萄糖胰岛素溶液（每 4ml 20% 葡萄糖加 1U 胰岛素）等。

（二）实验步骤与方法

1. 麻醉与固定　抓取家兔称重，通过耳缘静脉注射 20% 氨基甲酸乙酯溶液（5ml/kg）麻醉。麻醉通路保留作为注射治疗试剂的通路，针头充满肝素钠溶液防止凝血堵塞通路。将家兔背位固定，保持颈部平直。颈部剪毛备皮。

2. 颈部手术　沿颈中线剪开皮肤，钝性分离暴露气管，作气管插管；作单侧颈总动脉插管。颈动脉插管连接压力换能器，在生物信号采集分析系统上持续观测记录血压、心率。第一次采血（正常血标本）：颈动脉插管放血 1ml 左右（下同）。

3. 描记心电图　针型心电电极分别插入右上肢（负极）、左下肢（正极）和右下肢（地线）的皮下，在生物信号采集分析系统上记录心电图。

4. 记录正常血压及心电图 5min

5. 复制高血钾模型　从耳缘静脉缓慢注射 10%KCl 溶液（1ml/kg），速度约 1ml/min，同时观察和记录心电图及血压波动，并做好标记。每间隔 5min 重复注射一次 10%KCl 溶液（1ml/kg），直至出现 P 波低平、QRS 波群压低增宽、T 波高尖，即停止注射。立即采血 1ml（第二次采血）。

6. 心电图出现高钾血症的典型特征后立即从另一侧耳缘静脉缓慢注射下述药物抢救
① 4%NaHCO₃ 溶液 5ml/kg；② 5%CaCl₂ 溶液 2ml/kg；③葡萄糖胰岛素溶液 7ml/kg。如出现窦性心律即为抢救成功，立即采集第三次血液。

7. 测血钾浓度　所有血样本离心（1ml，2000r/min，5min），取血清 20μl，送检。读数=[K⁺]（mmol/L）。

五、实验结果记录与分析

准确记录实验数据（表 16-51-1～表 16-51-3），计算均数与标准差，尝试进行统计学显著性分析。

表 16-51-1　未推注 KCl 溶液前心电血压参数

观察指标	NaHCO₃ 治疗组			CaCl₂ 治疗组			GI 治疗组		
	1	2	3	1	2	3	1	2	3
收缩压（mmHg）									
舒张压（mmHg）									

续表

观察指标	NaHCO₃ 治疗组			CaCl₂ 治疗组			GI 治疗组		
	1	2	3	1	2	3	1	2	3
心率（次/分）									
P—R 间期（ms）									
QRS 时程（ms）									
波形异常（描述）									
血钾（mmol/L）									

表 16-51-2　推注 KCl 溶液后心电血压参数

观察指标	NaHCO₃ 治疗组			CaCl₂ 治疗组			GI 治疗组		
	1	2	3	1	2	3	1	2	3
收缩压（mmHg）									
舒张压（mmHg）									
心率（次/分）									
P—R 间期（ms）									
QRS 时程（ms）									
波形异常（描述）									
血钾（mmol/L）									

表 16-51-3　推注治疗试剂后心电血压参数

观察指标	NaHCO₃ 治疗组			CaCl₂ 治疗组			GI 治疗组		
	1	2	3	1	2	3	1	2	3
收缩压（mmHg）									
舒张压（mmHg）									
心率（次/分）									
P—R 间期（ms）									
QRS 时程（ms）									
波形异常（描述）									
血钾（mmol/L）									

六、讨论与结论

根据上述数据讨论高血钾对心肌细胞兴奋性的影响，分析 GI、NaHCO₃、CaCl₂ 治疗效果及原理，结果是否与假说相符。

七、注意事项

1. 心电图电极插在皮下，不可插入肌肉。导线避免纵横交错和接触液体。

2. 动脉插管及静脉注射的通道要时刻注意保持畅通。

3. 采集好的血液标本静置不要摇动，待凝固后离心制备血清（试管一定要清洁、干燥、无油脂）。

4. 注意 KCl 推注速度，同时准备好推注抢救药物的静脉通路。

5. 动物对 KCl 的耐受性有很大的个体差异。

八、思考题

1. 为何复制高钾血症模型要求缓慢地推注 KCl 溶液，并每次要间隔 5min？如果快速大量地注射 KCl 会怎样？

2. 高血钾是怎样影响心肌细胞兴奋性的？血钾升高会出现哪些心电图变化？发生机制是什么？用相关理论加以说明。

（王　刚）

实验五十二　家兔酸碱平衡紊乱模型的复制

一、观察现象并提出问题

1. Observation/Background (or Case)　The normal pH of adult blood ranges from 7.35 to 7.45. If the blood and other body fluids become too acidic, dysfunction occurs; if the pH of the blood falls below 6.9, death is likely to occur. Similarly, if the body fluids become too alkaline, as reflected by pH increased above the upper limit of the normal range, dysfunction also occurs. If the pH of the blood rises above 7.8, death is likely.

The four primary acid-base disorders are metabolic acidosis, respiratory acidosis, metabolic alkalosis, and respiratory alkalosis. Acidosis is the presence of a condition that tends to decrease the pH of the blood below normal (make the blood relatively more acidic). Alkalosis is the presence of any factor that tends to increase the pH of the blood above normal (make the blood relatively more alkaline).

2. 问题　血液中输入过量的 NaH_2PO_4 或 $NaHCO_3$ 会分别引起哪种类型的酸碱平衡紊乱？

二、形成假说

血液中输入过量的酸或碱会造成代谢性的酸碱平衡紊乱。

三、实验设计思路与实验目的

（一）实验目的

1. 学习复制代谢性酸碱平衡紊乱模型的方法；了解血气分析的常规操作。

2. 学习与训练的实验知识技能　血气分析检测方法，家兔手术方法，颈动静脉插管、股动脉插管与取血技术。

（二）实验思路

1. 静脉输入大量 NaH_2PO_4 看能否复制代谢性酸中毒模型　静脉输入大量 NaH_2PO_4 后，$H_2PO_4^- \rightarrow HPO_4^{2-}+H^+$，$H^++HCO_3^-=H_2O+CO_2$。会引起 HCO_3^- 的原发性减少，pH 降低，属于代谢性酸中毒。HPO_4^{2-} 在体内蓄积，使未测定的阴离子增加，阴离子隙（AG）增大。给药 10min 后取血，血液的缓冲系统和肺脏能发挥代偿作用。其他如肾脏、细胞内外离子交换还来不及发挥代偿作用。$[H^+]\uparrow$，可以刺激外周和中枢化学感受器兴奋，使呼吸加深加快，通气量增加，CO_2 排出增加，$[H_2CO_3]\downarrow$，使 pH 维持在正常范围。如果这种代偿作用不能使 pH 维持正常，pH < 7.35，就发生了失代偿性的酸碱平衡紊乱。

2. 静脉输入大量 $NaHCO_3$ 看能否复制代谢性碱中毒模型　静脉输入大量 $NaHCO_3$ 后，体内 HCO_3^- 浓度原发性上升，pH 增加。血液中的 H^+ 进行缓冲。代谢性碱中毒时主要依靠肺和肾脏进行代偿。但是由于肾脏代偿出现的时间比较晚，所以只有肺脏的代偿。$[H^+]\downarrow$，呼吸中枢抑制，呼吸变得浅而慢，通气量$\downarrow$，动脉血二氧化碳分压（$PaCO_2$）继发性$\uparrow$，$[H_2CO_3]\uparrow$，动脉血氧分压（PaO_2）$\downarrow$。

（三）实验设计

实验分组：动物随机分成以下 2 组，每组例数 $n \geqslant 3$。

1. 代谢性酸中毒组　手术+气管和颈动、静脉插管+NaH_2PO_4输入+血气分析。

2. 代谢性碱中毒组　手术+气管和颈动、静脉插管+$NaHCO_3$输入+血气分析。

家兔麻醉固定后手术行气管插管，颈动、静脉插管，股动脉插管，插管完成后即刻从股动脉取血作为初始血气指标，颈动脉插管接压力换能器持续监测血压。接着自颈静脉缓慢输入NaH_2PO_4或$NaHCO_3$溶液。10min 后从股动脉取血进行血气分析。

四、材料与方法

（一）实验材料

1. 动物　家兔，雌雄不限，体重 2～2.5kg，6 只以上。

2. 器材　血气分析仪，1ml 无菌注射器，动脉插管，静脉插管，压力换能器，生物信号采集分析系统等。

3. 药品与试剂　1mol/L NaH_2PO_4溶液，0.4mol/L $NaHCO_3$溶液，20% 氨基甲酸乙酯溶液，0.1% 肝素生理盐水等。

（二）实验步骤与方法

1. 麻醉与固定　正确安全地抓取家兔称重，经耳缘静脉注射 20% 氨基甲酸乙酯溶液（5ml/kg）麻醉。将家兔背位固定，保持颈部平直。颈部及腹股沟剪毛备皮。

2. 颈部手术　沿颈中线剪开皮肤，钝性分离暴露出气管，作气管插管；作单侧颈总动脉插管、颈静脉插管。颈动脉插管连接压力换能器，在生物信号采集分析系统上持续观测记录血压、心率。

3. 腹部手术　沿股动脉走行的方向做 3～4cm 长的皮肤切口，钝性分离皮下组织。把股动脉同股神经、股静脉分离开，作股动脉插管。插管完成后即刻从股动脉取血进行初始血气分析。取血时先用 1ml 注射器吸取少量肝素，将管壁湿润后推出，使注射器无效腔和针头内部充满肝素生理盐水，然后将针头刺入软木塞以隔绝空气。从股动脉放血弃去前四五滴后，迅速去掉注射器上的针头，立即把注射器插入三通活塞，取血 0.5ml。关闭三通活塞，拔出注射器并立即套上针头，转动注射器 30s，使血液与肝素混合。

4. 记录 5min 正常的血压曲线

5. 模型复制　从颈静脉缓慢注射 NaH_2PO_4 或 $NaHCO_3$ 溶液。

代谢性酸中毒组：1mol/L NaH_2PO_4 溶液（6ml/kg）。

代谢性碱中毒组：0.4mol/L $NaHCO_3$ 溶液（3ml/kg）。

注意缓慢匀速推注，5min 内注射完毕。

6. 血气分析　注射完毕 5min 后，从股动脉取血 1ml 进行血气分析。

五、实验结果记录与分析

准确记录实验数据（表 16-52-1、表 16-52-2），计算均数与标准差，尝试进行统计学显著性分析。

表 16-52-1　初始血气分析参数及血压值

观察指标	代谢性酸中毒组			代谢性碱中毒组		
	1	2	3	1	2	3
pH						
PaCO$_2$（mmHg）						
[HCO$_3^-$]（mmol/L）						
PaO$_2$（mmHg）						
SaO$_2$（%）						
BE（mmol/L）						
AG（mmol/L）						
收缩压（mmHg）						
舒张压（mmHg）						
心率（次/分）						
心律不齐（有/否）						

注：BE 为碱剩余。

表 16-52-2　推注酸/碱 10min 后血气分析参数及血压值

观察指标	代谢性酸中毒组			代谢性碱中毒组		
	1	2	3	1	2	3
pH						
PaCO$_2$（mmHg）						
[HCO$_3^-$]（mmol/L）						
PaO$_2$（mmHg）						
SaO$_2$（%）						
BE（mmol/L）						
AG（mmol/L）						
收缩压（mmHg）						
舒张压（mmHg）						
心率（次/分）						
心律不齐（有/否）						

六、讨论与结论

根据输入的酸碱量及家兔的细胞外液量（按体重 ×20% 算）计算理论上血液 pH 的增减值，对比实测值是否有偏差？讨论理论值与实测值的偏差来源。分析结论是否与假说相符。

七、注意事项

1. 气管插管手术需注意勿使黏液、血液阻塞呼吸道，会影响肺的代偿功能。

2. 取血过程要快速并注意密封，避免干扰 PaCO$_2$ 及碳酸氢盐的测量。

3. 股动脉常常被股神经和股静脉遮住。把股动脉同股神经、股静脉分离开，尽量游离得长一些以便插管。

八、思考题

1. 当大量的 $H_2PO_4^-$ 或 HCO_3^- 进入血液中时，机体是如何代偿保持内环境 pH 稳定的？

2. 在本实验中，输入 $H_2PO_4^-$ 或 HCO_3^- 10min 后即采集血液进行血气分析，这时候起作用的代偿机制有哪些？如果 4h 之后再采集血液进行血气分析，还有哪些代偿机制会发挥作用？

3. 酸中毒和碱中毒如何影响心率和血压？

4. 血液 pH 的变化对其运输氧的能力有何影响？

（王　刚）

实验五十三　盲肠结扎穿孔模型引起的脓毒症及多器官功能衰竭

一、观察现象并提出问题

1. Observation/Background (or Case)　Sepsis is a complex clinical syndrome that is caused by a harmful host response to infection. During the development of sepsis, bacterial components, such as lipopolysaccharide (LPS), may activate an inflammatory cascade, which results in the release of inflammatory mediators, including tumor necrosis factor-α (TNF-α), interleukin-1β (IL-1β), IL-6, and so on. The overproduction of inflammatory mediators induces endothelial and epithelial injury, vascular leakage, edema, and vasodilatation, subsequently causing the development of multiple organ dysfunction syndrome (MODS). Marked oxidative stress as a result of the inflammatory responses inherent with sepsis also initiates changes in mitochondrial function, which may result in organ damage and MODS.

2. 问题　严重的炎症反应对肝、肾等器官的功能有何影响？

二、形成假说

盲肠结扎穿孔（cecal ligation and puncture，CLP）模型系病原体感染机体后通过激活系统性炎症反应引起脓毒症与多器官功能衰竭（multiple organ failure，MOF）的发生。

三、实验设计思路与实验目的

（一）实验目的

1. 初步了解脓毒症引起 MOF 相关研究的基本方法；学习 CLP 模型引起的脓毒症与 MOF 的复制方法；了解脓毒症与 MOF 及多种指标的几种常规检测方法。

2. 学习与训练的实验知识技能　CLP 模型的操作方法，主要脏器（心、肺、肾等）的炎症细胞浸润观察，ELISA 检测血浆中主要炎症因子，大鼠肝功能与肾功能的检测，血浆中载菌量检测，颈动脉插管与血压检测。

（二）实验思路

1. 观察 CLP 后动物血浆中载菌量变化。

观察指标：血浆接种在培养基上的细菌菌落数量。

CLP 后，盲肠内容物进入腹腔后，细菌透过腹腔黏膜侵入血液循环系统。

2. 观察 CLP 后，实验动物血清中炎症因子的表达水平。

观察指标：血浆中 TNF-α 与 IL-1β、IL-6 的浓度。

脓毒症是由感染引起的系统性炎症反应综合征，伴有多种炎症因子的合成与释放。

3. 证明 CLP 引起多种脏器的炎症细胞浸润的发生。

观察指标：大鼠主要脏器出现炎症细胞浸润。

4. 证明 CLP 可引起多种脏器功能受损。

观察指标：肝脏功能与肾脏功能相关的生化指标检测。

（三）实验设计

实验分组：动物随机分成以下 2 组，每组例数 $n \geqslant 3$。

1. CLP 手术组 大鼠腹部切开+盲肠穿刺结扎+功能检测、生化分析、切片 HE 染色观察。

2. 假手术对照组 大鼠腹部切开+关腹（盲肠不穿刺结扎）+功能检测、生化分析、切片 HE 染色观察。

以上组别大鼠于术后 12h，腹腔注射戊巴比妥钠麻醉后测血压，取血浆 0.8ml 以上。处死大鼠后，剪取心脏、肺、肝、肾置于 4% 多聚甲醛中固定。

四、材料与方法

（一）实验材料

1. 动物 SD 雄性大鼠，体重 180～200g，6 只以上。

2. 器材 1.5ml 离心管、96 孔板分光光度计、恒温培养箱、微量移液器、离心机、倒置显微镜、血生化分析仪、大鼠手术器械包、灭菌三角棒、动脉插管、压力换能器、BL-420N 或 Pclab-530C 生物信号采集与分析系统等。

3. 药品与试剂 4% 多聚甲醛、1% 戊巴比妥钠、大鼠 TNF-α ELISA 试剂盒、大鼠 IL-1β ELISA 试剂盒、大鼠 IL-6 ELISA 试剂盒、谷丙转氨酶（GPT）检测试剂盒、谷草转氨酶（GOT）检测试剂盒、血尿素氮（BUN）检测试剂盒、胰蛋白酶大豆琼脂平板、肝素钠溶液、生理盐水等。

（二）实验步骤与方法

1. 实验前的试剂准备 实验前需要对大鼠 TNF-α、IL-1β 与 IL-6 ELISA 试剂盒的标准曲线进行测定。按试剂盒中所提供的标准品溶液与说明书进行。

2. CLP 模型与相关指标检测方法

（1）CLP 手术操作方法：所有大鼠术前禁食 12h。腹腔注射 1% 戊巴比妥钠（30mg/kg）麻醉后，将动物仰卧固定于手术板上，腹部手术区剪毛备皮，用 75% 乙醇消毒，用手术剪在腹壁作一长约 2cm 切口，经切口进腹在回盲瓣远端分离并以 3 号丝线结扎 1/3 处盲肠。用 18 号注射针头于结扎端穿孔，并挤出少许粪便，尽量避免损伤血管，然后缝合腹膜及皮肤，同时立即皮下注射生理盐水 0.2ml。动物麻醉苏醒前注意保持体温。

（2）颈动脉插管与血压测量及血浆采集：各组术后 12h，腹腔注射 1% 戊巴比妥麻醉（30mg/kg）后，将动物仰卧固定于手术板上，颈部备皮。剪开颈部皮肤约 2cm 长，沿颈中线划破被膜及肌肉暴露出气管，进一步分开气管两侧的肌肉和结缔组织，便可看到颈动脉及伴行的迷走神经。将颈动脉和迷走神经分离，在动脉血管上套两根缝合线，结扎远心端，用动脉夹夹闭近心端。在颈动脉上剪一小斜口，沿向心方向插入充满肝素钠溶液的动脉插管，再用缝合线把血管壁连同插管一起结扎。动脉插管另一端连接压力换能器，调零后打开动脉夹用生物信号采集与分析系统记录血压。血压记录结束后使用三通管从颈动脉采集血浆 0.8ml 以上。于室温静置 1h 后，3000r/min 低速离心 10min，小心吸取上层清液（血浆）用于进一步分析。

（3）主要脏器的固定：动物断颈处死后，取心脏、肺、肝、肾浸入 4% 多聚甲醛中固定。

（4）大鼠肝脏功能与肾脏功能的检测：按 GPT 与 GOT 检测试剂盒的说明书操作测定假手术对照组与 CLP 手术组的血浆中肝功能指标，按 BUN 检测试剂盒说明书测定肾功能指标。

（5）大鼠血浆中炎症因子 TNF-α 与 IL-1β、IL-6 的含量测定：按 ELISA 试剂盒说明书操作测定各组大鼠血浆中 TNF-α 与 IL-1β、IL-6 的表达水平。

（6）血浆中载菌量的检测：将 5μl 血浆以无菌生理盐水稀释至 100μl 后，以灭菌三角棒均匀涂布在胰蛋白酶大豆琼脂平板上，置于 37℃恒温培养箱孵育 24h 后，计算菌落数量（CFU/ml）。

（7）对大鼠主要器官的 HE 染色切片进行观察，并对组织的炎症浸润做定性描述分析（细胞核呈蓝色，细胞质呈粉红至深红色，炎症细胞的细胞核质比大，炎症浸润区域可见密集的炎症细胞散布）。

五、实验结果记录与分析

记录实验数据（表 16-53-1），计算均数与标准差，选用正确统计方法进行显著性差异分析。

表 16-53-1　CLP 对肝肾功能指标、炎症因子水平、血浆载菌量及血压的影响

观察指标	假手术对照组			CLP 手术组		
	1	2	3	1	2	3
GPT（U/L）						
GOT（U/L）						
BUN（mg/dl）						
TNF-α（pg/ml）						
IL-1β（pg/ml）						
IL-6（pg/ml）						
血浆载菌量（CFU/ml）						
颈动脉收缩压（mmHg）						
颈动脉舒张压（mmHg）						

六、讨论与结论

根据上述数据来进行分析讨论，判断结果是否证明了假说。

七、注意事项

1. 本实验中手术操作要轻柔，尽可能熟练操作，减少非必要组织损伤。

2. 采集血液时避免明显机械应力，以避免血细胞破损引起的凝血反应，血浆颜色应为澄清的明黄色。

八、思考题

1. 简述细菌感染引起的系统性炎症反应所涉及的关键分子信号通路。

2. 本实验对于临床中阑尾炎或憩室炎穿孔导致腹膜感染引起的脓毒症的治疗有何启示？

（刘　杰）

实验五十四　炎症与血管通透性变化

一、观察现象并提出问题

1. Observation/Background (or Case)　The vascular phase of acute inflammation is characterized by changes in the small blood vessels at the site of injury. It begins with momentary vasoconstriction followed rapidly by vasodilation. Vasodilation involves the arterioles and venules with a resultant increase in capillary blood flow, causing heat and redness, which are two of the cardinal signs of inflammation. This is accompanied by an increase in vascular permeability with outpouring of protein-rich fluid (exudate) into the extravascular spaces. The loss of proteins reduces the capillary osmotic pressure and increases the interstitial osmotic pressure. This, coupled with an increase in capillary pressure, causes a marked outflow of fluid and its accumulation in the tissue spaces, producing the swelling, pain, and impaired function that represent the other cardinal signs of acute inflammation.

2. 问题 炎症会影响血管通透性吗？

二、形成假说

炎症会增加毛细血管的通透性，抗炎处理可以抑制血管的炎性渗出。

三、实验设计思路与实验目的

（一）实验目的

1. 了解炎症及毛细血管通透性研究的基本方法；学习炎性渗出模型的复制方法；观察分析抗炎药物对炎性渗出的影响。

2. 学习与训练的实验知识技能 炎性渗出模型复制方法，毛细血管通透性检测方法，小鼠手术方法，小鼠尾静脉注射技术。

（二）实验思路

1. 证明化学致炎物（乙酸）可引起动物腹腔毛细血管通透性增加。

观察指标：静脉注射染料（伊文思蓝）的腹腔内渗出量和染料（伊文思蓝）的腹腔渗出百分率。

炎症可致动物腹腔毛细血管通透性增加，血管内的染料渗出至腹腔的量和百分率会增加。

2. 证明糖皮质激素可通过抗炎作用抑制腹腔毛细血管的炎性渗出。

观察指标：染料（伊文思蓝）腹腔渗出抑制百分率。

糖皮质激素可通过抗炎作用，抑制炎症所致腹腔毛细血管通透性增加，相较于生理盐水有较高的血管内染料腹腔渗出抑制百分率。

（三）实验设计

实验分组：动物随机分为以下 3 组。每组例数 $n \geqslant 3$。

1. 对照组 皮下注射生理盐水（0.1ml/10g）+尾静脉注射 0.5% 伊文思蓝（0.1ml/10g）+腹腔注射生理盐水（0.2ml/只）。

2. 炎症组 皮下注射生理盐水（0.1ml/10g）+尾静脉注射 0.5% 伊文思蓝（0.1ml/10g）+腹腔注射 0.6% 乙酸（0.2ml/只）。

3. 抗炎组 皮下注射 0.5% 氢化可的松（0.1ml/10g）+尾静脉注射 0.5% 伊文思蓝（0.1ml/10g）+腹腔注射 0.6% 乙酸（0.2ml/只）。

注射完成后 20min，小鼠被脱颈椎处死、开腹，生理盐水洗涤腹腔，洗涤液用于检测上述指标。

四、材料与方法

（一）实验材料

1. 动物 小鼠，雌雄不限，体重 18～22g，9 只以上。

2. 器材 1ml 注射器，0.5ml 吸管，试管，试管架，移液器，离心机，721 型分光光度计等。

3. 药品与试剂 0.5% 伊文思蓝溶液，0.6% 乙酸溶液，0.5% 氢化可的松溶液，生理盐水等。

（二）实验步骤与方法

1. 小鼠腹腔炎性渗出模型复制　取小鼠按照分组分别于皮下注射 0.5% 氢化可的松（0.1ml/10g）和等量生理盐水，30min 后，各组小鼠均由尾静脉注射 0.5% 伊文思蓝（0.1ml/10g），随即依据分组分别腹腔注射 0.6% 乙酸和生理盐水（0.2ml/只）。20min 后，脱颈椎处死小鼠，剪开腹腔，用 6ml 生理盐水分数次洗涤腹腔，吸出洗涤液待用。

2. 染料（伊文思蓝）腹腔渗出量测定　小鼠腹腔洗涤液加入生理盐水至 10ml，3000r/min 离心 10min，取上清液，用 721 型分光光度计于 590nm 波长处比色，在标准曲线（标准曲线以不同浓度的伊文思蓝标准溶液，测其吸光度绘制而成）上查出每只小鼠腹腔内渗出伊文思蓝的微克数。按下式计算每只小鼠的腹腔染料渗出百分率：

伊文思蓝腹腔渗出百分率 = 伊文思蓝渗出量/伊文思蓝注射量 ×100%。

3. 计算染料（伊文思蓝）腹腔渗出抑制百分率　以炎症组小鼠腹腔渗出的染料微克数为 100%，按下式计算抗炎组小鼠腹腔抑制染料渗出的百分率。

伊文思蓝腹腔渗出抑制百分率 =（炎症组伊文思蓝渗出量–抗炎组伊文思蓝渗出量）/
炎症组伊文思蓝渗出量 ×100%。

五、实验结果记录与分析

准确记录实验数据（表 16-54-1），计算均数与标准差，尝试进行统计学显著性分析。

表 16-54-1　炎症对小鼠腹腔毛细血管通透性的影响

组别	编号	伊文思蓝用量（μg）	伊文思蓝渗出量（μg）	伊文思蓝渗出百分率	伊文思蓝渗出抑制百分率
对照组	1				
	2				
	3				
炎症组	1				
	2				
	3				
抗炎组	1				
	2				
	3				

六、讨论与结论

根据上述数据进行分析讨论，判断结果是否证明了假说，如果不符，根据结果修正假说。

七、注意事项

1. 剪开腹腔时注意勿损伤腹腔血管，以免因出血而影响比色结果。
2. 如有出血及洗液浑浊者，吸光度将明显增加，应离心沉淀后再比色。

八、思考题

1. 毛细血管的通透性主要易受哪些因素影响？
2. 炎症是如何改变血管通透性的？

（盘强文）

实验五十五　动物发热实验

一、观察现象并提出问题

1. Observation/Background (or Case)　Exogenous pyrogens are derived from outside the body and include such substances as bacterial products, bacterial toxins, or whole microorganisms. Exogenous pyrogens induce host cells to produce fever-producing mediators called endogenous pyrogens. When bacteria or breakdown products of bacteria are present in blood or tissues, phagocytic cells of the immune system engulf them. These phagocytic cells digest the bacterial products and then release pyrogenic cytokines, principally interleukin-1 (IL-1), interleukin-6 (IL-6), and tumor necrosis factor-α (TNF-α), into the bloodstream for transport to the hypothalamus, where they exert their action. These cytokines induce prostaglandin E_2 (PGE_2), which is a metabolite of arachidonic acid (an intramembrane fatty acid). It is hypothesized that when interleukin (IL-1B) interacts with the endothelial cells of the blood–brain barrier in the capillaries of the organum vasculosum laminae terminalis (OVLT), which is in the third ventricle above the optic chiasm, PGE_2 is released into the hypothalamus. At this point, PGE_2 binds to receptors in the hypothalamus to induce increases in the thermostatic set point through the second messenger cyclic adenosine monophosphate (cAMP). In response to the increase in its thermostatic set point, the hypothalamus initiates shivering and vasoconstriction that raise the body's core temperature to the new set point, and fever is established.

2. 问题　细菌内毒素能引起发热吗？

二、形成假说

细菌内毒素［脂多糖（LPS）］可能通过激活巨噬细胞产生内生致热原（IL-6 等），进而引起发热中枢（下丘脑）产生发热正调节介质［前列腺素 E_2（PGE_2）］导致体温调定点上升，体温升高。

三、实验设计思路与实验目的

（一）实验目的

1. 初步了解发热功能研究的基本方法；学习发热模型的复制方法；了解发热功能检查及机制探讨的几种常规方法。

2. 学习与训练的实验知识技能　发热模型复制方法，家兔肛温检测方法，家兔心脏取血技术，家兔取下丘脑组织技术，血清细胞因子和中枢升温递质检测技术。

（二）实验思路

1. 证明细菌内毒素可引起发热。

观察指标：家兔肛温测定。

LPS 是革兰氏阴性细菌内毒素的活性成分，是常见的外致热原，可以引起动物体温显著升高。

2. 证明 LPS 主要是通过激活巨噬细胞产生内生致热原，再引起发热中枢释放发热正调节介质使体温调定点上升，引起发热。

观察指标：血清 IL-6 含量，下丘脑组织 PGE_2 含量。

外致热原激活巨噬细胞产生大量可作为内生致热原的细胞因子［IL-1、IL-6、干扰素（IFN）和 TNF-α 等］，内毒素引起发热的动物，循环血中有大量的 IL-6 出现。

内生致热源进入中枢后，会促进体温中枢释放发热正调节介质［PGE_2，环磷酸腺苷（cAMP），促肾上腺皮质激素释放激素（CRH）和 NO 等］，在发热高峰期下丘脑中的 PGE_2 含量会明显增多。

（三）实验设计

实验分组：动物随机分成对照组、LPS 组，每组例数 $n \geqslant 3$。

1. 对照组 静脉注射生理盐水+测肛温+取血清和下丘脑。

2. LPS 组 静脉注射 LPS+测肛温+取血清和下丘脑。

LPS 组家兔由耳缘静脉注入 LPS 溶液（20μg/kg），对照组注入等量生理盐水。随后每 30min 测定肛温 1 次，连续监测 3h。继之，以 20% 氨基甲酸乙酯（5ml/kg）自耳缘静脉缓慢注射麻醉，仰卧位固定后，心脏穿刺取血 3 ～ 5ml，静置待血液凝固后，3000r/min 离心 10min，分离血清测 IL-6 含量。最后，用氨基甲酸乙酯过量注射处死家兔，迅速取出全脑，以预冷磷酸盐缓冲液（PBS）漂洗 2 ～ 3 次洗净血迹，在冰浴上操作，于视交叉与灰结节之间取下丘脑，下丘脑组织加入生理盐水，制备成 10% 脑匀浆，3000r/min 离心 10min，取上清液测 PGE_2 含量。

四、材料与方法

（一）实验材料

1. 动物 家兔，雌雄不限，体重 2.0 ～ 2.5kg，6 只以上。

2. 器材 兔盒，体温计，体温记录纸，滤纸，注射器，试管架，玻璃试管，0.5ml 吸管，移液器（5μl、10μl、50μl、100μl、200μl、500μl、1000μl），96 孔板，离心机，酶标仪，振荡器及磁力搅拌器等。

3. 药品与试剂 20mg/L LPS 溶液，20% 氨基甲酸乙酯溶液，生理盐水，蒸馏水，PBS，兔 IL-6 ELISA 试剂盒，兔 PGE_2 ELISA 试剂盒等。

（二）实验步骤与方法

1. 实验前家兔肛温测定预适应 将家兔固定于兔盒中，将涂有液体石蜡的体温计插入家兔直肠内约 4cm 处（可在 4cm 处用固定胶布标记，确保每次插入深度一致），测定家兔肛温，间隔 10min 先适应性测定肛温 2 ～ 3 次，避免实验过程中突然进行肛温测定造成家兔体温的应激性升高。

2. 模型复制与测定方法

（1）家兔发热模型复制：LPS 组，经家兔耳缘静脉注入 LPS 溶液（20μg/kg）；对照组注入等量生理盐水。

（2）体温测定：每 30min 测定肛温 1 次，连续监测 3h，绘制体温曲线。

（3）血清 IL-6 含量测定：取血清按兔 IL-6 ELISA 试剂盒说明书操作测定 IL-6 含量。

（4）下丘脑 PGE_2 含量测定：取下丘脑组织匀浆上清液按兔 PGE_2 ELISA 试剂盒说明书操作测定 PGE_2 含量。

五、实验结果记录与分析

准确记录实验数据（表 16-55-1），计算均数与标准差，尝试进行统计学显著性分析。

表 16-55-1 LPS 对家兔体温的影响

观察指标		对照组			LPS 组		
		1	2	3	1	2	3
体温（℃）	30min						
	60min						
	90min						

续表

观察指标		对照组			LPS 组		
		1	2	3	1	2	3
体温（℃）	120min						
	150min						
	180min						
血清 IL-6（pg/ml）							
下丘脑 PGE$_2$（pg/ml）							

六、讨论与结论

根据上述三方面的数据来进行分析讨论，判断结果是否证明了假说，如果不符，根据结果修正假说。

七、注意事项

1. 本实验中体温测定时，家兔要相对制动并做动物肛温测定预适应，减少动物肌肉活动和应激刺激对体温的影响。

2. 取血过程中，要防止溶血发生。

3. 取下丘脑组织一定要在冰浴上操作，并找准定位。

八、思考题

1. 正常机体是怎样维持体温稳定的？

2. 外致热原是如何引起内生致热原产生的？

3. 内生致热原改变体温调定点的机制是什么？

（盘强文）

实验五十六　胰岛素的降糖作用

一、观察现象并提出问题

1. Observation/Background (or Case)　The ability of insulin to lower blood glucose renders it one of the most widely administered hormones, with hundreds of millions of people globally receiving insulin annually. There is also good reason to suspect an increase in the application of insulin. Globally, the incidence of type 1 diabetes (T1D) is on the rise, with an annual increase between 2% and 3%. Similarly, for patients suffering from Type 2 diabetes (T2D), insulin usage is projected to increase by 20% from 2018 to 2030. Insulin is also central in the treatment of hyperglycaemia that develops after an inflammatory insult –as is typically observed in critical care patients. Although fewer statistics are available on the epidemiology of critical care patients, it is generally also believed to be on the rise. Insulin also features an indispensable role in the treatment of gestational diabetes (GD). Here, due to the diverse criteria and other complications, the exact epidemiology is unknown, but the incidence of GD is similarly forecast to increase. Given the substantial economic burden of treating hyperglycaemia and the attendant medical complications, there is a clear need to optimise interventions aimed at achieving effective glycaemic control.

2. 问题　胰岛素会引起血糖水平过低吗？

二、形成假说

胰岛素可以降低血糖水平，过量胰岛素可引起严重的低血糖症。

三、实验设计思路与实验目的

（一）实验目的

1. 通过观察胰岛素对小鼠的降血糖效应，说明胰岛素的生理作用，分析其作用机制。

2. 学习与训练的实验知识技能　血糖监测的方法；小鼠的药物注射方法；小鼠的取血方法；糖化血红蛋白的测定方法。

（二）实验思路

1. 证明胰岛素对正常动物血糖水平有降低作用。

观察指标：血糖水平。

向小鼠腹腔注射胰岛素（10U/10g），一段时间后（可预实验确定一下时间），血糖水平明显低于实验开始前未注射胰岛素时的正常水平。

2. 证明胰岛素对高血糖动物也有降血糖作用。

观察指标：血糖水平，糖化血红蛋白测定。

向小鼠腹腔注射 25% 高渗葡萄糖溶液 0.5 ～ 1ml，测完血糖后，各组小鼠用 2% 戊巴比妥钠（25 ml/kg）腹腔注射麻醉，从腹主动脉取血并加入到含有乙二胺四乙酸的抗凝管中，按照糖化血红蛋白测定试剂盒说明书测定糖化血红蛋白含量。

（三）实验设计

实验分组：实验分为 3 组，即甲组（对照组）、乙组（低血糖组）和丙组（高血糖组），各组小鼠体重尽量相近，每组例数 $n \geqslant 3$。

1. 甲组　腹腔注射等容量生理盐水+腹腔注射 25% 高渗葡萄糖溶液（前后各 0.5ml/10g）。

2. 乙组　腹腔注射等容量生理盐水+腹腔注射胰岛素（20U/ml，10U/10g）。

3. 丙组　腹腔注射 25% 高渗葡萄糖溶液（0.5ml/10g）+腹腔注射胰岛素（10U/10g）。

三组动物腹腔注射溶液前，剪鼠尾末端取血测正常血糖水平；乙组和丙组小鼠腹腔注射胰岛素（10U/10g）及甲组小鼠腹腔注射 25% 高渗葡萄糖溶液后，将三组小鼠装入烧杯并放入 38℃ 左右的恒温水浴箱内观察各组小鼠反应有何不同（有无发抖、惊厥等表现）。待乙组小鼠出现明显行为异常时（或根据预实验设定时间点），三组动物再次鼠尾取血测溶液注射后的血糖水平。乙组小鼠这时可在腹腔注射 25% 高渗葡萄糖溶液（0.5ml/10g），观察低血糖救治的效果。待三组小鼠的行为都基本正常后，对所有组小鼠（一只或全部）给予 2% 戊巴比妥钠溶液（25ml/kg）腹腔注射麻醉，然后从腹主动脉取血到含有乙二胺四乙酸的抗凝管中，离心得到血浆，然后测定糖化血红蛋白浓度。

四、材料和方法

（一）实验材料

1. 动物　昆明小鼠，雌雄不限，20 ～ 30g，9 只以上。

2. 器材　小鼠体重秤、血糖仪、钟罩、1ml 注射器、800ml 容量的烧杯、恒温箱、5ml 的试管、试管架、移液器、离心机、酶标仪等。

3. 药品与试剂　20U/ml 胰岛素注射液，生理盐水，25% 高渗葡萄糖溶液，2% 戊巴比妥钠溶液，糖化血红蛋白测定试剂盒等。

（二）实验步骤与方法

1. 小鼠低血糖、高血糖模型复制 乙组小鼠给予腹腔注射胰岛素（10U/10g），复制低血糖模型；甲组、丙组小鼠给予腹腔注射25%高渗葡萄糖溶液（0.5ml/10g）复制高血糖模型。

2. 小鼠血糖水平的测定 给予不同溶液注射前后，分别对甲、乙、丙组小鼠剪尾，用血糖仪检测鼠尾血的血糖水平。正常值：5～7.5mmol/L。

3. 小鼠糖化血红蛋白含量的测定 在乙组小鼠注射25%高渗葡萄糖溶液，行为恢复正常时，给予三组小鼠腹腔注射2%戊巴比妥钠进行麻醉，腹主动脉取血。将全血置于含乙二胺四乙酸的抗凝管中，3500r/min离心15min，制得血浆，然后按照糖化血红蛋白测定试剂盒说明书测定小鼠糖化血红蛋白（HbA1c）含量。

小鼠糖化血红蛋白正常值：2.62mmol/L左右。

五、实验结果记录与分析

准确记录动物表现及实验测定的数据（表16-56-1），计算均数与标准差，尝试进行统计学显著性分析。

表16-56-1　胰岛素对小鼠血糖水平的影响

观察指标	甲组			乙组			丙组		
	1	2	3	1	2	3	1	2	3
血糖1（mmol/L）									
血糖2（mmol/L）									
糖化血红蛋白（%）									

六、讨论与结论

根据上述三方面的数据来进行分析讨论，判断结果是否证明了假说，如果不符，根据结果修正假说。

七、注意事项

1. 该实验不宜在室温较低时进行，否则不易出现胰岛素诱发的惊厥。
2. 剪鼠尾测血糖时，不宜剪太长的鼠尾。

八、思考题

1. 胰岛素注射后，小鼠为什么会出现惊厥？对临床有什么意义？
2. 胰岛素降低血糖的机制有哪些？
3. 糖化血红蛋白含量检测的临床意义是什么？

（万　英）

实验五十七　小鼠能量代谢率的检测

一、观察现象并提出问题

1. Observation/Background (or Case) Cold exposure has been shown to directly increase energy expenditure. The results of a recent study of the effects of outdoor temperatures showed that the energy expenditure and the skin temperature of the supraclavicular region increased with cold exposure.

This indicates that brown adipose tissue (BAT) concentrated in that region effectively induced non-shivering thermogenesis to produce heat, thereby increasing energy expenditure. It was recently reported that presence of active BAT determines cold-induced increase in energy expenditure in humans. Cold exposure has also been proven to induce white fat belging. This can reverse the deterioration of BAT with age due to oxidative stress, which holds potential in treating metabolic disorders. In mice fed a high fat diet, chronic exposure to low temperature reduced obesity by enhancing BAT thermogenesis. Importantly, intermittent exposure to cold was shown to improve control of blood glucose levels in patients with type 2 diabetes. In this study, acclimating patients to 15℃, over a 10-day period, while wearing only light clothing resulted in a 43% increase in insulin sensitivity.

2. 问题　环境温度会影响动物的能量代谢率吗？

二、形成假说

环境温度会影响动物的能量代谢率，温度过高或过低都会引起能量代谢率的改变。

三、实验设计思路与实验目的

（一）实验目的

1. 通过测定不同温度下小鼠的能量代谢率，探讨温度变化对新陈代谢能力的影响。

2. 学习与训练的实验知识技能　能量代谢率的测定和计算方法，小鼠的麻醉方法。

（二）实验思路

1. 测定小鼠正常温度下的能量代谢率。

观察指标：小鼠体表面积的计算、消耗 20ml 氧气的产热量计算、能量代谢率的计算。

基础代谢最少时期的环境温度称为热中性区。热中性区是代谢与环境温度不相关的温度区，在此温度区内动物代谢率最低，一般称为基础代谢率（basal metabolic rate，BMR）。小鼠的热中性区为 26～32℃。故本实验温度选择为 16℃、26℃和 36℃。观察 3 个温度下小鼠的能量代谢率。

哺乳动物基础代谢率的常见值：$158.84kJ/(m^2 \cdot h)$。

2. 比较在温度增加或降低时，小鼠的能量代谢率的改变情况。

观察指标：小鼠能量代谢率。

比较 3 组不同环境温度下的小鼠能量代谢率，分析是否有显著性差异。

（三）实验设计

实验分组：动物随机分成以下 3 组，每组例数 $n \geqslant 3$。

1. 低温组　小鼠放于 16℃的环境内，观察消耗 20ml 氧气所需的时间。

2. 中温组　小鼠放于 26℃的环境内，观察消耗 20ml 氧气所需的时间。

3. 高温组　小鼠放于 36℃的环境内，观察消耗 20ml 氧气所需的时间。

小鼠放入装有碱石灰的广口瓶中，广口瓶置于相应温度的恒温水浴箱中，每次推入少量氧气，始终使水检压计的两边液面保持平衡，直到推完 20ml 氧气时记录小鼠每呼吸 20ml 氧气所需的时间，连续重复 3 次。

四、材料和方法

（一）实验材料

1. 动物　昆明小鼠，雌雄不限，体重 15～30g，9 只以上。

2. 器材　铁架台、水检压计、带双孔橡皮塞的 500～1000ml 广口瓶、玻璃管、橡胶管、20ml

注射器、氧气袋、托盘天平、秒表、直尺、温度计、气压计、恒温水浴箱等。

3. 药品与试剂　碱石灰，2% 戊巴比妥钠等。

（二）实验步骤与方法

1. 安装好实验装置（图 16-57-1）　双孔橡皮塞用玻璃管、橡胶管分别与水检压计、20ml 注射器相连，在水检压计 U 形管内注入适量的水（水中可加少量甲基蓝溶液，以便读数），并固定于铁架台上，以 500 ～ 1000ml 广口瓶为代谢测量瓶，盖上橡皮塞，使水检压计、广口瓶、20ml 注射器共同构成一个封闭系统，水检压计水柱的变化指示了广口瓶内气压的变化。广口瓶置于恒温水浴箱中，水浴箱温度设定到所需的实验温度。

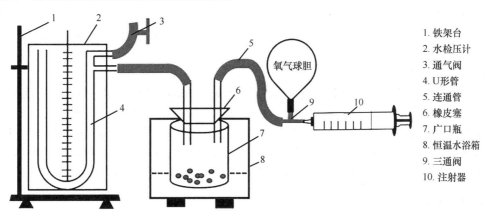

1. 铁架台
2. 水检压计
3. 通气阀
4. U 形管
5. 连通管
6. 橡皮塞
7. 广口瓶
8. 恒温水浴箱
9. 三通阀
10. 注射器

图 16-57-1　能量代谢率测试装置示意图

2. 记录小鼠呼吸 20ml 氧气所用的时间　把注射器活塞抽氧气至 20ml 处。小鼠试验前禁食 4h，放入装有碱石灰的广口瓶内，盖紧橡皮塞，小鼠适应数分钟，待小鼠呼吸的耗氧量稳定以后开始记录时间，每次推入少量氧气，始终使水检压计的两边液面保持平衡，直到推完 20ml 氧气时记录小鼠每呼吸 20ml 氧气所需的时间，连续重复 3 次。每次试验前称小鼠的体重。

3. 小鼠产热量计算　各组小鼠在实验结束时，用 2% 戊巴比妥钠溶液（25ml/kg）腹腔注射麻醉；用直尺量出小鼠麻醉后鼻尖到尾基部的自然长度（单位为 cm）。

（1）体表面积由经验公式算出：

$$体表面积 = 体重（kg）^{0.425} \times 体长（cm）^{0.725} \times 71.84$$

如：小鼠体重为 17.5g，体长为 8.5cm。

则体表面积 = $(17.5 \times 10^{-3})^{0.425} \times 8.5^{0.725} \times 71.84 = 60.68cm^2$

（2）消耗 20ml 氧气产热量计算：小鼠体内营养物质代谢时，每消耗 1L 氧气的产热量（氧热价）平均值是 20.1685kJ，消耗 20ml 氧气后的产热量是

$$产热量 = 20 \times 10^{-3} \times 20.1685 \approx 0.404（kJ）$$

（3）小鼠能量代谢率的计算

能量代谢率 $\approx 0.404 / (60.68 \times 10^{-4} \cdot 时间)$ [单位：$kJ/（m^2 \cdot h）$]

如：消耗 20ml 氧气，所用时间为 25min（0.4167h），则能量代谢率 $\approx 0.404/60.68 \times 10^{-4}/0.4167 \approx 159.78kJ/(m^2 \cdot h)$。

五、实验结果记录与分析

准确记录实验数据（表 16-57-1），计算均数与标准差，尝试进行统计学显著性分析。

表 16-57-1　胰岛素对小鼠血糖水平的影响

观察指标	低温组			中温组			高温组		
	1	2	3	1	2	3	1	2	3
体重（g）									
时间（min，s）									
体长（cm）									
能量代谢率 [kJ/(m²·h)]									

六、讨论与结论

根据上述数据来进行分析讨论，判断结果是否证明了假说，如果不符，根据结果修正假说。

七、注意事项

1. 测试装置的气密性。测试装置的气密性是保证测试成功与否的关键。装置轻微的漏气往往在检查气密性时被忽视，但它对测试结果的影响非常大，往往会使测定结果偏低。

2. 测试装置固有的特性。当把小动物置入后，小动物的体温会使瓶内温度升高、气体膨胀。第一次测试，可能会发现开始时瓶内气体压力不仅不下降，反而上升，所以每一次测试时要等到瓶内气体压力出现下降后再进行计时（从水检压计水柱的平衡状态中看出）。

八、思考题

1. 影响动物能量代谢率的因素有哪些？
2. 环境温度升高或降低对动物能量代谢率有什么影响？

（万　英）

实验五十八　药物或酗酒等对小鼠生殖细胞功能与结构的影响

一、观察现象并提出问题

1. Observation/Background (or Case)　A 32-year-old couple who had been married for more than two years went to see a doctor because they didn't have a child. Mr. Wang, 32, was a welder for a company, and Ms. Wu, 32, was a textile worker for a local company. The couple had a good relationship and got along well with each other. The couple had normal sexual life for two years but still failed to have children. An examination of the woman showed no abnormalities in her reproductive organs, but no ovulation had occurred either. Doctors recommended that the man's body should be examined as well. Mr. Wang had no serious medical history, but he had enjoyed drinking for a long time. The medical examination showed that the man was in good health generally, with no abnormalities in his external genitals. The doctor was concerned that his long-term drinking would affect sperm quality, so he suggested a sperm test. The total number of sperm was 3×10^7/ ml, the survival rate of sperm was 15%, A + B sperm was 8%, and sperm penetration test was positive. The couple were worried about the examination results and pleaded with doctors to help them deal with their infertility problem.

According to statistics, about 10% of the world's population of childbearing age is suffering from infertility. In China, the number of infertility cases has exceeded 40 million, accounting for about 15% of the population of childbearing age. The current fertility situation is not encouraging.

2. 问题　正常育龄健康夫妇为什么会不孕不育？

二、形成假说

正常育龄健康夫妇不孕不育可能与环境药物污染及不良生活习惯（酗酒或长期喝过多饮料）使得精子和（或）卵子的功能与结构受到损害，导致无法正常受精有关。

三、实验设计思路与实验目的

（一）实验目的

1. 了解胚胎及卵母细胞的发育过程及体外受精原理。

2. 学习与训练的实验知识与技术　学习小鼠精子的分离提取技术、卵母细胞胞质单精注射技术，了解成熟卵母细胞超排卵及提取方法。

（二）实验思路

1. 小鼠正常成熟卵母细胞形态结构观察。

观察指标：观察小鼠卵巢、输卵管和输卵管壶腹部的解剖位置，以及超排卵后的膨大部位；观察超排卵后成熟卵丘-卵母细胞复合体形态；采用透明质酸酶消化卵丘细胞后观察含有第一极体的成熟卵母细胞形态。

小鼠卵巢内不同发育阶段的卵泡在超排激素孕马血清促性腺激素（PMSG）刺激下，加速生长发育，并形成更多的优势卵泡，绒毛膜促性腺激素（hCG）诱导促黄体素（LH）峰出现并诱导排卵，高水平 LH 消除卵母细胞内减数分裂阻滞因子（OMI），启动减数分裂，超排卵母细胞完成第一次减数分裂后停滞在第二次减数分裂中期（M Ⅱ 期），等待受精。超排成熟卵母细胞即为含有第一极体的 M Ⅱ 期卵母细胞，亦是本实验观察对象。

2. 小鼠正常精子运动能力检测与形态结构观察。

观察指标：观察小鼠睾丸、附睾及输精管形态与位置；附睾尾部精子采集方法；采用血细胞计数器法进行精子计数和运动上游能力检测；采用不同染色法分别进行精子与顶体结构观察。

精子在睾丸内产生，在附睾中经过头、体、尾逐步成熟后储存于输精管。通过对不同部位精子运动能力的检测，认识精子在睾丸产生后，在附睾内成熟的动态过程。哺乳动物的精子在附睾尾部成熟并获得向前运动的能力，这种向前运动能力（精子获能）是精子受精能力的重要指标。

3. 观察长期喝可乐饮料、酗酒及服用药物（环磷酰胺）是否可能引起小鼠精子发生畸形？

观察指标：观察并鉴定精子畸形类型，掌握精子畸形率计算分析与结果评价。

精子的畸形主要是指精子形态的异常改变。大、小鼠精子畸形受基因控制，具有高度遗传性，许多常染色体及 X、Y 染色体基因直接或间接地决定精子形态。因此精子形态的改变提示有关基因及其蛋白质产物的改变。大、小鼠精子畸形试验可用于检测受试物对于精子生成、发育的影响，而且对已知的生殖细胞致突变物有高度敏感性，故精子畸形试验可用作检测受试物在体内对生殖细胞的致突变作用研究。

4. 体外受精与胚胎发育（虚拟、示教或操作）

观察指标：雌性小鼠成熟卵母细胞形态；雄性小鼠成熟精子的形态与活力检测；受精过程与二细胞胚发育。

体外受精-胚胎移植（IVF-ET）是将从母体取出的卵母细胞置于培养皿内，加入经优选诱导获能处理的精子，使卵母细胞在体外受精，并发育成前期胚胎后移植回母体子宫内，经妊娠后分娩婴儿。由于胚胎最初 2 天在试管内发育，所以该技术又称试管婴儿技术。体外受精时需要分别获取成熟的精子和卵母细胞，去除卵母细胞透明带，通过卵母细胞胞质单精注射技术将精子送入卵母细胞内。成熟受精的卵母细胞迅速完成第二次减数分裂，并启动了受精卵的发育过程。

（三）实验设计

实验分组：动物随机分成对照组、可乐组、乙醇组及药物组，每组例数 *n*=4，雌雄各半。

1. 对照组　生理盐水灌胃+卵母细胞和精子形态结构+精子运动能力+畸形情况。

2. 可乐组　可乐饮料灌胃+卵母细胞和精子形态结构+精子运动能力+畸形情况。

3. 乙醇组　50% 乙醇灌胃+卵母细胞和精子形态结构+精子运动能力+畸形情况。

4. 药物组　腹腔注射环磷酰胺+卵母细胞和精子形态结构+精子运动能力+畸形情况。

四、材料与方法

（一）实验材料

1. 动物　6 周龄 SPF 级昆明小鼠，雌雄各半，每组 4 只以上，体重 20 ～ 22g。

2. 器材　隔水式恒温培养箱，体视显微镜；纤维注射系统、纺锤体观察仪、水浴锅；冰箱；血细胞计数器，玻璃凹皿；1ml 注射器；手术剪与手术镊；眼科剪与眼科镊；取卵针；微量移液器；3.5mm 平皿；纸巾等。

3. 药品与试剂　超排药物：20U/ml PMSG 和 20U/ml hCG；1% 透明质酸酶（37℃水浴，现用现配，使用时 10 倍稀释）；PBS；甲紫，75% 乙醇，甲醛，吉姆萨染液；KSOM 培养液，20mg/kg 环磷酰胺，可乐饮料，50% 乙醇，生理盐水，甲醇固定液，1% 伊红，酒精棉球等。

（二）实验步骤与方法

1. 实验前的试剂准备

（1）1% 透明质酸酶配制：取 10mg 透明质酸酶溶入 1ml PBS 中，37℃预热，现用现配，使用时 10 倍稀释。

（2）20mg/kg 环磷酰胺染毒剂量：取 40mg 环磷酰胺溶入 50ml 生理盐水中，制备成 0.8mg/ml 注射液，每只小鼠（体重 20g）腹腔注射 0.5ml，最终染毒剂量 20mg/kg。

（3）受精液滴制备：采用 3.5mm 平皿，制备 100ml KSOM 培养液，上面覆盖矿物油，放置在培养箱中平衡过夜（技术老师准备）。

2. 诱导小鼠体内超排成熟卵母细胞及形态观察

（1）体内诱导超排：4 ～ 6 周雌性昆明小鼠腹腔注射 PMSG：5 ～ 10U/只（取 20U/ml PMSG：每只注射 0.25 ～ 0.5ml），48h 后注射 hCG：5 ～ 10U/只（取 20U/ml hCG：每只注射 0.25 ～ 0.5ml），18 ～ 20h 取小鼠输卵管壶腹部（技术老师准备）。

（2）小鼠卵巢、输卵管结构观察：脱臼处死小鼠，取小鼠输卵管壶腹部。从小鼠背部中间用手术剪开口后钝性撕开皮肤，在脊柱与肋骨交叉处，采用眼科剪剪开背部肌肉层后，寻找脊柱两侧的脂肪垫，脂肪垫下方为带有出血点的卵巢（出血点即为排卵后血体），与输卵管紧密相连的即为输卵管（约为小米粒大小），其后为 U 形子宫。小心用眼科剪剪去卵巢至子宫上部，两者之间的即为输卵管，放入 37℃预热的含 1ml PBS 玻璃凹皿中。

（3）释放卵丘-卵母细胞复合体（成熟卵母细胞）：将玻璃凹皿放在 3.5mm 平皿上，在体视显微镜下找到膨大的输卵管壶腹部，用眼科镊同时夹住壶腹部两侧，用 1ml 注射器针头挑开膨大部位，释放出如棉絮状的卵丘-卵母细胞复合体。

（4）成熟卵母细胞收集与结构观察：0.1% 透明质酸酶去除卵丘细胞后即为含有第一极体的成熟卵母细胞：将棉絮状的卵丘-卵母细胞复合体放入含有 0.1% 透明质酸酶的 PBS（37℃预热）中 10min 后，卵丘细胞自动脱落，体视显微镜下可见含有第一极体的成熟卵母细胞。在纺锤体观察仪下观察成熟卵母细胞停滞在 MⅡ 期的纺锤体结构（无染色、无损观察）。选择第一极体呈圆形、光滑且完整的卵母细胞进行后续实验。

（5）小鼠成熟卵母细胞超排情况计数：观察小鼠超排情况，记录超排卵母细胞总数量；分类记录每只小鼠超排卵母细胞数量以及含有第一极体数量、孤雌活化数量、无第一极体数量。

注意事项：注意分辨卵巢与输卵管，镊子夹住卵巢，防止损伤输卵管；注意 1% 透明质酸酶需要 PBS 稀释 10 倍后变成应用液使用；注意检查取卵针的密闭性，选择密闭性良好的取卵针吸卵，防止卵母细胞丢失；体视显微镜下操作时，随时根据需要调节放大倍数。

3. 小鼠精子采集、运动能力检查与结构观察实验

（1）精子采集：左手捏小鼠尾部，右手持镊子，以颈部脱臼法处死实验鼠。用酒精棉球消毒腹部开口部位被毛及皮肤。剪开腹壁，暴露生殖系统。无菌分离睾丸、附睾及输精管。在含培养液的平皿中剪去睾丸、附睾及输精管周围的系膜及脂肪，将分离并洗净的睾丸、附睾及输精管用眼科剪再分离为睾丸、附睾尾及附带的小段输精管、其余部分的输精管三部分，弃去附睾头。采集睾丸精子时，将睾丸横切为若干段或组织块，在平皿中加 1ml 培养液，用眼科镊轻轻挤压睾丸组织块，把精子挤入培养液中，去掉组织块。于 37℃、5%CO$_2$、饱和湿度条件下孵育 20min，使精子自行散开。采集附睾尾精子时，将其剪成几段，用眼科镊轻轻挤压附睾和输精管，把精子挤入培养液中，去掉附睾和输精管。于 37℃、5%CO$_2$、饱和湿度条件下孵育 20min，使精子自行散开。采集输精管精子时，由于小鼠输精管非常细，不能直接冲洗管腔，将输精管放入含有 1ml 培养液的平皿内，在实体显微镜下用一支眼科用异物针固定输精管，用另一支异物针向相反方向纵向撕开输精管，精子会浮游到稀释液中。将大块输精管组织拨开，用吸管连同精子吸出液体部分，装于 2ml 具塞试管中暂存。

（2）精子运动能力检查：用滴管吸取精液，放于血细胞计数器的计数室与盖玻片接触处，使精液自然流入计数室中。计数中间 5 个中方格（对角 5 个或四角及中间）内 80 个小方格的精子数，计数值为 X。计算时，先计数死精子的 X_1 值，将计数器置于 50℃ 水浴锅中的搪瓷盘中，在 50℃ 条件下 10min 杀死精子，计数总精子数 X_2 值，$(X_2–X_1)/X_2$ 为精子运动能力。计数时每份精子用三个计数器重复计数 3 次，取平均值。

（3）精子整体结构观察：取一小滴保存精液在载玻片上，将样品滴以拉出形式制成抹片。用 0.5% 甲紫乙醇染色 3min，自然干燥、水洗后镜检。镜下可观察到大多数为结构正常的精子，部分为畸形精子，如头部畸形（如头部巨大、瘦小、细长、圆形、轮廓不明显、皱缩、缺损、双头等），颈部畸形（颈部膨大、纤细、不全、双颈等），尾部中段畸形（膨大、纤细、弯曲、不全、双体等），尾部主段畸形（弯曲、回旋、短小、长大、双尾等）分类计数。有的精子尾部发育未完成，为未成熟精子，可视为畸形精子。

（4）精子顶体结构观察：精液抹片自然干燥 2～20min，以 1～2ml 的甲醛磷酸盐缓冲液固定 15min，水洗后自然干燥。用吉姆萨染液染色 90min，水洗，风干。置于 1000 倍显微镜下用油镜观察、计数顶体异常精子。镜下可观察到大多数精子顶体结构正常，部分精子顶体异常，精子顶体异常主要表现为肿胀、缺损、部分或完全脱落。

4. 小鼠精子畸形实验

（1）动物精子致畸模型复制：药物组动物用环磷酰胺（20mg/kg）进行腹腔注射，每天 1 次，连续 5d。注射前用酒精棉球消毒腹部。可乐组和乙醇组分别按 0.2ml/10g 灌胃可乐饮料和 50% 乙醇，每天 1 次，连续 5d。对照组给予等量生理盐水灌胃 5d。

（2）精子悬液制片及伊红染色：颈椎脱臼处死小鼠，取出双侧附睾，将附睾放入 1ml 生理盐水中。用眼科剪将附睾纵向剪 1～2 下，静置 3～5min，轻轻摇动。用 4 层擦镜纸或合成纤维血网袋滤除组织碎片，吸取此精子悬液滴于清洁载玻片一端，均匀推片，待玻片晾干后用甲醇固定 5min 以上，自然晾干。用 1% 伊红染色 1h，用水轻冲，干燥。

（3）镜下阅片，观察精子异常情况：在低倍镜下找到背景清晰、精子重叠较少的区域，然后用油镜计数。每只小鼠为一观察单位，计数 1000 条完整的精子中畸形精子数，计算各组小鼠精子畸变率。其中有头无尾（轮廓不清）、头部与其他精子或碎片重叠及人为剪碎的精子均不计算。

精子畸形主要表现在头部，其次为尾部，可分为无钩、香蕉形、胖头、无定形、尾折叠、双头、双尾等。异常精子均应记录显微镜的坐标数，以备复查。并分别记录异常类型，以便统计精子畸形率及精子类型的构成比。判断双头、双尾畸形时，要注意与两条精子的部分重叠相鉴别，判断无定形时要与人为剪碎及折叠相鉴别。

注意事项：不同品系的小鼠的精子畸形率本底差异值较大，每次选用的小鼠品种和周龄应一致。精子畸形率影响的因素比较多，故在结果分析时，应该首先观察阳性和阴性的实验结果。计数 1000 条完整的精子时，观察视野不能重复。

5. 体外受精与胚胎发育（示教或虚拟实验）

（1）成熟卵母细胞获取与选择：参照前面方法获取成熟卵母细胞，卵丘-卵母细胞复合体放入含有 0.1% 透明质酸酶 PBS（37℃预热）中 10min 后，卵丘细胞自动脱落，体视显微镜下可见含有第一极体的成熟卵母细胞，镜下挑出成熟卵母细胞备用。

（2）精子采集与获能：健康雄鼠，颈椎脱臼处死，腹部用 75% 乙醇消毒；打开腹腔，取附睾尾。用眼科剪小心将附睾尾周围的脂肪剥离，去除血迹和脂肪，用 37℃预热的灭菌 PBS 冲洗 3 遍；用眼科剪在附睾尾上剪个小口，这时可见有乳白色精子团涌出；用穿刺针将精子团挑入预先隔夜平衡的受精液滴中，放入培养箱内孵育 4h。然后取 10 ～ 30μl 精子悬液，移入另一新鲜液滴进行获能，精子密度约 1×10^6 个/ml，放在 37℃、5%CO_2、饱和湿度培养箱培养。

（3）卵母细胞质单精注射制备受精卵：一手握有持卵管，一手持有注射针，将获能的精子采用显微操作技术注入成熟的卵母细胞，将注射后卵母细胞移入经过 5%CO_2、饱和湿度培养箱预平衡的 KSOM 培养液中。在 37℃、5%CO_2、饱和湿度培养箱中培养 48h。

（4）观察胚胎发育情况：每隔 24h 取出在显微镜下观察，并记录发育情况。以能够均等分裂为 2 细胞的胚胎判定为受精卵。

注意事项：小鼠腹腔注射时要注意采取头低位，注射后确定没有回流物方可推入药物。注意分辨卵巢与输卵管，分离输卵管时用镊子夹住卵巢以防损伤输卵管。透明质酸酶要现用现配，以免酶活性不足。注意检查取卵针的密闭性，选择密闭良好的取卵针以防卵母细胞丢失。胚胎植入时，选择只能容纳 1 个胚胎直径的移植管，吸入胚胎时注意吸入胚胎次序，植入时带入的培养液要尽量少。

五、实验结果记录与分析

认真观察记录各组动物卵母细胞和精子细胞的形态结构特征、精子运动能力以及精子畸形情况。每只动物按精子畸形类型分别认真仔细记录，以便计算各实验组的精子畸形发生率（百分率）和精子畸形类型的构成比。一般正常小鼠的精子畸形率为 0.8% ～ 3.4%。

精子畸形试验阳性的判断标准是精子畸形发生率至少为阴性对照组的两倍或经统计学处理有显著性差异，并存在剂量-反应关系者。

六、讨论与结论

根据上述实验数据进行分析讨论，判断结果是否证明了假说，如果不符，根据结果修正假说。

七、思考题

1. 卵母细胞为什么会停滞在 MII 期？受精后 MII 期停滞被打破的机制是什么？

2. 孤雌活化的机制是什么？可以着床并发育成个体吗？它和克隆个体有何区别？

3. 精子在哪里产生？精子是如何发育而成的？

4. 精子发生畸形的常见原因有哪些？

（王晓梅　林桂淼）

参 考 文 献

黄国宁, 2014. 辅助生殖实验室技术. 北京: 人民卫生出版社.

朱大年, 2013. 生理学. 8 版. 北京: 人民卫生出版社.

邹仲之, 李继承, 2013. 组织学与胚胎学. 8 版. 北京: 人民卫生出版社.

Bartke A, Brannan S, Hascup E, et al, 2021. Energy metabolism and aging. World J Mens Health, 39(2): 222-232.

Carson SA, Kallen AN, 2021. Diagnosis and management of infertility: A review. JAMA, 326(1): 65-76.

van Niekerk G, Christowitz C, Conradie D, et al, 2020. Insulin as an immunomodulatory hormone. Cytokine Growth Factor Rev, 52: 34-44.

Zhou LP, Gao M, Xiao ZM, et al, 2015. Protective effect of astaxanthin against multiple organ injury in a rat model of sepsis. J Surg Res, 195(2): 559-567.

第十七章　药理学经典实验

实验五十九　药物的基本作用

一、观察现象并提出问题

1. Observation/Background (or Case)　For all drugs, the therapeutic ratio, i.e., the difference between therapeutic effect and adverse effect, should be as large as possible. When we focus on drugs used in the treatment of asthma, particularly beta 2-agonists and corticosteroids, the therapeutic ratio of these drugs can be considered to be the degree of separation of their effects on lung function from their systemic effects. This is increased by administration via inhalation, resulting in targeting of the drug directly to the site of action. However, all drugs deposited in the airways are eliminated via the systemic circulation, and have, therefore, the potential to cause some systemic side effects.

2. 问题　普鲁卡因局部给药会产生什么作用？普鲁卡因全身给药会产生什么作用？地西泮可以抑制中枢兴奋作用吗？

二、形成假说

1. 通过局部给药普鲁卡因可以产生局部麻醉作用。
2. 通过全身给药普鲁卡因可以产生中枢神经系统兴奋作用。
3. 地西泮可抑制普鲁卡因导致的中枢兴奋作用。

三、实验设计思路与实验目的

（一）实验目的

1. 观察和了解药物的兴奋作用、抑制作用、局部作用和吸收作用。
2. 学习与训练的实验知识技能　家兔坐骨神经干传导麻醉方法，家兔肌内注射方法。

（二）实验思路

1. 证明通过局部给药普鲁卡因可以产生局部麻醉作用。

观察指标：活动情况，如肢体站立和行走姿态；针刺肢体测试痛觉反射。

普鲁卡因局部给药可阻断神经元膜上的钠通道而抑制神经冲动的传导，由此产生局部麻醉作用，进而导致运动和感觉障碍。

2. 证明全身给药普鲁卡因可以产生中枢神经系统兴奋作用。

观察指标：是否出现惊厥。

普鲁卡因吸收入血后可引起中枢脱抑制的兴奋反应，出现兴奋不安、骨骼肌震颤，进一步出现意识错乱和癫痫大发作，最后转为昏迷和呼吸肌麻痹而死亡。

3. 证明地西泮可抑制普鲁卡因导致的中枢兴奋作用。

观察指标：肌肉松弛现象。

地西泮是常用的苯二氮䓬类（BZ）镇静催眠药，其中枢神经系统作用是通过增强 γ-氨基丁酸（GABA）对中枢的抑制作用而产生的。GABA 作用于 $GABA_A$ 受体，使细胞膜对 Cl^- 通透性增加，Cl^- 大量进入细胞膜内，引起细胞膜超极化，使神经元兴奋性降低。苯二氮䓬类药物与 $GABA_A$ 受体复合物上的 BZ 受点结合，诱导受体发生构象变化，促进 GABA 与 $GABA_A$ 受体的结合，增加 Cl^- 通道开放的频率而增加 Cl^- 内流，产生中枢抑制效应。同时地西泮还可阻止中枢异常放电向皮层下中枢扩散而终止或减轻惊厥发作。

（三）实验设计

动物随机分成以下 3 组，每组例数 $n \geq 3$。

1. 对照组　观察家兔正常活动+痛觉反射（针刺后肢）+生理盐水注射后反应。

2. 普鲁卡因组　观察家兔正常活动+痛觉反射+普鲁卡因注射后反应（有无运动和感觉障碍）。

3. 地西泮组　观察家兔正常活动+痛觉反射+普鲁卡因注射后反应+地西泮注射后反应。

先观察家兔正常活动情况，再针刺后肢观察其对痛觉的反应。普鲁卡因组及地西泮组动物在一侧坐骨神经周围注入 5% 盐酸普鲁卡因，2 ～ 3min 后观察和测试有无运动和感觉障碍。待局部作用明显后，肌内注射 5% 盐酸普鲁卡因，观察中毒症状（惊厥）是否出现。出现明显中毒症状时，地西泮组立即注射 0.5% 地西泮，观察肌肉松弛作用。对照组给予等量生理盐水处理。观察和比较各组反应的差别。

四、材料与方法

（一）实验材料

1. 动物　家兔，雌雄不限，体重 2.0 ～ 2.5kg，9 只以上。

2. 器材　注射器（5ml）。

3. 药品与试剂　5% 盐酸普鲁卡因溶液、0.5% 地西泮溶液。

（二）实验步骤与方法

1. 家兔称重，先观察其正常活动情况，如四肢站立和行走姿态，并用针刺其后肢，测试有无痛觉反射。

2. 选择一侧坐骨神经周围（使家兔做自然俯卧式，在尾部坐骨棘与股骨头间摸到一凹陷处）作为注射部位，对照组注入生理盐水（1ml/kg），普鲁卡因组和地西泮组注入 5% 盐酸普鲁卡因溶液（1ml/kg）。2 ～ 3min 后观察和测试同侧后肢有无运动和感觉障碍，并与对侧相比较。

3. 待局部作用明显后，普鲁卡因组肌内注射 5% 盐酸普鲁卡因（1ml/kg），观察中毒症状（惊厥）出现与否。地西泮组部分动物可先给予 0.5% 地西泮溶液再肌内注射 5% 盐酸普鲁卡因，观察反应有何差异。

4. 出现明显中毒症状的动物，地西泮组立即由耳缘静脉注射 0.5% 地西泮溶液（0.5ml/kg），普鲁卡因组则注射等量生理盐水，观察比较两组肌肉松弛现象的发生情况。

五、结果记录与数据分析

认真观察，记录结果于表 17-59-1 中。

表 17-59-1　普鲁卡因和地西泮的药物作用

	站立情况	行走情况	疼痛反射	中毒症状	肌松情况
尾部注射生理盐水					
尾部注射盐酸普鲁卡因					
肌内注射盐酸普鲁卡因					
静脉注射地西泮治疗					
静脉注射地西泮预防					

六、讨论与结论

根据观察结果分析讨论，判断结果是否证明了假说。如果符合，分析其作用机制；如果不符，分析原因并可根据结果修正假说。

七、注意事项

观察要仔细，注意家兔的细微变化。

八、思考题

1. 本实验中药物兴奋作用、抑制作用、局部作用、吸收作用表现在哪些方面，你是否观察到药物间的对抗作用？

2. 本实验中，哪些是普鲁卡因和地西泮的治疗作用，哪些是它们的不良反应？

（李　欣　尹永强）

实验六十　肝药酶活性对药物作用的影响

一、观察现象并提出问题

1. Observation/Background (or Case)　The rate and extent of drug metabolism significantly influence drug effect. Enzyme induction by increasing the metabolism of drugs may result in important drug interactions. Other implications of enzyme induction include alterations in the metabolism of endogenous substrates, vitamins and activity of extrahepatic enzyme systems. Similarly, a wide range of drugs may produce clinically significant drug interactions following enzyme inhibition.

2. 问题　苯巴比妥和氯霉素是否影响其他药物的作用？

二、形成假说

1. 苯巴比妥可能具有肝药酶诱导作用，能加速其他药物代谢、减弱其药物作用。

2. 氯霉素可能具有肝药酶抑制作用，能减慢其他药物代谢、增强其药物作用。

三、实验设计思路和实验目的

（一）实验目的

1. 观察肝药酶诱导剂和抑制剂对药物效应的影响。

2. 学习与训练的实验知识技能　小鼠腹腔注射方法。

（二）实验思路

1. 证明苯巴比妥可通过肝药酶诱导作用加速其他药物代谢。

观察指标：翻正反射消失及恢复时间。

戊巴比妥钠为巴比妥类镇静催眠药，适当剂量的戊巴比妥钠具有催眠作用，可使小鼠翻正反射消失。苯巴比妥是肝药酶诱导剂，能增加戊巴比妥钠在肝脏的消除而使药效减弱，因此小鼠翻正反射消失的时间延长，恢复变快。

2. 证明氯霉素可通过肝药酶抑制作用减慢其他药物代谢。

观察指标：翻正反射消失及恢复时间。

氯霉素为广谱抗生素，半衰期2.5h，属于肝药酶抑制剂，如果和戊巴比妥钠合用，能抑制后者在肝脏的消除而使药效增加，甚至出现毒性反应，因此小鼠翻正反射消失的时间缩短，恢复变慢。

（三）实验设计

实验分组：动物随机分成以下三组，每组例数 $n \geqslant 3$。

1. 对照组　腹腔注射生理盐水→48h 后腹腔注射生理盐水→45min 后腹腔注射 0.3% 戊巴比妥钠。

2. 苯巴比妥钠组　腹腔注射 0.8% 苯巴比妥钠→48h 后腹腔注射生理盐水→45min 后腹腔注射 0.3% 戊巴比妥钠。

3. 氯霉素组　腹腔注射生理盐水→48h 后腹腔注射 0.25% 氯霉素→45min 后腹腔注射 0.3% 戊巴比妥钠。

小鼠称重标记分组后，观察活动情况，苯巴比妥钠组小鼠腹腔注射 0.8% 苯巴比妥钠溶液。48h 后，对照组和氯霉素组小鼠分别腹腔注射生理盐水和 0.25% 氯霉素溶液。45min 后，三组小鼠均腹腔注射 0.3% 戊巴比妥钠溶液，记录给药时间，观察翻正反射消失及恢复时间。

四、材料与方法

（一）实验材料

1. 动物　小鼠，雌雄不限，体重 18～22g，9 只以上。

2. 器材　天平，1ml 注射器，秒表，鼠笼等。

3. 药品与试剂　0.8% 苯巴比妥钠溶液，0.25% 氯霉素溶液，0.3% 戊巴比妥钠溶液，生理盐水，苦味酸溶液等。

（二）实验步骤与方法

1. 小鼠称重，分组标记，观察小鼠的活动情况并记录。

2. 苯巴比妥钠组小鼠腹腔注射 0.8% 苯巴比妥钠溶液（0.1ml/10g），其他组小鼠腹腔注射等量生理盐水，常规饲养 48h。

3. 48h 后，对照组和氯霉素组分别腹腔注射生理盐水和 0.25% 氯霉素溶液（0.1ml/10g）。

4. 45min 后，三组小鼠均腹腔注射 0.3% 戊巴比妥钠溶液（0.1ml/10g）。

5. 记录给药时间，观察小鼠活动情况，翻正反射消失时间及恢复时间。

五、实验结果记录与分析

准确记录实验数据（表 17-60-1），计算均数与标准差，尝试进行统计学显著性分析。

表 17-60-1　肝药酶活性对药物作用比较

组别	体重（g）	0.3% 戊巴比妥钠剂量（ml）	翻正反射	
			消失时间（min）	恢复时间（min）
对照组				
苯巴比妥钠组				
氯霉素组				

六、讨论与结论

根据观察结果分析讨论，判断结果是否证明了假说。如果符合，分析其作用机制；如果不符，分析原因并可根据结果修正假说。

七、注意事项

1. 小鼠体重应该接近。

2. 如室内温度在 20℃以下，应给麻醉小鼠保暖，否则动物将因体温下降，代谢减慢，不易苏醒。

八、思考题

1. 解释氯霉素对戊巴比妥钠镇静催眠作用的影响。

2. 讨论肝药酶诱导剂对药物作用影响的临床意义是什么？

3. 讨论肝药酶抑制剂对药物作用影响的临床意义是什么？

（李　欣　尹永强）

实验六十一　不同剂型对药物作用的影响

一、观察现象并提出问题

1. Observation/Background (or Case)　Formulation of drugs into a presentable form is the basic requirement and need of today. Dosage form is a mean of drug delivery system, used for the application of drug to a living body. Various types of dosage forms are available such as tablets, syrups, suspensions, suppositories, injections, transdermal patches having different types of drug delivery mechanisms. These classical/modern dosage forms have some advantages and disadvantages; therefore the development of an ideal drug delivery system is a big challenge to the pharmacist in the presence scenario. In order to get the desired effect, the drug should be delivered to its site of action at such rate and concentration to achieve the maximum therapeutic effect and minimum adverse effect.

2. 问题　戊巴比妥钠的水溶液和胶体溶液起作用会有什么差别？

二、形成假说

戊巴比妥钠水溶液比胶体溶液扩散速率快，因此，水溶液剂型可能吸收比胶体溶液剂型快，从而发挥药效也快。

三、实验设计思路与实验目的

（一）实验目的

1. 观察不同剂型的戊巴比妥钠发生作用的差别，了解剂型对药物作用的影响。

2. 学习与训练的实验知识技能　小鼠皮下注射方法。

（二）实验思路

证明戊巴比妥钠水溶液比胶体溶液吸收快，发挥药效快。

观察指标：翻正反射消失的时间。

戊巴比妥钠为巴比妥类镇静催眠药物，随剂量的增加可相继出现镇静、催眠、抗惊厥和麻醉作用，催眠作用可使小鼠翻正反射消失。戊巴比妥钠胶体溶液比水溶液黏度高，药物扩散速率较慢，吸收也较慢，产生药效的时间也越缓慢，因此给予水溶液后翻正反射消失的时间比胶体溶液早。

（三）实验设计

实验分组：动物随机分成以下两组，每组例数 $n \geqslant 3$。

1. 水溶液组　皮下注射 0.25% 戊巴比妥钠水溶液+观察动物反应。

2. 胶体溶液组　皮下注射 0.25% 戊巴比妥钠胶体溶液+观察动物反应。

小鼠称重、标记、分组后，分别给予处理因素，观察翻正反射消失的时间。

四、材料与方法

（一）实验材料

1. 动物　小鼠，雌雄不限，体重 18～22g，6 只以上。

2. 器材　1ml 注射器，玻璃钟罩，天平等。

3. 药品与试剂　0.25% 戊巴比妥钠水溶液，0.25% 戊巴比妥钠胶体溶液（含羧甲基纤维素钠 4%），苦味酸溶液等。

（二）实验步骤与方法

1. 小鼠称重、编号，分成两组。

2. 水溶液组皮下注射 0.25% 戊巴比妥钠水溶液，胶体溶液组皮下注射 0.25% 戊巴比妥钠胶体溶液，剂量均为 0.1ml/10g。

3. 注射后即刻计时，并将小鼠放在玻璃钟罩内，观察翻正反射消失的时间。

五、实验结果记录与分析

准确记录实验数据，并填入表 17-61-1。

表 17-61-1　不同剂型对药物作用的影响

组别	体重（g）	给药时间（min）	翻正反射消失时间（min）	潜伏期（min）
水溶液组				
胶体溶液组				

六、讨论与结论

根据实验结果分析讨论，判断结果是否证明了假说。如果符合，分析其作用机制；如果不符，分析原因并可根据结果修正假说。

七、注意事项

1. 小鼠的体重宜接近。

2. 注意准确控制给药量。

八、思考题

1. 比较实验中所用的两种制剂，何种制剂发生作用的时间短？为什么？

2. 药物的常见剂型都有哪些？

（李　欣　尹永强）

实验六十二　不同给药途径对药物作用的影响

一、观察现象并提出问题

1. Observation/Background (or Case)　The extent and time course of drug action can be markedly affected by the route of drug administration into the patient as well as the pattern of drug distribution within the patient. Drugs which are rapidly cleared by hepatic processes will show a decreased extent of availability following oral administration due to metabolism of drug on its first pass through the liver. The magnitude of this first pass will depend on the blood flow to the liver and the intrinsic clearing ability of the liver (i.e., the ability of the organ to eliminate the drug independent of the rate at which drug is brought to the organ). Drug distribution in the patient will depend on the blood flow to various sites in the body as well as the partition coefficient of the drug between the blood and the distributive organs. Protein binding both in the plasma and in the tissues will markedly affect this distribution. However, free drug concentrations are generally relieved to be the effective determinant in drug therapy. Often a redistribution due to changes in protein binding will have little effect on the therapeutic efficacy since, although total drug distribution changes, free concentrations in the plasma remain essentially similar.

2. 问题　硫酸镁口服和腹腔注射两种不同途径的给药方式，其产生的药理作用会有什么不同吗？

二、形成假说

硫酸镁口服和腹腔注射给药，其吸收与分布可能有差异，可能会产生不同的药理作用。

三、实验设计思路与实验目的

（一）实验目的

1. 观察相同药物不同给药途径对药物作用的影响。

2. 学习与训练的实验知识技能　小鼠灌胃方法，小鼠腹腔注射方法。

（二）实验思路

证明口服和腹腔注射硫酸镁会产生不同的药理作用。

观察指标：骨骼肌张力，粪便次数和形状。

硫酸镁腹腔注射给药时会被吸收入血，抑制中枢及外周神经系统，使骨骼肌、心肌、血管平滑肌松弛，从而发挥肌肉松弛作用和降压作用。硫酸镁灌胃给药时不易吸收，可使肠内容物渗透压增高，水分吸收减少而增加肠容积，促进肠道推进型肠蠕动而产生导泻作用。因此，硫酸镁腹腔注射后出现肌张力减弱，而灌胃给药则出现腹泻现象。

（三）实验设计

实验分组：动物随机分成以下两组，每组例数 $n \geqslant 3$。

1. 腹腔注射组　腹腔注射 8% 硫酸镁溶液（0.2ml/10g）+观察动物反应。

2. 灌胃给药组　灌胃给予 8% 硫酸镁溶液（0.2ml/10g）+观察动物反应。

小鼠称重、标记、分组后，分别给予处理因素，观察上述肌张力和粪便指标变化。

四、材料与方法

（一）实验材料

1. 动物　小鼠，雌雄不限，体重 18 ～ 22g，6 只以上。

2. 器材　1ml 注射器，灌胃针头，天平，鼠笼等。

3. 药品与试剂　8% 硫酸镁（$MgSO_4 \cdot 7H_2O$）溶液，3% ～ 5% 苦味酸溶液等。

（二）实验步骤与方法

1. 小鼠称重、编号，分成两组，观察正常活动情况。

2. 取 8% 硫酸镁溶液，两组小鼠分别进行腹腔注射和灌胃，剂量均为 0.2ml/10g。

3. 给药后将小鼠置于鼠笼中，观察肌张力变化和粪便情况。

五、实验结果记录与分析

准确记录实验数据，并填入表 17-62-1。

表 17-62-1　不同给药途径对药物作用的影响

组别	体重（g）	药物剂量	给药途径	动物反应
腹腔注射组				
灌胃给药组				

六、讨论与结论

根据实验结果分析讨论，判断结果是否证明了假说。如果符合，分析其作用机制；如果不符，分析原因并可根据结果修正假说。

七、注意事项

1. 小鼠灌胃动作要规范，灌胃器通过会厌部位时要轻柔，随其吞咽动作缓慢进入胃部，而且进针不宜过深，以防穿透胃壁，将药物注射进入腹腔。

2. 注意准确控制给药量。

八、思考题

1. 不同给药途径在哪些情况下使药物的作用产生质的不同？哪些情况下则使药物的作用只产生量的不同？

2. 为什么用硫酸镁以不同途径给小鼠用药会出现不同的作用？

（李　欣　尹永强）

实验六十三　体液 pH 对药物吸收的影响

一、观察现象并提出问题

1. Observation/Background (or Case)　The rate and extent of oral drug absorption is determined by a complex interaction between a drug's physicochemical properties, GI physiologic factors, and the nature of the formulation administered. GI pH is an important factor that can markedly affect oral drug absorption and bioavailability as it may have significant influence on drug dissolution & solubility, drug release, drug stability, and intestinal permeability. Different regions of the GI tract have different drug absorptive properties. Thus, the transit time in each GI region and its variability between subjects may contribute to the variability in the rate and/or extent of drug absorption.

2. 问题　改变体液 pH 对生物碱类药物吸收的影响是什么？

二、形成假说

酸性环境可能通过促进药物解离而延缓生物碱的吸收，碱性环境可能会使生物碱类药物保持分子状态从而促进药物吸收。

三、实验设计思路与实验目的

（一）实验目的

1. 观察不同体液 pH 对生物碱类药物吸收的影响。

2. 学习与训练的实验知识技能　大鼠捉拿方法，大鼠灌胃给药方法。

（二）实验思路

1. 证明酸性环境延缓生物碱类药物（士的宁）的吸收。

观察指标：惊厥发生时间，惊厥症状，病死率。

士的宁对脊髓有选择性兴奋作用，可增强骨骼肌的紧张度，剂量过大可导致惊厥。碱性药物在酸性环境中容易发生解离，离子状态的药物极性高，不易通过细胞膜的脂质双分子层，因此不容易被吸收。药物吸收率低，则药物的药效减弱，因此惊厥发生时间会延缓，症状减轻，病死率减小。

2.证明碱性环境促进士的宁的吸收。

观察指标：惊厥发生时间，惊厥症状，病死率。

士的宁在碱性环境中不易发生解离，分子状态药物疏水而亲脂，易通过细胞膜被吸收。药物吸收率高，则药物的药效较强，因此惊厥发生时间短，症状明显，病死率增大。

（三）实验设计

实验分组：动物随机分成以下两组，每组例数 $n \geqslant 3$。

1.酸性环境组 灌胃给予 0.2mol/L HCl 和 2% 士的宁的等量混合液（pH=1.0），剂量 30ml/kg。

2.碱性环境组 灌胃给予 0.15mol/L NaHCO₃ 和 2% 士的宁的等量混合液（pH=8.0），剂量 30ml/kg。

大鼠称重、标记、随机分组后，分别给予处理因素，观察惊厥症状、病死率等。

四、材料与方法

（一）实验材料

1.动物 大鼠，雌雄不限，体重 180～200g，6 只以上。

2.器材 5ml 注射器，大鼠灌胃针头，天平，鼠笼等。

3.药品与试剂 0.2mol/L HCl 溶液，0.15mol/L NaHCO₃ 溶液，2% 士的宁溶液，3%～5% 苦味酸溶液等。

（二）实验步骤与方法

1.大鼠称重、编号，分成两组，观察正常活动情况。

2.酸性环境组灌胃给予 0.2mol/L HCl 和 2% 士的宁的等量混合液（pH=1.0），碱性环境组灌胃给予 0.15mol/L NaHCO₃ 和 2% 士的宁的等量混合液（pH=8.0），剂量均为 30ml/kg。

3.给药后将大鼠置于鼠笼中，观察惊厥发生时间、惊厥症状、动物病死率。

五、实验结果记录与分析

准确记录实验数据，并填入表 17-63-1。

表 17-63-1 体液 pH 对药物吸收的影响

组别	体重（g）	药物剂量	惊厥发生时间	惊厥症状	病死率
酸性环境组					
碱性环境组					

六、讨论与结论

根据实验结果分析讨论，判断结果是否证明了假说。如果符合，分析其作用机制；如果不符，分析原因并可根据结果修正假说。

七、实验注意事项

1.大鼠容易激怒咬人，捉拿时应戴防护手套或用厚布盖住大鼠，注意不要用力过大，切勿捏其颈部，以免大鼠窒息致死。

2.灌胃时应使大鼠的头部和颈部保持在一条直线上，进针时一般沿口角进针，顺着食管方向插入胃内。不可盲目进针，更不可硬性将灌胃针插入，以防造成组织损伤或进入气管造成大鼠窒息死亡。

八、思考题

1. 酸性环境下弱酸性药物和弱碱性药物哪个更容易被吸收？为什么？

2. 体液 pH 对弱酸性药物及弱碱性药物跨膜转运的影响有什么临床意义？

（李　欣　尹永强）

实验六十四　二室模型药物代谢动力学测定

一、观察现象并提出问题

1. Observation/Background (or Case)   The different phenomena taking place between the compartments obeys a first-order (linear) kinetics. The phenomena of absorption, transfer, and elimination are characterized by their rate constants. A compartmental analysis leads to a system of coupled linear differential equations whose coefficients, the unknowns of the problem, are the above-mentioned rate constants. This system describes the transition of the drug from its administration to its action site passing through the plasma.

2. 问题   既有水溶性又有脂溶性的药物在体内吸收分布有什么规律？

二、形成假说

既有水溶性又有脂溶性的药物根据其在不同液体中的溶解度大小及接触速度快慢，可在两种液体中以不同速率分布，药物在其中的分布规律可能符合二室模型。

三、实验设计思路与实验目的

（一）实验目的

1. 了解药物代谢动力学参数的意义并掌握其计算方法。

2. 学习与训练的实验知识技能   学习药物二室模型复制的模拟方法。

（二）实验设计思路

实验原理：房室模型装置如图 17-64-1 所示，广口瓶下部为 250ml 氯仿，上部为 300ml 蒸馏水，将瓶放在磁力搅拌器上匀速搅拌，使氯仿的液面上升 10 ～ 15cm。瓶的入口处与恒速输液泵相连，

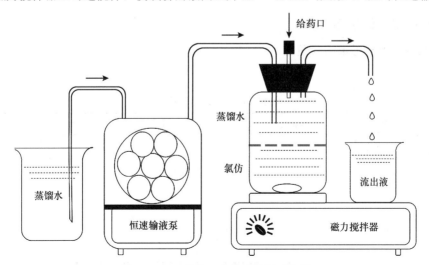

图 17-64-1　药物二室模型装置示意图

蒸馏水以 15ml/min 输入；瓶的出口放置一烧杯收集流出液。以水层代表中央室，氯仿层代表周边室。由于药物的理化性质不同，因而药物在水层和油层中的转运情况就不同。

本实验可利用此房室模型模拟水杨酸钠和水杨酸乙醇溶液在体内的转运分布情况，测定药物在水层中的浓度并计算药动学参数。

四、材料与方法

（一）实验材料

1. 器材 722 型分光光度计、恒速输液泵、磁力搅拌器、烧杯（250ml、1000ml）、广口瓶（500ml）、注射器（5ml）及针头、吸管（0.5ml、10ml）、试管（10ml）、滴管、吸球、试管架、记号笔、坐标纸等。

2. 药品与试剂 5% 水杨酸钠、5% 水杨酸乙醇溶液、10% 三氯化铁、0.02% 水杨酸钠标准液、氯仿、蒸馏水等。

3. 观测指标 药物浓度，计算药动学参数。

（二）实验步骤与方法

1. 水杨酸钠标准曲线测定 精确吸取 0.02% 水杨酸钠标准溶液 0.05ml、0.1ml、0.2ml、0.4ml、0.8ml 分别置于试管中，同时做空白对照。各试管加蒸馏水至 3.5ml，再加入 10% 三氯化铁 0.5ml。水杨酸钠与三氯化铁可生成一种在 520nm 处有最大吸光度的紫色络合物。摇匀后用 722 型分光光度计在 520nm 处测定光密度。将浓度（C）和吸光度（A）进行线性回归，得出标准曲线的方程及相关系数。

$$3 \quad \text{(苯环)}\begin{array}{c}COOH\\OH\end{array} + FeCl_3 \longrightarrow \left[\text{(苯环)}\begin{array}{c}COOH\\O\end{array} \right]_3 Fe + 3HCl$$

2. 流出液中水杨酸钠浓度的测定

（1）开动恒速输液泵和磁力搅拌器，5min 后收集流出液 0.5ml 做空白对照。

（2）由给药口快速注入 5% 水杨酸乙醇溶液 4ml 于水层中。分别于给药后 0.5min、1min、2min、4min、6min、8min、10min、12min、16min、20min、24min 和 28min 收集流出液各 0.5ml。

（3）各管加入蒸馏水 3ml 和 10% 三氯化铁 0.5ml，摇匀。

（4）用 722 型分光光度计在波长 520nm 处测定各管的吸光度值，并依据标准曲线方程式计算出各时间点的浓度值（mg/ml）。

五、实验结果记录与分析

（一）准确计算与记录实验数据

准确计算与记录实验数据于表 17-64-1。

表 17-64-1　水杨酸钠浓度

时间（min）	吸光度（A）	药物浓度（C）（mg/ml）	Log C	外推浓度（C'）	剩余浓度（C''）
0.5					
1					
2					
4					
⋮					
28					

（二）作图

用坐标纸以时间和药物浓度作图，将所得数据在坐标纸作点连线，即得到水杨酸的药-时曲线。

（三）计算药-时曲线方程式

利用直线回归法和剩余法计算其方程式。在坐标图上将各实测浓度点连线，找到该连线的拐点。二室模型中的浓度-时间公式为 $C=C_1+C_2=Ae^{-\alpha t}+Be^{-\beta t}$。其中 C_1 代表分布相浓度，C_2 代表消除相浓度，α 为分布相速率常数，β 为消除相速率常数。由于二室模型的特点，α 远大于 β，故 t 足够大（拐点后）时，分布相可忽略（$C_1 \approx 0$），此时实测浓度 $C=C_2=Be^{-\beta t}$。根据不同拐点后的浓度及时间计算出消除相方程的参数 B 和 β，然后将拐点前的不同时间点代入 $C=Be^{-\beta t}$ 计算出对应的外推浓度 C'，填入表 17-64-1 中。此时公式 $C=Ae^{-\alpha t}+Be^{-\beta t}$ 中 C、B、β 和 t 是已知的，因此，令剩余浓度 $C''=C-Be^{-\beta t}$，即可得一系列剩余浓度值，填入表 17-64-1 中。上式可变形为 $C''=Ae^{-\alpha t}$，再利用直线回归法求出 A 和 α，将两个直线方程式合并即为水杨酸乙醇的二房室药-时曲线方程式：

$$C=C_1+C_2=Ae^{-\alpha t}+Be^{-\beta t}$$

公式中的 A 和 B 是解微分方程时的参数，无实际意义。

（四）计算药动学参数

1. 分布半衰期　　$t_{1/2\alpha}=0.693/\alpha$。

2. 消除半衰期　　$t_{1/2\beta}=0.693/\beta$。

3. 分布速率常数（从周边室到中央室）　　$K_{21}=\dfrac{A\beta+B\alpha}{A+B}$（$\min^{-1}$）。

4. 消除速率常数　　$K_{10}=\dfrac{\alpha\beta}{K_{21}}=\dfrac{\alpha\beta(A+B)}{A\beta+B\alpha}$（$\min^{-1}$）。

5. 分布速率常数（从中央室到周边室）　　$K_{12}=\alpha+\beta-K_{21}-K_{10}$（$\min^{-1}$）。

6. 中央室容积　　$V_C=\dfrac{X}{A+B}$（L）。

X 是给药量，注意单位换算，应与 $A+B$ 一致。

7. 周边室容积　　$V_P=V_C\dfrac{K_{12}}{K_{21}}$。

8. 表观分布容积　　$V_d=\dfrac{V_C K_{10}}{\beta}$。

9. 血浆清除率　　$CL=V_C K_{10}=\beta V_d$。

10. 曲线下面积　　$AUC=\dfrac{A}{\alpha}+\dfrac{B}{\beta}$。

六、讨论与结论

根据实验结果分析讨论，判断结果是否证明了假说。

七、注意事项

模型中不得有大气泡，每次实验前应将氯仿的量补足。

八、思考题

1. 房室模型的含义是什么？

2. 说明上述各药动学参数的意义。

（尹永强 李 欣）

实验六十五 药物半数有效量的测定

一、观察现象并提出问题

1. Observation/Background (or Case) ED_{50} should serve as a clinical starting point for doctors when prescribing drugs, as adjustments are needed to balance efficacy and toxicity. E-max will be equivalent to the maximum possible effect of the drug. It is important to remember that as the dose increases, so does the risk of poisoning, and they may not be proportional. Each patient needs a personalized treatment target and should be monitored to ensure the lowest possible effective dose, especially for long-term treatment. There are two forms of dose-response curve, graded form and quantitative form. The Graded form answers the question "how much", while the Quanta form answers "yes or no". ED_{50} may vary according to the questions the clinician is trying to answer, so it is recommended to use the recommended ED_{50} as a starting point and adjust accordingly according to the patient's clinical outcome.

2. 问题 戊巴比妥钠的半数有效量（ED_{50}）如何测算？

二、形成假说

可采用改良的冠氏法来测定戊巴比妥钠的 ED_{50}，具体测算公式如下：

$$ED_{50} = \lg^{-1}\left[\lg D_{m} - \lg r \sum (P - 0.5)\right]$$

三、实验设计思路与实验目的

（一）实验目的

1. 了解药物半数有效量（ED_{50}）和半数致死量（LD_{50}）的原理和意义。

2. 学习与训练的实验知识与技能 学习动物的随机分组；学习 LD_{50} 和 ED_{50} 的测定方法。

（二）实验原理

以戊巴比妥钠为实验药物，观察药物量效关系在群体中出现反应的规律，计算药效学参数 ED_{50}。

四、材料与方法

（一）实验材料

1. 实验动物 小鼠 72 只，雌雄各半，体重 18 ～ 22g。

2. 实验药品 1% 戊巴比妥钠，3% 苦味酸等。

3. 实验器材 小动物电子天平、鼠盒、1ml 注射器、10ml 量筒、5ml 刻度吸管、试剂瓶、记号笔、计算器等。

4. 观测指标 小鼠的翻正反射。

（二）实验步骤与方法

1. 探索剂量范围　取小鼠 12 只，将其平均分成 3 组，腹腔注射戊巴比妥钠，参考剂量：最小剂量为 30mg/kg，最大剂量为 50mg/kg，找出引起或接近 100% 和 0% 阳性反应的剂量，即实验的上限剂量（D_m）和下限剂量（D_n）。以翻正反射消失持续 1min 作为阳性反应指标。给药 15min 后记录各组出现翻正反射消失的动物数。按估计量给药，若第一组出现 4/4 时，第二组剂量降低后，出现 3/4，则第一组的剂量为 D_m，如第二组为 2/4 或 1/4 时，应考虑第一组在正式实验时，翻正反射消失率有可能低于 70%，可将第一组剂量乘以 1.4 倍，作为 D_m，同法找出 D_n。

2. 正式实验

（1）动物编号：将 60 只小鼠，用苦味酸进行编号。将体重、性别相同的小鼠放在同一笼内，按随机数字表分为 6 组，每组雌雄各半，使各组小鼠体重、性别分布尽可能均匀一致。

（2）剂量计算：改良的冠氏法是测定 ED_{50} 的常用方法。使用此法需满足三个条件：①每组动物数相同；②组间剂量呈等比；③已知 D_m 和 D_n。

其中组间剂量的公比 $r = \left(\dfrac{D_m}{D_n}\right)^{\frac{1}{N-1}}$（$N$ 为组数，D_m 为最高反应剂量，D_n 为最低反应剂量）

$$ED_{50} = \lg^{-1}\left[\lg D_m - \lg r \sum (P - 0.5)\right]$$

$$S_{X50} = \lg r \times \sqrt{\frac{\sum P - \sum P^2}{n-1}}$$

式中，P 为各阳性反应率，r 为组间剂量的公比（由高剂量往低剂量），S_{X50} 为 $\lg ED_{50}$ 的标准误。

ED_{50} 的 95% 可信限 $= \lg^{-1}(\lg ED_{50} \pm 1.96 S_{X50})$

根据组数及公比 r 计算各组剂量，其中 $D_1 = D_n$，$D_2 = D_1 \times r \times \cdots = D_m = D_{m-1} \times r$。

（3）给药：确定分组剂量后即可给药，记录并计算各组小鼠的阳性反应率 P（用小数表示，如 0.8 表示 80%）。实验时可先做 D_m 组，如阳性反应率在 0.8 以下，则需要再增设 D_{m+1} 组，其剂量为 $D_m \times r$。实验中若 D_n 组的阳性反应率小于 0.2 时，则要再增设 D_0 组，剂量为 D_1/r。

五、实验结果记录与分析

实验结果记录于表 17-65-1 中，并根据公式计算出 ED_{50}。

表 17-65-1　给药剂量与阳性率

组别	动物数（n）	给药剂量（D）	$\lg D$	阳性动物数	阳性率（P）	P^2
1						
2						
3						
4						
5						
6						
⋮					$\sum P =$	$\sum P^2 =$

六、讨论与结论

认真观察记录动物给药剂量与阳性率，讨论改良冠氏法测定戊巴比妥钠 ED_{50} 的可靠性与准确性，分析结果是否符合假说。

七、注意事项

1. LD_{50} 或 ED_{50} 测定受多种因素的影响，在实验过程中应保证药液配制、药物注射等操作环节准确无误。

2. 在实验过程中应保持安静，取小鼠观察翻正反射时动作应尽量轻柔，以免对实验结果造成影响。

3. 戊巴比妥钠 LD_{50} 的测定方法与 ED_{50} 的测定方法相同，仅观察指标不同，以死亡为阳性指标。

4. LD_{50} 或 ED_{50} 测定除利用上述公式外，亦可利用 BL-410/420 生物信号采集与处理系统进行计算；在主菜单中的数据处理选项中，选择"计算药效参数"子菜单，按要求填入各组剂量、动物总数、死亡动物数、实验组数即可求得 LD_{50} 或 ED_{50} 的 95% 可信区间。

八、思考题

1. 为减少误差，实验中应当注意哪些问题？
2. 测定 LD_{50} 或 ED_{50} 的意义是什么？

（尹永强　李　欣）

实验六十六　拮抗药物 pA_2 值的测定

一、观察现象并提出问题

1. Observation/Background (or Case)　In the field of biochemistry, a pA_2 value determines the important relationship between two drugs competing for effect on the same receptor. Agonists try to affect the receptor. Antagonist drugs try to prevent agonists from working. If one drug increases or decreases the effect of another drug, the two drugs are competitive. The pA_2 value indicates the concentration of the antagonist when double agonists are required to have the same effect on the receptor as when there is no antagonist.

2. 问题　特异性拮抗剂的拮抗性强弱如何判断？

二、形成假说

特异性拮抗剂可与激动剂竞争性结合作用位点从而影响激动剂与作用位点的结合，其拮抗性强弱与其和作用位点的亲和力大小有关，可通过测量该拮抗剂的拮抗参数（pA_2）值的大小来判断，pA_2 值越大，其拮抗性越强。

三、实验设计思路与实验目的

（一）实验目的

1. 了解特异性拮抗剂亲和力的测定方法。
2. 学习与训练的实验知识技能　离体肠标本制作方法。

（二）实验原理

pA_2 定义：使激动剂浓度加大 1 倍而效应与浓度未加大时一样，此时所使用的特异性拮抗剂摩尔浓度的负对数即为 pA_2。

pA_2 值的计算公式推导如下：未加拮抗剂时，药物与受体相互作用的公式为

$$\frac{[DR]}{[R_T]}=\frac{[D]}{K_D+[D]}$$

加入拮抗剂时，药物与受体相互作用的公式为

$$\frac{[DR]}{[R_T]}=\frac{[D]K_A}{K_AK_D+[A]K_D+[D]K_A}$$

其中，[D]：药物浓度；[DR]：药物-受体复合物浓度；$[R_T]$：受体总数；K_D：药物的解离常数；[A]：拮抗剂浓度；K_A：拮抗剂的解离常数。

当激动剂效应与加拮抗剂前后相等时，则

$$\frac{[D_0]}{[D_0]+K_D}=\frac{[D_A]K_A}{K_AK_D+[A]K_D+[D]K_A}$$

其中，$[D_0]$：未加拮抗剂时药物浓度；$[D_A]$：加拮抗剂后药物浓度。

等式两边取倒数

$$\frac{[D_0]+K_D}{[D_0]}=\frac{K_AK_D+[A]K_D+[D]K_A}{[D_A]K_A}$$

经化简得

$$\frac{1}{[D_0]}=\frac{1}{[D_A]}+\frac{[A]}{[D_A]K_A}\ ,\quad \frac{1}{[D_0]}=\frac{K_A+[A]}{[D_A]K_A}\ ,\quad \frac{[D_A]}{[D_0]}-1=\frac{[A]}{K_A}$$

令 $\dfrac{[D_A]}{[D_0]}=X$，则上式变为 $X-1=\dfrac{[A]_X}{K_A}$

上式两边取对数 $\lg(X-1)=\lg[A]_X-\lg K_A$

因为 $-\lg K_A=pA_2$，$\lg[A]_X=-pA_X$

所以 $\lg(X-1)=pA_2-pA_X$，$pA_2=\lg(X-1)+pA_X$

四、材料与方法

（一）实验材料

1.动物　豚鼠，雌雄不限，体重 400～600g，1 只。

2.器材　多导生物信号记录仪、离体器官测定仪、手术器械、试管、10ml 量筒、烧杯、玻璃皿、1ml 及 0.25ml 注射器等。

3.药品与试剂　乙酰胆碱（ACh）溶液：2×10^{-7}mol/L，2×10^{-6}mol/L，2×10^{-5}mol/L，2×10^{-4}mol/L，2×10^{-3}mol/L，2×10^{-2}mol/L；阿托品溶液：2×10^{-7}mol/L，2×10^{-6}mol/L，2×10^{-5}mol/L；克雷布斯（Krebs）液：1000ml 内含 NaCl 6.6g，KCl 0.35g，$CaCl_2$ 0.28g，KH_2PO_4 0.16g，$MgSO_4\cdot7H_2O$ 0.3g。$NaHCO_3$ 2.1g，葡萄糖 2g。

（二）实验步骤与方法

1.离体肠管的制备　400～600g 豚鼠一只，雌雄不限，禁食 24h，击枕部处死，解剖取近盲肠端回肠两段，每段长约 2cm，放入盛有 Krebs 液的玻璃皿中备用，用注射器洗净肠内容物，将肠管两端用丝线结扎后，一端固定于张力换能器上，另一端固定于离体器官测定仪的浴管内（盛有 Krebs 液，容积 10ml，恒温 37℃并通以氧气），给予前负荷 2g，待标本稳定 20min 后，开始给

药并记录标本收缩。

2. pA₂ 的测定方法

（1）作图法

1）做两条 ACh 的累积剂量反应曲线，要求其最大反应基本相等，反应较稳定。ACh 按表 17-66-1 中所示顺序给药，在前次药物的反应达最大时进行下次给药，直到标本对 ACh 的反应不增加。

2）在水浴条件下分别加入 0.3ml（2×10^{-7}mol/L）、0.1ml（2×10^{-6}mol/L）、0.3ml（2×10^{-5}mol/L）和 0.1ml（2×10^{-5}mol/L）的阿托品，再分别作 ACh 的累积剂量反应曲线。ACh 给药顺序同上。

3）以 ACh 对数剂量为横坐标，最大效应百分比为纵坐标，绘制量效曲线图。

4）根据 ACh 的量效曲线，分别求出加不同浓度阿托品 50% 最大效应与未加阿托品时 50% 最大效应所用 ACh 的浓度比值，即求出各 X 值。

5）以阿托品的对数剂量为横坐标，以 lg(X–1) 为纵坐标作图，所得直线与横轴的交点即为 pA₂ 值。

表 17-66-1　ACh 累积剂量反应曲线的给药顺序

给药量	水浴条件下药物浓度（mol/L）	水浴条件下药物累积浓度（mol/L）
0.1ml（2×10^{-7}mol/L）	1×10^{-9}	1×10^{-9}
0.2ml（2×10^{-7}mol/L）	2×10^{-9}	3×10^{-9}
0.07ml（2×10^{-6}mol/L）	7×10^{-9}	1×10^{-8}
0.2ml（2×10^{-6}mol/L）	2×10^{-8}	3×10^{-8}
0.07ml（2×10^{-5}mol/L）	7×10^{-8}	1×10^{-7}
0.2ml（2×10^{-5}mol/L）	2×10^{-7}	3×10^{-7}
0.07ml（2×10^{-4}mol/L）	7×10^{-7}	1×10^{-6}
0.2ml（2×10^{-4}mol/L）	2×10^{-6}	3×10^{-6}
0.07ml（2×10^{-3}mol/L）	7×10^{-6}	1×10^{-5}
0.2ml（2×10^{-3}mol/L）	2×10^{-5}	3×10^{-5}
0.07ml（2×10^{-2}mol/L）	7×10^{-5}	1×10^{-4}

（2）计算法

1）分别作不加阿托品和加不同浓度阿托品时 ACh 的累积剂量反应曲线。

2）以 ACh 的剂量为横坐标，最大效应为纵坐标，绘制量效曲线图。

3）根据 ACh 的量效曲线图，分别求出各 X 值。根据所用阿托品的浓度，分别求出 pA$_X$ 值。根据公式：pA₂=lg(X–1)+pA$_X$，分别求出 pA₂ 值。用所求得的 pA₂ 值求平均值，即为所求的 pA₂ 值。

（3）查表法

1）分别作不加阿托品和加不同浓度阿托品时 ACh 的累积剂量反应曲线。

2）以 ACh 的剂量为横坐标，最大效应为纵坐标，绘制量效曲线图。

3）根据绘制的量效曲线图，量出加不同浓度阿托品后在 50% 最大反应处量效曲线右移的毫米数。据此查表 17-66-2 求出 lg(X–1) 值，根据所用阿托品的浓度求出 pA$_X$ 值。利用公式 pA₂=lg(X–1)+pA$_X$，分别求出 pA₂ 值。用所求得的 pA₂ 值求平均值，即为所求的 pA₂ 值。

表 17-66-2　pA$_2$ 的计算表

曲线右移距离（mm）	lg(X−1)	曲线右移距离（mm）	lg(X−1)	曲线右移距离（mm）	lg(X−1)	曲线右移距离（mm）	lg(X−1)
0.5	−1.41	20.5	0.58	40.5	1.33	60.5	2.01
1	−1	21	0.6	41	1.35	61	2.03
1.5	−0.96	21.5	0.62	41.5	1.36	61.5	2.05
2	−0.78	22	0.64	42	1.38	62	2.06
2.5	−0.67	22.5	0.67	42.5	1.4	62.5	2.08
3	−0.59	23	0.69	43	1.42	63	2.1
3.5	−0.51	23.5	0.71	43.5	1.43	63.5	2.11
4	−0.45	24	0.73	44	1.45	64	2.13
4.5	−0.38	24.5	0.74	44.5	1.47	64.5	2.15
5	−0.33	25	0.76	45	1.49	65	2.16
5.5	−0.28	25.5	0.78	45.5	1.5	65.5	2.18
6	−0.23	26	0.8	46	1.52	66	2.2
6.5	−0.19	26.5	0.82	46.5	1.54	66.5	2.21
7	−0.15	27	0.84	47	1.55	67	2.23
7.5	−0.11	27.5	0.86	47.5	1.57	67.5	2.25
8	−0.07	28	0.88	48	1.59	68	2.26
8.5	−0.04	28.5	0.9	48.5	1.61	68.5	2.28
9	0	29	0.92	49	1.62	69	2.3
9.5	0.03	29.5	0.94	49.5	1.64	69.5	2.31
10	0.06	30	0.95	50	1.66	70	2.33
10.5	0.09	30.5	0.97	50.5	1.67	70.5	2.35
11	0.12	31	0.99	51	1.69	71	2.36
11.5	0.15	31.5	1.01	51.5	1.71	71.5	2.38
12	0.18	32	1.03	52	1.73	72	2.4
12.5	0.21	32.5	1.05	52.5	1.74	72.5	2.42
13	0.23	33	1.06	53	1.76	73	2.43
13.5	0.26	33.5	1.08	53.5	1.78	73.5	2.45
14	0.29	34	1.1	54	1.79	74	2.47
14.5	0.31	34.5	1.12	54.5	1.81	74.5	2.48
15	0.33	35	1.13	55	1.83	75	2.5
15.5	0.36	35.5	1.15	55.5	1.84	75.5	2.52
16	0.38	36	1.17	56	1.86	76	2.53
16.5	0.41	36.5	1.19	56.5	1.88	76.5	2.55
17	0.43	37	1.21	57	1.89	77	2.57
17.5	0.45	37.5	1.22	57.5	1.91	77.5	2.58
18	0.47	38	1.24	58	1.93	78	2.6
18.5	0.5	38.5	1.26	58.5	1.95	78.5	2.62
19	0.52	39	1.28	59	1.96	79	2.63
19.5	0.54	39.5	1.3	59.5	1.98	79.5	2.65
20	0.56	40	1.31	60	2	80	2.67

五、实验结果记录与分析

准确记录肠管在给予不同浓度 ACh 时的收缩幅度，以及在不同浓度抑制剂阿托品存在下对 ACh 引起肠管收缩幅度的影响程度。通过作图、计算或查表方法得出阿托品的 pA_2 值，分析其拮抗性的强弱。

六、讨论与结论

比较上述三种方法得到的 pA_2 值，分析结果是否与假说相符。

七、注意事项

实验时 Krebs 液应保持在 37℃，使离体肠管收缩活动正常。

八、思考题

计算药物的 pA_2 值有何意义？

（尹永强　李　欣）

实验六十七　有机磷酸酯中毒及解救

一、观察现象并提出问题

1. Observation/Background (or Case)　At present, the basic method to treat organophosphorus (OP) poisoning is to use cholinesterase reactivators. It includes different types of oximes, which have similar basic structures, but differ in the number of pyridine rings and the position of oxime groups on pyridine rings. Oximes decompose organophosphorus from acetylcholinesterase (AChE) to restore the function of the enzyme. The reactivation of this AChE depends on the type of reagent and the reactivator used.

2. 问题　有机磷酸酯中毒可引起机体产生什么样的毒性反应？如何解救？

二、形成假说

敌百虫可引起家兔出现瞳孔缩小、唾液分泌增多及肌肉震颤等有机磷酸酯中毒的症状，阿托品可有效缓解 M 样症状，氯解磷定可有效缓解 N 样症状。

三、实验设计思路与实验目的

（一）实验目的

1. 观察有机磷酸酯中毒症状及阿托品和氯解磷定的解救效果。
2. 学习与训练的实验知识技能　家兔耳缘静脉注射方法。

（二）实验原理

有机磷酸酯能通过各种途径被吸收，在体内与胆碱酯酶（AChE）以共价键牢固结合，生成难以水解的磷酰化胆碱酯酶，使 AChE 失去水解 ACh 的活性，导致 ACh 在体内堆积，产生一系列中毒症状。若不及时抢救，磷酰化胆碱酯酶会发生"老化"，生成更加稳定的单烷基磷酰化胆碱酯酶或单烷氧基磷酰化胆碱酯酶，此时即使再使用胆碱酯酶复活药也不能恢复酶的活性。

在人或动物中，有机磷农药中毒症状可分为毒蕈碱样（M 样）症状、烟碱样（N 样）症状和中枢症状，解救药物主要有阿托品、碘解磷定、氯解磷定等。M 胆碱受体阻滞药阿托品能解除有机磷酸酯的 M 样症状和体征，大剂量尚能阻断神经节 N_1 受体，可对抗有机磷酸酯对神经节的兴奋症状。胆碱酯酶复活药氯解磷定能使被抑制的胆碱酯酶活性恢复，还能直接与体内游离的有机磷酸酯结合形成无毒的磷酰化氯解磷定，避免中毒继续发展。

（三）实验设计思路

实验分组：动物随机分成以下 3 组，每组例数 $n \geqslant 3$。

1. 阿托品组 5% 敌百虫（100mg/kg）+观察表现+阿托品（1mg/kg）+观察疗效。

2. 氯解磷定组 5% 敌百虫（100mg/kg）+观察表现+氯解磷定（100mg/kg）+观察疗效。

3. 联合用药组 5% 敌百虫（100mg/kg）+观察表现+阿托品（1mg/kg）+氯解磷定（100mg/kg）+观察疗效。

四、材料与方法

（一）实验材料

1. 实验对象 家兔，雌雄不限，体重 2.5～3kg，9 只以上。

2. 实验器材 兔盒，注射器（1ml、5ml 和 10ml），测瞳孔尺等。

3. 实验药品 5% 敌百虫、阿托品、氯解磷定等。

4. 观测指标

（1）呼吸：观察家兔呼吸频率，记录每分钟呼吸次数。

（2）瞳孔：在光照强度一致的前提下，以测瞳孔尺测量兔瞳孔直径。

（3）唾液分泌：用滤纸或面巾纸按家兔嘴，根据水印的大小，分级（无、少、较多、很多）表示。

（4）大小便：有无大小便失禁。

（5）肌张力、肌肉震颤：有无肌张力升高或降低，有无典型的肌束震颤。

（二）实验步骤与方法

（1）取家兔 9 只，称重，标记，观察并记录呼吸频率、瞳孔大小、唾液分泌、大小便、肌张力及肌震颤等情况。

（2）按 5% 敌百虫 100mg/kg、阿托品 1mg/kg、氯解磷定 100mg/kg 计算药物用量，分别吸入注射器内待用。

（3）阿托品组动物经耳缘静脉注射敌百虫，仔细观察中毒症状，症状明显后经耳缘静脉注射阿托品，再观察记录上述各种指标的变化。

（4）氯解磷定组动物经耳缘静脉注射敌百虫，仔细观察中毒症状，症状明显后肌内注射氯解磷定，再观察记录上述各种指标的变化。

（5）联合用药组动物经耳缘静脉注射敌百虫，仔细观察中毒症状，症状明显后经耳缘静脉注射阿托品及肌内注射氯解磷定，再观察记录上述各种指标的变化。

五、实验结果记录与分析

将实验结果填于表 17-67-1 中，比较 3 种方案的治疗效果。

表 17-67-1 家兔敌百虫中毒表现及救治效果

状态	体重（kg）	剂量（mg/kg）	呼吸频率（次/分）	瞳孔大小（mm）	唾液分泌	大小便	肌张力	肌震颤
注射用药前								
注射敌百虫								
注射阿托品								
注射氯解磷定								
注射阿托品+氯解磷定								

六、讨论与结论

根据实验结果分析讨论，判断结果是否证明了假说。如果符合，分析其作用机制；如果不符，分析原因并可根据结果修正假说。

七、注意事项

1. 选用的敌百虫刺激性较大，静脉注射时家兔挣扎较为剧烈，因此注射时应将家兔固定好，以免因挣扎而导致针头刺破血管。

2. 注射敌百虫后，如 15min 后尚未出现中毒症状，可追加用量。

3. 本实验系为分析阿托品和氯解磷定的解毒机制而设计。在临床实际应用中，需将阿托品与氯解磷定配合应用，才能获得最好的解毒效果。

八、思考题

根据本次实验结果，分析有机磷酸酯中毒的机制及阿托品和氯解磷定的解毒原理。

（尹永强　李　欣）

实验六十八　激素的抗炎作用

一、观察现象并提出问题

1. Observation/Background (or Case)　In recent years, there has been a growing interest in the research and development of new antimicrobial agents from various sources to combat microbial resistance. Therefore, a greater attention has been paid to the screening and evaluation methods of antibacterial activity. Several bioassay methods, such as disk diffusion, well diffusion and broth or agar dilution, are well known and commonly used, but others, such as flow cytofluorometric and bioluminescent methods, are not widely used because they require specific equipment and further assessment of repeatability and standardization, even if they can provide rapid results of antimicrobial effects, and a better understanding of their effects on the viability and cell damage of tested microorganisms.

2. 问题　皮质激素对急性炎症反应疗效如何？

二、形成假说

二甲苯可引起小鼠耳部充血、肿胀、炎症细胞浸润等急性炎症反应，醋酸可的松可有效对抗此炎症反应，显示出明显的抗炎疗效。

三、实验设计思路与实验目的

（一）实验目的

1. 观察醋酸可的松对二甲苯所致小鼠耳部水肿及毛细血管渗透性的影响。

2. 学习与训练的实验知识技能　小鼠炎症模型复制方法。

（二）实验原理

将二甲苯涂于小鼠耳部，可致局部组织炎症，使某些炎性物质释放，造成耳部急性渗出性炎性水肿。肾上腺皮质激素可通过多种方式明显抑制各种致炎因素引起的炎症，从而改善红、肿、热、痛等症状。

（三）实验设计思路

实验分组：动物随机分成以下 2 组，每组例数 *n* ≥ 3。

1. 对照组 腹腔注射生理盐水+右耳涂二甲苯+取双耳组织称重+切片染色观察。

2. 激素组 腹腔注射醋酸可的松+右耳涂二甲苯+取双耳组织称重+切片染色观察。

本实验通过测定小鼠耳片的质量及组织切片（课前预先做好），观察炎症的发生及醋酸可的松的抗炎作用。

四、材料与方法

（一）实验材料

1. 实验对象 小鼠，雄性，体重 25 ～ 30g，6 只以上。

2. 实验器材 剪刀、镊子、1ml 注射器、0.05ml 微量进样器、直径 9mm 打孔器、分析天平等。

3. 实验药品 生理盐水、2.5% 醋酸可的松、二甲苯、苦味酸等。

4. 观测指标 小鼠耳片质量。

（二）实验步骤与方法

1. 小鼠 6 只，称重，标记并随机分为两组。激素组腹腔注射醋酸可的松（50mg/kg），对照组注射等容量的生理盐水。

2. 30min 后，两组小鼠于右耳前后两面均匀涂二甲苯 0.03ml 致炎，记录给药时间。左耳做对照。

3. 耳部致炎 60min 后，将小鼠颈椎脱臼处死，沿耳郭基线剪下两耳，用直径 9mm 打孔器分别在左右耳同一部位打下圆耳片，称重，记录，计算肿胀度，并比较两组小鼠的肿胀度。

$$肿胀度 = \frac{右耳质量（g）-左耳质量（g）}{左耳质量（g）} \times 100\%$$

五、实验结果记录与分析

认真观察记录小鼠耳郭红肿程度及镜下耳郭组织血管是否扩张及有无炎细胞浸润情况，比较激素治疗后的改变。

六、讨论与结论

根据实验结果分析讨论，判断结果是否证明了假说。如果符合，分析其作用机制；如果不符，分析原因并可根据结果修正假说。

七、注意事项

1. 取小鼠耳片时，应从同一位置打孔。

2. 二甲苯有刺激，如接触皮肤应立刻用大量清水冲洗。

八、思考题

醋酸可的松为什么可以减轻小鼠耳朵的肿胀度？

（尹永强 李 欣）

实验六十九 抗菌药物体内抗菌试验

一、观察现象并提出问题

1. Observation/Background (or Case) In recent years, there has been a growing interest in researching and developing new antimicrobial agents from various sources to combat microbial resistance. Therefore, a greater attention has been paid to antimicrobial activity screening and evaluating methods. Several bioassays such as disk-diffusion, well diffusion and broth or agar dilution are well known and commonly used, but others such as flow cytofluorometric and bioluminescent methods are not widely used because they require specified equipment and further evaluation for reproducibility and standardization, even if they can provide rapid results of the antimicrobial agent's effects and a better understanding of their impact on the viability and cell damage inflicted to the tested microorganism.

2. 问题 如何检验一种抗菌药物对腹腔细菌感染的抗菌疗效和敏感性？

二、形成假说

小鼠腹腔接种一定毒力的菌种可引发腹腔感染，细菌可能侵入血液和脏器，引起菌血症和脏器感染及炎症发生，甚至致死，有效的抗菌药物可对抗和减轻上述病理损害。

三、实验设计思路与实验目的

（一）实验目的

1. 学习动物感染病理模型的复制方法，了解抗菌药物疗效和筛选方法。

2. 学习与训练的实验知识技能 细菌培养方法，细菌倍比稀释方法，小鼠腹腔注射方法。

（二）实验设计思路

实验分组：动物随机分成以下 2 组，每组例数 $n=5$。

1. 对照组 腹腔接种细菌+生理盐水腹腔注射或灌胃+血涂片+肝肠组织切片+存活率。

2. 实验组 腹腔接种细菌+抗菌药物腹腔注射或灌胃+血涂片+肝肠组织切片+存活率。

以预试中选定的适当稀释的菌悬液 0.5ml 腹腔注射感染各组小鼠，感染后 1h 以灌胃或腹腔注射方式给予抗菌药一次（对照组给等量生理盐水）。观察动物感染后 24h 内的反应及死亡情况；动物死亡时及 24h 存活的动物取血涂片或培养观察细菌或菌落数量；取肝肠等组织做石蜡切片及 HE 染色，观察组织中细菌感染及炎症情况。根据结果分析判断该抗菌药物的抗菌作用。

四、材料与方法

（一）实验材料

1. 动物 小鼠，雌雄不限，体重 18～22g，10 只以上。

2. 器材 1ml 注射器。

3. 药品与试剂 常用菌种（金黄色葡萄球菌、痢疾杆菌、大肠埃希菌、变形杆菌、铜绿假单胞菌、肺炎球菌或链球菌），碘酒，75% 乙醇，硫化钡，淀粉等。

4. 观察指标

（1）预试观察各组小鼠注射各稀释度菌液后的动物死亡数，计算病死率，以感染后引起小鼠 80%～100% 死亡的菌悬液浓度为正式实验浓度。

（2）接种后：观察动物的食欲、活动情况，必要时检查体温、体重、局部反应及血液学指标，并仔细注意其病情变化。

（3）感染接种后 24h（48h）：观察各组小鼠死亡数（死亡百分率），并与对照组比较。动物在观察期死亡，应立即进行解剖。如预订观察时间已到，动物仍未出现病变，应将其处死，进行解剖。观察时间可根据接种细菌的毒力及接种量而定。

（二）方法与步骤

接种部位应用碘酒、75% 乙醇消毒，必要时剪去腹部的毛，或使用脱毛剂（以硫化钡、淀粉等量混合，用少量水调成糊状），应用时宜新鲜配制。

1. 接种途径　有多种途径，常用的有皮下、肌内、腹腔、静脉等，必要时可经脑、心、鼻、气管接种。小鼠常多用腹腔感染。

2. 菌种及菌量　按细菌对小鼠的毒力可分为：高毒力细菌如溶血性链球菌、肺炎球菌、巴氏杆菌等；低毒力细菌如金黄色葡萄球菌、脑膜炎球菌、大肠埃希菌、痢疾杆菌、变形杆菌、铜绿假单胞菌等。取保存的典型菌株或临床分离出来的致病菌，宜选择毒力强的细菌，否则宜强化毒力（可加 5% 胃膜素）；最好选择已知对该药物较敏感的菌株，否则不易找到保护量。将选好的菌株移种于培养基中，于 37℃ 培养 16 ～ 18h。

将菌液用生理盐水以 10 倍顺序稀释为 1×10^{-1} CFU、1×10^{-2} CFU、1×10^{-3} CFU……。各无菌试管内放稀释好的不同浓度的菌液 1ml 另加 5% 胃膜素 9ml，即分别为 1×10^{-2}CFU、1×10^{-3}CFU、1×10^{-4}CFU……的菌悬液备用。选健康小鼠进行预试，每组 3 ～ 5 只，每鼠腹腔注射不同浓度菌液 0.5ml，观察其死亡情况。实验时宜选最小致死量（MLD），即感染后引起小鼠 80% ～ 100% 死亡的菌悬液浓度。

常用病菌稀释度与死亡时间见表 17-69-1。

表 17-69-1　常用病菌稀释度与死亡时间

菌株	金黄色葡萄球菌	痢疾杆菌	大肠埃希菌	变形杆菌	铜绿假单胞菌	肺炎球菌或链球菌
稀释度 (CFU)	10^{-2}, 10^{-3}	10^{-1}	10^{-1}, 10^{-4}	10^{-4}, 10^{-5}	10^{-3}, 10^{-4}	不稀释
死亡时间（h）	24	24	24	24 ～ 48	48 ～ 72	24 ～ 48

3. 实验治疗　取小鼠，雌雄均可，随机分组，每组 5 只，以预试中选定的适当稀释度的菌悬液感染各组小鼠，每鼠腹腔注射 0.5ml；另设不给药对照组。实验组以待试药物治疗，给予药物的剂量应不超过小鼠的最大耐受量。一般在接种后 1h、6h 及 12h 以灌胃或腹腔注射给药一次。也可在感染接种前预先给药。

4. 结果判断　通常于感染接种后 24h（48h），计数各组小鼠死亡数，并与对照组比较作统计处理。如治疗组小鼠的病死率显著小于对照组，即说明该药有效，可考虑重复试验或用其他动物验证。

亦可以动物反应（死亡百分率）作纵坐标，以药物的对数剂量作横坐标绘制量效反应曲线，即可求出该药的半数有效量，根据下式计算治疗指数。

$$治疗指数 = \frac{LD_{50}}{ED_{50}}$$

求得治疗指数后，即可对所试药物作大概的了解和评估。并可用以和其他抗菌药物做比较。治疗指数越大，表示药物疗效的安全幅度越大。

5. 接种后观察　感染完毕，将动物隔离与喂养，并逐日观察。注意饲养管理情况是否适合，编号标志有无掉落或错误，隔离与消毒是否符合常规要求。接种后，应根据实验要求经常观察动物的食欲、活动情况，必要时检查体温、体重、局部反应及血液学指标，并仔细注意其病情变化。

发现动物在观察期死亡，应立即进行解剖，暂时不能解剖的应冷藏，但搁置时间不宜过久；如预订观察时间已到，动物仍未出现病变，也应将其处死，进行解剖。

观察时间可根据接种细菌的毒力及接种量而定，一般观察 5 ～ 7d。

6. 结果评价　一般以生存时间或生存率评价，亦可以病死率做评价。此外还应检查脏器有无细菌。Dalorenzo-Schnitzer 于 1959 年证实，小鼠感染后即使给予大剂量磺胺类制剂，于治疗开始后的 12h 内，脏器内的细菌数并不减少，因此对某一药物做出早期疗效评价，除生存率外，还应做细菌学检查。若脏器有细菌，即使量少，仍有患病死亡的可能。

7. 动物解剖法 动物经接种后，可因患病而死亡，由于肠道菌丛的繁殖，可使组织腐烂，从而使内脏污染，动物尸检应在死后尽早进行，必要时可暂存冰箱中。解剖时注意肉眼观察体表（特别是接种部位）有无病变，再按一定顺序切开皮肤、胸腹腔，肉眼观察内脏变化情况，其步骤如下：

（1）待解剖的动物以 5% 苯酚消毒 10min。取搪瓷盘，内铺消毒液浸过的纱布，动物胸腹朝上，用大头针固定四肢，碘酒消毒；以有钩镊子提起皮肤，用剪刀伸入，沿正中线剪开，四肢皮肤用剪刀剪开（勿伤及肌层），将皮肤向两侧剥离，暴露出整个胸腹部，观察皮肤组织及淋巴结有无水肿、出血、肿大等病变。

（2）另取无菌剪刀沿正中线自阴部至横膈肌为止剪开，观察腹腔液量及性质，并做涂片、培养，再横行切开，观察腹部脏器，切取部分脏器，分别置于无菌培养皿中，供培养或做涂片标本；切开横膈肌，剪开胸骨两侧软肋骨，翻起胸骨，观察胸部脏器及胸腔液有无变化，并取胸腔液、心包液、心脏血或凝块、肺块做涂片或培养。

（3）取重要脏器部分组织固定于 4% 甲醛内，做病理切片观察。

（4）必要时切开颅骨，刮取脑组织做有关检查。

（5）解剖完毕，用垫在尸体外面的纸包好，将其焚烧或深埋，或高压灭菌。所用器械均应煮沸消毒，解剖台用消毒剂擦洗干净。

五、实验结果记录与分析

认真观察和记录动物感染后表现及存活情况，以及血液和组织切片中细菌转移感染情况。

六、讨论与结论

根据实验结果分析讨论，判断结果是否证明了假说。如果符合，分析其作用机制；如果不符，分析原因并可根据结果修正假说。

七、注意事项

接种时注意菌液应充分摇匀，注意整个操作应尽可能无菌，防止假阳性结果的出现。

八、思考题

通过本实验，你对宿主、细菌、药物三者相互作用的关系及其形成的动态条件有什么认识？

（尹永强　李　欣）

参 考 文 献

Abuhelwa A Y, Williams D B, Upton R N, et al, 2017. Food, gastrointestinal pH, and models of oral drug absorption. Eur J Pharm Biopharm, 112: 234-248.

Bajgar J, Fusek J, Kuca K, et al, 2007. Treatment of organophosphate intoxication using cholinesterase reactivators: Facts and fiction. Mini Rev Med chem,7(5): 461-466.

Barry M, Feely J, 1990. Enzyme induction and inhibition. Pharmacol Ther, 48(1): 71-94.

Balouiri M, Sadiki M, Ibnsouda S K, 2016. Methods for *in vitro* evaluating antimicrobial activity: A review. J PharmAnal, 6(2): 71-79.

Benet L Z, 1978. Effect of route of administration and distribution on drug action. J Pharmacokinet Biopharm, 6(6): 559-585.

Geisz W, Bourin M, 1986. Identification of a pharmacokinetic two-compartment model application to the case of salicylates administered to rabbit. Mathematical Modelling, 7(9-12): 1245-1253.

Hannan P A , Khan J A, Khan A, et al, 2016. Oral dispersible system: A new approach in drug delivery system. Indian J Pharm Sci, 78(1): 2-7.

Ingawale, D K, Mandlik S K, Patel S S, 2015. An emphasis on molecular mechanisms of anti-inflammatory effects and glucocorticoid resistance, 1997. J complement Integr Med, 12(1): 1-13.

Lötvall J, 1997. Local versus systemic effects of inhaled drugs. Respir Med, 91(supplA): 29-31.

第十八章 动物行为学实验

实验七十 睡眠剥夺对成年小鼠运动、平衡能力的影响

一、观察现象并提出问题

1. Observation/Background (or Case) Insomnia is a common sleep disorder. With insomnia, you may have trouble falling asleep, staying asleep, or getting good quality sleep. Short-term insomnia may be caused by stress or changes in your schedule or environment. It can last for a few days or weeks. Chronic (long-term) insomnia occurs three or more nights a week, lasts more than three months, and cannot be fully explained by another health problem or a medicine. Insomnia can affect your memory and concentration. Chronic insomnia raises your risk of high blood pressure, coronary heart disease, diabetes, and cancer.

2. 问题 当下高强度的工作和快节奏的生活方式，加之人们一些不良的生活习惯，导致睡眠时间减少、睡眠质量下降，使越来越多的人陷于潜在的睡眠剥夺状态之中。通常认为处于睡眠剥夺状态会损害机体认知功能（如记忆力、专注力等），那是否对机体功能状态（运动能力、机体平衡能力等）同样有负面影响呢？

二、形成假说

睡眠剥夺状态会影响机体运动、平衡等功能状态，且不同程度的睡眠剥夺造成的影响可能会有差异。

三、实验设计思路与实验目的

（一）实验目的

1. 初步了解动物行为学研究的基本方法；学习小鼠睡眠剥夺模型复制方法；学习小鼠运动、平衡能力测定方法。

2. 学习与训练的实验知识技能 睡眠剥夺仪使用方法，动物跑步机使用方法，动物平衡转棒仪使用方法，小鼠捉拿、固定、分组编号方法。

（二）实验思路

1. 小鼠睡眠剥夺模型复制 采用睡眠剥夺仪建立小鼠睡眠剥夺（SD）模型。睡眠剥夺仪通过可调节周期的剥夺杆来回扫描饲养笼底部，使小鼠在光照期设定时间内被迫保持清醒状态，以达到 SD 的目的。如图 18-70-1 中，小鼠在光照期的前 8h（ZT0 ～ ZT8）被迫保持清醒状态，即睡眠时间被限制为 4h（ZT8 ～ ZT12）。本次实验中拟设置 3 个处理组：重度 SD 组（每天睡眠时间限制为 4h），中度 SD 组（每天睡眠时间限制为 6h），对照组（不限制睡眠时间）；SD 持续 5d，即模拟 5 个工作日。

2. 小鼠运动能力的测定（跑步实验）
观察指标：小鼠被电击次数（单位：次）、小鼠总跑步时间（单位：s）。
测试时将小鼠放置于动物跑步机跑道上，设定跑步时间、速度等参数。记录小鼠因力竭掉入跑步机末端电击区次数及小鼠在跑道上总的跑步时间。上述指标可反映动物运动能力。动物跑步机原理和仪器介绍详见第二章第七节"动物行为学研究与实验室常用仪器简介"。

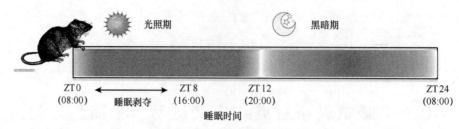

ZT0　　　　　　　　　ZT 8　　　　ZT 12　　　　　　　　　　　ZT 24
(08:00)　　　　　　　(16:00)　　　(20:00)　　　　　　　　　　(08:00)
　　　　　睡眠剥夺
　　　　　　　　睡眠时间

图 18-70-1　睡眠限制模式图

3. 小鼠平衡、运动综合能力的测定（平衡转棒实验）

观察指标：小鼠跌落次数（单位：次）、小鼠转棒上停留时间（单位：s）。

测试时将小鼠置于平衡转棒仪的转棒上，设定转棒旋转时间、方向、速度等参数。记录小鼠因平衡能力弱或力竭掉下转棒次数及小鼠在转棒上总的停留时间。上述指标可综合反映动物平衡、运动能力。平衡转棒仪原理和仪器介绍详见第二章第七节"动物行为学研究与实验室常用仪器简介"。

4. 探讨睡眠剥夺与动物机体运动、平衡等功能状态的关系　实验复制中、重度小鼠 SD 模型，并测定各组运动、平衡等功能状态，最后根据小鼠运动能力测定和小鼠平衡、运动综合能力测定的结果来探讨不同 SD 水平与运动、平衡等功能状态之间的关系。

5. 实验分组　动物随机分成以下 3 组，每组例数 $n \geqslant 3$。

（1）对照组：不限制睡眠时间，持续 5d+跑步实验+平衡转棒实验。

（2）中度 SD 组：每天睡眠时间限制为 6h，持续 5d+跑步实验+平衡转棒实验。

（3）重度 SD 组：每天睡眠时间限制为 4h，持续 5d+跑步实验+平衡转棒实验。

（三）实验路线

实验路线见图 18-70-2。

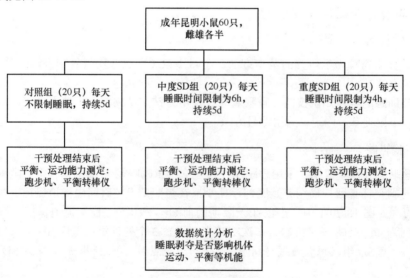

图 18-70-2　实验路线图

四、材料与方法

（一）实验材料

1. 动物　成年昆明小鼠，雌雄各半，18 ～ 22g，60 只。

2. 器材　睡眠剥夺仪（SA108，江苏赛昂斯），动物跑步机（FT-200），平衡转棒仪（ZB-200）。

（二）实验步骤与方法

1. 实验分组　6～8 周龄健康昆明小鼠，体重 18～22g，实验正式开始前先适应性喂养 1 周，室温（22±2）℃，明暗周期 12h，并自由进食与饮水。

本次实验中设置 3 个处理组：重度 SD 组（每天睡眠时间限制为 4h），中度 SD 组（每天睡眠时间限制为 6h），对照组（不限制睡眠时间）；SD 持续 5d，相当于模拟 5 个工作日。

2. 睡眠剥夺模型复制　采用睡眠剥夺仪建立昆明小鼠 SD 模型。通过可调节周期的剥夺杆来回扫描饲养笼底部，同时剥夺杆可发出刺眼的闪烁光线，使小鼠在这期间被迫保持清醒状态，以达到 SD 的目的。重度 SD 组剥夺杆扫描时间设定为 8h，即每天睡眠时间限制为 4h；中度 SD 组剥夺杆扫描时间设定为 6h，即每天睡眠时间限制为 6h；对照组小鼠同样置于相应笼架内，但不干预其睡眠。

3. 小鼠平衡、运动能力的测定实验

（1）跑步实验

训练：正式测试前 3 天对小鼠进行跑步机训练。每天上午 10：00 开始训练，将小鼠放置于动物跑步机跑道上，跑步时间设为 5min、速度 0.2m/s、跑道坡道角度设为 0°，每天训练 1 次，持续 3d。

测试：当天上午 10：00 开始，将小鼠放置于动物跑步机跑道上，跑步时间设为 5min、速度 0.2m/s、跑道坡道角度设为 0°。记录小鼠因力竭掉入跑步机末端电击区次数及小鼠在跑道上总的跑步时间，数据记入表 18-70-1。

（2）平衡转棒实验

训练：正式测试前 3 天对小鼠进行转棒训练。每天完成跑步实验后 1h 开始训练，将小鼠放置于平衡转棒仪上，设定参数、转棒旋转方向：顺时针旋转、时间 5min、速度 20 转/分，每天训练 1 次，持续 3d。

测试：完成跑步实验后 1h，将小鼠置于平衡转棒仪的转棒上，设定参数、转棒旋转方向：顺时针旋转、时间 5min、速度 20 转/分。记录小鼠掉下转棒次数及小鼠在转棒上总的停留时间，数据记入表 18-70-2。

五、实验结果记录与分析

1. 准确记录原始实验数据（表 18-70-1、表 18-70-2）

表 18-70-1　小鼠运动能力的测定（跑步实验）

动物分组	被电击次数（次）	总跑步时间（s）
对照组 1 号鼠		
对照组 2 号鼠		
⋮		
重度 SD 组 1 号鼠		
重度 SD 组 2 号鼠		
⋮		
中度 SD 组 1 号鼠		
中度 SD 组 2 号鼠		
⋮		

表 18-70-2　小鼠平衡、运动综合能力的测定（平衡转棒实验）

动物分组	跌落次数（次）	转棒上停留时间（s）
对照组 1 号鼠		
对照组 2 号鼠		
⋮		
重度 SD 组 1 号鼠		
重度 SD 组 2 号鼠		
⋮		
中度 SD 组 1 号鼠		
中度 SD 组 2 号鼠		
⋮		

2. 计算均数与标准差，尝试进行统计学显著性分析。

六、讨论与结论

根据上述的数据来进行分析讨论，判断结果是否证明了假说，如果不符，根据结果修正假说。

七、注意事项

1. 行为学实验受外界环境和动物主观因素影响较大，需要有预适应和预测试过程，测试时间、地点、实验人员尽量一致，实验过程中保持环境安静。

2. 动物跑步机、平衡转棒仪等行为学实验在正式测试前应对动物进行训练。

3. 每次动物跑步机和平衡转棒仪更换动物进行测定时，要清理箱体，避免上只动物气味、粪便等残留物对本次实验动物的影响。

八、思考题

1. 测试动物运动能力除了跑步机，还有其他的方法吗？相较于跑步机有什么优缺点？

2. 测试动物平衡能力除了平衡转棒仪，还有其他的方法吗？相较于平衡转棒仪有什么优缺点？

3. 本实验的假设是睡眠剥夺状态会影响机体运动、平衡等功能状态，且不同程度的睡眠剥夺造成的影响有差异。如果假设睡眠剥夺对不同年龄、性别动物机体运动、平衡等功能状态影响有差异，应该怎么设计实验。

（薛　翔）

实验七十一　成年小鼠焦虑水平与乙醇位置偏爱的关系

一、观察现象并提出问题

1. Observation/Background (or Case)　Anxiety disorder displays excessive anxiety or worry about a number of things such as personal health, work, social interactions, and everyday routine life circumstances. The fear and anxiety can cause significant problems in areas of their life, such as social interactions, school, and work. Problem drinking that becomes severe is given the medical diagnosis of "alcohol use disorder (AUD)". AUD is a chronic relapsing brain disorder characterized by an impaired ability to stop or control alcohol use despite adverse social, occupational, or health consequences.

Research has shown that up to 50% of individuals receiving treatment for problematic alcohol use also met diagnostic criteria for one or more anxiety disorders. This percentage can be compared with the prevalence of current anxiety disorders in the U.S. community, which is estimated to be 11%. But the difficulty lies in deciding which comes first, the alcohol problem or the anxiety.

2. 问题　研究显示，焦虑抑郁常常伴有酒精依赖（滥用），但二者均发展隐匿，往往难以判断先后，是精神压力过大常常需要借酒消愁，还是长期酗酒更容易导致抑郁的发生呢？

二、形成假说

焦虑抑郁有可能引起酒精依赖（偏爱）的发生。

三、实验设计思路与实验目的

（一）实验目的

1. 初步了解动物行为学研究的基本方法；学习小鼠焦虑水平的测定方法；学习小鼠条件位置偏爱的测定方法。

2. 学习与训练的实验知识技能　高架十字迷宫使用方法，条件性位置偏爱仪使用方法，小鼠捉拿、固定、分组编号、灌胃方法。

（二）实验思路

实验思路见图 18-71-1。

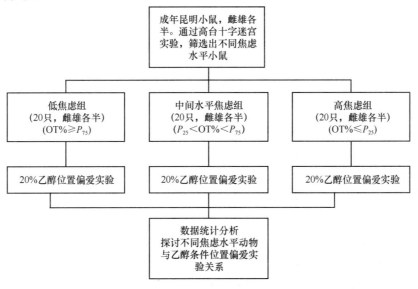

图 18-71-1　实验路线图

（三）实验设计

实验分组：根据高架十字迷宫（evaluated plus maze，EPM）实验数据，以 OT% 的第 25 百分位数（P_{25}）及第 75 百分位数（P_{75}）将小鼠分为低焦虑（OT% $\geqslant P_{75}$）、高焦虑（OT% $\leqslant P_{25}$）和中间水平焦虑小鼠（$P_{25} <$ OT% $< P_{75}$），每组 20 只（$n=20$），雌雄各半，进行后续条件性位置偏爱（conditioned place preference，CPP）实验（图 18-71-2）。

EPM 实验：小鼠被放置于高架十字迷宫开放臂与闭合臂接合处（面朝开放臂），自由活动 5min，计算开放臂停留时间百分比（the percentage of time spent in the open arms，OT%）＝开放臂停留时间/（开放臂停留时间 ＋ 闭合臂停留时间）×100%。

CPP 实验：分为 3 阶段，即预适应和预测试，训练，测试（图 18-71-2）。

预适应和预测试：第 1、2 天进行，每天固定时间段，将小鼠从中间箱放入，注意将中间箱挡板取出，让小鼠在 CPP 装置中自由活动 20min 后取出，以适应仪器和确定伴药侧和预测试伴药侧停留时间。

训练：第 3 ～ 10 天，每天固定时间段，对小鼠进行 20% 乙醇（单数日）或生理盐水（双数日）处理，剂量 0.15 ml/10g，乙醇处理后放入伴药侧活动 20min，生理盐水处理后放入非伴药侧活动 20min，注意中间箱挡板放入。

测试：第 11 天，末次训练 24h 后，将中间箱挡板取出，将小鼠从中间箱放入，小鼠在 CPP 装置中自由活动 20min，记录小鼠在伴药侧停留的时间。

数据统计分析：若测试伴药侧停留时间比预测试伴药侧停留时间显著延长，差异有统计学意义，则说明小鼠形成乙醇 CPP；进一步分析不同焦虑水平动物与乙醇 CPP 关系。

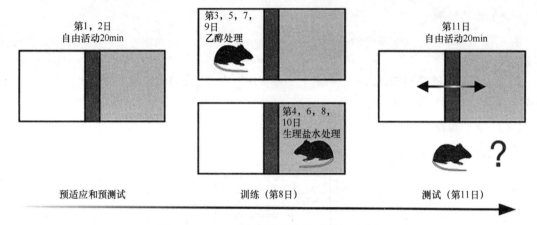

图 18-71-2　CPP 实验评价小鼠乙醇偏爱效应

四、材料与方法

（一）实验材料

1. 动物　成年昆明小鼠，雌雄各半，18 ～ 22g，60 只。

2. 器材　高架十字迷宫（PMT-100），条件位置偏爱仪（CPP-100）等。

3. 药品与试剂　乙醇，生理盐水溶液，1ml 注射器，小鼠灌胃针等。

（二）实验步骤与方法

1. 实验前的试剂准备　20% 乙醇溶液配制：乙醇与双蒸水按 1∶4 体积比配制。

2. EPM 和 CPP 实验具体方法

（1）EPM 实验：小鼠自购入后适应性喂养 1 周后，进行 EPM 实验。高架十字迷宫底部形状呈十字交叉形，分 4 个区，分别为 2 个对称的开放臂和闭合臂，各区臂长 300mm，宽度 60mm，高架高度 500mm，开放臂臂高 6mm，闭合臂臂高 150mm。

测试：上午 10:00 小鼠被提前转运到行为学实验室专用临时笼架，适应环境 30min。之后小鼠被放置于高架十字迷宫开放臂与闭合臂接合处（面朝开放臂），自由活动 5min。计算 OT%。

（2）不同焦虑水平小鼠分组：以 OT% 的第 25 百分位数（P_{25}）及第 75 百分位数（P_{75}）将小鼠分为低焦虑（OT% $\geqslant P_{75}$）、高焦虑（OT% $\leqslant P_{25}$）和中间水平焦虑小鼠（$P_{25} <$ OT% $< P_{75}$），各焦虑水平动物分别取 20 只（$n=20$），雌雄各半，进行后续 CPP 实验。

（3）CPP 实验

第 1 天—预适应，上午 10:00，将中间箱挡板取出，每次取 1 只小鼠从中间箱放入，小鼠在 CPP 装置中自由活动 20min 后取出，三组小鼠均需完成此操作。

第 2 天—预测试，上午 10:00，将中间箱挡板取出，小鼠从中间箱放入，小鼠在 CPP 装置中自由活动 20min，记录其在两侧箱体中停留的时间，选择停留时间较短一侧箱体作为小鼠 CPP 训练的伴药侧。

第 3、5、7、9 天—乙醇处理：上午 10:00，三组小鼠均灌胃给药 20% 乙醇（0.15ml/10g），中间箱挡板放入，放入伴药侧活动 20min。

第 4、6、8、10 天—生理盐水处理：上午 10:00，三组小鼠均灌胃给药等体积生理盐水（0.15ml/10g），中间箱挡板放入，放入伴药侧活动 20min。

第 11 天—测试：末次训练 24h 后，将中间箱挡板取出，小鼠从中间箱放入，小鼠在 CPP 装置中自由活动 20min，记录小鼠在伴药侧停留的时间。

五、实验结果记录与分析

准确记录原始实验数据（表 18-71-1、表 18-71-2），计算均数与标准差，尝试进行统计学显著性分析。

表 18-71-1 小鼠焦虑水平的测定

动物编号	开放臂时间	闭合臂时间	OT%
1			
2			
⋮			

表 18-71-2 不同焦虑水平动物乙醇 CPP 效应

动物分组	测试伴药侧停留时间（t_1）	预测试伴药侧停留时间（t_2）	测试伴药侧停留时间–预测试伴药侧停留时间（t_1-t_2）
高焦虑组 1 号鼠			
高焦虑组 2 号鼠			
⋮			
中间水平焦虑组 1 号鼠			
中间水平焦虑组 2 号鼠			
⋮			
低焦虑组 1 号鼠			
低焦虑组 2 号鼠			
⋮			

六、讨论与结论

根据上述的数据来进行分析讨论，判断结果是否证明了假说，如果不符，根据结果修正假说。

七、注意事项

1. 行为学实验受外界环境和动物主观因素影响较大，需要有预适应和预测试过程，测试时间、地点、实验人员尽量一致，实验过程中保持环境安静。

2. 灌胃操作注意动作轻柔、迅速，避免操作对实验结果的影响。

3. 每次更换实验动物时，要清理箱体，避免上只动物气味、粪便等残留物对本次实验动物的影响。

八、思考题

1. 测试动物焦虑水平除了 EPM，还有其他的方法吗？相较于 EPM 有什么优缺点？

2. 测试动物药物依赖除了 CPP，还有其他的方法吗？相较于 CPP 有什么优缺点？

3. 本实验的假设是焦虑抑郁有可能引起酒精依赖（偏爱），如果假设酒精依赖（偏爱）可能引发焦虑抑郁，应该怎么设计实验。

（薛　翔）

实验七十二　基底神经节损伤诱发阿尔茨海默病（迷宫实验）

一、观察现象并提出问题

1. Observation/Background (or Case)　Alzheimer's disease (AD) is a neurodegenerative disease whose etiology is not fully understood and is related to memory and cognitive impairment. At present, the existing treatments can only play a temporary auxiliary role in symptom relief. Although a large number of studies have been carried out in this field and thousands of results have been produced, the exact pathobiological mechanism, prevention, course and treatment remain to be elucidated. Netrin-1, a family of laminin proteins, is thought to have anti-inflammatory and anti-apoptotic effects, and plays a key role in neurogenesis and neurostructural morphogenesis.

2. 问题　动物基底神经节损伤是否可模拟动物阿尔茨海默病（AD）动物模型，出现学习记忆能力减退等表现？

二、形成假说

鹅膏氨酸（BO）属于兴奋性神经毒氨基酸，将其注射到基底节附近，可使乙酰胆碱 M 受体结合量下降，突触数减少，乙酰胆碱转移酶和酯酶含量下降，学习记忆能力减退。

基底前脑胆碱能神经元大量损伤，乙酰胆碱含量与功能活性下降可能是引起阿尔茨海默病发生的重要机制。

三、实验设计思路与实验目的

（一）实验目的

1. 初步了解动物行为学研究的基本方法；学习动物模型的复制方法；了解动物行为学检查的常规方法。

2. 学习与训练的实验知识技能　动物行为学模型复制方法，大鼠脑立体定位注射给药。

（二）实验思路

1. 了解动物行为学的生物学机制　学习和记忆是动物行为学表现的一种形式。研究表明，脑内至少存在 5 个不同的结构系统相对特异性地参与学习记忆的调节，包括海马、杏仁核、皮质、小脑和背侧纹状体。

海马是空间记忆最重要的调节脑区，测定海马依赖的记忆方法很多，包括各种迷宫和抑制性回避（inhibitory-avoidance response）实验等。

情绪记忆主要由杏仁核调节，测定杏仁核依赖的记忆主要用恐惧条件（fear conditioning）法。

鼻周皮层是调节视觉物体记忆（visual object memory）区，常用物体认知模型（object recognition）检测。

瞬目反射（blink reflex）模型对小脑依赖的记忆有很高的特异性。

纹状体对刺激-反应习惯（stimulus-response habit）的学习记忆过程起重要作用，主要调节与药物滥用有关的学习记忆。测定纹状体记忆的方法很少，目前主要用赢-留放射臂迷宫（win-stay radial arm maze）法。纹状体毁损会导致动物在这一模型上的记忆操作障碍，而毁损海马或杏仁核对这种记忆没有明显影响。说明赢-留放射臂迷宫法对纹状体记忆具有特异性。

2.通过以下几种模型方法观察正常动物的学习记忆行为

（1）莫里斯水迷宫（Morris water maze）：1981 年，由美国科学家理查德·莫里斯（Richard Morris）建立，为目前最常用的评价动物学习记忆的迷宫实验。实验的基础是，啮齿动物在水中有强烈的逃避水环境的动机，并以最快、最直接的途径逃离水环境。学会逃避水环境的过程体现动物的学习能力；根据周围环境进行空间定位。

（2）放射臂迷宫（radial arm maze）：20 世纪 70 年代中期由 Olton 等建立，也是最为常用的评价动物学习记忆能力的模型之一。依据是，控制进食的动物受食物的驱使对迷宫各臂进行探究；经过一定时间的训练，动物可记住食物在迷宫中的空间位置。该方法可同时测定动物的工作记忆（working memory）和参考记忆（reference memory）。所用动物包括大鼠、小鼠和鸽子。这一模型对脑区毁损和多种药物均很敏感。

（3）T 迷宫（T-maze）：基维（Kivy）和登伯（Dember）等发现，将雄性大鼠置于 T 迷宫的主干臂 15 ～ 30min，让其能看见但不能进入黑白两臂。然后，改变其中一个臂的颜色，使两臂同为黑色或白色。让大鼠自由选择"T"形臂。结果显示，大鼠总是选择改变了颜色的那个臂（新异臂）。T 迷宫是用于评价空间记忆最常用的动物模型之一。当然，现在的 T 迷宫使用的是食物而不是臂的颜色作为动物探究的动力。通常用这一模型来研究动物的空间工作记忆（spatial working memory），即测定动物只在当前操作期间有用的信息。经改进后的 T 迷宫也可用来评价参考记忆（reference memory），即记录在这一实验中任何一天、任何一次的测试都有用的信息。

（4）巴恩斯迷宫（Barnes maze）：1979 年由美国学者卡罗尔·巴恩斯（Carol Barnes）发明的用于检测动物空间记忆的模型。其利用啮齿动物避光喜暗且爱探究的特性而建立，动物获得的强化是从一个光亮、敞开的平台上面逃往位于平台下面的一个黑暗、狭小的箱里。该箱称为目标箱。经过训练，动物学习并记忆目标箱的位置。该模型对动物的应激性刺激较小，既不像放射臂迷宫那样需要禁食，也不像水迷宫那样应激性强。因此，在记忆研究中较为常用。尤其适用于与应激相关的记忆研究以及基因敲除小鼠的行为表型研究。

3.通过脑内微注射鹅膏氨酸，观察基底节对动物学习记忆等认知功能的影响。

（三）实验设计

实验分组：动物随机分成对照组、处理组，每组例数 $n=10$。

1.对照组　脑手术+生理盐水微注射+4 周后观察动物学习记忆行为。

2.处理组　脑手术+鹅膏氨酸微注射+4 周后观察动物学习记忆行为。

大鼠采用 1% 戊巴比妥钠麻醉，并注射硫酸阿托品，以防术中出现由于气管分泌物造成的窒息。脑立体定位仪固定，平头位，切开皮肤及皮下组织，用棉签蘸取少量过氧化氢，轻拭颅骨表面，清晰显现前囟。按大鼠脑立体定位图谱，基底节在前后 0.8mm，中线旁 3.0mm，自脑表面深度 70mm 处。在双侧分别给予处理因素——鹅膏氨酸或等量生理盐水 1μl，每点需用 5min 缓慢注射；缓慢抽针，以 3min 为宜，减少神经毒剂通过毛细血管作用到达皮质。手术完毕后，缝合伤口，给予抗生素，放置于温暖的环境里。术后恢复 4 周后，观察大鼠的学习记忆行为。

四、材料与方法

（一）实验材料

1.动物　Wistar 大鼠，雄性，体重 280 ～ 300g，20 只。

2.器材　脑立体定位仪、脑立体定位图谱、莫里斯水迷宫、放射臂迷宫、T 迷宫、巴恩斯迷宫等。

3.药品与试剂　1% 戊巴比妥钠、硫酸阿托品、注射用鹅膏氨酸液、抗生素等。

（二）实验步骤与方法

1. 实验前的器材、试剂准备

（1）注射用鹅膏氨酸液：取 5mg 的鹅膏氨酸溶于 500μl 冷 PBS 中，终浓度即为 10μg/μl，–20℃保持。

（2）莫里斯水迷宫：包括一个灰色或黑色圆形水池（直径 200cm，高 100cm；小鼠规格尺寸减半）、一个平台（直径 10cm）、一台跟踪摄像机以及与摄像机相连的计算机。池内盛水，深 50cm，水温为 22～24℃。平台置于水面下 2cm（小鼠为 1cm）。在水中加入奶粉或牛奶将水搅浑以免让动物看清水下平台。摄像机位于水池中央上方 200cm，可记录动物的位置、游泳距离和时间（从而可计算出游泳速度）及游泳路径等。房间周围墙壁贴上色彩鲜明、形状不同的图画作为迷宫外暗示。

（3）放射臂迷宫：实验多数采用八臂、十二臂或二十四臂迷宫。这里介绍八臂迷宫。每个臂长 41.9cm，宽 11.4cm，高 10.1cm；其上有一透明盖，两侧各有两个相对的光电管。迷宫中央八角形区的直径为 27.4cm；上有一透明顶盖。中央区通往各臂的入口处有一活动门，用来对动物的出入臂进行控制。迷宫与计算机相连。也可用摄像跟踪系统取代光电管来记录动物在迷宫内的活动行为。放置迷宫的房间内有一些外部暗示。动物在迷宫内可以看见这些暗示，并借此进行空间定位。实验用大鼠或小鼠进行。

（4）T 迷宫：迷宫由两个长 46cm、宽 10cm、高 10cm 的目标臂（goal arms）和一个与之垂直的长 71cm、同样宽度和高度的主干臂（stem）或起始臂（approach alley）组成。主干臂内置一个 16cm×16cm 的起始箱，并有一闸门与主干臂的另一部分相连。实验用雄性成年大鼠。饮水不限，但进食控制在每天 16～20g，以使体重保持在非禁食大鼠体重的 85%。在整个训练和测试期间，大鼠体重每周增加不超过 5g。

（5）巴恩斯迷宫：由不锈钢制成的一个圆形平台，可旋转，直径 122cm。平台周边有 18 个或 40 个等距离圆洞，分别用于大鼠和小鼠；洞的直径分别为 10cm 和 5cm。其中一个洞（称为目标洞）与一暗箱（即目标箱）相连。其他圆洞则为空洞，不与任何物体相连。暗箱设置成抽屉式，便于从中取出动物。从平台表面看不见目标箱。迷宫抬高 140cm。动物通过目标洞可逃至目标箱内。对于小鼠巴恩斯迷宫的设置，也有不同的考虑。例如，有的将迷宫直径缩短（如 88cm），洞的数目也减少（如 12 个），洞的直径则与上述相当。据认为，这样的设置有利于增加小鼠获得比率。但不管用哪种设置，实验操作都类似。通过训练，动物获得对目标洞的空间定位。

2. 模型复制与测定方法

（1）莫里斯水迷宫

1）获得性训练：理论上将水池分为 4 个象限，平台置于其中一个象限区的中央。将动物（大鼠或小鼠）头朝池壁放入水中，放入位置随机取东、西、南、北四个起始位置之一。记录动物找到水下平台的时间（s）。在前几次训练中，如果这个时间超过 60s，则引导动物到平台。让动物在平台上停留 10s，将动物移开、擦干。必要时将动物（尤其是大鼠）放在 150W 的白炽灯下烤 5min，放回笼内。每只动物每天训练 4 次，两次训练之间间隔 15～20min，连续训练 5d。

2）探查训练：最后一次获得性训练结束后的第二天，将平台撤除，开始 60s 的探查训练。将动物由原先平台象限的对侧放入水中。记录动物在目标象限（原先放置平台的象限）所花的时间和进入该象限的次数，以此作为空间记忆的检测指标。

3）对位训练：测定动物的工作记忆（working memory）。探查训练结束后的第二天，开始维持 4d 的对位训练。将平台放在原先平台所在象限的对侧象限，方法与获得性训练相同。每天训练 4 次。每次记录找到平台的时间和游泳距离及游泳速度。

4）对位探查训练：最后一次对位训练的第二天进行。方法与上述探查训练类似。记录 60s 内动物在目标象限（平台第二次所在区）所花时间和进入该区的次数。

（2）放射臂迷宫

1）动物适应实验环境 1 周后，称重，禁食 24h。此后每天训练结束后限制性地给予正常食料（据体重不同，大鼠 16 ～ 20g，小鼠 2 ～ 3g），以使体重保持在正常进食大鼠的 80% ～ 85%。

2）第二天，在迷宫各臂及中央区分撒食物颗粒（每只 4 ～ 5 粒，直径 3 ～ 4mm）。然后，同时将 4 只动物置于迷宫中央（通往各臂的门打开）。让其自由摄食、探究 10min。

3）第三天，重复第二天的训练。这一过程让动物在没有很强的应激条件下熟悉迷宫环境。

4）自第四天起，动物单个进行训练：在每个臂靠近外端食盒处各放一颗食粒，让动物自由摄食。食粒吃完或 10min 后将动物取出。

5）第五天，将食物放在食盒内，重复前一天的训练，一天 2 次。

6）第六天以后，随机选 4 个臂，每个臂放一颗食粒；各臂门关闭，将动物放在迷宫中央；30s 后，臂门打开，让动物在迷宫中自由活动并摄取食粒，直到动物吃完所有 4 个臂的食粒。如经 10min 食粒仍未吃完，则实验终止。每天训练两次，其间间隔 1h 以上。

记录以下 4 个指标：①工作记忆错误（working memory errors），即在同一次训练中动物再次进入已经吃过食粒的臂；②参考记忆错误（reference memory errors），即动物进入不曾放过食粒的臂；③总的入臂次数；④测试时间，即动物吃完所有食粒所花的时间。此外，计算机还可记录动物在放射臂内及中央区的活动情况，包括运动距离和运动时间等。连续 5 次训练的工作记忆错误为零、参考记忆错误不超过 1 次时，可以开始药物测试或脑内核团结构毁损实验。一般先给溶剂（如生理盐水），再给削弱记忆的药物，然后加用增强记忆的药物，剂量由低到高。用两个指标评价动物的记忆，即工作记忆错误频率和参考记忆错误频率，分别等于工作记忆错误或参考记忆错误与总的入臂次数的比率。用这两个指标分别评价工作记忆与参考记忆。同时，计算平均探究时间，即测试时间与总的入臂次数之比，为评价一般运动活性的指标。根据毁损的脑区结构或所给削弱记忆的药物的不同，工作记忆错误频率和（或）参考记忆错误频率显著增高，记忆增强药物或治疗可使这种错误频率降低。

（3）T 迷宫

1）传统 T 迷宫实验：在 T 迷宫臂内分撒 6 粒食丸（45g），让大鼠适应迷宫 5min，每天一次，连续 5d。将大鼠放入主干臂的起始箱，打开闸门，让大鼠进入迷宫的主干臂。随机、交替选择左右两臂之一放入 4 粒食丸，同时关闭另一臂，使动物被迫选择食物强化臂并完成摄食；每天 6 次，连续 4d。延迟位置匹配（delayed matching-to-position，DMP）训练：将动物放入闸门关闭的起始箱，打开闸门，让动物进入主干臂。关闭一侧目标臂，强迫动物进入另一侧开放臂以获得 2 粒食丸奖赏。立即（最短延迟，少于 5s）将动物放回主干臂，开始匹配训练中的第二次训练；此时两个目标臂均开放。动物将两前肢和至少两后肢的一部分置于一个目标臂时完成"一次选择"。动物返回到强迫选择训练时进入过的臂则获得食物奖赏（4 粒食丸），记录一次正确选择；若动物进入另一臂，则没有食物奖赏，并且将其限制在该臂内 10s，记录一次错误选择。一次匹配训练结束后将动物放回笼内 5 ～ 10min（与此同时训练其他动物），再重复下一次匹配训练。每天 8 次。动物连续两天的正确选择次数达到 15/16，则认为达到标准，可以开始实验。如动物经过 30d 训练仍然达不到标准，则予以淘汰。动物训练达标后一天，给予一次匹配训练。所不同的是，强迫选择训练后，将 T 迷宫旋转 180°，再进行上述开放臂的训练。这样做的目的是评价动物是否为定位性操作（有赖于迷宫外信号）或反应性操作（不依赖迷宫外信号）。接着两天，每天给予 10 次匹配训练，每次训练间隔为 60s，用以评价动物的工作记忆操作。记录进入食物强化臂的次数和再次进入非强化臂的次数。后者被认为是工作记忆错误。正常健康年轻的大鼠几乎每次均能准确操作。当操作稳定且选择准确率高（工作记忆错误少于 10%）时，可进行药物测试或脑区毁损后的操作实验。

2）T 迷宫自主交替实验：在迷宫实验中，大鼠极少重复进入迷宫的同一臂。大鼠以这种重复交替的方式探究周围环境。因而，即使没有食物奖赏，大鼠仍然对所探究区域有一定的新奇感。正常的交替操作与完整的工作记忆能力相一致。用药理或解剖毁损的方法可改变这种交替操作行为。实验方法：充分抚摸大鼠，每天 1 ～ 2min，连续 5 ～ 7d。由于大鼠没有被剥夺进食，唯一对大鼠有驱动作用的是其探究迷宫的欲望。因此，动物必须对实验者和实验环境完全适应，没有恐惧感。充分触摸大鼠就显得尤为重要。将大鼠放入 T 迷宫的主干臂，打开闸门，让大鼠离开主干臂进入一个目标臂（四肢进入臂内）。将大鼠放回主干臂，限制其在臂内一段时间（零到数分钟，但开始时设定 5s 比较合适）。将第 2 和第 3 步的操作重复 9 次，记录进入每一臂的次数。对照大鼠在每一实验间期（共 10 次训练）内应交替选择两目标臂。实验结果表述为同一实验间期内交替次数除以总的选择次数。当使用药物或相关脑区毁损等方法减弱记忆力时，这个比率下降。

（4）巴恩斯迷宫：实验开始前一天，将动物单个从目标洞置于目标箱内适应 4min。将动物置于迷宫中央的塑料圆桶（直径 20cm，高 27cm）内限制活动 5s。移开圆桶，启动计时器，实验者在挡帘后进行观察。动物四肢均进入目标箱，则计为一次逃避（escape），并让动物在箱内停留 30s。每一动物一次最多观察 4min。在此期间如果动物仍然找不到目标箱，则将动物从迷宫移开，放入目标箱内并停留 30s。利用这一间隙清洁迷宫。动物每天训练两次，连续 5 ～ 6d。从第二次训练开始，每次训练之前将迷宫随机转动一至数个洞的位置，但目标箱始终固定在同一方位。这样做的目的是防止动物依靠气味而非凭借记忆来确定目标洞的位置。实验记录以下参数：探究任何一个洞的潜伏期、到达目标箱的潜伏期和每只动物的错误次数（一次错误定义为动物把头伸向或探究任何一个非目标洞，包括专注于探究同一个非目标洞）。

五、实验结果记录与分析

记录大鼠在各类迷宫实验中的学习记忆表现（表 18-72-1 ～表 18-72-4）。

表 18-72-1　大鼠莫里斯水迷宫数据

组别 （n=10）	获得性训练	探查训练		对位训练			对位探查训练（60s 内）	
	找到水下平台 的时间（s）	目标象限的 时间（s）	进入目标象 限的次数	找到平台的时 间（s）	游泳距离 （cm）	游泳速度 （cm/s）	目标象限的 时间（s）	进入目标象 限的次数
对照组								
处理组								

表 18-72-2　大鼠放射臂迷宫数据

组别（n=10）	工作记 忆错误	参考记 忆错误	测试时间 （s）	总的入 臂次数	工作记忆 错误频率	参考记忆 错误频率	平均探究 时间（s）
对照组							
处理组							

表 18-72-3　大鼠 T 迷宫数据

组别（n=10）	传统 T 迷宫实验		T 迷宫自主交替实验		
	进入食物强化臂的 次数	再次进入非强化 臂的次数	进入主干臂的次数	进入目标臂的次数	同一实验间期内交替次数 除以总的选择次数
对照组					
处理组					

表 18-72-4　大鼠巴恩斯迷宫数据

组别（n=10）	探究任何一个洞的潜伏期（s）	到达目标箱的潜伏期（s）	错误次数
对照组			
处理组			

六、讨论与结论

根据上述数据来进行分析讨论，判断结果是否证明了假说，如果不符，根据结果修正假说。

七、注意事项

1. 大鼠造模后，昏迷时间显著延长，需要采用保暖措施以保持体温。苏醒后大鼠常出现痉挛和咬前肢等现象，需要用布和胶带保护前肢。手术的死亡率控制在 20% 以下。

2. 造模一方面可造成动物死亡，另外还有部分动物无显著学习记忆功能丧失，因此用该模型从事药物研究前，可根据学习记忆成绩选择合格动物，再进行随机分组。

3. 莫里斯水迷宫注意事项

（1）对比食物驱动的模型（如放射臂迷宫），水迷宫实验的最大优点在于，动物具有更大的逃离水环境的动机。而且不必禁食，特别适合老年动物的测试。加上它对衰老引起的记忆减弱尤其敏感，因此，水迷宫最常用于老年动物记忆的研究。

（2）如用小鼠，除游泳池尺寸约为大鼠的 50% 以外，平台直径也较小（7.5cm）。实验方法与大鼠类似，但训练周期较短。一般获得性训练 3d 共训练 16 次（第一天 4 次，后两天每天 6 次）；两次训练的间隔为 5 ~ 10min，第四天为探查训练，第五、六天为对位训练，每天训练 6 次，第七天为第二次探查训练。如用肉眼观察，在所有实验过程中实验者始终坐在同一位置，距离泳池最近的边缘约 60cm。

（3）每天在固定时间测试。操作轻柔，避免不必要的应激刺激。当与其他同类实验相比较时，要注意到动物的性别、品系、泳池的尺寸和水温等多种因素对实验结果的影响。此外，当以游泳速度作为观察指标时，要考虑到动物的体重、年龄及骨骼肌发育状况等对游泳速度可能造成影响。

（4）用老年动物进行实验时，应确认动物的游泳能力和视力不因年龄增大而影响行为操作。方法：将平台露出水面以使动物能够看见平台。动物放入泳池后如毫无困难地直接游向平台，说明动物的游泳能力和视力均正常，可以开始实验。

（5）游泳对动物是一个较大的应激刺激，可引起神经内分泌的变化。这些变化可能对实验结果造成干扰。对老年动物，严重时可诱发心血管疾病而导致卒中甚至死亡。因此，必要时可将动物多次放入泳池或适当延长其游泳时间以增加动物对游泳的适应能力。

（6）当用牛奶或奶粉搅浑泳池的水时，要定期换水，以免水腐败变质；如用白漆达到同样目的时，必须确保白漆对动物没有毒性。

4. 放射臂迷宫注意事项

（1）小鼠放射迷宫设备和实验程序与大鼠类似，但迷宫规格应比大鼠迷宫小 1/4 ~ 1/2，以免增加小鼠行为操作难度。

（2）本实验也可只用来测定工作记忆。方法中唯一不同的是，在所有放射臂均放置食粒，而不是只选 4 个臂放置食粒。

（3）慢性应激对动物的迷宫操作可产生影响，且存在性别差异。经过慢性应激以后，雄性大鼠记忆力减弱，表现为记忆错误频率增加；雄性大鼠的空间记忆反而增强，表现为记忆错误频率减少。

（4）即使在限制进食条件下，也应让大鼠体重每周增加 5g，以免动物因营养不良而患病。剔除身体状态不良的动物。

（5）迷宫周围的任何一件物品均可被动物用来作为空间定位的标志。去除或移动这些标志可能使动物操作困难并降低迷宫臂选择的准确性。

（6）根据实验目的的不同迷宫放射臂的数目可不同，包括 8 臂、16 臂、24 臂、32 臂、40 臂和 48 臂迷宫。迷宫臂越少要求动物记住探究过的臂也越小，动物的行为操作就越简单。增加臂的数目一方面增加了对动物空间记忆的要求，另一方面也引入了更多的、有必要考虑的干扰因素（如过去的迷宫学习对目前所测记忆的影响)。所以,通常使用8臂放射迷宫,既可减少不必要的、过多臂的干扰,又可缩短训练和测试所花的时间。

(7)所用食物通常为小块的、带巧克力味(动物最喜欢的味道之一)或甜味的早餐圈(每块10mg),也可用液体食物(如巧克力奶或水)。后者对于测试某些影响动物对固体食物吞咽的药物(如东莨菪碱)尤为适用。

(8)影响动物迷宫操作主要有两大因素:对迷宫或观察者的恐惧与动物探究习性和已知放在迷宫臂内食物的驱使。恐惧因素过强会阻止动物的迷宫操作,使动物始终停留在迷宫的某一个地方而不去探究。缺乏对食物的渴求也会产生类似结果,增加对动物的抚摸,必要时加高迷宫臂的侧墙,有助于减少动物的恐惧。如食物的驱使作用不足,可减少食物量,但必须同时监测体重和一般身体状况。通常大鼠体重不应低于禁食前的80%;对多数大鼠,体重降低15%即可。

(9)与水迷宫不同,放射臂迷宫适合反复测试或长期记忆的测试。一般认为,工作记忆代表短期记忆,参考记忆代表长期记忆。

5. T迷宫注意事项

(1)大鼠和小鼠具有良好的空间辨别功能,能很快学会并准确操作迷宫。因此,T迷宫和放射臂迷宫均被广泛用于测试动物的空间记忆能力。T迷宫用于研究不同脑区对空间记忆的影响。它对某些脑结构,尤其是海马的毁损作用敏感。此外,许多药物或毒素都可增强或削弱动物在T迷宫的空间记忆能力。实验所用的动物除大鼠和小鼠外,还包括猪、羊、乌龟和鸽子等。

(2)动物选择的准确性与两次选择之间的间隔及每一训练间期内的选择训练次数等有关。正常动物经短时间的间隔(如5s),其选择准确性非常高。而经过极长时间的间隔(如超过1h),其选择接近随机性操作。强迫选择训练后,如只给一次目标臂选择,准确性通常很高。但是,如给予多次选择,则选择次数越多,准确性越低。

(3)啮齿动物有单向偏爱的特性。这种单向偏爱与动物种属和品系有关。例如,C57BL/6J小鼠、ICR[①]小鼠和珀杜-威斯塔(Purdue-Wistar)大鼠更偏爱左侧,而斯普拉格-道利(Spague-Dawley)大鼠和Wistar大鼠更偏爱右侧。研究表明,超过2/3的雄性Spague-Dawley大鼠偏爱右侧,而偏爱左侧的不到1/5。这种单向偏爱可影响对动物学习记忆的评价。

(4)主干臂的闸门是T迷宫的重要特征。它既可用于在两次选择之间将动物限制在起始箱内一定的时间,也可防止动物在两次选择训练之间探究迷宫。因此,两次选择训练之间应将动物迅速放回主干臂内的起始箱。这一点很重要,它可确保动物不会去探究对侧目标臂。

(5)当动物对迷宫或实验者的应激恐惧超过其对探究和觅食的渴望程度时,动物对迷宫的探究减少,甚至待在迷宫某处不动而不去探究迷宫。这种恐惧表现为动物在迷宫内排便和排尿;当抓它时,动物还会发出尖叫声。因此,足够的应激适应是必要的。否则,如果动物在迷宫内不进行臂的选择,就无从得知它的记忆力是正常还是减弱。

6. 巴恩斯迷宫注意事项

(1)动物记忆力减弱,主要表现为动物成功获得一次逃避之前的错误次数比对照组增多,其次到达目标箱的潜伏期延长;探究任意洞的潜伏期可以延长,也可以没有明显变化。记忆力增强则表现相反,即错误次数减少,到达目标箱的潜伏期缩短。

(2)动物在迷宫遗留的气味对下一只动物的迷宫操作影响很大。因此,除在两次训练之间旋转迷宫外,还要用70%乙醇清洁迷宫,以消除残留气味对下一只动物的导向作用。

(3)巴恩斯迷宫平台类似一个大敞箱,任何影响敞箱行为(自发活动)的因素(如药物处理或基因改变)均可影响实验结果。

(4)品系差异。小鼠的爱探究特性使其成为巴恩斯迷宫研究的理想动物,但不同品系的小鼠在该实验中的行为表现差别很大。例如,129S6小鼠在巴恩斯迷宫中很少有探究行为,因而很难

---

① ICR为Institute of Cancer Research缩写。

找到目标洞。而 C57BL/6J 小鼠则有相当多的探究行为，适合于巴恩斯迷宫实验。这一点在基因改变小鼠的记忆研究中尤其要注意。

八、思考题

1. 试述脑功能不全的特点。

2. 试述引起认知障碍的病因。

3. 试述学习记忆障碍的发病机制。

（白　静）

参 考 文 献

Anker JJ, Kushner MG, 2019. Co-occurring alcohol use disorder and anxiety: Bridging psychiatric, psychological, and neurobiological perspectives. Alcohol Res, 40(1): 03-14.

Zamani E, Parviz M, Roghani M, et al, 2019. Key mechanisms underlying netrin1 prevention of impaired spatial and object memory in Aβ1 42 C A1 injected rats. Clin Exp Pharmacol Physiol, 46(1): 86-93.

附 表

附表1 常用实验动物的正常生理、生化参数

指标	犬	家兔	豚鼠	大鼠	小鼠	蛙
体重（kg）	6～15	1.5～3	0.5～0.9	180～250g	20～35g	25～35g
体温（℃）	38.5～39.5	38.0～39.6	38.9～39.7	37.8～38.7	37～39	变温
心率（次/分）	80～120	120～304	200～360	370～580	500～780	30～60
呼吸（次/分）	11～37	38～60	80～130	66～114	84～230	70～120
收缩压（mmHg）	95～136	95～130	80～94	80～120	95～138	50～60
舒张压（mmHg）	48～72	60～90	55～58	60～90	67～90	20～30
总血量（% 体重）	7.6～10.7	4.8～6.9	5..8～7.0	5.8～7.0	5.8	4.2～4.9
Hb（g%）	11.0～18.0	8.0～15.0	12.0～17.5	12.0～17.5	12.2～16.2	7.2～10.5
红细胞（10^6/mm³）	5.5～8.5	4.5～7.0	7.2～9.6	7.2～9.6	7.7～12.5	0.38～0.64
白细胞（10^3/mm³）	11.3～18.0	5.5～12.5	8.7～18.0	8.7～18.0	5.1～11.6	2.4～39.1
血小板（10^4/mm³）	28～40	30～66	78～97	78～97	10～100	0.85～3.9
血糖（mg%）	64～100	78～156	86～149	86～149	133～256	11～74
血浆总蛋白（g%）	6.3～8.1	6.0～8.3	6.9～7.6	6.9～7.6	4.2～6.2	3.5～7.9
血浆白蛋白（g%）	3.4～4.5	2.2～4.1	2.6～3.5	2.6～3.5	2.7～4.3	
血浆球蛋白（g%）	2.0～3.7	1.7～5.9	3.3～5.0	3.3～5.0	1.5～2.1	
血清氯（mmol/L）	104～115	94～112	107～121	102～114	85～118	
血清钾（mmol/L）	4.3～5.8	4.5～5.8	4.0～6.6	5.1～6.6	5.2～8.6	
血清钠（mmol/L）	148～165	152～163	135～142	144～155	152～164	
平均寿命（年）	10～20	5～12	5～8	3～4	2～3	10

附表2 常用实验动物代谢指标

指标	犬	家兔	豚鼠	大鼠	小鼠	猴
饲料量［g/(d·只)］	300～500	28～85	14～28	9～18	2～7	113～907
饮水量［ml/(d·只)］	550	60～140	85～150	20～45	4～7	1250
排便量（g/d）	113～340	14～56	21～85	7～14	1～3	113～680
排尿量（ml/d）	65～400	40～100	15～75	10～15	1～3	960～1100
发热量［J/(h·只)］	312～585	132	22	16	2	253～780

附表 3　人和动物间按体表面积折算的等效剂量比值

	小鼠（20g）	大鼠（200g）	豚鼠（400g）	家兔（1.5kg）	猫（2.0kg）	猴（4.0kg）	犬（12kg）	人（70kg）
小鼠	1.0	7.0	12.25	27.8	29.7	64.1	124.2	387.9
大鼠	0.14	1.0	1.74	3.9	4.2	9.2	17.8	56.0
豚鼠	0.08	0.57	1.0	2.25	2.4	5.2	10.2	31.5
家兔	0.04	0.25	0.44	1.0	1.08	2.4	4.5	14.2
猫	0.03	0.23	0.41	0.92	1.0	2.2	4.1	13.0
猴	0.016	0.11	0.19	0.42	0.45	1.0	1.9	6.1
犬	0.008	0.06	0.10	0.22	0.23	0.52	1.0	3.1
人	0.0026	0.018	0.031	0.07	0.078	0.06	0.32	1.0

例：某药物用于人的临床给药剂量为 10mg/kg，求该药对大鼠的给药剂量。

查上表可知人与大鼠按体表面积折算的等效剂量比值为 0.018，故大鼠的合适给药剂量=10mg/kg×70kg×0.018/200g=63mg/kg。

附表 4　常用生理溶液成分表

成分	林格（Ringer）液	洛克（Locke）液	台氏（Tyrode）液	克雷布斯（Krebs）液	生理盐水	
	两栖类用	哺乳类心脏等用	哺乳类肠肌等用	哺乳类及鸟类组织	两栖类	哺乳类
NaCl	6.5	9.0	8.0	6.9	6.5～7.0	9.0
KCl	0.14	0.42	0.2	0.35		
NaHCO$_3$	0.20	0.1～0.3	1.0	2.1		
NaH$_2$PO$_4$	0.01		0.05			
KH$_2$PO$_4$				0.16		
MgCl$_2$			0.1			
MgSO$_4$·7H$_2$O				0.29		
葡萄糖	2.0	1.0～2.5	1.0	2.0		
CaCl$_2$	0.12	0.24	0.2	0.28		
加蒸馏水至（ml）	1000	1000	1000	1000	1000	1000
pH	7.2	7.3～7.4	7.3～7.4			

表内各药物均以 g 为单位，CaCl$_2$ 要在其他试剂溶解后加入，防止 Ca^{2+} 与 HCO$_3^-$ 产生沉淀。

索引（实验技术与方法）

英中名词对照

A

abdominal distension 腹胀

acetylcholine, ACh 乙酰胆碱

acetylcholinesterase, AChE 乙酰胆碱酯酶

acidic 酸性的

action potential 动作电位

acute heart failure, AHF 急性心力衰竭

acute myocardial infarction, AMI 急性心肌梗死

acute renal failure, ARF 急性肾衰竭

acute respiratory distress syndrome, ARDS 急性呼吸窘迫综合征

administration 给药

adrenaline, Adr 肾上腺素

adrenal medulla 肾上腺髓质

adrenergic receptors 肾上腺素受体

agglutination 凝集反应

agonist 激动剂，兴奋剂

alanine transaminase, ALT 谷丙转氨酶

alcohol use disorder, AUD 酒精滥用

alkaline 碱性的

alkaline phosphatase, ALP 碱性磷酸酶

alveolar edema 肺泡性（肺）水肿

Alzheimer's disease, AD 阿尔茨海默病

ammonia 氨；氨水

angiotensin-converting enzyme, ACE 血管紧张素转换酶

anisodamine 山莨菪碱

antagonist 拮抗剂

antibiotic 抗生素

anticholinergics 抗胆碱药

antidiuretic hormone, ADH 抗利尿激素

arachidonic acid 花生四烯酸

arrhythmias 心律不齐，心律失常

ascites 腹水

aspartate transaminase, AST 谷草转氨酶

aspirin 阿司匹林

atelectatic 肺不张的

atrial fibrillation 房颤

atrioventricular nodes 房室结

atropine 阿托品

auscultation 听诊

axons 轴突

B

background 背景，基础

bacteria 细菌

basic electric rhythm 基本电节律

binocular 双筒的

blood pressure, BP 血压

blood urea nitrogen, BUN 血尿素氮

bronchoscopy 支气管镜检查法

brown adipose tissue, BAT 棕色脂肪组织

C

caffeine 咖啡因

carbonic anhydrase 碳酸酐酶

carbonic oxide, CO 一氧化碳

cardiac valves 心脏瓣膜

catecholamine 儿茶酚胺

centimeter water column, cmH$_2$O 厘米水柱

cerebellum 小脑

cholecystokinin, CCK 胆囊收缩素

cholinergic receptors 胆碱能受体

choroid 脉络膜（的）

chronic renal failure, CRF 慢性肾衰竭

ciliary body 睫状体

circulatory hypoxia 循环性缺氧

closed colony 封闭群动物

compensatory pause 代偿间歇

conditioned place preference, CPP 条件位置偏爱

cornerstone 基石，基础

corona virus disease 2019, COVID-19 新型冠状病毒感染

creatine kinase, CK 肌酸激酶

creatinine, Cr 肌酐

D

depolarization 去极化

dexamethasone, DX 地塞米松

diaphragmatic 膈膜的

diastole 心脏舒张

diastolic pressure, DAP 舒张压

disseminated intravascular coagulation, DIC 弥散性血管内凝血

dosage form 剂型

drug absorption 药物吸收

drug distribution 药物分布

drug-induced liver injury, DILI 药物性肝损伤

drug metabolism 药物代谢

dyspnea 呼吸困难

E

echocardiography 超声心动图

ectopic beat 异位搏动

edema 水肿

ejection fractions 射血分数

elastin 弹性蛋白

electrocardiogram, ECG 心电图

electroencephalograph, EEG 脑电图

electromyogram, EMG 肌电图

endogenous 内源性

endogenous creatinine clearance rate, Ccr 内生肌酐清除率

endotoxin 内毒素

enterochromaffin-like (ECL) cells 肠嗜铬样细胞

erythrocyte osmotic fragility 红细胞渗透脆性

exogenous 外源性

experimental animal 实验用动物

extra systole 额外收缩,期前收缩

F

fatal 致命的,致死的

fecal impaction 粪便嵌塞

fever thermometer 体温计

fibrin degradation product, FDP 纤维蛋白降解产物

fluorescent 荧光的

functional gastrointestinal disease, FGID 功能性胃肠病

furosemide 呋塞米

G

gap junction 缝隙连接

gastroesophageal reflux disease, GERD 胃食管反流病

gestational diabetes, GD 妊娠期糖尿病

glaucomatous 青光眼的,绿内障的

glomerular filtration rate, GFR 肾小球滤过率

glomerulus 肾小球

glucagon 胰高血糖素

glucocorticoid, GC 糖皮质激素

glucose, GS 葡萄糖

H

half-life time, $t_{1/2}$ 半衰期

HbCO 碳氧血红蛋白

HbO_2 氧合血红蛋白

heart rate, HR 心率

Helicobacter pylori 幽门螺杆菌

hemic hypoxia 血液性缺氧

hemodynamics 血流动力学

hemorrhagic shock 失血性休克

hepatic encephalopathy 肝性脑病

heparin 肝素

histogenous hypoxia 组织性缺氧

hyperkalemia 高钾血症

hyperpolarization 超极化

hypokalemia 低钾血症

hypothesis 假说

hypotonic hypoxia 低张性缺氧

hypoxia 缺氧

hypoxemia 低氧血症

I

idiosyncratic 特质的;特殊的

immunosuppressant 免疫抑制剂

incontinence 失禁

infertility 不孕症

inflammation 炎症

inhalation 吸入给药

insomnia 失眠

insulin 胰岛素

interventricular septum 室间隔

intrinsic 固有的;内在的

irritable bowel syndrome, IBS 肠易激综合征

ischemia 缺血

ischemia reperfusion, IR 缺血再灌注

J

jaundice 黄疸;黄疸病

jaw 颌骨,颚,夹片

joint 关节,连接,接合

K

kidney 肾

kilocalorie, kcal 千卡,大卡

L

laboratory animal 实验动物

lactate dehydrogenase, LDH 乳酸脱氢酶

leukotriene 白三烯

lidocaine 利多卡因

lipopolysaccharide, LPS 脂多糖

M

malondialdehyde, MDA 丙二醛

maze 迷宫

mechanical ventilation 机械通气

median effective dose, ED_{50} 半数有效量

median lethal dose, LD_{50} 半数致死量

metabolic acidosis 代谢性酸中毒

metabolic alkalosis 代谢性碱中毒

microcirculation 微循环

millimeters of mercury, mmHg 毫米汞柱

mitral regurgitation 二尖瓣反流

morbidity 发病率

multiple organ failure, MOF 多器官衰竭

myocardium 心肌

myocytes 肌细胞

myopia 近视

N

nephron 肾单位

nephrotoxicity 肾毒性

neuron 神经细胞，神经元

neuropathy 神经病

neurotransmitter 神经递质

nitric oxide 一氧化氮

nonsteroidal anti-inflammatory drugs, NSAIDs 非甾体抗炎药

noradrenaline 或 norepinephrine, NA 或 NE 去甲肾上腺素

normal saline, NS 生理盐水

O

obstructive sleep apnea 阻塞性睡眠呼吸暂停

optical density, OD 光密度

orbicularis oculi 眼轮匝肌

organophosphate, OP 有机磷酸酯

orthopnea 端坐呼吸

oscillometry 振量法，示波测量法

osmotic pressure 渗透压

oxygen free radical, OFR 氧自由基

P

$PaCO_2$ 动脉血二氧化碳分压

PaO_2 动脉血氧分压

pancreatitis 胰腺炎

parasympathetic 副交感神经

permeability 通透性

pharmacokinetics 药物代谢动力学

phenobarbital 苯巴比妥

phoria 隐斜视

phrenic 横膈膜的，精神的

plasma protamine paracoagulation test, 3P test 血浆鱼精蛋白副凝试验，3P 试验

platelet-activating factor, PAF 血小板活化因子

pleural cavity 胸膜腔

pneumococcal 肺炎球菌的

pneumothorax 气胸

potassium chloride, KCl 氯化钾

premature systole 期前收缩

prognostic 预兆的

prostacyclin 前列环素

prostaglandin 前列腺素

prothrombin time, PT 凝血酶原时间

proton pump inhibitors, PPIs 质子泵抑制剂

postganglionic （神经）节后的

pulmonary compliance 肺顺应性

pyrogen 致热原

Q

quantitate 定量

quartz glass 石英玻璃

questionnaire 问卷调查（表）

Q wave Q 波

R

red blood cell, RBC 红细胞

reflex arc 反射弧

refractive error 屈光不正

rehabilitation 康复，修复

renin-angiotensin system, RAS 肾素-血管紧张素系统

respiratory acidosis 呼吸性酸中毒

respiratory alkalosis 呼吸性碱中毒

resuscitation 复苏

rota-rod treadmills 转棒仪

route of drug administration 给药途径

S

sarcomere 肌小节

sarcoplasmic reticulum 肌质网

sciatic nerve 坐骨神经

scotoma 盲点

sepsis 脓毒血症

sinoatrial 窦房的

sinus rhythm, SR 窦性心律

slow wave 慢波

specific pathogen free animal, SPF 无特定病原体动物

sperm 精子

spinal cord 脊髓

spirometers 肺活量计

stethoscope 听诊器

sulfadiazine, SD 磺胺嘧啶

superoxide dismutase, SOD 超氧化物歧化酶

supradiaphragmatic 膈上的

supraventricular 心室上的

sympathetic 交感的，同情的

sympathomimetic 拟交感的，类交感的

symptomatology 症候学

syrups 糖浆剂

systole 心脏收缩，收缩期

systolic pressure, SAP 收缩压

systemic inflammatory response syndrome, SIRS 全身炎症反应综合征

T

tablet 片剂

tetanic contraction 强直收缩

tetanization 强直

thermostatic set point 体温调定点

thromboxane 血栓素，血栓烷

thyroxine 甲状腺素

treadmill 跑步机

troponin I, TnI 肌钙蛋白 I

tubule 肾小管

twitch contractions 单收缩

two-compartment model 二室模型

type 1 diabetes, T1D 1 型糖尿病

type 2 diabetes, T2D 2 型糖尿病

U

ultra phonic 超声的

ultraviolet rays 紫外线

urea 尿素

ureter 输尿管

urethane 乌拉坦（氨基甲酸乙酯）

urethra 尿道

V

vaccination 接种疫苗

vagus nerve 迷走神经

variability 变异性

variable 变量（的）

vascular smooth muscle cell, VSMC 血管平滑肌细胞

vasoconstriction 血管收缩

vasodilatation 血管舒张

vasopressor 血管加压的

vasopressin, VP 血管升压素

ventricle 心室

viscosity 黏度，黏性

visual fields 视野

vitamin 维生素

W

water bath 水浴

waveform 波形

wax 蜡

wide arc perimeter 宽弧视野计

X

Xe (xenon) 氙

X-ray X 射线

Y

yellow spot 黄斑

yield 输出，产生，给予

Z

zero adjustment 零点调整

zoom 变焦距